卫生部"十二五"规划教材
全国高等医药教材建设研究会"十二五"规划教材
全国高职高专教材　供五年一贯制护理学专业用

儿科护理学

第2版

主　编　黄力毅　张玉兰
副主编　于海红
编　者（以姓氏笔画为序）
于海红（承德护理职业学院）
王　冰（阜阳卫生学校）
许　玲（皖西卫生职业学院）
张玉兰（大庆医学高等专科学校）
陆　莉（襄樊职业技术学院）
高　凤（济南护理职业学院）
袁爱梅（商丘医学高等专科学校）
梁　红（大庆医学高等专科学校）
黄力毅（淮南卫生学校）

人　民　卫　生　出　版　社

图书在版编目（CIP）数据

儿科护理学 / 黄力毅，张玉兰主编 .—2 版 .—北京：人民卫生出版社，2011.8

ISBN 978-7-117-14541-1

Ⅰ. ①儿… Ⅱ. ①黄… ②张… Ⅲ. ①儿科学：护理学—高等学校—教材 Ⅳ. ①R473.72

中国版本图书馆 CIP 数据核字（2011）第 129035 号

人卫智网　www.ipmph.com　医学教育、学术、考试、健康，购书智慧智能综合服务平台

人卫官网　www.pmph.com　人卫官方资讯发布平台

儿科护理学

第 2 版

主　　编：黄力毅　张玉兰

出版发行：人民卫生出版社（中继线 010-59780011）

地　　址：北京市朝阳区潘家园南里 19 号

邮　　编：100021

E - mail：pmph @ pmph.com

购书热线：010-59787592　010-59787584　010-65264830

印　　刷：中农印务有限公司

经　　销：新华书店

开　　本：787 × 1092　1/16　**印张：**19

字　　数：474 千字

版　　次：2004 年 6 月第 1 版　2023 年 5 月第 2 版第 26 次印刷

标准书号：ISBN 978-7-117-14541-1

定　　价：38.00 元

打击盗版举报电话：010-59787491　E-mail：WQ @ pmph.com

质量问题联系电话：010-59787234　E-mail：zhiliang @ pmph.com

数字融合服务电话：4001118166　E-mail：zengzhi @ pmph.com

第二轮全国高职高专五年一贯制护理学专业卫生部规划教材

修订说明

第一轮全国高职高专五年一贯制护理学专业卫生部规划教材是由全国护理学教材评审委员会和卫生部教材办公室2004年规划并组织编写的，在我国高职高专五年一贯制护理学专业教育的起步阶段起到了非常积极的作用，很好地促进了该层次护理学专业教育和教材建设的发展和规范化。

全国高等医药教材建设研究会、全国卫生职业教育护理学专业教材评审委员会在对我国高职高专护理学专业教育现状（专业种类、课程设置、教学要求）和第一轮教材使用意见调查的基础上，按照《教育部关于加强高职高专教育人才培养工作的意见》等相关文件的精神，组织了第二轮教材的修订工作。

本轮修订的基本原则为：①体现“三基五性”的教材编写基本原则：基本理论和基本知识以“必须、够用”为度，可适当扩展，强调基本技能的培养。在保证教材思想性和科学性的基础上，特别强调教材的适用性与先进性。同时，教材融传授知识、培养能力、提高素质为一体，重视培养学生的创新能力、获取信息的能力、终身学习的能力，突出教材的启发性。②符合和满足高职高专教育的培养目标和技能要求：本套教材以高职高专护理学专业培养目标为导向，以护士执业技能的培养为根本，力求达到学生通过学习本套教材具有基础理论知识适度、技术应用能力强、知识面较宽、综合素质良好等特点。③注意与本科教育和中等职业教育的区别。④注意体现护理学专业的特色：本套教材的编写体现对“人”的整体护理观，使用护理程序的工作方法，并加强对学生人文素质的培养。⑤注意修订与新编的区别：本轮修订是在上版教材的基础上进行的修改、完善，力求做到去粗存精，更新知识，保证教材的生命力和教学活动的良好延续。⑥注意全套教材的整体优化：本套教材注重不同教材内容的联系与衔接，避免遗漏和不必要的重复。⑦注意在达到整体要求的基础上凸显课程个性：全套教材有明确的整体要求。如每本教材均有实践指导、教学大纲、中英文名词对照索引、参考文献；每章设置学习目标、思考题、知识链接等内容，以帮助读者更好地使用本套教材。在此基础上，强调凸显各教材的特色，如技能型课程突出技能培训，人文课程增加知识拓展，专业课程增加案例导入或分析等。⑧注意包容性：本套教材供全国不同地区、不同层次的学校使用，因此教材的内容选择力求兼顾全国多数使用者的需求。

全套教材共29种，配套教材15种，配套光盘12种，于2011年9月前由人民卫生出版社出版，供全国高职高专五年一贯制护理学专业师生使用，也可供其他学制使用。

第二轮教材目录

序号	教材名称	配套教材	配套光盘	主编	指导评委
1	人体结构学	√	√	杨壮来　牟兆新	赵汉英
2	病理学与病理生理学	√	√	陈命家	姜渭强
3	生物化学			赵汉芬	黄　刚
4	生理学			潘丽萍	陈命家
5	病原生物与免疫学	√		许正敏	金中杰
6	护理药理学	√	√	徐　红	姚　宏
7	护理学导论	√	√	王瑞敏	杨　红
8	基础护理技术	√	√	李晓松	刘登蕉
9	健康评估	√		薛宏伟	李晓松
10	护理伦理学			曹志平	秦敬民
11	护理心理学		√	蒋继国	李乐之
12	护理管理与科研基础	√		殷　翠	姜丽萍
13	营养与膳食			林　杰	路喜存
14	人际沟通			王　斌	李　莘
15	护理礼仪		√	刘桂瑛	程瑞峰
16	内科护理学	√	√	马秀芬　张　展	云　琳
17	外科护理学	√	√	党世民	熊云新
18	妇产科护理学	√	√	程瑞峰	夏海鸥
19	儿科护理学	√		黄力毅　张玉兰	梅国建
20	社区护理学			周亚林	高三度
21	中医护理学	√		陈文松	杨　军
22	老年护理学	√		罗悦性	尚少梅
23	康复护理学			潘　敏	尚少梅
24	精神科护理学		√	周意丹	李乐之
25	眼耳鼻咽喉口腔科护理学			李　敏	姜丽萍
26	急危重症护理学	√		谭　进	党世民
27	社会学基础			关振华	路喜存
28	护理美学基础		√	朱　红	高贤波
29	卫生法律法规			李建光	王　瑾

第一届全国卫生职业教育护理学专业教材

评审委员会名单

顾　　问：郭燕红　卫生部医政司
李秀华　中华护理学会
尤黎明　中山大学护理学院
姜安丽　第二军医大学
涂明华　九江学院

主任委员：熊云新　柳州医学高等专科学校

副主任委员：金中杰　甘肃省卫生厅
夏海鸥　复旦大学护理学院

委　　员：（按姓名汉语拼音首字母排序）
陈命家　安徽医学高等专科学校
程瑞峰　江西护理职业技术学院
党世民　西安交通大学附设卫生学校
高三度　无锡卫生高等职业技术学校
高贤波　哈尔滨市卫生学校
黄　刚　甘肃省卫生学校
姜丽萍　温州医学院护理学院
姜渭强　苏州卫生职业技术学院
李春艳　北京朝阳医院
李乐之　中南大学湘雅二医院
李晓松　黑龙江护理高等专科学校
李　莘　广东省卫生职业教育协会
刘登蕉　福建卫生职业技术学院
路喜存　承德护理职业学院
梅国建　平顶山学院
秦敬民　山东医学高等专科学校

尚少梅　北京大学护理学院
王　瑾　天津医学高等专科学校
杨　红　重庆医药高等专科学校
杨　军　江汉大学卫生技术学院
姚　宏　本溪卫生学校
云　琳　河南职工医学院
赵汉英　云南医学高等专科学校

秘　　书：皮雪花　人民卫生出版社

第2版前言

根据全国卫生类教材评审委员会对高等职业教育规划教材编写的原则和要求，在本次教材编写中我们以五年制护理职业教育的培养目标为依据，认真参照和总结国内外护理专业各层次的教材与相关资料，以全面提高学生素质为核心，以培养学生的实践能力为重点，坚持思想性、科学性、启发性、先进性、适用性相结合的原则，对护理教学内容进行了精选和更新，力求反映本学科的基础理论、基本知识和基本技能；力求体现出以应用为目的，以必需、够用为度，强调基本技能的培养，强调教材的实用性与先进性；为了提高学生对本教材的理解和实践操作能力，特在每章后附以思考题，以便于教学及学生实践操作。

在编写体例上，本教材突出“以人为中心，以护理程序为框架，以护理诊断为核心”的模式，将护理程序有机地贯穿于教材始终，体现护理专业的特点，使理论与实践相结合，以便学生能全面、系统地领会和掌握儿科护理学的基础理论、基本知识和基本技能，提高临床观察、分析、判断问题和解决问题的能力，能运用护理程序对护理对象实施整体护理，适应现代儿科护理的需要。

全书分为十八章，系统介绍了儿科护理学的基本知识、基本理论和基本技能，书末附有参考的教学大纲，并编写了配套教材，力求为广大学生和教师提供全面的学习和教学支持。

在本次编写中编审、各位编者均以认真的态度，付出了极大的精力，但是错误与不足之处在所难免；我们希望本套教材更能符合高等职业教育教学的需要，得到广大教师和学生的认可；并恳请各兄弟学校的同仁批评指正。

黄力毅　张玉兰

2011.5

第1版前言

教材建设是深化教学改革、保证教学质量的一个重要环节。为了适应我国护理学教育改革和发展的需要，为了造就一大批应用能力强、知识面较宽、素质高的护理人才，建设具有中国特色的五年制高等护理职业教育体系，卫生部教材办公室组织进行了全国五年制高等职业技术教育护理学专业第一轮规划教材的编写工作。

根据全国卫生类教材评审委员会对规划教材编写的原则和要求，在本次儿科护理教材的编写中，我们以五年制高等职业技术教育的培养目标为依据，认真参照和总结国内护理专业各层次的教材与相关资料，以全面提高学生素质为核心，以培养学生的实践能力为重点，坚持思想性、科学性、启发性、先进性、适用性相结合的原则，对护理教学内容进行了精选和更新，力求反映儿科护理学的基础理论、基本知识和基本技能；力求体现出以应用为目的，以必须、够用为度，强调基本技能的培养，强调教材的实用性与先进性；为了提高学生的实际操作能力，特将所有实习内容以更有利于突出护理特色的形式，集中列于教材之后，以便于教学及学生实践操作。

在编写体例上，本教材突出"以人为中心，以护理程序为框架，以护理诊断为核心"的模式，将护理程序有机地贯穿于教材始终，体现护理专业的特点，使理论与实践相结合，以使学生能全面、系统地领会和掌握儿科护理学的基础理论、基本知识和基本技能，提高临床观察、分析、判断问题和解决问题的能力，能运用护理程序对护理对象实施整体护理，适应现代儿科护理的需要。希望本教材能符合高等职业技术教育教学的需要，得到广大教师和学生的认可。

由于初次编写高等职业教育的教材，错误与不足之处在所难免，恳请各兄弟学校的同仁批评指正。

黄力毅

2004年3月

目 录

第一章　绪论 …… 1

第一节　儿科护理学的范围 …… 1

第二节　儿科护理学的特点 …… 2

一、儿童生理功能特点 …… 2

二、儿童心理社会特点 …… 2

三、儿科临床特点 …… 2

第三节　小儿年龄分期及各期特点 …… 4

一、胎儿期 …… 4

二、新生儿期 …… 4

三、婴儿期 …… 4

四、幼儿期 …… 4

五、学龄前期 …… 5

六、学龄期 …… 5

七、青春期（少年期） …… 5

第四节　我国儿科护理学的发展与展望 …… 5

第五节　儿科护士的角色与素质要求 …… 6

一、儿科护士的角色 …… 6

二、儿科护士的素质要求 …… 7

第二章　生长发育 …… 9

第一节　生长发育的规律和影响因素 …… 9

一、生长发育的一般规律 …… 9

二、影响生长发育的因素 …… 10

第二节　体格发育及评价 …… 11

一、体格生长常用指标 …… 11

二、骨骼和牙齿的发育 …… 13

三、神经系统的发育 …… 15

四、体格生长发育的评价 …… 15

第三节　神经心理发育及评价 …… 17

一、感知觉的发育 …… 17

二、运动功能的发育 …… 18
三、言语的发育 …… 19
四、小儿心理发展过程和特征 …… 20
五、神经心理发育的评估 …… 24
第四节　青春期发育及健康问题 …… 25
一、生理各系统发育的特点 …… 25
二、心理与社会的发展与进步 …… 26
三、青春期常见的健康问题 …… 26

第三章　健康小儿的一般护理 …… 30

第一节　不同年龄阶段小儿的护理 …… 30
一、新生儿期的护理 …… 30
二、婴儿期的护理 …… 31
三、幼儿期的护理 …… 33
四、学龄前期的护理 …… 34
五、学龄期的护理 …… 35
六、青春期的护理 …… 36
第二节　小儿体格锻炼与游戏 …… 37
一、体格锻炼 …… 37
二、游戏 …… 39
第三节　预防接种 …… 40
一、计划免疫 …… 40
二、获得性免疫 …… 41
三、预防接种的注意事项 …… 41

第四章　住院患儿的护理 …… 44

第一节　儿科医疗机构及护理管理 …… 44
一、儿科门诊 …… 44
二、儿科急诊 …… 45
三、儿科病房 …… 46
第二节　与小儿沟通的技巧 …… 48
一、小儿沟通特点 …… 48
二、与小儿沟通的方法与技巧 …… 48
第三节　小儿用药特点 …… 50
一、各年龄期小儿用药特点 …… 50
二、药物的选用 …… 51
三、给药方法 …… 52

四、药物剂量计算 …… 52
第四节　儿科基础护理 …… 53
一、患儿膳食护理 …… 53
二、皮肤护理 …… 54
三、心理护理 …… 55
四、睡眠与游戏的需要 …… 57
五、住院护理常规 …… 58
六、观察与记录 …… 59
第五节　儿科护理技术操作 …… 60
一、体重测量法 …… 60
二、身长（高）测量法 …… 62
三、更换尿布法 …… 62
四、婴儿盆浴法 …… 63
五、约束法 …… 65
六、臀红护理法 …… 66
七、温箱使用法 …… 67
八、常用标本留取法 …… 69
九、头皮静脉输液法 …… 71
十、婴幼儿灌肠法 …… 72
十一、光照疗法 …… 73
十二、清理呼吸道法 …… 75
十三、给氧法 …… 76
十四、喂乳法 …… 76
十五、鼻饲法 …… 78
十六、换血疗法及护理 …… 79

第五章　营养与营养紊乱患儿的护理 …… 81
第一节　能量与营养素的需要 …… 81
一、能量的需要 …… 81
二、营养素的需要 …… 82
第二节　小儿喂养与膳食安排 …… 83
一、婴儿喂养 …… 83
二、儿童、少年的膳食 …… 87
第三节　蛋白质-能量营养不良患儿的护理 …… 87
第四节　单纯性肥胖患儿的护理 …… 89
第五节　维生素D缺乏性佝偻病患儿的护理 …… 91
第六节　维生素D缺乏性手足搐搦症 …… 95

第六章 新生儿与新生儿疾病患儿的护理…………99
第一节 新生儿分类…………99
第二节 正常足月儿和早产儿的特点和护理…………100
一、正常足月儿的特点及护理…………100
二、早产儿的特点和护理…………103
第三节 新生儿窒息患儿的护理…………105
第四节 新生儿缺氧缺血性脑病患儿的护理…………108
第五节 新生儿颅内出血患儿的护理…………109
第六节 新生儿肺炎患儿的护理…………111
第七节 新生儿寒冷损伤综合征患儿的护理…………113
第八节 新生儿败血症患儿的护理…………115
第九节 新生儿黄疸患儿的护理…………117
第十节 新生儿溶血病患儿的护理…………120
第十一节 新生儿呼吸窘迫综合征患儿的护理…………121

第七章 消化系统疾病患儿的护理…………125
第一节 小儿消化系统解剖生理特点…………125
第二节 口炎患儿的护理…………126
第三节 腹泻患儿的护理…………128
第四节 小儿体液平衡的特点和液体疗法…………132
一、小儿体液平衡的特点…………133
二、小儿常见水、电解质和酸碱平衡紊乱…………134
三、小儿液体疗法常用溶液及其配制…………137
四、小儿液体疗法的实施…………138
五、小儿腹泻的液体疗法…………138

第八章 呼吸系统疾病患儿的护理…………141
第一节 小儿呼吸系统解剖、生理特点…………141
第二节 急性上呼吸道感染患儿的护理…………143
第三节 急性感染性喉炎患儿的护理…………145
第四节 急性支气管炎患儿的护理…………146
第五节 肺炎患儿的护理…………148

第九章 循环系统疾病患儿的护理…………154
第一节 小儿循环系统解剖生理特点…………154
第二节 先天性心脏病患儿的护理…………156
第三节 病毒性心肌炎患儿的护理…………162

第十章　泌尿系统疾病患儿的护理…… 165
第一节　小儿泌尿系统解剖生理特点 …… 165
第二节　急性肾小球肾炎患儿的护理 …… 166
第三节　肾病综合征患儿的护理 …… 171
第四节　泌尿道感染患儿的护理 …… 176

第十一章　造血系统疾病患儿的护理…… 180
第一节　小儿造血和血液特点 …… 180
第二节　小儿贫血概述 …… 182
一、贫血的分度 …… 182
二、贫血的分类 …… 182
第三节　营养性缺铁性贫血患儿的护理 …… 183
第四节　营养性巨幼细胞性贫血患儿的护理 …… 188
第五节　出血性疾病患儿的护理 …… 191
一、特发性血小板减少性紫癜患儿的护理 …… 192
二、血友病患儿的护理 …… 193
第六节　急性白血病患儿的护理 …… 195

第十二章　神经系统疾病患儿的护理…… 200
第一节　小儿神经系统解剖生理特点及常用检查方法 …… 200
第二节　化脓性脑膜炎患儿的护理 …… 202
第三节　病毒性脑膜炎和脑炎患儿的护理 …… 205

第十三章　内分泌系统疾病患儿的护理…… 208
第一节　先天性甲状腺功能减低症患儿的护理 …… 208
第二节　儿童糖尿病 …… 211
第三节　生长激素缺乏症患儿的护理 …… 213

第十四章　免疫性疾病患儿的护理…… 216
第一节　风湿热患儿的护理 …… 216
第二节　过敏性紫癜患儿的护理 …… 220
第三节　川崎病患儿的护理 …… 222

第十五章　遗传代谢性疾病患儿的护理…… 226
第一节　21-三体综合征患儿的护理 …… 226
第二节　苯丙酮尿症患儿的护理 …… 229

第十六章　感染性疾病患儿的护理…………………………………………… 232

第一节　传染病患儿的一般护理 …………………………………………… 232
第二节　麻疹患儿的护理 …………………………………………………… 233
第三节　水痘患儿的护理 …………………………………………………… 236
第四节　猩红热患儿的护理 ………………………………………………… 238
第五节　流行性腮腺炎患儿的护理 ………………………………………… 240
第六节　百日咳患儿的护理 ………………………………………………… 242
第七节　脊髓灰质炎患儿的护理 …………………………………………… 245
第八节　中毒性细菌性痢疾患儿的护理 …………………………………… 248
第九节　流行性乙型脑炎患儿的护理 ……………………………………… 250
第十节　手足口病患儿的护理 ……………………………………………… 253
第十一节　结核病患儿的护理 ……………………………………………… 255
一、概述 ……………………………………………………………………… 255
二、原发型肺结核患儿的护理 ……………………………………………… 258
三、急性粟粒型肺结核患儿的护理 ………………………………………… 260
四、结核性脑膜炎 …………………………………………………………… 262

第十七章　寄生虫病患儿的护理…………………………………………… 265

第一节　蛔虫病患儿的护理 ………………………………………………… 265
第二节　蛲虫病患儿的护理 ………………………………………………… 267

第十八章　常见急症患儿的护理…………………………………………… 269

第一节　惊厥患儿的护理 …………………………………………………… 269
第二节　充血性心力衰竭患儿的护理 ……………………………………… 272
第三节　急性呼吸衰竭患儿的护理 ………………………………………… 275
第四节　急性颅内压增高患儿的护理 ……………………………………… 278
第五节　小儿心肺复苏 ……………………………………………………… 280

儿科护理学教学大纲（参考）……………………………………………… 284

中英文名词对照索引………………………………………………………… 287

参考文献……………………………………………………………………… 290

第一章 绪 论

学习目标

1. 掌握小儿年龄分期及各期特点。
2. 熟悉儿科就诊年龄及儿科护理学的特点。
3. 了解儿科护士的角色与素质要求。

儿科护理学是一门研究小儿生长发育规律、儿童保健、小儿疾病防治和护理，以促进儿童身心健康的护理科学。儿科护理学的服务对象为身心处于不断发展中的小儿，因此儿科护理学具有不同于成人的特征及小儿的特殊性。

儿科护理学的任务是从体格、智能、行为和社会等诸方面来研究儿童，对儿童提供综合性、广泛性的护理，以增强儿童体质，降低儿童发病率和死亡率，保障和促进儿童健康。

第一节 儿科护理学的范围

一切涉及小儿时期健康和卫生的问题都属于儿科护理学的范围，包括正常小儿身心方面的保健、小儿疾病的临床护理与预防、护理科学研究等；并与儿童心理学、社会学、教育学等多门学科有着广泛的联系。从年龄范围来说，应从精卵细胞结合起至青少年时期。根据我国卫生部的规定，临床多以出生至14周岁作为儿科的就诊年龄范围。

> 世界各国对儿科就诊年龄争议焦点在于青春期是否属于儿科，因此出现不同的年龄范围。上限最大至16～18周岁，最小为12周岁。

从事儿科临床的护理工作者，应在儿科护理学理论的指导下，熟练掌握护理操作程序和护理技能，不断学习新知识、新技术，学习运用和管理各种先进的医疗器械，以适应儿科护理学的以儿童及其家庭为中心的身心整体护理的需要。从事儿童保健的护理工作者，除在积极防治儿童体格、精神、心理发育中可能遇到障碍方面进行努力外，还应在家庭、托幼机构、学校、社区等处积极开展健康教育，传播科学育儿和疾病防治的知识，进行多种形式的宣传教育，对学校医务室和托幼机构进行必要的指导。随着医学模式的转变和整体护理的日益完善，儿科护理学的内涵将更为广泛，更为丰富，发展前途更为广阔。

第二节 儿科护理学的特点

小儿时期处于不断生长发育的过程中，不论在解剖、生理、病理、免疫、疾病诊治、心理社会、临床表现、治疗、护理等各方面均与成人有许多不同之处，且各年龄期的小儿之间也存在差异，因此，在儿科护理上有其独特之处。

一、儿童生理功能特点

1. 解剖特点 从出生到长大成人，小儿不仅在外观上不断变化，而且各器官的发育亦遵循一定的规律。如体重、身高、头围、胸围等的增长，身体各部分比例的改变，骨骼的发育，牙齿的萌出等。熟悉小儿的正常发育规律，才能更好地做好护理保健工作。如新生儿和小婴儿头部相对较重，颈部肌肉和颈椎发育相对滞后，抱时应注意保护头部；小儿骨骼比较柔软并富有弹性，不易折断，但长期受压易发生变形；小儿髋关节附近的韧带较松，臼窝较浅，易脱臼及损伤，护理中动作应轻柔，避免过度牵拉；新生儿皮肤、黏膜表层薄而柔嫩，容易发生损伤和感染，故新生儿的皮肤和口腔护理具有特别重要的意义。

2. 生理特点 不同年龄的小儿有不同的生理生化正常值，如心率、血压、呼吸、周围血象等。熟悉这些特点对收集护理资料、进行护理评估有重要的意义。随着小儿年龄的增长，其神经、消化、呼吸、心、肝、肾等各系统器官的功能也渐趋成熟，但在其功能尚未成熟时，则易发生功能紊乱。如小儿的营养需要量比成人相对较大，而小儿的消化系统功能尚未成熟，故易发生腹泻、呕吐、营养缺乏等健康问题。又如婴儿代谢旺盛，水分占机体的比例相对较大，而肾功能尚未成熟，故比成人容易发生水和电解质紊乱。

3. 免疫特点 小儿的皮肤、黏膜娇嫩易破损，淋巴系统发育未成熟，体液免疫及细胞免疫功能均不健全，防御能力差。新生儿可从母体获得IgG（被动免疫），故生后6个月内患某些传染病的机会较少，但6个月后，来自母体的IgG浓度下降，而自行合成IgG的能力一般要到6~7岁时才能达到成人水平。由于母体IgM不能通过胎盘，故新生儿血清IgM浓度低，易发生革兰阴性细菌感染；婴幼儿期SIgA缺乏，易发生呼吸道及胃肠道感染；其他体液因子如补体、趋化因子、调理素等活性及白细胞吞噬能力等也较低，故护理中应特别注意消毒隔离。

二、儿童心理社会特点

身心发育和生理功能一样也是从不成熟到成熟的过程，小儿是可塑性最大的时期，也是受教育最佳的时期；但小儿往往缺乏适应及满足需要的能力，依赖性强，多不能合作，尤其在患病时更需特别的保护和照顾。同时小儿的心理发育过程受家庭、环境和教育的深刻影响。在护理中应以小儿及其家庭为中心，与小儿的父母、幼教工作者、学校教师等共同配合，根据不同年龄阶段小儿的心理发育特征和心理需求，采取相应的护理措施。

三、儿科临床特点

1. 病理特点 由于小儿生理功能不成熟，对致病因素的反应往往与成人迥异，从而发生不同的病理改变。如维生素D缺乏时婴儿患佝偻病，而成人则表现为骨软化症；而肺炎链球菌所致肺部感染在婴儿常为支气管肺炎，而在年长儿及成人则为大叶性肺炎。

2. 疾病特点 小儿疾病种类及临床表现与成人有很大不同，如婴幼儿先天性疾病、遗传性疾病和感染性疾病均较成人多见，且患急性传染病或感染性疾病时往往起病急、来势凶、缺乏局限能力，故易并发败血症，并常伴有呼吸、循环衰竭和水电解质紊乱；新生儿及体弱儿患严重感染性疾病时往往表现为各种反应低下，如体温不升、拒食、表情呆滞、外周血白细胞降低或不增等，并常缺乏定位性症状和体征。此外，小儿病情发展过程易反复、波动、变化多端，故应密切观察才能及时发现问题、及时处理。

3. 诊治特点 不同年龄阶段小儿患病有其独特的临床表现，故在诊断时应重视年龄因素。以小儿惊厥为例，发生于新生儿多考虑与产伤、窒息、颅内出血或先天性异常有关；发生于6个月内的小婴儿应考虑有无婴儿手足搐搦症或中枢神经系统感染；生于6个月至3岁小儿则以高热惊厥、中枢神经系统感染的可能性大；发生于3岁以上年长儿的无热惊厥则以癫痫为多。年幼儿常不能主动反映或准确诉说病情，在诊治过程中，除应详细向家长询问病史，还需严密观察病情并结合必要的辅助检查，才能早期作出确切的诊断和处理。因此，细致的护理非常重要。

4. 预后特点 小儿患病时虽起病急、来势猛、变化多，但如诊治及时、有效，护理恰当，好转恢复也快。由于小儿各器官组织修复再生能力较强，后遗症一般较成人为少。但年幼、体弱、危重病儿，因病情变化迅速，应严密监护、积极抢救，不放弃任何抢救机会，使之转危为安。

5. 预防特点 加强预防措施是使小儿发病率和死亡率下降的重要环节。由于开展计划免疫和加强传染病管理，已使许多小儿传染病的发病率和病死率大大下降；由于重视小儿保健工作，也使营养不良、肺炎、腹泻等多发病、常见病的发病率和病死率明显降低；及早筛查和发现先天性、遗传性疾病以及视觉、听觉障碍和智力异常，并加以干预和矫治，可防止发展为严重伤残；在小儿时期注意合理营养，积极进行体育锻炼，可防止小儿肥胖症，并可对成年后出现的高血压、动脉粥样硬化引起的冠心病起到预防作用；及时诊治小儿尿路感染，可防止延至成人时发展为晚期慢性肾炎而至肾衰竭。可见小儿时期的预防工作十分重要，不仅可增强小儿的体质，使其不生病、少生病，还可促进小儿各方面的健康。

6. 护理特点 无论是健康的，还是患病的小儿其所需的护理项目和时间都比成人多；在护理工作中必须针对小儿的心理和生理特点采取相应的护理措施。如小儿好动，但住院后其自由活动受到限制，再加上陌生的环境、各种检查、治疗带来的痛苦和不良刺激，均给患儿心理上增加很大负担，使之产生不安与恐惧心理。这就要求我们不仅要使病房环境舒适，更需要护理人员主动关怀、多接触患儿并与之建立良好的关系，使患儿感到与在家一样受到重视和爱护。护士在进行各种处置之前，应在患儿能理解的基础上，耐心地讲清目的、方法，以取得其合作，切勿采用强制、恐吓、说谎等不恰当的方法。

在护理工作中应以小儿及其家庭为中心，重视不同年龄阶段小儿的特点，关注小儿家庭成员的心理感受和服务需求，为小儿及其家庭提供预防保健、健康指导、疾病护理和家庭支持等服务。在护理工作中不应仅限于满足小儿的生理需要或维持已有的发育状况，还应包括维护和促进小儿心理行为的发展和精神心理的健康；除关心小儿机体各系统或各器官功能的协调平衡外，还应使小儿的生理、心理活动状态与社会环境相适应，并应重视环境带给小儿的影响。

而在护理工作中保证患儿的安全，是儿科护理工作的一项重要原则，护士应根据患儿年龄、个性、疾病等特点进行预测，采取一些必要的预防措施，如设床栏，防止坠床；管理好电源，防止触电；用热水袋时避免烫伤；注意药物的管理，防止误饮、误食。为便于检查、治疗和安全，可选用适当的约束法约束患儿。相互接触与抚摸是婴幼儿的一种特殊的天生需要，不能以食物来替代。因此，只要病情允许，护士应定期、多次地搂抱和抚摸患儿，以满足其"皮肤饥饿"的需要。此外，儿科工作者应自觉遵守法律和伦理道德规范，尊重小儿的人格，保障小儿的权利，促进小儿身心全面的健康成长。

第三节 小儿年龄分期及各期特点

小儿处于不断生长发育的动态过程中，这个过程既是连续的，又有各年龄期的阶段性和特殊性。为了更确切地评价小儿的生长发育，根据小儿生长发育不同阶段的特点，将小儿年龄划分为以下7个时期。但各期之间既有区别，又有联系，我们应以整体、动态的观点来考虑小儿的健康问题和采取相应的护理措施。

一、胎 儿 期

从卵子和精子结合、新生命开始到小儿出生称为胎儿期，约40周。最初8周为胚胎期（或成胚期），至第8周末各器官的原基均已形成，胚胎已初具人形。因此最初8周内是小儿生长发育十分重要的时期，如受内外不利因素影响，使胚胎发育受阻，则可导致流产或各种先天性畸形。8周后至出生为胎儿期，各器官进一步增大，发育逐渐完善，胎儿迅速长大，因此应加强胎儿期孕妇的营养。胎龄满37周后出生的小儿为足月儿。

二、新 生 儿 期

从出生后脐带结扎时起至生后满28天，称新生儿期。此期小儿刚脱离母体独立生活，体内外环境发生了极大的变化，适应外界的能力较差，易发生体温低于正常、体重减轻、感染等健康问题。还会出现一些与孕母妊娠、分娩有关的问题，如先天畸形、产伤、窒息等。新生儿时期不仅发病率高，死亡率也高，故此期应加强保暖、喂养及预防感染等护理措施。

从妊娠28周至生后1周，又称围生期。此期关系着母婴健康，儿科与产科护理应紧密相连，共同做好围生期保健。

三、婴 儿 期

出生后到满1周岁之前为婴儿期，又称乳儿期。此期小儿生长发育迅速，因而需要较高的能量及各种营养素，尤其是蛋白质。但婴儿的消化、吸收功能尚不完善，易发生消化功能紊乱或营养缺乏症。此外，婴儿期抗病能力较弱，从母体获得的抗体逐渐消失，而自身免疫功能尚未成熟，在6个月以后易患各种传染病。故此期的保健重点是大力提倡母乳喂养和合理的营养指导，按免疫程序做好预防接种，防止发生各种感染性疾病。

四、幼 儿 期

1周岁后到满3周岁之前为幼儿期。此期小儿体格生长较婴儿期减慢，已会独立行走，活动范围渐广，与外界交往增多，小儿智能迅速发育，自我意识增强，语言、思维、心理及应人应物能力发展较快。这时期应加强教育，培养良好的生活习惯，并根据小儿心理发育特点，培养与人沟通的能力和诚实、勇敢、认真的良好性格。此期小儿乳牙出齐，断乳后饮食由乳类转为混合饮食，应注意口腔卫生护理，给予合理的喂养，防止营养缺乏及消化功能紊乱。此期小儿识别危险、保护自己的能力尚差，易发生中毒和外伤等意外事故，又因与外界接触增多，易患各种感染性疾病，故应加强安全护理，注意预防疾病发生。

五、学龄前期

3周岁后到入学前（6~7周岁）为学龄前期。此期小儿体格发育速度进一步减慢，智能发育更趋完善，求知欲强，好奇心重，爱发问，喜模仿。对此期儿童应注意加强学前教育，促进沟通能力发展，培养良好的品德、行为、生活和学习习惯，使儿童能力得到全面发展。此期小儿也易发生意外事故，易患感染性疾病，患免疫性疾病（如急性肾炎、风湿热等）的机会开始增多，应做好预防保健。

六、学龄期

自6~7周岁始至青春期（女12岁、男13岁）开始之前为学龄期。此期小儿体格稳步增长，开始上学，智能发育较前更成熟，控制、理解、分析、综合能力增强，是长知识、接受文化科学教育的重要时期。应加强教育，使其德、智、体、美、劳等各方面得到全面发展。学龄期小儿一般发病率较年幼儿低，但因学校生活、作业给儿童带来压力，常使一些儿童因适应困难而影响身心健康与发育。故应注意在互爱、尊重与支持的气氛中给予孩子更多的关爱。要供给充足的营养，安排有规律的生活、学习和锻炼，以适应比较紧张的学习生活。要合理用眼，注意口腔卫生，坐、立、行姿势要端正，以防近视、龋齿及脊柱畸形的发生。

七、青春期（少年期）

女孩从11~12岁开始到17~18岁，男孩从13~14岁开始到18~20岁称青春期。此期特点是体格生长发育再度加速，生殖系统发育增快，并逐渐成熟，智能飞跃发展。在心理发展和行为变化方面，青春期有着与其他人生阶段显著不同的特点，即生理成熟与心理不成熟，以及社会对青年行为要求之间存在的矛盾，因“独立感”不断增强，常出现心理及行为方面的不稳定。此外，在青春期神经内分泌调节不稳定，有时可发生甲状腺肿大、高血压、月经失调等。因此应加强对青少年的教育与引导，使之树立正确的人生观和培养良好的道德品质，学习生理及心理卫生知识，保证充足的营养，加强体格锻炼，增进青少年的身心健康。

第四节 我国儿科护理学的发展与展望

祖国医学在小儿疾病的防治与护理方面有丰富的经验。在祖国医学发展史和丰富的医学典籍中经常可见到关于小儿保健与疾病预防等方面的记载，如我国现存最早的医学经典著作《黄帝内经》中对儿科病症已有记录；唐代杰出的医学家孙思邈所著的《备急千金要方》中就比较系统地解释了小儿的发育过程，提出了小儿喂养和清洁等方面的护理原则。

19世纪下半叶，西方医学传入并逐渐在我国发展。各国传教士在我国开办了教会医院并附设了护士学校，医院中设立了产科、儿科，护理工作重点放在对住院患儿的生活照顾和护理上，逐渐形成了我国的护理事业和儿科护理学。

新中国成立以后，党和政府对儿童健康十分重视，宪法和农业发展纲要里都特别提出了保护母亲和儿童的相应条款。儿科护理工作不断发展，从推广新法接生、实行计划免疫、建立各级儿童医疗保健机构、提倡科学育儿，直至形成和发展了儿科监护中心等专科护理。儿科护理范围、护理水平也有了很大的扩展和提高。小儿传染病发病率大幅度下降，小儿常见病、多发病的发病率、病死率亦迅速降低，小儿体质普遍增强。80年代初，我国恢复了中断30余年的高等护理教育，90年代始又发展了护理硕士研究生教育，培养了一大批高级儿科护理专业人才，使儿科护理队伍和护理水平向高层次、高素质方向发展。

随着社会的发展，科学的进步，人们生活水平的提高和对健康需求的增加，儿科护理学已逐渐发展成为有独特功能的专门学科，其研究内容、范围、任务涉及影响儿童健康的生物、心理、社会各个方面，儿科护士已成为儿童保健的主要力量。为此，儿科护理工作者要不断学习先进的科学技术和最新的护理手段，弘扬求实创新精神、拼搏奉献精神、团结协作精神，为提高儿童健康水平和中华民族的整体素质作出更大的贡献。

第五节 儿科护士的角色与素质要求

护士的素质包括思想道德素质、职业素质、科学素质与身体心理素质等。思想道德素质为热爱护理专业，勤恳敬业，全心全意为人民服务；职业素质可归纳为同情、敏锐、冷静、严肃、开朗、无私、勤快、求实16个字；科学素质表现为对工作要有严谨的科学性，不仅要熟练掌握护理知识和技能，还要掌握许多护理学科以外的科学知识和技能；此外还必须具备良好的心理素质、良好的观察能力、良好的思维能力、良好的记忆力、良好的语言表达能力、良好的人际沟通和交往能力等。

一、儿科护士的角色

（一）护理活动的执行者

小儿机体各系统、器官的功能发育尚未完善，生活尚不能自理或完全自理。儿科护士最重要的角色旨在帮助小儿保持或恢复健康的过程中，提供各种护理照顾。如营养的摄取、药物的给予、心理的支持、感染的预防等以满足小儿身心两方面的需要。

（二）护理计划者

为促进小儿身心健康发育，护士必须运用护理专业的知识和技能，收集小儿的生理、心理、社会状况等各方面的资料，全面评估小儿的健康状况，找出其健康问题，并制订系统全面的、切实可行的护理计划，采取有效的护理措施，以减轻小儿的痛苦。

（三）健康教育者

在护理小儿的过程中，护士应依据不同年龄阶段儿童智力发展水平，向他们有效地解释疾病治疗和护理过程，帮助他们建立自我保健意识，培养他们良好的生活习惯，尽可能地纠正其不良行为。同时护士还应向家长宣传科学育儿的知识，使他们能够采取健康的态度和健康的行为，以达到预防疾病、促进健康的目的。

（四）健康协调者

护士需联系并协调与有关人员及机构的相互关系，维持一个有效的沟通网，以使诊断、治疗、救助与有关的儿童保健工作得以互相协调、配合，以保证小儿获得最适宜的整体性医护照顾。如护士需与医生联络，讨论有关治疗和护理方案；护士还需与营养师联系，讨论有关饮食的安排。

（五）健康咨询者

护士通过倾听患儿及其家长的内心感受、触摸和陪伴儿童、解答他们的问题、提供有关治疗的信息、给予健康指导等，澄清儿童及其家长对疾病和与健康有关问题的疑惑，使他们能够以积极有效的方法去应付压力，找到满足生理、心理、社会需要的最习惯和最适宜的方法。

（六）患者代言人

护士是儿童权益的维护者，在小儿不会表达或表达不清自己的要求和意愿时，护士有责任解释并维护小儿的权益不受侵犯或损害。护士还需评估有碍儿童健康的问题和事件，提供给医院行政部门改进，或提供给卫生行政单位作为拟定卫生政策和计划的参考。

（七）护理研究者

护士应积极进行护理研究工作，通过研究来验证、扩展护理理论和知识，发展护理新技术，指导、改进护理工作，提高儿科护理质量，促进专业发展。同时护士还需探讨隐藏在小儿症状及表面行为下的真正问题，以能更实际、更深入、更有效地帮助他们。

二、儿科护士的素质要求

（一）思想道德素质

1. 热爱儿童，热爱护理事业，有高度的责任感和同情心，具有为儿童健康服务的奉献精神。

2. 具有诚实的品格、较高的慎独修养、高尚的道德情操。以理解、友善、平等的心态，为儿童及其家庭提供帮助。

3. 具有正视现实、面向未来的目光，追求崇高的理想，忠于职守，救死扶伤，廉洁奉公，实行人道主义。

（二）科学文化素质

1. 具备一定的文化素养和自然科学、社会科学、人文科学等多学科知识。

2. 掌握基本的计算机应用、一门外语及现代科学发展的新理论、新技术。

（三）专业素质

1. 具有合理的知识结构及比较系统完整的专业理论知识和较强的实践技能，操作准确，技术精湛，动作轻柔、敏捷。

2. 具有敏锐的观察力和综合分析判断能力，树立整体护理观念，能用护理程序解决患者的健康问题。

3. 具有开展护理教育和护理科研的能力，勇于创新进取。

（四）身体心理素质

1. 具有健康的心理，乐观、开朗、稳定的情绪，宽容豁达的胸怀。有健康的身体和良好的言行举止。

2. 具有较强的适应能力，良好的忍耐力及自我控制力，善于应变，灵活敏捷。

3. 具有强烈的进取心，不断求取知识，丰富和完善自己。

4. 具有与小儿成为好朋友，与小儿家长建立良好人际关系的能力，同仁间相互尊重，团结协作。

（黄力毅）

思考题

1. 试举出小儿与成人的不同之处（至少5例）。
2. 简述幼儿期的特点。
3. 简述儿科护士应具备的素质要求。

第二章　生长发育

学习目标

1. 掌握体重、身长的计算公式，掌握牙齿、前囟的变化及临床意义。
2. 熟悉小儿生长发育规律及影响因素。
3. 了解小儿神经心理发育及评价。

生长是指小儿身体各器官、系统的体积和形态变化；发育是指细胞、组织、器官分化逐渐完善和功能逐渐成熟。两者紧密相连，不可分割。人的生长发育不仅是指体格的生长，还包括情感、认知、道德水平等心理社会方面的发展。关注、监测和促进小儿生长发育是儿科护理工作的重要内容之一。

第一节　生长发育的规律和影响因素

一、生长发育的一般规律

（一）连续性与阶段性

生长发育在整个小儿时期是一个连续的过程，但各年龄阶段生长发育的速度快慢又有阶段性，如在婴儿期小儿的体重和身长增长很快，尤其是前3个月最快，第2年以后生长速度逐渐减慢，到青春期又猛然加快。

（二）各系统器官发育不平衡

小儿各系统的发育快慢不同，各有先后（图2-1）。如神经系统发育较早，生殖系统发育较晚，淋巴系统在儿童期发育迅速，于青春期前达高峰，以后逐渐降达成人水平；皮下脂肪在年幼时较发达，而肌肉组织则须到学龄期才发育加速；其他如心、肝、肾等的增长基本与体格生长平行。

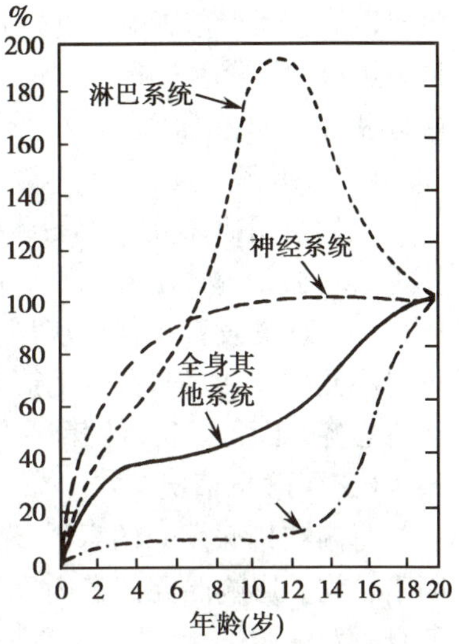

图2-1　不同系统发育与年龄的关系

（三）顺序规律

生长发育遵循由上到下、由近到远、由粗到细、由简单到复杂、由低级到高级的规律。如小儿出生后先会抬头，再会坐、立、行（由上到下）；先会抬肩、伸臂，再双手握物；先会控制腿再到控制脚的活动（由近到远）；手拿物品先会用全掌掌握，以后发展到能用手指拾取（由粗到细）；先会画直线，进而能画圆、画人（由简单到复杂）；先会看、听、感觉事物、认识事物，再发展到记忆、思维、分析和判断等高级神经活动（由低级到高级）。

（四）个体差异

小儿生长发育虽按一般规律发展，但在一定范围内由于受机体内、外因素（如遗传、营养、教养及环境等）的影响，而出现很显著的个体差异。因此，生长发育的正常值不是绝对的，要充分考虑影响个体发育的不同因素，并系统、连续地观察小儿生长发育的真实状况，才能作出较正确的评价。

二、影响生长发育的因素

（一）遗传

细胞染色体所载的基因是遗传的物质基础，决定着每个小儿个体发育的特点。小儿生长发育的特征、潜力、趋向等都受到父母双方遗传因素的影响，种族和家族的遗传信息影响深远，如皮肤、头发的颜色，脸型特征，身材高矮，性成熟的迟早以及对疾病的易感性等都与遗传有关；遗传性疾病无论是染色体畸变还是代谢缺陷，对生长发育均有显著影响。

（二）性别

男、女孩生长发育各有其规律与特点，如女孩的青春期开始约比男孩提前2年，但其最终进入成人期后的平均身高、体重却较男孩小，原因是男孩青春期虽然开始较晚，但其延续时间较长，故最终体格发育明显超越女孩；又如女孩的言语、运动发育略早于男孩等。在骨骼、肌肉和皮下脂肪发育等方面，女孩与男孩亦有较大差异。因此，在评估小儿生长发育水平时应分别按男、女孩标准进行。

（三）营养

充足和调配合理的营养素是小儿生长发育的物质基础。宫内营养不良的胎儿不仅体格生长落后，还严重影响脑的发育；小儿在出生后患营养不良，特别是第1~2年的严重营养不良，可影响体重、身高的增长，使机体的免疫、内分泌和神经等调节功能低下，影响智力、心理和社会能力的发展。小儿摄入过多热量所致的肥胖也会对其生长发育造成严重影响。

（四）疾病

疾病可阻碍小儿正常的体格生长。如急性感染常使体重减轻；慢性疾病可影响身高与体重的增加；内分泌疾病常引起骨骼生长和神经系统发育迟缓；先天性疾病可影响小儿的体格和心理的发育。任何疾病若持续很长的一段时期，尤其是在小儿发展的关键时期，均可对小儿成长造成永久性的影响。因此，患儿及其家庭需要特殊护理和指导，才能使小儿在身心各方面得以正常发育。

（五）孕母情况

母亲在妊娠期间的生活环境、营养、情绪、疾病、接受放射线照射及药物等各方面的因素，均会影响胎儿的宫内发育。母亲在哺乳期有愉快的情绪和充足的母乳，可促进婴儿的身心发育。

（六）生活环境

外界环境、季节、心理及社会因素、运动以及父母的育儿态度与习惯，对小儿体格生长有一定的影响。设置良好的居住环境，如阳光充足、空气清新和水源清洁；选取健康的生活方式、科学的护理与教养，为小儿安排有规律的生活制度和适合年龄特点的体格锻炼，以及完善的医疗保健服务设施等，是保证小儿体格、神经心理发育达到最佳状态的重要因素。

第二节　体格发育及评价

一、体格生长常用指标

（一）体重

体重是身体器官、系统、体液的总重量。体重的变化最能显示小儿的营养状况，是衡量小儿体格生长的重要指标，也是决定临床补液量和给药量的重要依据。

新生儿出生体重与胎次、胎龄、性别及在孕母宫内的营养状况有关。正常新生儿出生时平均体重为3kg，我国1995年九市城区调查结果显示平均男孩出生体重为（3.3±0.4）kg，女孩为（3.2±0.4）kg，与世界卫生组织的参考值一致。出生后第1周内由于摄入不足、胎粪排出和水分丧失，体重可暂时下降3%~9%（生理性体重下降），约在出生后3~4日达到最低点，以后逐渐回升，常于7~10日恢复到出生时的体重。若生后能及时喂哺可减轻或避免生理性体重下降的发生。

1岁内年龄越小，增长速率越快。出生后前3个月每月平均增长700~800g，其中第1个月可增长1000g；4~6个月时每月平均增长500~600g；7~12个月时每月平均增长300~400g。一般生后3个月龄的婴儿体重约为出生时的2倍（6kg），1周岁时婴儿体重约为出生时的3倍（9kg），即第1年内婴儿体重在前3个月的增加量相当于后9个月的增加量。故小儿出生到6足月呈现第1个生长高峰。2岁时体重约为出生时的4倍（12kg）。2岁后到青春前期体重每年增长约2kg。为便于日常应用，可按以下公式粗略估计小儿体重：

1~6个月：体重（kg）=出生时体重（kg）+月龄×0.7（kg）

7~12个月：体重（kg）=6（kg）+月龄×0.25（kg）

2岁到青春前期：体重（kg）=年龄×2+8（kg）

小儿进入青春期后，由于性激素和生长激素的协同作用，体格生长复又加快，体重猛增，每年可达4~5kg，约持续2~3年，呈现第2个生长高峰，故不能再按以上公式推算小儿体重。女孩约在12~14岁时，男孩约在14~16岁时，逐渐接近成人体重。

正常同年龄、同性别小儿的体重存在个体差异，一般在10%上下，故评价某一小儿的生长发育状况时，应连续定期监测其体重，若有体重增长过多或不足，应寻找原因，给予相应的护理。

（二）身高（长）

身高（长）是指头顶到足底的全身长度，是反映骨骼发育的重要指标。3岁以下小儿采用仰卧位测量，称身长；3岁以后立位测量，称身高。身高（长）的增长规律与体重相似，年龄愈小增长愈快，并出现婴儿期和青春期2个生长高峰。正常新生儿出生时平均身长为50cm，1周岁时约75cm，上半年增长比下半年快，其中前3个月约增长11~12cm，与后9个月的增长量相当。第2年增加速度减慢，平均为10cm，到2岁时身长约85cm。2岁以后身高

（长）稳步增长，平均每年增长5~7cm。2~12岁小儿身高（长）可按下列公式粗略计算：

身高（长）（cm）=年龄×6+77（cm）

小儿进入青春期后出现第2个身高增长加速期，约持续2~3年，故不能用此公式计算。女孩进入青春期较男孩约早2年，故10~13岁的女孩常较同龄男孩为高。但男孩到达青春期后身高加速增长，且持续时间较长，故最终身高大于女孩。

身高（长）包括头部、躯干（脊柱）和下肢的长度。这3部分的发育速度并不一致，生后第1年头部生长最快，脊柱次之；至青春期时，某些疾病可使身体各部分比例失常，因此临床上需要分别测量上部量（从头顶至耻骨联合上缘）和下部量（从耻骨联合上缘至足底），以检查其比例关系。新生儿上部量大于下部量，中点在脐上；2岁时中点在脐下；6岁时中点移至脐与耻骨联合上缘之间；12岁时上、下部量相等，中点在耻骨联合上缘（图2-2）。

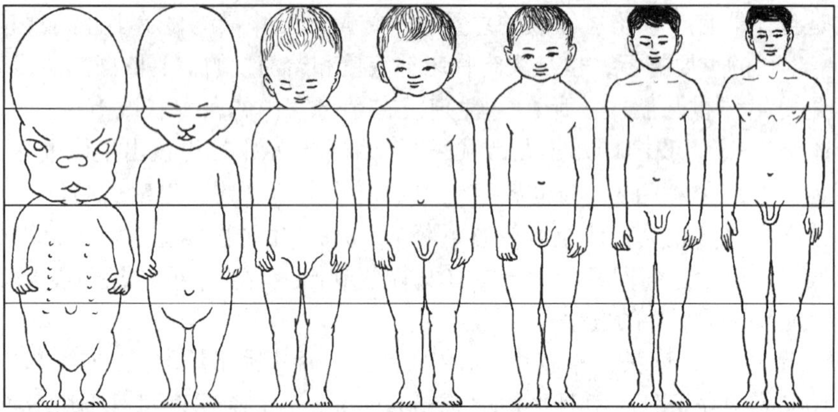

图2-2 胎儿时期至成人身体各部比例

身高（长）的增长与遗传、种族、内分泌、营养、运动和疾病等因素有关。某些疾病如甲状腺功能减低、生长激素缺乏、营养不良及佝偻病等可引起明显身高（长）异常；短期的疾病与营养波动不会明显影响身高（长）。

（三）坐高

由头顶至坐骨结节的长度称坐高。坐高代表头颅与脊柱的发育，其增长规律与上部量增长相同。由于下肢增长速度随年龄而加快，坐高占身高的百分数则随年龄增加而下降，由出生时的67%降至14岁时的53%，此百分数显示了上、下比例的改变，比坐高绝对值更有意义。

3岁以下小儿仰卧位测量顶臀长为坐高。小儿平卧于量板上，测量一手提起小儿小腿使其膝关节屈曲，大腿与底板垂直而骶骨紧贴底板，一手移动足板紧压臀部，读数至0.1cm。3岁以上的被测者坐于坐高计凳上，身躯先前倾使骶部紧靠量板，再挺身坐直，大腿靠拢紧贴凳面，与躯干成直角，膝关节屈曲成直角，两脚平放，移下夹板与头顶接触，读数至0.1cm。

（四）头围

自眉弓上缘经枕后结节绕头1周的长度为头围。头围大小反映脑、颅骨的发育程度。正常新生儿头围平均为34cm，在第1年的前3个月和后9个月头围均增长6cm，故1周岁时头围为46cm；2岁时约为48cm；5岁时为50cm；15岁时头围接近成人，约为54~58cm。在儿童保健工作中监测头围，以生后头2年最有价值，较小的头围（<X-2SD）常提示脑发育不良；头围增长过快则提示脑积水。

测量者将软尺0点固定于头部一侧眉弓上缘，再将软尺紧贴头皮绕枕骨结节最高点及另一侧眉弓上缘回到0点，读数至0.1cm。

（五）胸围

胸围是平乳头下缘绕胸1周的长度。胸围大小与肺和胸廓的发育相关。正常新生儿胸围比头围小1~2cm，平均为32cm；1岁左右胸围与头围相等；1岁以后胸围应逐渐超过头围，其差数（cm）约等于其岁数减1。小儿胸廓发育落后，与营养因素、缺乏上肢及胸廓锻炼等有关。显著的胸廓畸形见于佝偻病、肺气肿和先天性心脏病等。

测量时将小儿取卧位或立位。小儿两手自然平放或下垂，测量者将软尺0点固定于一侧乳头下缘（乳腺已发育的女孩，固定于胸骨中线第4肋间），将软尺紧贴皮肤，经两侧肩胛骨下缘回到0点，取平静呼、吸气时的中间读数。读数至0.1cm。

（六）腹围

平脐（小婴儿以剑突与脐之间的中点）水平绕腹1周的长度为腹围。2岁前腹围与胸围大约相等，2岁后腹围较胸围小。患腹部疾病如有腹水时需测腹围。

测量时婴儿取卧位，将软尺0点固定于剑突与脐连线中点，经同一水平线绕腹1周至0点；儿童则为平脐绕腹1周，读数至0.1cm。

（七）上臂围

沿肩峰与尺骨鹰嘴连线中点的水平绕上臂1周的长度为上臂围。上臂围代表上臂骨骼、肌肉、皮下脂肪和皮肤的发育水平。反映小儿的营养状况。生后第1年内上臂围增长迅速，尤以前半年为快。1~5岁期间增长缓慢。在无条件测量体重、身高的地区，可测量上臂围以普查5岁以下小儿的营养状况，评估要点为：>13.5cm为营养良好；12.5~13.5cm为营养中等；<12.5cm为营养不良。

测量时小儿取立位、坐位或仰卧位，双手自然平放或下垂。一般测量左上臂，将软尺0点固定于小儿上臂外侧肩峰至鹰嘴连线中点，沿该点水平将软尺轻沿皮肤绕上臂1周后回至0点，读数至0.1cm。

二、骨骼和牙齿的发育

（一）骨骼的发育

1. 颅骨的发育 颅骨随脑的发育而增长，故其发育较面部骨骼（包括鼻骨、下颌骨）发育为早。可根据头围大小，骨缝及前、后囟门闭合迟早来衡量颅骨的发育。颅骨缝出生时尚分离，约于3~4个月时闭合。前囟为顶骨和额骨边缘交界处形成的菱形间隙（图2–3），出生时对边中点连线的距离约为1.5~2.0cm，至1~1.5岁时闭合。后囟是顶骨和枕骨边缘交界处形成的三角形间隙，有的出生时已闭合或很小，一般于6~8周闭合。颅囟和颅骨缝的闭合情况反映颅骨及脑的发育，尤其是前囟检查在临床护理中更为重要。前囟早闭或过小见于头小畸形；迟闭或过大见于佝偻病、先天性甲状腺功能减退症等；前囟饱满提示颅内压增高，是婴儿脑水肿、脑膜炎及脑炎的重要体征；而前囟凹陷则常见于脱水或极度消瘦的患儿。

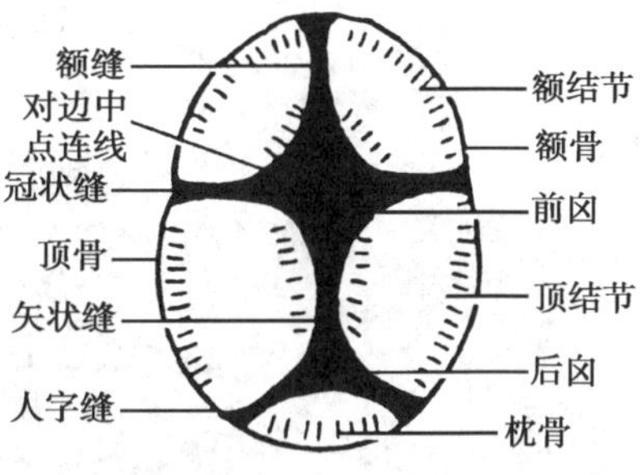

图2–3 小儿的前、后囟

面骨、鼻骨及下颌骨等的发育稍晚，1~2岁时随牙齿的萌出面骨变长，下颌骨向前凸出，面部相对变长，使婴儿期的颅骨较大、面部较短的圆胖脸型逐渐向儿童期面部增长的脸型发展。

2. 脊柱的发育 脊柱的增长反映脊椎骨的发育。出生后第1年脊柱增长快于四肢，1岁以后四肢增长快于脊柱。新生儿时脊柱仅轻微后凸，3个月左右随抬头动作的发育出现颈椎前凸，此为脊柱第1个弯曲；6个月后会坐时出现胸椎后凸，为脊柱第2个弯曲；1岁左右开始行走时出现腰椎前凸，为脊柱第3个弯曲。至6~7岁时韧带发育后，这3个脊柱自然弯曲被韧带固定。生理弯曲的形成与直立姿势有关，有加强脊柱弹性的作用，有利于身体平衡。护理时应注意端正小儿的坐、立、行姿势，选择适宜的桌、椅，以保证小儿脊柱的健康形态。

3. 长骨的发育 长骨的生长和成熟与体格生长密切相关。随年龄的增长，长骨干骺端的骨化中心按一定的顺序和部位有规律的出现，通过X线检查长骨骨骺端骨化中心的出现时间、数目、形态变化和干骺端融合时间，可判断骨骼发育情况、测定骨龄。

一般摄左手X线片，了解其腕骨、掌骨、指骨的发育。出生时腕部无骨化中心，出生后腕部骨化中心的出现顺序为：头状骨、钩骨（3个月左右）；下桡骨骺（约1岁）；三角骨（2~2.5岁）；月骨（3岁左右）；大、小多角骨（3.5~5岁）；舟骨（5~6岁）；下尺骨骺（6~7岁）；豆状骨（9~10岁）。10岁时出全，共10个，故1~9岁腕部骨化中心的数目约为其岁数加1。股骨远端及胫骨近端在出生时已形成骨化中心，故4个月前的小婴儿需做检查时，应摄膝部X线片。

根据每个骨化中心的出现时间、大小、形态、密度等变化，并将其标准化，即为骨龄。小儿患有生长激素缺乏症、甲状腺功能减低症及肾小管酸中毒等疾病时表现为骨龄明显落后；而患有中枢性性早熟、先天性肾上腺皮质增生症等疾病时骨龄则常超前。

（二）牙齿的发育

牙齿的发育与骨骼发育有一定的关系。人的一生有2副牙齿，即乳牙（共20个）和恒牙（共32个）。小儿出生时无牙。一般于6个月（4~10个月）左右乳牙开始萌出，12个月尚未出牙者可视为异常，乳牙于2~2.5岁出齐。2岁以内小儿的乳牙数目约等于月龄减4~6。出牙顺序为下中切牙、上中切牙、上下侧切牙、第1乳磨牙、尖牙、第2乳磨牙（图2-4）。恒牙的骨化从新生儿时开始，6岁左右开始长出第1颗恒牙即第1磨牙，长于第2乳磨牙之后；7~8岁开始乳牙按萌出先后逐个脱落代之以恒牙，其中第1、2前磨牙代替第1、2乳磨牙；12岁左右出第2磨牙；18岁以后出第3磨牙（智齿），但也有人终生不出此牙。一般恒牙在20~30岁时出齐。

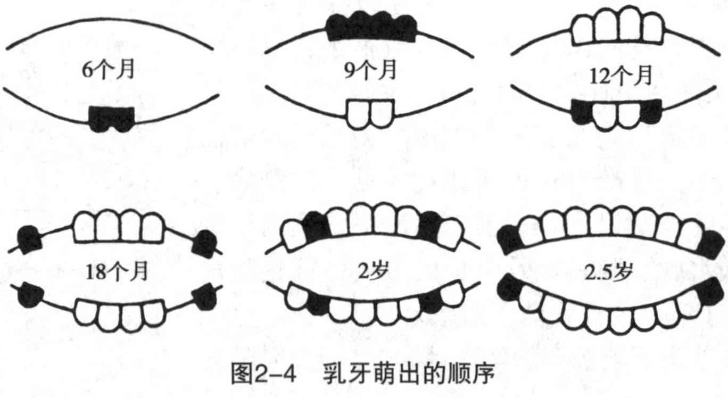

图2-4 乳牙萌出的顺序

出牙是一种生理现象，个别小儿在出牙时可有暂时性流涎、睡眠不安及低热等症状。佝偻病、营养不良、甲状腺功能减低症、21-三体综合征等患儿出牙延迟，牙质欠佳。

三、神经系统的发育

胎儿时期神经系统发育较早，尤其是脑的发育最为迅速。新生儿出生时脑重约370g，占其体重的1/9~1/8左右，9个月时小儿脑重为出生时的2倍，1岁时脑重为900g，达成人脑重的60%，3岁时小儿脑重为出生时的3倍，7岁时接近成人，脑重约1500g。小儿出生时大脑已有主要的沟回，但大脑皮层较薄，沟回较浅，而中脑、脑桥、延髓、脊髓发育已较好，保证了循环、呼吸等生命中枢的功能。大脑皮质的神经细胞于胎儿第5个月开始增殖分化，出生时神经细胞数目已与成人相同，但其树突与轴突少而短。出生后脑重的增加主要由于神经细胞体积增大和树突的增多、加长，以及神经髓鞘的形成和发育。3岁时神经细胞已基本分化完成，8岁时接近成人。神经纤维髓鞘化到4岁时才完成。故婴儿时期由于髓鞘形成不完善，神经冲动传入大脑，不仅传导慢，而且易泛化，不易形成明显的兴奋灶。小儿初生时的活动主要由皮质下中枢系统调节，以后随脑实质的增长、成熟，转为由大脑皮质中枢调节，对皮质下中枢的抑制作用也渐明显。小儿生长时期的脑组织耗氧较大，在基础代谢状态下，脑耗氧占总耗氧量的50%，而成人仅为20%，故长期缺乏营养可引起脑的发育落后。

脊髓的发育在初生时相对较成熟，其发育与运动功能的发展相平衡，随年龄的长大而增重、加长。胎儿时期脊髓下端达第2腰椎下缘，4岁时下端上移到第1节腰椎，做腰椎穿刺时应注意进针部位的护理。

初生婴儿即具有觅食、吸吮、吞咽、拥抱、握持等先天性神经反射和对强光、寒冷及疼痛的反应。其中吸吮、握持、拥抱等先天性反射随年龄增长而消失，否则会影响动作发育。如握持反射应于3~4个月时消失，若继续存在会阻碍手指握物等精细动作的发育。新生儿和婴儿肌腱反射较弱，腹壁反射和提睾反射也不易引出，到1岁时才稳定。3~4个月前小儿肌张力较高，克氏征（Kerning）可为阳性，2岁以下小儿巴氏征（Babinski）阳性亦可为生理现象。

四、体格生长发育的评价

（一）常用评价方法

为了解个体或群体儿童现阶段的生长发育和以后的发展趋势，必须选择一个正常儿童体格生长的标准参考值予以比较。现状标准是用一个国家或地区普查资料为参考指标，作为该地区的小儿发育健康标准。目前我国现有的标准是采用1985年9个市城区男、女童体格发育调查资料所制订的标准，作为全国儿童体格生长的评价标准。生长发育评价的内容包括体格的发育水平、生长速度及身体匀称程度3个方面。与现状或理想标准参数做比较时，均采用统计学的表达方法，常用的体格生长评估方法包括：

1. 均值离差法 适用于正态分布状况，以均值为基值，标准差为离散距，一般认为均值加减2个标准差（含95.4%的总体）的范围内被检小儿可视为正常儿。

2. 中位数百分位法 适用于正态或非正态分布状况，以第50百分位为中位数，将资料分为第3、25、50、75、97百分位数5个等级，一般认为在第3~97百分位（含95%的总体）范围内被检小儿可视为正常儿。

3. 生长发育图法 将各项体格生长指标按不同性别和年龄标成正常曲线图（离差法或百分位数法），对个体小儿从出生至青春期进行全程动态监测，将定期、连续的测量结果每月或每年标记于曲线图上进行比较，以了解小儿的发育趋势及生长速度。此法的优点是方法简便，直观性强，结果明确，能准确、动态地说明小儿的发育水平。如小儿体重生长发育图（图2-5）中横坐标代表月龄，纵坐标代表体重，中间有2条参考标准曲线，上条曲

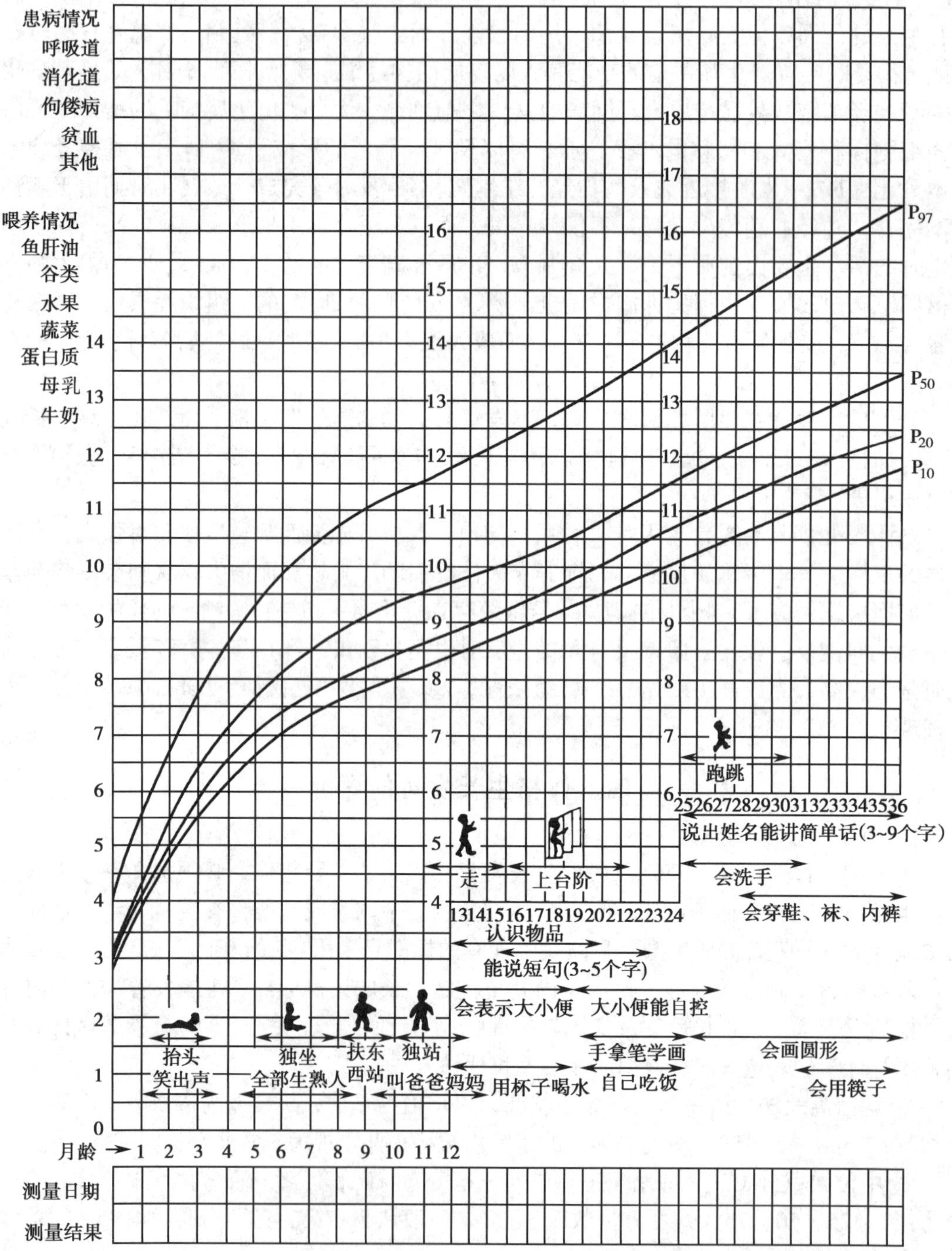

图2-5 小儿生长发育图

线是第97百分位，相当于均值加2个标准差，下条曲线为第3百分位，相当于均值减2个标准差。正常生长发育范围应在2条参考标准曲线之间并保持上升的趋势。

（二）体格生长偏离

小儿在体格生长过程中，由于受到营养、疾病、遗传、内分泌及神经心理等因素的影响，可出现体格生长偏离，故应通过定期纵向观察尽早发现，并积极寻找原因予以干预护理。常见的体格生长偏离有：

1. 体重增长的偏离 ①体重过重，是指体重超过同龄正常儿童体重平均数加2个标准差（或第97百分位）者，如肥胖症、水肿患儿及因肾脏等其他疾病所致者；②低体重，是指体重低于同龄正常儿童体重平均数减2个标准差（或第3百分位）者，如营养不良、家族性矮小等。

2. 身高（长）增长的偏离 ①高身材，是指身高超过同龄正常儿童身高平均数加2个标准差（或第97百分位）者，如家族性高身材、垂体性肢端肥大症等；②矮身材，是指身高低于同龄正常儿童身高平均数减2个标准差（或第3百分位）者，如严重营养不良、家族性矮小、内分泌疾病所致的甲状腺功能减低症、生长激素不足症，骨代谢疾病所致的软骨发育不良及21–三体综合征等。

此外，尚有某些小儿的体格生长水平虽在正常范围内，但其生长轨道从正常范围的较高水平降至较低水平，亦超过2个标准差（或生长曲线图的2条百分位线），也属于生长偏离现象，因发生在正常生长范围内，常被忽视，须通过定期纵向护理随访才能判别。

第三节 神经心理发育及评价

一、感知觉的发育

感知是小儿通过各种感觉器官从丰富的环境中选择性地取得信息的能力，对小儿运动、言语、社会适应能力的发育起重要的促进作用。如婴幼儿很早就能感知成人的面部表情和手势意义，对认识人及与人交往能力的发育极为重要。

（一）视感知

新生儿已有视觉感应功能，瞳孔有对光反应，不少新生儿有眼球震颤现象，于3~4周内自动消失。由于对晶体的调节功能和眼外肌反馈系统发育尚未完善，新生儿只能在15~20cm距离时视觉清晰，在安静、清醒状态下有短暂的注视能力。至2个月起可协调地注视物体，头跟随移动的物体在水平方向转动90°，3~4个月时爱看自己的手，头眼协调较好，可追寻人或活动着的玩具，头随物体水平移动180°，见到母亲表示喜悦。5~7个月时目光可随上、下移动的物体垂直方向转动，出现眼手协调动作，能追随跌落的物体，喜红色等鲜艳明亮的颜色，可以注视远距离的物体，如飞机、汽车等。8~9个月时开始出现视深度的感觉，能看到小物体；18个月时能区别各种形状；2岁时两眼调节好，可区别垂直线和横线；5岁时能区别颜色；6岁时视深度已充分发育，视力达1.0。

（二）听感知

听感知与小儿的智能和社交能力发育有关。新生儿出生时中耳内有羊水潴留，无空气，听力差，3~7日后听觉已相当良好；3~4个月时头可转向声源（定向反应），听到悦耳声音时会微笑；6个月时对父母言语有清楚的反应，7~9个月时能确定声源，区别言语的意义；1岁时能听懂自己的名字；2岁时可精确地区别不同声音；4岁时听觉发育完善。婴幼儿期可用简单的发声工具或听力器进行听力筛查测试，年长儿可用秒表、音叉或测听器测试。若要精确了解听力情况，可检测其脑干听觉诱发电位。

（三）味觉和嗅觉

出生时味觉和嗅觉已发育完善。新生儿对不同味道如甜、酸、苦等可产生不同的反应，闻到乳味就会寻找乳头；3~4个月时能区别好闻与难闻的气味；4~5个月的婴儿对食物的微小改变已很敏感，故应适时添加各类辅食，使之习惯不同味道的食物。

（四）皮肤感觉

皮肤感觉包括触觉、痛觉、温度觉和深感觉。新生儿触觉很灵敏，其敏感部位是眼、口周、手掌及足底等，到6个月左右皮肤有触觉的定位能力。新生儿对痛觉的反应迟钝，2个月后对刺激才表示出痛苦。新生儿温度觉很灵敏，环境温度骤降时即啼哭，保暖后就安静；3个月的婴儿对31.5℃与33℃的不同水温表现出不同的反应，说明能区分水温差别。2~3岁小儿通过接触能区分物体的软、硬、冷、热等属性；5岁时能辨别体积相同而重量不同的物体。

（五）知觉

知觉的发育与听、视、触等感觉的发育密切相关。小儿在6个月以前，主要是通过感觉认识事物。6个月后，随着动作的发育，尤其是手眼协调动作，能对一个物体的形状、大小、质地及颜色等产生初步的综合性知觉。1岁以后，随着言语的发展，在成人的教育下，幼儿开始学会用词汇来概括某些感知的综合概念。知觉包括空间知觉和时间知觉。1岁时空间知觉初步发展，如爬高处、躲门后等，3岁能辨上、下，4岁能辨前、后，5岁辨自身左、右。小儿时间知觉发展较晚，4~5岁时有早上、晚上、白天、明日、昨日的时间概念；5~6岁时能区别前日、后日、大后日；6~8岁时对与学习、生活密切相关的时间概念能较好地掌握；一般10岁时能掌握秒、分、时、月、年的知识。

二、运动功能的发育

随着大脑皮质功能逐渐发育及神经髓鞘的形成，小儿运动发育逐渐完善，其功能完善与锻炼、教育、营养等外界因素关系密切。运动的发育可分为大运动（包括平衡）和细运动2大类。

（一）平衡与大运动

1. 抬头 由于颈后肌发育先于颈前肌，故新生儿俯卧位时能抬头1~2秒；3个月时抬头较稳，4个月时抬头很稳并能自由转动。

2. 坐 新生儿腰肌乏力，3个月时扶坐可呈现腰为弧形；6个月时能双手向前撑住独坐；8个月时能坐稳并能左、右转身。

3. 匍匐、爬 新生儿俯卧位时已有反射性的匍匐动作，2个月时俯卧能交替踢腿；3~4个月可用手撑起上身数分钟；7~8个月时已能用手支撑胸腹，使上身离开床面或桌面，有时能在原地转动身体；8~9个月时可用上肢向前爬；12个月左右爬时手、膝并用；18个月时可爬上台阶。学习爬的动作有助于胸部、臂力的发育，扩大接触周围事物的机会，有利于神经心理的发育。

4. 站、走、跳 新生儿直立位时双下肢稍能负重，出现踏步反射和立足反射；5~6个月扶立时双下肢可负重，并上、下跳动；9个月时可扶物站立；11个月时可独自站立片刻；15个月可独自走稳，18个月时已能跑及倒退行走；2岁时能并足跳；2岁半时能独足跳1~2次。

（二）细动作

新生儿两手握拳很紧，3~4个月时握持反射消失，可自行玩手，开始有意识地取物；6~7个月时能独自摇摆或玩弄小物体，出现换手与捏、敲等探索性动作；9~10个月时可用拇、示指拾物；12~15个月时学会用匙，乱涂画；18个月时能叠2~3块方积木；2岁时可叠6~7块方积木、会翻书；3岁时在成人的帮助下穿衣服；4岁时能独自穿、脱简单衣服。

三、言语的发育

言语的发育是小儿全面发育的标志，用以表达思维、观察等心理过程，与智能关系密切。小儿言语的发育除受语言中枢控制外，还需要正常的听觉和发育器官，周围人群经常与小儿的言语交往是促进言语发育的重要条件。言语发育经过发音、理解和表达3个阶段。

1. 言语准备阶段　此阶段包括发音和学语。正常新生儿从出世第1声啼哭起，就已具备了发育言语的先决条件，哭是小儿最早表现出来的沟通方式。婴儿于1~2个月时能发喉音；2个月发“啊”、“咿”、“呜”等元音，6个月时出现辅音，7~8个月能发“ba　ba”、“ma　ma”等语音，8~9个月时喜欢模仿成人的口唇动作练习发音。

2. 言语理解阶段　婴儿在发音过程中逐渐理解言语。随年龄的增长，小儿开始利用听、看、触摸等感知觉，建立其认识发展和言语理解的雏形，逐步理解一些简单的日常用品，同时开始模仿环境中的声音，发展出富于变化的语音和语调，渐渐地学习到口语的技巧。如9个月小儿能理解几个较复杂的词句，“再见”、“把手给我”等；10个月左右小儿能有意识地喊“爸爸”、“妈妈”等。

3. 言语表达阶段　在理解基础上，小儿学会表达言语。一般1岁开始会说单词，后可组成句子；先会用名词，而后会用名词、动词、形容词、介词等。如小儿在1岁时能听懂自己的名字、还能叫出物品的名称；2岁时能说出自己身体各部分，如手、足等，能讲2~3个字的词组。2岁以后，小儿经过仿说阶段而将学到的词语组成简单的句子，并逐渐发展出以复杂句型表达的方式，如3~4岁时能说短小的歌谣，会唱歌；5~6岁时能讲完整的故事等。

一般言语发展的重要时期是在出生后9个月至4岁，此时应有目的地对小儿进行言语的训练，提供适于言语发展的环境，鼓励家长与小儿进行交流，使小儿的智能得到进一步发展。小儿运动、言语、智能发育发展过程见表2-1。

表2-1　小儿运动、言语、智能发育发展过程

年　龄	粗、细动作	语　言	适应周围人物的能力与行为
新生儿	无规律、不协调动作；紧握拳	能哭叫	铃声使全身活动减少
2个月	直立及俯卧位时能抬头	发出和谐的喉音	能微笑，有面部表情；眼随物转动
3个月	仰卧位变为侧卧位；用手摸东西	咿呀发音	头可随看到的物品或听到的声音转动180°；注意自己的手
4个月	扶着髋部时能坐；可在俯卧位时用两手支撑抬起胸部；手能握持玩具	笑出声	抓面前物体；自己玩弄手，见食物表示喜悦；较有意识的哭和笑

续表

年 龄	粗、细动作	语 言	适应周围人物的能力与行为
5个月	扶腋下能站得直；两手各握一玩具	能喃喃地发出单词音节	伸手取物；能辨别人声；望镜中人笑
6个月	能独坐一会儿；用手摇玩具		能认识熟人和陌生人；自拉衣服；自握足玩
7个月	会翻身；自己独坐很久；将玩具从一手换入另一手	能发“爸爸”、“妈妈”等复音，但无意识	能听懂自己的名字；自握饼干吃
8个月	会爬；会自己坐起来、躺下去；会扶着栏杆站起来；会拍手	重复大人所发简单音节	注意观察大人的行动；开始认识物体；两手会传递玩具
9个月	试独站；会从抽屉中取出玩具	能懂几个较复杂的词句，如“再见”等	看见熟人会伸手出来要人抱；或与人合作游戏
10~11个月	能独站片刻；扶椅或推车能走几步；拇、示指对指拿东西	开始用单词，一个单词表示很多意义	能模仿成人的动作；招手、“再见”；抱奶瓶自食
12个月	独走；弯腰拾东西；会将圆圈套在木棍上	能叫出物品的名字，如灯、碗；指出自己的手、眼	对人和事物有喜憎之分；穿衣能合作，用杯喝水
15个月	走得好；能蹲着玩；能叠一块方木	能说出几个词和自己的名字	能表示同意、不同意
18个月	能爬台阶；有目标地扔皮球	能认识和指出身体各部分	会表示大小便；懂命令；会自己进食
2岁	能双脚跳；手的动作更准确；会用勺子吃饭	会说2~3个字构成的句子	能完成简单的动作，如拾起地上的物品；能表达喜、怒、怕、懂
3岁	能跑；会骑三轮车；会洗手、洗脸；脱、穿简单衣服	能说短歌谣，数几个数	能认识画上的东西；认识男、女；自称“我”；表现自尊心、同情心、害羞
4岁	能爬梯子；会穿鞋	能唱歌	能画人像；初步思考问题；记忆力强、好发问
5岁	能单腿跳；会系鞋带	开始识字	能分辨颜色；数10个数；知物品用途及性能
6~7岁	参加简单劳动，如扫地、擦桌子、剪纸、泥塑、结绳等	能讲故事；开始写字	能数几十个数；可简单加减；喜独立自主

四、小儿心理发展过程和特征

人的心理活动包括感觉、记忆、思维、想象、情绪、性格等方面。当初生小儿形成条件反射时即标志着心理活动开始发育，且随小儿生长发育而逐步发展。神经系统（尤其是脑）和环境是小儿心理发展的2个必要条件。脑发育的水平及其功能是小儿心理发展的物质基础，生活环境和教养则是对心理发展起决定性作用的外界因素。在现代社会中，儿童的社会教育、儿童的情感和智能发展已有长足的进步。因此，了解不同年龄小儿的心理特征，对促进小儿心理活动的健康发展十分重要。

（一）注意和记忆的发展

注意是认知过程的开始。人对某一部分或某一方面环境的选择性警觉，或对一种刺激的选择性反应即为注意力。注意分无意注意和有意注意，前者为自然发生，后者为自觉的有目的行为。婴儿期以无意注意为主，随小儿年龄的增长、言语的丰富和思维能力的发展，逐渐出现有意注意。5~6岁后小儿能较好地控制自己的注意力。小儿的注意力，易被显眼的景象、形状和颜色所吸引，常忽略事物的位置、方向、次序和结构等，随年龄增长，其选择性注意力逐步提高。

记忆是将所获得的信息贮存和 “读书” 的神经活动过程，包括识记、保持和回忆。回忆又分为再认和重现。再认是以前感知的事物在眼前重现时能认识，重现是以前感知的事物虽不在眼前出现，但可在脑中出现，即被想起。婴幼儿时期的记忆特点是时间短、内容少，易记忆带有欢乐、愤怒、恐惧等情绪的事情，且以机械记忆为主，精确性差。随着年龄的增长和思维、理解、分析能力的发展，小儿有意识的逻辑记忆逐渐发展。由于记忆和注意密切相关，故应在提高有意注意的同时训练增强小儿的记忆能力。

（二）思维和想象的发展

思维是人应用理解、记忆和综合分析能力来认识事物的本质和掌握其发展规律的一种精神活动，是心理活动的高级形式。婴幼儿思维为直觉活动思维，即思维与对客观物体的感知和行动有关，如拿着玩具汽车边推边说：“汽车来了”，当汽车被拿走游戏活动则停止。3岁以后小儿的活动范围扩大，开始建立初步抽象概括性思维；6~11岁以后小儿逐渐学会综合分析、分类比较等抽象思维方法，进一步发展独立思考能力。

想象亦是一种思维活动，是人利用已感知的客观事物，通过言语调节，在思维充分发展基础上，在脑中创造出新的思维活动。新生儿无想象能力；1~2岁小儿仅有想象的萌芽，如模仿母亲动作给布娃娃喂饭；3岁后小儿随着经验和言语的发展，已有初步的有意想象，如将几个布娃娃放在一起，想象为母亲、弟弟和自己等。学龄前期小儿仍以无意想象为主，学龄期小儿有意想象和创造性想象迅速发展。

（三）情绪、情感的发展

情绪是人们对事物情景或观念所产生的主观体现和表达。新生儿因生后不易适应宫外环境，较多处于消极情绪中，表现为不安、啼哭，而哺乳、抱、摇、抚摸等则可使其情绪愉快。婴幼儿情绪表现特点常为时间短暂，反应强烈，易冲动和反应不一致。随年龄的增长，小儿对不愉快因素的耐受性逐渐增加，能够有意识地控制自己，情绪趋向稳定。

情感是在情绪的基础上产生对人、对物的关系的体验。幼儿期小儿已有高级情绪初步发展，可区分好与不好、喜欢与不喜欢；随年龄的增长和与周围人交往的增加，使小儿对客观事物的认识逐步深化，情感日益增加、分化和完善，产生信任感、安全感、同情感、友谊感和荣誉感等。

（四）意志的发展

意志是自觉的、有目的地调节自己的行动、克服困难以达到预期目的或完成任务的心理过程。新生儿没有意志；随年龄渐长，言语和思维发展愈深入，以及社会交往愈多，在成人教育的影响下，意志逐步形成和发展。3岁左右的小儿出现“自己来”的行动时，就是意志行为发展的标志。积极的意志品质有自觉、坚持、果断、自制等特性；消极的意志品质则表现为依赖、顽固和易冲动等特性。在日常生活、游戏和学习过程中应注意培养小儿的积极意志，增强其自制能力、责任感和独立性。

（五）性格的发展

性格是个体在客观现实中形成的稳定态度和习惯化的行为方式。每个人都有特定的生活环境和自己的心理特点，因此表现在兴趣、能力、性格、气质等方面的个性各不相同。在小儿性格形成过程中，外界环境特别是父母对小儿的教育方法，对小儿性格的形成影响极大（表2–2）。

表2–2 父母教育孩子的态度与孩子性格的关系

父母态度	小儿性格
民主的	独立、大胆、机灵、善于与别人交往、协作，有思考能力
过于严厉，常打骂	顽固、倔强或缺乏自信心和自尊心
溺爱	任性、缺乏独立性、情绪不稳定、骄傲
过于保护	被动、依赖、缺乏社交能力
父母意见分歧	警惕性高、两面讨好，易说谎
支配性	顺从、依赖，缺乏独立性

艾洛克森的“心理社会发展”学说强调了文化及社会环境在人格或情感发展中的重要作用，对护理实践具有较大的指导意义。他将人的发展过程分为8个心理社会发展阶段，前5个阶段与儿童心理社会发展有关，在每一个发展阶段都面临着一个主要的危机，这些危机是儿童健康人格形成和发展过程中所必须遇到的挑战，是人生重要的转折点。在每个危机中，由于人们对危机的态度和处理方法的不同，会引起2种不同的后果：一种是健康的，另一种是损害性的，如果用积极的方式去解决危机，便有利于自我的发展，形成较好的适应能力。若用消极的方式去对待危机，就会削弱自我的发展，阻碍适应能力的形成。成功地解决每一个危机就可以健康地步入下一阶段。因此，一个人的人格或情感表现可反映其每一阶段的发展结果。

1. 婴儿期（出生~1岁） 此期小儿的心理特征是婴儿与母亲或照顾者之间正在建立起良好的信赖感。婴儿前6个月物我不分，分辨不出自己身体与外界的区别。6个月左右能把自己的母亲及其照顾者同其他陌生人区别开来，开始认生，并表现出分离性焦虑，不愿与母亲分离，还能从不同的玩具中，挑出其喜爱的玩具。经过父母、家中亲人反复的言语和动作训练，情感的传递，外界的刺激，并依靠自己的感觉器官逐步感知周围事物，认识外界物体，以发展自我意识。因此，成人应不断地提供发展小儿视、听觉的各种良好刺激，要给小儿以身体上的接触，如搂抱与抚摸，经常哄逗并与之言语交流，以及给予适合身心特点的玩具等。使小儿在积极愉快的情绪中，与母亲及其照顾者之间发展信任感。

2. 幼儿期（1~3岁） 此期小儿在心理发展过程中的特征是表现出明显的自主性。幼儿期小儿控制自己身体及参与环境活动的能力增强，已能独立行走，手的动作有了相当的发展，同时，小儿言语发展较快，能用言语来沟通情感，表达自己的需要，故有一定自主感。如2岁时表现出明显的违拗性，不听从别人的吩咐或指导而闹“独立性”，爱说“我自己……”“就不……！”但此时小儿对母亲依恋之情甚深，在解决具体问题和情感方面仍依赖于成人。因此，成人要因势利导，教育小儿学习简单的行为规则，如区分好与不好，喜欢与不喜欢。培养小儿健康的自主性，以发展小儿良好的自我价值感。

3. 学龄前期（3~6、7岁）　此期小儿的心理特征是具有进取精神及丰富的想象力。学龄前期小儿由于言语词汇的增多和动作的发展，扩大了他们的生活范围，对周围的一切产生了强烈的兴趣，使小儿萌发出各种思想、行为、好奇和幻想。他们会表现出独创性行为和想象力，希望独自去做某些事情，但他们缺乏知识、经验和能力，常常事与愿违，当小儿的努力与创造性失败时，会极力表现出破坏玩具、弄哭玩伴等。对此成人可通过游戏来提高小儿的思维活动，学习人类的基本行为规范，鼓励小儿多提问，帮助其发挥想象能力，培养小儿与各种事物有关的积极情感，如爱父母、爱朋友、爱动物等。

4. 学龄初期（6、7~11、12岁）　此期小儿的心理特征是发展勤奋的个性及克服自卑感。学龄初期小儿认知发展较快，初步能够逻辑地、系统地将规则应用于文化知识上，比较客观地分辨环境与自己的关系。小儿入小学后接受正规教育，学习初级文化知识，十分重视自己勤奋学习的成就，渴望从学校的学习中得到乐趣，将主要的活动方式转为学习，而不再以游戏为满足。他们集体意识很强，不再喜欢父母对他们过分地照顾，而愿意和老师、同学相处，喜欢靠自己的能力完成任务和从事活动。所以成人应适时给予他们更多的鼓励，引导小儿自己去发现和探索问题，并运用已有的感知经验独立解决问题。他们通过学习、劳动及集体活动后，情感不断丰富，同时在良好的环境和教育下，会产生团结、友爱、互助、上进心等积极情绪，并逐步形成道德感、美感和理智感。

5. 青少年期（11、12~14、15岁）　此期儿童的心理特征是确立自我认同感。少年期小儿体格发育再次加快，个性基本形成。社交增多使他们觉得自己已长大成人，此时他们面临的问题是如何将已获得的有关自己和社会的知识用于往后的社会实际生活中去，让自己能得到旁人和集体的认同，也就是说需要解决一个角色定位问题。因而常表现出强烈的自立要求和好胜心，并开始用新的方式来探索世界，逐渐形成自己的信仰和价值观。如他们常想脱离家人和家庭模式、极力寻找一个有所属感及地位的团体，以及不愿受父母过多的干涉等，心理适应能力明显加强，但情绪容易波动。所以，家长、老师和社会的关心爱护及正确引导，对少年期建立优秀品质十分重要，应多给予正面教育和鼓励，使他们在有意义的生活中，正确地认识自己。

（六）早期的社会行为

小儿的社会行为是各年龄阶段相应心理功能发展的综合表现。与家庭经济、文化水平、育儿方式及小儿的性格、性别、年龄等有关。新生儿对成人的声音、触摸可产生反应，不舒服时会哭叫，抱起来即安静；2个月时注视母亲的脸，逗引会微笑；3~4个月的婴儿开始出现社会反应性大笑，这是小儿早期参加游戏的表现；能发现和玩弄自己的手、脚等；7~8个月时，可表现认生，如避开眼光、皱眉、哭、紧偎母亲等，寻找落下或当面遮藏的东西；9~12个月是认生的高峰，对熟悉和不熟悉的人、物有喜或憎的表现，会做“再见”等许多面部表情；12~13个月小儿喜欢玩变戏法和躲猫猫游戏；2岁左右不再认生，易与父母分开，喜玩扮演父母角色的游戏；3岁时人际交往更广泛，与人同玩游戏，能遵守游戏规则；而后随接触面不断扩大，对周围人和环境的反应能力更趋完善。

五、神经心理发育的评估

儿童神经心理发育的水平表现在感知、运动、言语和心理过程等各种能力及性格方面，对这些能力和特征的检查称为心理测验。目前国内外采用的心理测验方法，主要包括筛查性测验和诊断性测验2类。

（一）筛查性测验

1. 丹佛发育筛查试验（Denver developmental screening test，DDST） 主要用于6岁以下小儿的智能筛查，共104个项目（图2–6），分为应人能、细动作–应物能、语言能、粗动作能4个发育方面。最后评定结果为正常、可疑、异常及无法测定。初测结果为后3项者，2~3周后复试，可疑或异常者应进一步作诊断性检查。

2. 图片词汇试验 适用于4~9岁个人与集体的一般智能筛查。共有120张图片，每张有黑白线条画4幅，测试者讲1个词汇，要求小儿指出其中相应的1幅画。此法适用于言语或运动障碍者。

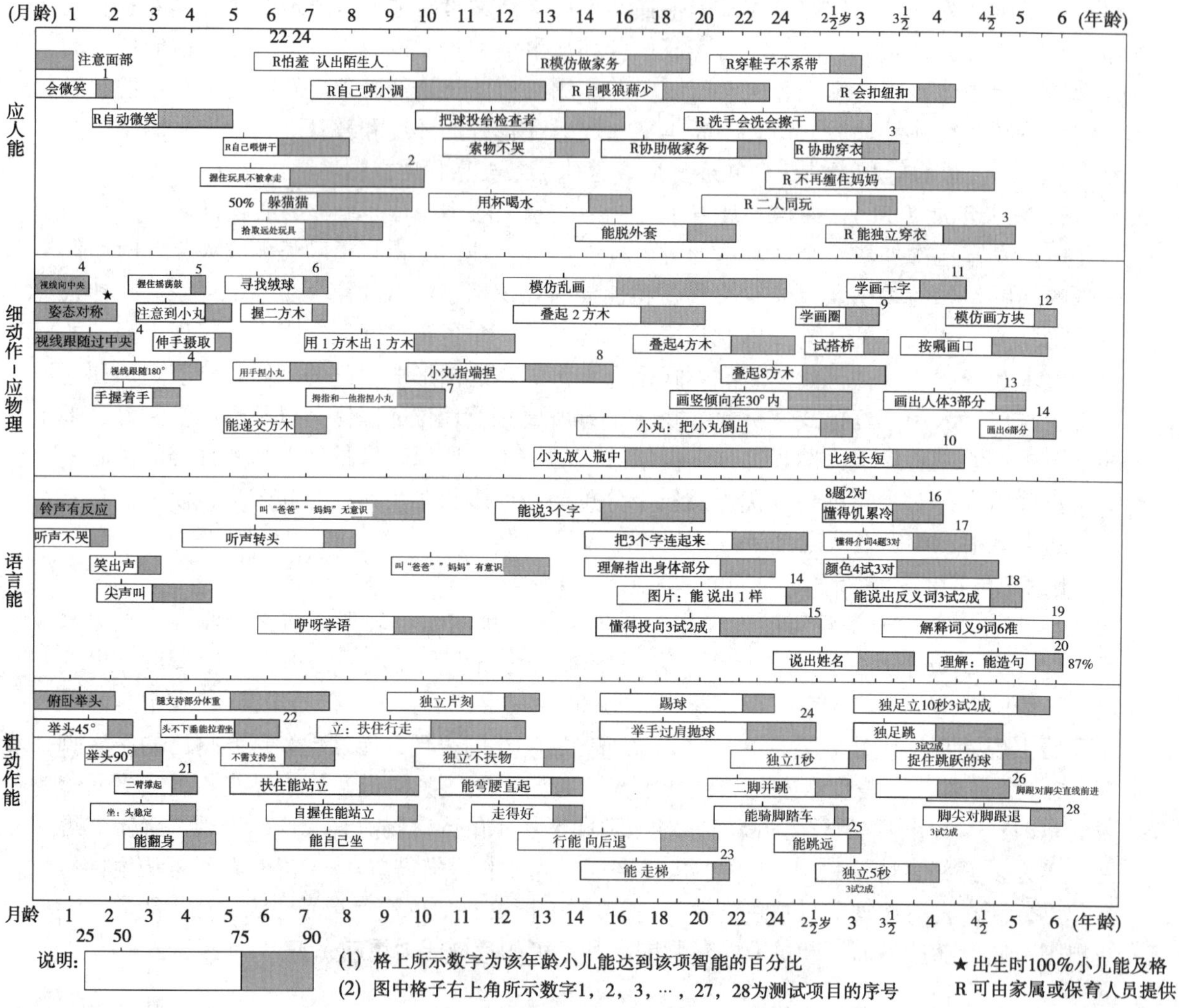

图2–6 丹佛发育筛查测验图

3. 绘人试验　适用于5~9岁儿童。要求小儿根据自己想象在一张白纸上用铅笔画一全身人像，然后根据身体及各部比例和表述方式等进行评分。此法不需言语交往，可用于不同语言地区。

（二）诊断性测验

诊断性测验测试范围广，内容详细，所需时间较长，可得出发育商或智商。常用的测验方法有：①Gesell发育量表：适用于4周~3岁的婴幼儿。从大运动、细动作、个人-社会、语言和适应性行为等5个方面测试，结果以发育商（DQ）表示；②Bayley婴儿发育量表：适用于2~30个月婴幼儿。内容包括精神发育量表（163项）、运动量表（81项）和婴儿行为记录等；③Standford-Biner智能量表：适用于2~18岁儿童。测试内容包括幼儿的具体智能（感觉、认知、记忆）和年长儿的抽象智能（思维、逻辑、数量、词汇），用以评价儿童学习能力和对智能迟滞者进行诊断及程度分类，结果以智商（IQ）表示；④Wechsler学前及初小儿童智能量表（WPPSI）：适用于4~6.5岁儿童，测试内容包括词语类及操作类2部分，得分综合后可提示儿童的全面智力才能，客观反映学前儿童的智能水平；⑤Wechsler儿童智能量表修订版（WISC-R）：适用于6~16岁儿童，内容与评分方法同WPPSI。

第四节　青春期发育及健康问题

一、生理各系统发育的特点

青春期按发育特点可分为3个阶段：①青春前期，指第2性征出现之前体格形态开始加速发育的阶段，约2~3年；②青春期，指从第2性征开始到性发育成熟的阶段，约2~4年；③青春后期，指从第2性征已经发育似成人到体格停止生长为止，约3年左右。青春期有如下具体特点。

（一）体格发育明显增快

青春期是小儿出生后体格发育的第2个飞跃阶段。青春期各部分生长不平衡，下肢生长先于躯干，手足生长先于肢体近端，肩与骨盆在坐高增长高峰时已达最大宽度，头颅增大，颅底增长，额向前突出。肌肉发育速度与身高增长速度基本平行。男、女儿童多在8岁开始脂肪增加，性成熟期女孩皮下脂肪厚度的增加减慢，男孩皮下脂肪变薄；待身高增长高峰后，脂肪又重新堆积，女性占优势。心、肺、消化道于青春期加速发育。男性喉、喉肌及环状软骨的发育，使声音发生青春期的改变。淋巴组织如扁桃体、胸腺发育于青春期减退。

（二）性器官发育迅速，男女有较明显的区别

女性卵巢与子宫，于性发育前2年加速生长，在性成熟期达成人子宫的大小。月经初潮的1年前，阴道分泌物开始增加，并变为酸性，初潮年龄一般为10~16岁。阴道变长变宽，黏膜角化，外阴逐渐成熟。同时第2性征出现，9~10岁乳房开始发育，骨盆变宽；10~11岁出现阴毛；13岁以后有较多的阴毛和腋毛。

男性进入青春期后，阴囊皮肤开始变薄、变红、颜色加深，睾丸长大，阴茎变粗、增长和阴茎头变大。首次遗精发生一般为14~16岁。同时第2性征出现，12~13岁开始出现阴毛，喉结发育；14~15岁出现腋毛，声音变粗，部分男孩乳房发育；16岁后长出胡须。

二、心理与社会的发展与进步

青春期智能发育跃进，心理发育有巨大的发展，但是在认知、情绪、社会适应等心理方面的发展并不一致，各有先后，而且心理与体格方面的发育也不相平行。青春期的心理特点有：

1. 自我意识增强，认知能力不协调 青年时代大脑已经充分发育成熟，智力发展达到高峰，思维敏捷，接受能力强；对外界事物感兴趣，急于显示自己的独立性，很注重对自己进行体察和分析。但自我认识不完善，对复杂的社会问题常带有幻想，对事物的认识表现出一定的片面性，由于知识、经验欠缺，常因动机过强、欲望过高及理想脱离实际而遭受挫折，产生苦恼。

2. 心理成熟落后于生理成熟，情感丰富而不稳定 青年人对与自然有关的事物往往体察细致入微，由于价值观不平衡，常处于波动、迷惘和抉择之中，因此情感不稳定，情绪起伏大，易受周围环境的影响，心境变化快。同时由于自信力强，常将自己作为独立个体介入成人世界，故对任何竞争都表现出好胜心，但当遇到矛盾冲突时又表现为气馁和退却。

3. 涉世不足，人际关系简单化 青年人生活领域不断扩大，同辈人的相互影响大于父母，父母对子女过多的关爱常被视为妨碍了独立性，不愿接受社会传统限制，而是在同辈人中探求共同的标准。

4. 性意识的发展 性意识是个体心理发展和心理健康的重要内容。青春期开始，由于性生理迅速发育，性心理也随之发生变化。青少年意识到两性的差别，开始对异性关心，渴望与异性交往。他们渴望了解性知识，但却羞于向成人询问，常常是通过伙伴间相互传播或其他途径探究获得，所得到的信息是零星的、支离破碎的。因而，对青少年要开展正规的、系统的性教育十分重要。当青年人恋爱与婚姻阶段时，由于过度的理想化，或经济地位及心理成熟度不足，常不能妥善处理各种关系和问题冲突，而感到困惑、烦恼和不安。

三、青春期常见的健康问题

青春期生理和心理发育迅速，青少年会出现某些特殊的健康问题，故应采取相应措施，使之顺利渡过青春期。

（一）月经病

青春期少女常出现月经过多、月经过少及痛经等问题。这些问题的出现与内分泌功能失调、卵巢分泌功能不全有关。环境改变、剧烈的情绪波动或劳累均可导致月经紊乱。多数少女初潮的头2年内有月经不规则，且月经期间全身抵抗力减弱；同时，由于子宫内膜脱落、宫颈微张，易发生感染，应注意经期卫生。

（二）遗精

遗精是正常的生理现象，由于受传统观念的影响，青少年往往对遗精有不正确认识，认为遗精会影响身体健康，遗精后产生焦虑心理。对此应加强性发育的健康教育。

（三）青春期自慰行为

青春期自慰行为是指青少年在无异性参与下进行的满足性欲的活动。一般手淫不会危害身体健康，但由于手淫而引起的心理冲突却可干扰青少年的生活、学习和情绪。因此，应通过性教育使青少年正确对待手淫，减轻恐惧、苦恼和追悔的心理反应。

（四）吸烟、酗酒、吸毒及滥用药物

近年来，我国青少年吸烟状况较为显著，随着对外交流的日益发展，吸毒、滥用药物状况也不容忽视。应加快对青少年进行有关知识的教育，同时，要加强毒品及有关药品的管理。

（五）意外伤害

意外事故是青少年的重要问题。青少年体格迅速增长，感情冲动，但常过高估计自己的能力，易发生打架、斗殴、车祸及溺水等创伤、事故。因而，应加强自我保护意识及安全教育。

（六）自杀

青春期自杀发生率有增高的趋势，原因较为复杂。在日常生活中成人要用适当的方法多与青少年交谈，使其表达内心的真实感受，帮助他们提高解决问题的能力，学习使用应对压力和危机的方法，适时进行必要的心理治疗。

【附】 丹佛发育筛查试验（DDST）

检查对象 一般为6岁以下小儿。

用物准备 ①红色绒线团1个（直径10cm）；②葡萄干或小糖丸若干粒；③细柄摇荡鼓1个；④每边2.5cm长的方木10块（红色7块，蓝、黄、绿色各1块）；⑤透明无色玻璃小瓶1个，口径1.5cm；⑥小铃铛1只；⑦小皮球1只（直径7~10cm）；⑧红铅笔1支、白纸1张。

测验项目 DDST测验图共有104个项目，分布于4个能区：应人能、细动作-应物能、语言能和粗动作能。图的顶边线及底边线划有年龄。104个项目各以横条代表，置于年龄线间的各能区内，每一横条上标有4个点，分别代表25%、50%、75%及90%的正常儿童能完成该项目的年龄刻度。横条内有“R”的项目，表示该项目允许向家长询问而得结果。横条右端上方的号码“1、2……28”是注解，测试时按注解进行。

测验规则 一般按测验图排列的先后进行（对照横条右边上角的号码），或选小儿容易成功的项目先做，以建立其自信心。每个能区应先测年龄线左侧的项目，再测右侧的项目，因右侧项目的难度渐高。每一项目可重复测试3次，再决定成败，提问时切忌暗示答案。各项目评分记在该项目横条的50%处，评分标记“P”表示通过，“F”为失败，“R”为小儿不合作，“NO”为小儿无机会或无条件表演，“NO”在计算总分时不予考虑。凡年龄线左侧项目失败者为发育迟滞，切年龄线的项目失败者不算发育迟滞。测验时检查者应同时观察小儿的行为、表情、注意力、自信心、言语表达情况、有无异常行为、与家长关系及与检查者配合等情况。

第1次测验结果为异常、可疑或无法判断者，应于2~3周后复试。复试时应更为慎重，选择更为合适的时间和环境，如复试结果仍为异常、可疑或无法判断者，应进一步作诊断性测验；或转至有关专业人员（心理学、神经病学、视听觉学、发育儿科学等）处作进一步检查和评价。

注解

1. 检查者试逗引小儿笑。检查者自己向小儿微笑或交谈或挥手，但不要接触小儿，小儿做出微笑应答。

2. 当小儿正在高兴地玩着玩具时，检查者硬把玩具拿开，他若表示抗拒算通过。

3. 自己穿鞋时不要求系带，穿衣时不要求自己扣背部纽扣。

4. 以弧线方式将毛线球向左、右交替移动，毛线球距离小儿脸部15cm，小儿视线跟随目标以中线为中央移动90°，过中央线180° 算通过。

5. 把摇荡鼓接触小儿指端，小儿能握住它。

6. 小球从桌边滚下时，小儿视线会跟随它，好像在追逐它，直到小球不见或想看它究竟滚向哪里。检查者掷球时，应敏捷使球滚出，几乎不令小儿见到检查者手，掷球时勿挥臂。

7. 小儿用拇指和另一指摘小丸（平剪摘）。

8. 用示指、拇指指端摘小丸，摘时腕部离桌面，从上面摘（垂指摘）。

9. 照样学划圈，不示范，不要说出式样。要求线的头尾连接成圈即可。

10. 先给看长、短2线，然后问哪一条线长一些（不要问大一些），然后把纸旋转180°，再问哪条长（3试3成或6试5成）。

11. 能划十字便通过（2线交叉），不要求指定角度，不示范，不要说出式样。

12. 先嘱小儿照样画，倘不能做，检查者便示范，不要说出式样。要求图案具有4个方角便通过。

13. 评分时对称部分每对算作1个单元（两臂、两腿、两眼等仅算作1个单元）。

14. 点画片嘱小儿说出名称（仅作声而未叫出名称，不通过）。

15. 检查者嘱小儿："把积木给妈妈"、"把积木放在桌上"、"把积木放在地上"，试2成（注意：检查者不要指点或用头、眼示意）。

16. 检查者问小儿：①冷了怎么办？②饿了怎么办？③累了怎么办？3问2项答对。

17. 检查者嘱小儿：①把积木放在桌面上；②放在桌子下；③放在椅子前；④放在椅子后（注意：检查者不用手指点或用头、眼示意。）4试3成。

18. 检查者问以下问题，嘱小儿回答（填空）：①火是热的，冰是　；②妈妈是女的，爸爸是　；③马是大的，老鼠是　。3题2对。

19. 嘱小儿解释下列9个字词的意义：球；湖（或河）；桌子；房屋；香蕉（或其他水果）；窗帘；天花板；篱笆（或围墙）；人行道。能说出用途、结构、成分或分类等均算通过（例如香蕉是水果，不只说颜色是黄的）。9项中有6项答对算通过。

20. 检查者问小儿："汤匙（勺）是什么做的？""鞋是什么做的？"门是什么做的？"不准用其他事物代替。3试3成。

21. 小儿俯卧用双侧前臂及（或）用双手撑起胸部离开桌面。

22. 检查者握住小儿双手轻轻拉他，从仰卧位到坐位，这时小儿头不后仰为通过。

23. 小儿上楼梯时允许手扶墙壁或栏杆，但不准成人搀扶或爬行。

24. 小儿举手过肩掷球给1m外的检查者。

25. 能并足平地跳远约21cm。

26. 嘱小儿向前步行，前、后两脚间距离不超过2.5cm。检查者可示范，要求小儿连续走4步，3试2成。

27. 检查者在90cm外，把球拍给小儿，要求小儿能用手接球，不准用臂抱球。3试2成。

28. 嘱小儿后退走，前、后两足距离不超过2.5cm。检查者可示范，要求小儿连续退4步，3试2成。

结果评定　DDST最后结果评定可分为正常、可疑、异常及无法判断。

1. 异常 2个或更多能区，每个能区有2项或更多项目迟滞。

2. 异常 1个能区具有2项或更多的项目迟滞，加上1个能区或更多能区有1个项目迟滞和同区切年龄线的项目均失败。

3. 可疑 1个能区具有2项或更多的项目迟滞。

4. 可疑 1个或更多能区具有1项迟滞和同区切年龄线的项目均失败。

5. 无法判断 由于小儿不合作，评为“NO”的项目太多，以至结果无法判定。注意不能将不合作误评为失败。

6. 正常 无上述情况。

注意事项

1. 测验前做好解释工作，向家长说明此法属筛查性测验，并非测智商，检测项目不要求小儿全部完成，以取得家长配合。

2. 测验前按小儿年龄（根据生日查明岁、月、日确切的年龄，早产儿应减去早产周数）。在测验图上从顶线至底线，经各能区划1条正确的年龄线，并在顶线点上写明检查日期。

3. 提供适宜的环境温度和湿度，保持护患之间良好的沟通。测试时应使小儿情绪稳定、身体舒适及注意力集中。

4. 检查者须受严格训练，并按标准规定的方法及物品进行。

（黄力毅）

思考题

1. 简述前囟检查的临床护理意义。

2. 如何判断体重增长的偏离和身高增长的偏离？

3. 简述婴幼儿时期的记忆特点和情绪特点。

4. 正常婴儿，体重7.2kg，能独坐一会儿，能用手摇玩具，能辨认陌生人和熟人，最可能的年龄是

A. 2个月　B. 3个月　C. 4个月　D. 5个月　E. 6个月

第三章 健康小儿的一般护理

学习目标

1. 掌握小儿计划免疫程序及预防接种的注意事项。
2. 熟悉不同年龄阶段小儿的护理；小儿体格锻炼常见的方式，小儿获得性免疫。
3. 了解各年龄阶段游戏的特点和游戏的作用。

第一节 不同年龄阶段小儿的护理

一、新生儿期的护理

新生儿脱离母体后要经历解剖、生理上一系列重要的调整和变化，才能适应外界环境。新生儿期特别是生后第1周内的新生儿发病率和死亡率极高，第1周内的新生儿死亡人数约占新生儿死亡总人数70%左右。故新生儿期保健重点应在生后1周内。

（一）做好新生儿访视护理

一般1个月内进行新生儿家庭访视4次。分别是在新生儿回家后1~2天的初访、生后5~7天的周访，生后10~14天的半月访和生后27~28天的满月访。每次访视情况应详细记录在健康管理卡上。①初访重点：了解出生时的情况，体重、身长及目前哺乳、睡眠、大小便等情况；观察新生儿的一般情况、面色、呼吸、吸吮力、体温、皮肤及反应；了解体重增长速度，有无畸形等。进行喂养和护理指导等；②周访重点：了解新生儿吃奶、哭声、大小便情况以及喂养和护理过程中出现的新问题，并根据存在的问题给予指导和示教；检查新生儿黄疸程度和脐带是否脱落；③半月访重点：检查黄疸是否消退，体重是否恢复至出生体重，如有体重恢复不佳，应分析原因。足月儿应给予生理量维生素D，以防佝偻病；④满月访重点：了解喂养、护理情况，测量体重和进行全面的体格检查。足月儿满月如增重不足600g，应分析原因。满月访结束时，做出新生儿访视小结，并指导家长继续进行婴儿的生长发育监测和定期的体格检查。

（二）保暖

新生儿房间应阳光充足，空气清新，通风良好。室温保持于22~24℃，相对湿度为55%~65%。冬季要指导家长正确使用热水袋或代用品保暖，防止烫伤。夏季若环境温度过高、衣被过厚或包裹过严，可引起新生儿体温过高。因此，应按气温的变化，适时调节环境温度，随时增减衣、被。

（三）合理喂养

宣传母乳喂养的优点，哺乳的方法和技巧。低出生体重儿吸吮力强者可按正常新生儿的喂养方法进行；吸吮力弱者可将母乳挤出，用滴管哺喂。哺乳后应将小儿竖抱并轻拍其背部，取右侧卧位，床头略抬高，防止溢乳。如确系无母乳或母乳不足者，则指导采取科学的人工喂养方法。

（四）日常护理

指导家长观察新生儿的一般情况，如精神状态、面色、呼吸、体温和大小便等。新生儿应每日沐浴，水温以略高于体温为宜，用中性的婴儿沐浴露或肥皂，介绍正确的眼睛、口腔黏膜、鼻腔、外耳道、臀部和脐部的护理方法。应选用质地柔软、浅色、吸水性强的棉布制作衣服、被褥和尿布。为保持臀部皮肤清洁、干燥，应勤换尿布，以防尿布皮炎。

（五）预防感染和意外

定时开窗通风，保持室内空气清新。食具用后要消毒，保持衣服、被褥和尿布的清洁。母亲在哺乳和护理新生儿前应洗手。家人患感冒时必须戴口罩护理新生儿。尽量减少亲友探视和亲吻，避免交互感染。凡患有皮肤病、呼吸道和消化道感染及其传染病者，不能接触新生儿。按时接种卡介苗和乙肝疫苗。新生儿出生2周后给予口服维生素D预防佝偻病。注意防止用包被蒙头过严、哺乳姿势不当及乳房堵塞新生儿口、鼻等引起新生儿窒息。

（六）早期教养

新生儿的视、听、触觉已初步发展，可通过反复的视觉和听觉等感觉综合训练，建立各种正常的条件反射，培养新生儿对周围环境的定向力及反应能力。应鼓励家长多搂抱、抚摸新生儿，对新生儿说话和唱歌等，在父母与新生儿的互动中积极建立情感联结，培养亲子感情，促进新生儿神经心理发育。

二、婴儿期的护理

小儿在婴儿期生长发育最为迅速，需能量和营养素较高，易出现消化功能紊乱和营养不良等疾病。自身的免疫力尚未发育完善易患各种感染性疾病和传染病。

（一）合理喂养

4~6个月以内婴儿宜采用母乳喂养。对4个月以上婴儿按时添加辅助食品，向家长介绍辅食添加的原则与顺序、食物的选择和制作方法等。

（二）日常护理

1. 清洁卫生 每日早晚应给婴儿部分擦洗，如洗脸、洗脚和臀部，勤换衣裤，用尿布保护会阴皮肤清洁。有条件者每日沐浴，天气炎热、出汗多时应酌情增加沐浴次数。沐浴后，将皮肤皱褶处如颈、腋、腹股沟等部位揩干并扑爽身粉。婴儿头部前囟处易形成鳞状污垢或痂皮，不可强行剥落，可涂消毒的植物油，于24小时后用肥皂和热水洗净；耳部及外耳道的可见部分，每日以细软毛巾揩净；鼻孔分泌物，用棉签蘸水揩除，切勿将棉签插入鼻腔。在哺乳或进食后可喂少量温开水清洁口腔。

2. 衣着 婴儿衣着应简单、宽松，便于穿脱及四肢活动。衣服上不宜用纽扣，宜用带子替代，以免婴儿误食或误吸。婴儿颈短，上衣不宜有领，可制成和尚领或圆领。不用松紧腰裤，最好穿连衣裤或背带裤，以利胸廓发育。婴儿臀部包裹的尿布外不宜使用塑料布或橡胶单，以免发生尿布皮炎。按季节随时增减衣服和被褥，以婴儿两足暖和为适宜。

3. 睡眠 婴儿所需的睡眠时间个体差异较大。6个月前每天睡眠15~20个小时，1岁时每日睡眠15~16个小时。婴儿的睡眠环境不需要过分安静，光线可稍暗。婴儿睡前应避免过度兴奋，保持身体清洁、干爽和舒适。各种睡眠卧位均可，但通常侧卧是最安全和舒适的。侧卧时要注意两侧经常更换，以免面部或头部变形。

4. 牙齿 4~10个月乳牙开始萌出，婴儿会有一些不舒服的表现，如吸手指，咬东西，严重时会表现烦躁不安、无法入睡和拒食等。可指导家长用软布帮助婴儿清洁牙龈和萌出的乳牙，给较大婴儿提供一些较硬的饼干、烤面包片或馒头片等食物咀嚼。注意检查婴儿周围的物品是否能吃或安全，以防婴儿将所能拿到的东西放入口中，而导致发生意外。

5. 户外活动 每日带婴儿进行户外活动，呼吸新鲜空气和晒太阳，有条件者可进行空气浴和日光浴，以增强体质和预防佝偻病的发生。为婴儿提供活动的空间和机会，做被动体操；为婴儿提供视觉、听觉等刺激活动。

（三）早期教育

1. 大小便训练 婴儿3个月后可以把尿，会坐后可以练习大小便坐盆，每次约3~5分钟。婴儿坐盆时不要分散其注意力。至大便次数每日1~2次时，即可开始训练定时大便。1岁时训练白天不用尿布，逐渐训练晚上也不用尿布。在此期间，婴儿应穿易脱的裤子，以利培养排便习惯。

2. 感知能力训练 对3个月内的婴儿，可以在婴儿床上悬吊颜色鲜艳、能发声及转动的玩具，如风铃、摇铃等逗引婴儿注意；每日按时放悦耳的音乐；家人经常面对婴儿说话、唱歌。3~6个月婴儿可选择各种颜色、形状、发声的玩具，逗引婴儿看、摸和听。培养分辨声调和好坏的能力，用温柔的声音表示赞许、鼓励，用严厉的声音表示禁止、批评。对6~12个月的婴儿应培养其稍长时间的注意力，并以提问方式让婴儿看、指、找，逐渐认识和熟悉常见的周围事物，从而促进视觉、听觉与心理活动紧密联系。

皮亚杰的认知发展学说

皮亚杰是瑞士一位杰出的心理学家。他认为认知发展是儿童通过他自己的活动的一个主动发现与积极形成的过程。皮亚杰将认知发展过程分为四个阶段：①感觉运动期（0~2岁）：此期思维的特点是婴幼儿通过他身体的动作与感觉来认识周围的世界。②前运思期（2~7岁）：此期儿童的思维发展到了使用符号的水平，即开始使用语言来表达自己的需要。但思维尚缺乏系统性和逻辑性。③具体运思期（7~11岁）：此期儿童想法较具体，开始具有了逻辑思维能力。④形式运思期（12岁以后）：此期进入纯粹抽象和假设的领域，能作推测和判断。

3. 动作、语言的发展 2个月时，婴儿可开始练习空腹俯卧，并逐渐延长俯卧的时间。3~6个月，用玩具练习婴儿的抓握能力，训练翻身。7~9个月，用玩具逗引婴儿爬行，同时练习婴儿站立、坐下和迈步。10~12个月，鼓励婴儿学走路。

婴儿出生后，家长应利用一切机会与婴儿说话或逗引婴儿“咿、呀”学语，引导婴儿把语言同人、物及动作联系起来。5~6个月开始培养婴儿对简单的语言做出动作反应，如用眼睛找询问的物品，用动作回答简单的要求，以发展言语的理解能力。9个月开始注意培养有意识地模仿发音，如“爸爸”、“妈妈”等。

（四）防止意外

此期常见的意外事故有异物吸入、窒息、中毒、跌伤、触电、溺水和烫伤等，应向家长强调预防。

（五）预防疾病和健康促进

婴儿对传染性疾病普遍易感，应按计划为婴儿完成预防接种的基础免疫。每1~3个月为婴儿作健康检查1次，进行生长发育监测。预防佝偻病、营养不良、肥胖症和营养性缺铁性贫血等疾病及常见的健康问题还包括婴儿腹泻、营养物（如牛乳）过敏、湿疹、尿布皮炎和脂溢性皮炎等。

三、幼儿期的护理

幼儿神经心理发育迅速，与外界环境接触机会增多，免疫功能仍不健全，识别危险事物的能力差，故感染性和传染性疾病发病率及意外伤害发生率仍较高。

（一）合理营养

在2~2.5岁以前，乳牙未出齐，食物应细、软、烂，食物的种类和制作方法需经常变换，做到多样化，菜色美观，以增进幼儿食欲。小儿于18个月左右可出现生理性厌食，明显表现出对食物缺乏兴趣和偏食，应帮助家长了解儿童进食的特点，指导家长掌握合理的喂养方法和技巧。

注意培养小儿良好的饮食习惯，进食前避免过度兴奋和剧烈活动。定时专心进食、不挑食、不偏食、不吃零食等。鼓励和培养其自己用餐，成人要为小儿树立榜样。

（二）日常护理

1. 衣着　幼儿衣着应颜色鲜艳便于识别，宽松、保暖、轻便易于身体活动，穿、脱简便易于自理。鞋子要舒适合脚、鞋底平软厚实，以便保护双脚。

2. 睡眠　幼儿的睡眠时间随年龄的增长而减少。一般每晚可睡10~12小时，白天小睡1~2次。幼儿睡前常需有人陪伴，或带喜欢的玩具上床，以使其有安全感。睡前不要给幼儿阅读紧张的故事或做剧烈的游戏。

3. 口腔保健　幼儿3岁后，应在父母的指导下学习自己刷牙，早、晚各1次，并做到饭后漱口。为保护牙齿应少吃易致龋齿的食物，如糖果等，并去除不良习惯，如抱着乳瓶、喝着牛奶或果汁入睡。家长还应带幼儿定期进行口腔检查。

（三）早期教育

1. 大小便训练　18~24个月时，幼儿能够表示便意，理解应在什么时间和地方排泄，具备了训练大小便的生理和心理条件。在训练过程中，家长应注意多采用赞赏和鼓励的方式，训练失败时不要表示失望或责备幼儿。大便训练常较小便训练先完成。但当环境突然变化时，幼儿已经形成的排泄习惯会改变，当幼儿情绪安定后，排泄习惯会恢复。

2. 动作和语言的发展　玩具可促进动作的发展，应根据不同的年龄选择合适的玩具。1~2岁幼儿要选择发展走、跳、投掷、攀登的玩具，如球类、拖拉车、积木、滑梯等。2岁后的幼儿应选择能发展动作、注意、想象、思维等能力的玩具，如积木、能拆和装的玩具等。成人可从旁边引导或帮助幼儿玩耍，鼓励幼儿独自活动，以发展动作的协调性。

幼儿因词汇少，故成人要鼓励小儿多讲话，以丰富语言。可通过玩具、看图识片、讲儿歌等方式促进言语发展，并借助电视儿童动画片、图书等扩大词汇量。

3. 卫生习惯的培养 培养幼儿养成饭前便后洗手，不喝生水，不食未洗净的瓜果和掉在地上的食物，不随地吐痰和大小便，不乱扔瓜果纸屑等习惯。

4. 品德教育 由于幼儿模仿力极强，成人要给儿童树立好榜样。幼儿应学习与他人分享，互助互爱，尊敬长辈，使用礼貌用语等。成人对幼儿教育的态度和要求应一致，以免造成幼儿缺乏自信心或顽固任性。当小儿破坏了家长一再强调的某些规则时，如安全注意事项，须给予适当的惩罚，但在惩罚时应保护幼儿的自尊。

（四）预防疾病和意外

继续加强预防接种和防病工作，每3~6个月为幼儿做健康检查1次，预防龋齿，筛查听、视力异常，进行生长发育系统监测。指导家长防止意外发生，如异物吸入、烫伤、跌伤、中毒、电击伤等。

（五）防治常见的心理行为问题

幼儿常见的心理行为问题包括违拗、发脾气和破坏性行为等，家长应针对原因采取有效措施。

四、学龄前期的护理

学龄前期小儿体格发育较前减慢，但智力发展快，活动范围扩大，自理能力和机体抵抗力增强，是性格形成的关键时期，应加强早期教育，培养良好的道德品质和生活自理能力。

（一）合理营养

学龄前小儿饮食接近成人，要保证热能和蛋白质的摄入。食品制作要多样化，并做到粗、细、荤、素食品搭配，注意培养小儿健康的饮食习惯和良好的进餐礼仪。学龄前小儿喜欢参与食品制作和餐桌的布置，家长可利用此机会进行营养知识、食品卫生和防止烫伤的健康教育。

（二）日常护理

1. 自理能力 学龄前小儿已有部分自理能力，如进食、洗脸、刷牙、穿衣、如厕等，但其动作缓慢、不协调，常需他人帮助，此时应鼓励小儿自理，独立完成。

2. 睡眠 学龄前期小儿想象力丰富，可导致儿童怕黑、做噩梦等。成人可在小儿入睡前与其进行一些轻松、愉快的活动，以减轻紧张情绪；还可在卧室内开一盏小灯，并于小儿睡眠时稍做陪伴等。

（三）早期教育

1. 品德教育 可在愉快的游戏中，培养小儿关心集体、遵守纪律、团结友爱、热爱劳动等好品质。同时培养他们多方面的兴趣和想象、思维能力，陶冶情操。

2. 智力发展 学龄前小儿绘画、搭积木、剪贴和做模型的精细运动明显发展，游戏的模仿性强，如玩“过家家”等，应结合愉快的游戏有意识地引导小儿发展智力，增强其思维能力和动手能力。

（四）预防疾病和意外

应每年进行1~2次健康检查和体格测量，筛查与矫治近视、龋齿、缺铁性贫血、寄生虫等常见病，继续监测生长发育，预防接种可在此期进行加强。

对学龄前小儿应加强安全教育，采取相应的安全护理措施，以预防外伤、溺水、中毒、交通事故等意外的发生。

（五）防治常见的心理行为问题

包括吮拇指和咬指甲、遗尿、手淫、攻击性或破坏性行为等，家长应针对原因采取有效措施。

五、学龄期的护理

学龄儿童的机体抵抗力和控制、理解、分析、综合能力增强，认知和心理社会发展非常迅速，同伴、学校和社会环境对其影响较大。应加强体格锻炼；培养良好的品格；加强卫生指导，促进德、智、体全面发展。

（一）合理营养

学龄期膳食要求营养充分而均衡。要重视早餐和课间加餐，以保证体格发育；同时，要特别重视补充强化铁食品，减低贫血发病率。学龄儿童的饮食习惯和方式受大众传媒、同伴和家人的影响较大，应加强营养卫生宣教，纠正挑食、偏食、吃零食、暴饮暴食等不良习惯。

（二）日常活动与锻炼

学龄儿童应每日进行户外活动和体格锻炼。系统地进行体育锻炼，如体操、赛跑、球类活动、游泳等运动能促进少年儿童体力、耐力的发展。课间参加户外活动可清醒头脑，缓解躯体疲劳。劳动可增强体质，促进生长发育。体格锻炼时，应注意环境适宜、内容适当，运动量循序渐进。

（三）预防疾病

保证每天9~10小时的睡眠时间，定期进行健康检查，继续按时进行预防接种，宣传预防常见传染病的知识。学校和家庭还应注意培养儿童正确的坐、立、行走和读书、写字的姿势，以预防近视、龋齿和脊柱异常弯曲畸形等的发生。

（四）防止意外事故

此期小儿常发生的意外伤害包括车祸、溺水，以及在活动时发生擦伤、割伤、挫伤、扭伤或骨折等。应对儿童进行法制教育，学习交通规则和意外事故的防范知识，减少伤残的发生。

（五）培养良好习惯

禁止小儿吸烟、饮酒、随地吐痰等不良习惯。注意培养良好的学习习惯和睡眠习惯。通过体育锻炼培养儿童的毅力和奋发精神，通过兴趣的培养陶冶高尚情操。要充分利用各种机会和宣传工具，有计划、有目的地帮助儿童抵制社会上各种不良风气的影响。

（六）防治常见的心理行为问题

学龄儿童不适应上学是此期常见问题，表现为焦虑、恐惧或拒绝上学。其原因包括不愿意与父母分离，上学时产生分离性焦虑；不喜欢学校的环境；害怕某位老师；与同伴关系紧张；或害怕考试等，学校应与家长相互配合，帮助儿童适应学校生活。

六、青春期的护理

青春期为儿童生长发育的最后阶段，是一生中决定体格、体质、心理和智力发育和发展的关键时期。应保证充足的营养；加强青春期生理和心理卫生教育，形成积极有效的健康生活方式；培养良好的品德。

（一）加强营养

青春期为生长发育的第2个高峰期，体格生长迅速，应增加热能、蛋白质、维生素及矿物质等营养素的摄入。青少年的食欲通常十分旺盛，但由于缺乏营养知识，以及受大众传媒的鼓动和同伴间的相互影响，喜欢吃一些营养成分不均衡的流行快餐食品，并常常不吃早餐，以至造成营养不良。当女孩开始关心自己的外貌和身材时，会担心正常体重增加和脂肪增长，形成偏食或挑食的习惯。因此，应指导青少年选择营养适当的食物和保持良好的饮食习惯。

（二）健康教育

1. 保证充足睡眠 青少年需要充足的睡眠和休息，以满足迅速生长的需求，故应养成早睡、早起的良好睡眠习惯。

2. 培养青少年良好的卫生习惯 应加强少女的经期卫生指导，如保持有规律的生活，避免受凉、剧烈运动及重体力劳动，注意会阴部清洁卫生，避免坐浴等。

3. 养成健康的生活方式 在社会不良因素的影响下，青少年会染上吸烟、饮酒等不良习惯，甚至有的青少年染上酗酒、吸毒及滥用药物的恶习，应加强正面教育，强调青少年应对自己的生活方式和健康负责，从而建立健康的生活方式。

4. 科学的性教育 性教育是青春期健康教育的一个重要内容，其教育内容包括介绍生殖器官的结构和功能、第二性征、月经与遗精、妊娠、性传播疾病等知识，以去除青少年对性的困惑。对于青春期的自慰行为如手淫等应给予正确引导，避免夸大其对健康的危害，以减少恐惧、苦恼和追悔的心理冲突和压力。建立正确的异性交往关系，树立正确的社会道德规范。

（三）进行法制教育

青少年思想尚未稳定，易受外界一些错误的和不健康的因素影响。因此，青少年需要接受系统的法制教育，学习助人为乐、勇于上进的道德风尚，自觉抵制腐化堕落思想的影响。

（四）预防疾病和意外

青春期应重点防治结核病、风湿病、沙眼、屈光不正、龋齿、肥胖、神经性厌食、月经不调和脊柱弯曲等，可通过定期检查早期发现、早期治疗。意外创伤和事故是青少年，尤其是男性青少年常见的问题，包括运动创伤、车祸、溺水及打架斗殴等，应继续进行安全教育。

（五）防治常见的心理行为问题

包括多种原因引起的出走、自杀及对自我形象不满而出现的心理问题。其中，自杀在女性青少年中较为多见，应适时进行心理治疗；同时，家庭及社会应给予重视，并采取积极的措施解决此类问题。

弗洛伊德的人格发展理论

弗洛伊德人格发展理论将性心理发展分为五个阶段：①口欲期（0~1岁）：婴儿的吸吮和进食欲望若能得到满足，可带来舒适和安全感；②肛门期（1~3岁）：此期小儿进行大小便训练时应留给他愉快的经历，适当鼓励，以利于健康人格的形成；③性蕾期（3~6岁）：此期小儿健康的发展在于与同性别的父亲或母亲建立起性别认同感。小儿对异性父母的认识有助于日后建立自己正确的道德观与良好的两性关系；④潜伏期（6~12岁）：此期小儿把精力集中在智力和身体活动上，愉快来自于外在的环境；⑤生殖期（13岁以后）：青年人将逐步建立自己成熟的两性关系，从而建立起自己的生活。

第二节　小儿体格锻炼与游戏

一、体格锻炼

体格锻炼是促进儿童健康成长、增强体质的重要措施，可锻炼儿童的意志，促进德、智、体全面发展。体格锻炼应从小开始，根据儿童年龄、体质和环境等特点，选择合适的锻炼方式，由简单到复杂，循序渐进。锻炼前做好准备工作，锻炼过程中注意观察反应，避免过度劳累和发生意外。

（一）户外活动

一年四季均可进行，可增加儿童体温调节功能及对外界气温变化的适应能力，促进儿童生长发育及预防佝偻病的发生。婴儿出生后应尽早进行户外活动，接受新鲜空气。户外活动时间由开始每日1~2次，每次10~15分钟，逐渐延长到1~2小时。年长儿除恶劣气候外，应多在户外玩耍。户外活动时应按气温变化，随时增减衣服。

（二）皮肤锻炼

1. 婴儿抚触（baby massage）　婴儿抚触是通过皮肤触觉，进行头部、胸腹部、四肢、背部及臀部皮肤的接触和抚摩，以促进婴儿身心发展的一种方法。抚触能刺激皮肤，有益于循环、呼吸、消化、肢体肌肉的放松与活动，能增强婴儿肌肉力量和关节灵活度；是父母与婴儿之间最好的交流方式，表达父母对婴儿的爱，使婴儿拥有充分的安全感；减少因出生后环境刺激而引起的哭闹和不安。抚触可以从新生儿期开始，一般在婴儿洗澡后进行。抚触时可用少量婴儿润肤霜使皮肤润滑，每日2次，早、晚进行，每次5~10分钟以上，房间温度要适宜。

2. 空气浴　空气浴可促进机体新陈代谢、促进呼吸系统功能，增强心脏的活动。健康儿童从出生时即可进行。可先在室内进行，预先做好通风换气使室内空气新鲜，室温不低于20℃，逐渐减少衣服至只穿短裤，习惯后可移至户外。宜从夏季开始，随着气温的降低，使机体逐步适应。以在饭后1~1.5小时进行较好，每日1~2次，每次2~3分钟，逐渐延长至夏季2~3小时，冬季以20~25分钟为宜，室温每4~5日下降1℃。一般3岁以下及体弱儿气温不宜低于15℃，3~7岁不低于12~14℃，学龄儿可降至10~12℃。空气浴可结合小儿游戏或体育活动进行，小儿脱衣后先用干毛巾擦全身皮肤至微红以做准备，空气浴过程中要随时观察小儿反应，若小儿有寒冷的表现，如口唇发青、皮肤苍白等，应立即穿衣。

3. 日光浴 日光中的紫外线能将皮肤中的7-脱氢胆固醇变成维生素D，可防治佝偻病，红外线能透过表皮达到深部组织，使血管扩张，血流加快，血液循环改善；日光中的可见光线，可通过视觉和皮肤对人有振奋情绪的作用，能使人心情舒畅。日光浴适于1岁以上的小儿。宜在气温22℃以上且无大风时进行。夏季以早餐后1~1.5小时最佳，在上午8~9时左右；春、秋季节可在上午10~12时进行。儿童应躺在树荫或凉棚下，空气流通又无强风处进行，头戴白帽，眼戴遮阳镜。先晒背部，再晒身体两侧，最后晒胸腹部。开始时每侧晒半分钟，以后逐渐增加，每次日光浴时间不超过20~30分钟。不满5岁的小儿可以配合安静的游戏如玩积木等。一般日光浴前应进行一段时间的空气浴，日光浴时应避免日光直射，如出现头晕头痛、虚弱感、神经兴奋等情况应限制日光照射量或停止进行。

4. 水浴 利用水的温度及水对肌肤的摩擦力，可刺激机体皮肤血管收缩或舒张，提高机体的应激能力和调节能力，促进机体的血液循环、新陈代谢及体温调节。水浴方法有多种，家长可根据孩子的年龄和体质状况进行选择。

（1）温水浴：温水浴可保持皮肤清洁，促进新陈代谢，增加食欲，有利于睡眠和生长发育，有益于抵抗疾病。新生儿在脐带脱落后即可进行温水浴，水温在37~37.5℃。冬春季每日1次，夏秋季每日2次，在水中时间约为7~12分钟。每次浴毕可用较冷的水（33~35℃）冲淋儿童，随即擦干用温暖毛巾包裹，穿好衣服。冬季要注意室温、水温，做好温水浴前的准备工作，减少体表热能散发。

（2）擦浴：适用于7~8个月以上的婴儿。擦浴时室温应保持在16~18℃，开始水温可为32~33℃，待婴儿适应后，每隔2~3日降1℃，婴儿可逐渐降至26℃，幼儿可降至24℃。先可进行1~2星期干擦期，以便为湿擦做准备，干擦时选用质地柔软的毛巾分区擦拭，顺序为上肢、后背、腹部、下肢。每次擦拭时间为1~1.5分钟，湿擦时先将能吸水而软硬度适中的毛巾浸入水中，拧半干，然后在婴儿四肢做向心性擦浴，擦毕再用干毛巾擦至皮肤微红。擦浴时其他不擦部位要用大毛巾包裹好，擦完后让婴儿静卧10~15分钟。

（3）淋浴：适用于3岁以上的儿童，效果比擦浴好。每日1次，每次冲淋身体20~40秒钟，室温保持在18~20℃，开始时水温35~36℃。淋浴时，儿童立于有少量温水的盆中，喷头不高于儿童头顶40cm，从上肢到胸背、下肢，不可冲淋头部。可每隔2~3天降低水温1℃左右，待儿童适应后，年幼儿可逐渐将水温降至26~28℃，年长儿可降至22~24℃。浴后用干毛巾擦磨至全身皮肤微红。淋浴时间一般在早餐前或午睡后进行。

（4）游泳：有条件者可从小训练，应有成人在旁看护。浴场应选择水质清洁、附近无污染源的地方或游泳池。气温不应低于24~26℃，水温不低于22℃。开始时间每次1~2分钟，逐渐延长。若有寒冷感或寒战等不良反应要立即出水。空腹与饱食后均不宜立即游泳，下水前适当作热身运动，出水后尽快擦干全身，注意保暖。

（三）体育运动

1. 婴儿被动操 适合于2~6个月的婴儿，完全在成人帮助下进行四肢伸、屈运动。可促进婴儿大运动的发育、改善血液循环。每日1~2次，逐渐过渡到主动操。

2. 婴儿主动操 适用于6~12个月的婴儿，在成人适当扶持下，婴儿有部分主动动作。可训练婴儿爬、坐、仰卧起身、扶站、扶走、双手取物等动作，扩大婴儿视野，促进智力发展。

3. 幼儿体操 对12~18个月尚不会走路或独走不稳的幼儿，在成人的扶持下，主要锻炼走、前进、后退、平衡、扶物过障碍物等动作，如竹竿操等。幼儿模仿操适用于18个月~3岁的幼儿，可配合儿歌或音乐进行有节奏的运动。

4. 儿童体操 如广播体操、健美操，适用于3~6岁的儿童，以增加大肌群、肩胛带、背及腹肌的运动，以及手足动作的协调性。在集体儿童机构中，应每日按时进行广播体操，四季持之以恒。

5. 田径及球类 年长儿可利用器械进行锻炼，如木马、滑梯，还可进行各种田径活动、球类、舞蹈、跳绳等。

二、游　　戏

游戏是儿童生活中的一个重要组成部分，儿童与他人沟通的一种重要方式。儿童通过游戏能够认识周围世界，并懂得如何处理环境中的人、事、物，以促进身心发展。

（一）各年龄阶段游戏的发展特点

1. 婴儿期 主要是通过抓握、抱持、爬行和走等方式进行。婴儿早期的游戏需要大人的陪伴和参与，后期逐渐变为单独性的游戏。婴儿自己的身体往往是他们游戏的主要内容，玩手脚、翻身、爬行和学步等身体动作带给他们极大的乐趣，喉部发出的各种声音也使他们无比兴奋，他们喜欢用眼、口、手来探索陌生事物，对一些颜色鲜艳、能发声的玩具感兴趣。

2. 幼儿期 属于运用玩具的阶段，游戏的形式转变为平行性游戏，即幼儿愿意在其他小朋友身旁玩类似的玩具，他们可能偶尔会交换或争夺玩具，但没有联合与合作活动。玩水、沙土、橡皮泥、在纸上随意涂画、随音乐手舞足蹈、唱简单的歌谣、翻看故事书或看动画片等是幼儿喜欢的游戏。因此，应安排适当的户外活动以满足其需求。

3. 学龄前期 游戏方式转变为联合性的游戏，但游戏缺乏组织性和目标性。他们共同参加同一个活动，开始交换意见并相互影响，每个小儿可以依照自己的意愿去表现。游戏的模仿性强，如玩“过家家”等。搭积木、剪贴和做模型的复杂性和技巧性明显增加。

4. 学龄期 学龄期对玩具的兴趣减低，而喜欢运动和戏剧性的游戏，多为合作性的游戏。其特点是有组织，每个人有明确的角色，以完成某个目标；游戏规则严格，彼此遵守，竞争性和合作性高度发展，并出现游戏的中心人物。如6~8岁儿童喜欢扮演一些他们所了解的不同职业的人员角色。学龄儿童开始收集他们认为不平常的东西，如石子、各种图片等，且喜欢读较简单有趣的故事书。活动内容有骑车、游泳、溜冰、踢足球、跳绳等，以及看电视、玩游戏机、弹奏乐器和绘画等。

5. 青春期 青少年的兴趣因性别的不同而产生极大差异。女孩子对社交性活动发生兴趣，喜欢参加聚会，爱看爱情小说、电影及电视节目，并与朋友讨论自己的感受。男孩子则通常对运动中的竞争和求胜有兴趣，表现出对小团体的忠诚精神，还喜欢机械、电子和电器装置。青少年对父母的依赖性减少，愿意与朋友在一起，主要从朋友处获得自我认同感。常常充满幻想，将自己想象为小说、影片中的某个人物。

因此，选择玩具时要注意：①适应孩子的年龄及其生长发育的特殊需要；②注意玩具的安全性；③玩具应易洗，耐用，易抓握，大小和重量适宜，边缘平滑等。

（二）游戏的作用

游戏促进小儿的身心发育，其作用包括：①有利于感知能力和运动能力的发展；②有利于智力的发展；③有利于心理、社会适应能力的发展；④有利于创造性的开发；⑤有利于道德价值观的形成等。⑥治疗性价值。在医院环境中，小儿通过游戏可表达他们对陌生环境的恐惧，对离开父母及同伴的焦虑，对治疗及护理等疼痛经历的感受。在与小儿游戏中可以观察、评估其生长发育水平，以及对住院的情绪反应等；同时，运用玩具、绘画、图书、音乐等游戏活动，建立良好的护患沟通，配合开展健康教育。

第三节 预防接种

一、计划免疫

计划免疫（planned immunization）是根据小儿的免疫特点和传染病疫情的监测情况制订的免疫程序。通过有计划地使用生物制品进行预防接种，以提高人群的免疫水平、达到控制和消灭传染病的目的。预防接种（preventive vaccination）是计划免疫的核心。

免疫程序是指接种疫苗的先后顺序及要求。我国卫生部规定，在小儿1岁之内必须完成卡介苗、脊髓灰质炎疫苗、百白破混合制剂、麻疹疫苗、乙肝疫苗、流行性乙型脑炎和A群流行性脑脊髓膜炎的接种。儿童计划免疫程序参见表3-1。

表3-1 小儿计划免疫实施程序表

预防病名	结核病	乙型肝炎	脊髓灰质炎	百日咳白喉破伤风	麻疹	流行性乙型脑炎	A群流行性脑脊髓膜炎
免疫原	卡介苗（减毒活结核菌混悬液）	乙肝疫苗	脊髓灰质炎减毒活疫苗糖丸	百白破疫苗	麻疹减毒活疫苗	乙脑减毒活疫苗	A群流脑疫苗
接种方法	皮内注射	肌内注射	口服	皮内注射	皮下注射	皮下注射	皮下注射
接种部位	左上臂三角肌上缘	上臂三角肌		上臂外侧	上臂外侧	上臂外侧	上臂外侧
初种次数	1	3	3（间隔1个月）	3（间隔4~6周）	1	1	2（间隔3个月）
每次剂量	0.1ml	5μg	每次1丸三型混合糖丸疫苗	0.2~0.5ml	0.2ml	0.5ml	0.5ml
初种年龄	生后2~3天到2个月内	第1次出生时，第2次1个月，第3次6个月	第1次2个月，第2次3个月，第3次4个月	第1次3个月，第2次4个月，第3次5个月	8个月以上	8个月	第一次6个月，第二次9个月
复种	接种后于7岁、12岁时进行复查，结合菌素试验阴性时加种	周岁时复查免疫成功者：3~5年加强 免疫失败者：重复基础免疫	4岁时加强口服三型混合糖丸疫苗	1.5~2岁用百白破混合制剂、7岁各加强1次，用吸附白破二联类毒素各加强一次	7岁时加强1次	2岁时加强1次	

二、获得性免疫

（一）主动免疫

主动免疫（active immunization）是指给易感者接种特异性抗原，以刺激机体产生特异性免疫抗体，从而产生主动免疫力。这是预防接种的主要内容。主动免疫制剂在接种后经过一定期限才能产生抗体，但抗体持续的时间较久，一般为1~5年。故在完成基础免疫后，还要适时地安排加强免疫，巩固免疫效果。

主动免疫常用制剂包括以下品种。

1. 菌苗　用细菌菌体制成，包括死菌苗和活菌苗。①死菌苗：此类菌苗较稳定、安全，需在冷暗处保存。由于死菌苗进入体内不能生长繁殖，产生免疫力不高，维持时间较短，所以接种量大，且需多次重复注射。如霍乱、百日咳、伤寒菌菌苗等；②活菌苗：此类菌苗有效期短，需冷藏保存。活菌苗接种到人体后，可生长繁殖，但不引起疾病，产生的免疫力持久，且效果好，因此，接种量小，次数少。如卡介苗、鼠疫、布氏杆菌菌苗等。

2. 疫苗　用病毒或立克次体接种于动物、鸡胚或组织培养，经处理后形成。灭活疫苗有乙型脑炎和狂犬病疫苗等，减毒活疫苗有脊髓灰质炎和麻疹疫苗等。活疫苗的优点与活菌苗相似，但活疫苗不可在注射丙种球蛋白或胎盘球蛋白的3周内应用，以防产生免疫抑制作用。

3. 类毒素　用细菌所产生的外毒素加入甲醛，使其变成无毒性而仍有免疫性的制剂，如破伤风和白喉类毒素等。

（二）被动免疫

未接受主动免疫的易感者在接触传染病后，可给予相应的抗体，使之立即获得免疫力，称之为被动免疫（passive immunization）。被动免疫时，抗体留在机体中的时间短暂，一般约为3周，故只能作为暂时预防和用于治疗。例如，给未注射麻疹疫苗的麻疹易感儿注射丙种球蛋白以预防麻疹；受伤时注射破伤风抗毒素以预防破伤风等。

用于人工被动免疫的生物制品称为被动免疫制剂，包括特异性免疫血清、丙种球蛋白及胎盘球蛋白等，其中特异性免疫血清又包括抗毒素、抗菌血清和抗病毒血清，此类制剂来自于动物血清，对人体是一种异性蛋白，注射后容易引起过敏反应或血清病，尤其是重复使用时，更应慎重。

三、预防接种的注意事项

（一）接种前准备

1. 环境准备　接种场所应光线明亮，空气清新流通，冬季室内应温暖，接种用品及急救用品摆放有序。

2. 心理准备　做好解释、宣传工作，消除紧张、恐惧心理，以取得小儿及其家长的合作。接种最好在饭后进行，以免发生晕针。

（二）接种时护理

1. 严格查对　仔细核对儿童姓名和年龄；严格按照规定的剂量接种；注意预防接种的次数，按使用说明完成全程免疫和加强免疫；按各种制品要求的间隔时间接种，一般接种活疫苗后需隔4周、接种死疫苗后需隔2周，再接种其他活或死疫苗。

2. 生物制品的准备　检查制品标签，包括名称、批号、有效期及生产单位，并做好登记；检查安瓿有无裂痕，药液有无发霉、异物、凝块、变色或冻结等；按规定方法稀释、溶解、摇匀后使用。

3. 严格无菌操作 要做到每人1副无菌注射器、1个无菌针头；抽吸后安瓿内如有剩余药液，需用无菌干纱布覆盖安瓿口，在空气中放置不能超过2小时；接种后剩余药液应废弃，活菌苗应烧毁。

4. 局部消毒 用2%碘酊及75%乙醇或0.5%碘附消毒皮肤，待干后注射；接种活疫苗、菌苗时，只用75%乙醇消毒，因活疫苗、菌苗易被碘酊杀死，从而影响接种效果。

5. 健康教育 ①做好记录及预约，保证接种及时、全程及足量，避免重种及漏种，未接种者须注明原因，必要时进行补种；②宣教接种后的注意事项及护理措施。

6. 有如下情况者属预防接种的禁忌证，应严格掌握。

（1）患自身免疫性疾病、免疫缺陷者。

（2）有明确过敏史者禁种白喉类毒素、破伤风类毒素、麻疹疫苗（尤其是鸡蛋过敏者）、脊髓灰质炎糖丸疫苗（牛乳或乳制品过敏）、乙肝疫苗（酵母过敏或疫苗中任何成分过敏）。

（3）患有结核病、急性传染病、肾炎、心脏病、湿疹及其他皮肤病者不予接种卡介苗。

（4）在接受免疫抑制治疗（如放射治疗、糖皮质激素、抗代谢药物和细胞毒性药物）期间、发热、腹泻及急性传染病期，忌服脊髓灰质炎疫苗。

（5）因百日咳菌苗可产生神经系统严重并发症，故儿童及家庭成员患癫痫、神经系统疾病，有抽搐史者禁用百日咳菌苗。

（6）患有肝炎、急性传染病（包括有接触史而未过检疫期者）或其他严重疾病者不宜进行免疫接种。

（三）接种后反应及护理

1. 一般反应

（1）局部反应：接种后24小时左右局部会出现红、肿、热、痛，有时伴有淋巴结肿大。红肿直径在2.5cm以下为弱反应，2.6~5cm为中等反应，5cm以上为强反应。局部反应持续2~3日不等。接种活菌（疫）苗后局部反应出现晚、持续时间长。个别小儿接种麻疹疫苗后5~7日出现皮疹等反应。

（2）全身反应：于接种后5~6小时体温升高，持续1~2日，但接种活疫苗需经过一定潜伏期才有体温上升。体温37.5℃左右为弱反应，37.5~38.5℃为中等反应，38.6℃以上为强反应。此外，还伴有头晕、恶心、呕吐、腹痛、腹泻、全身不适等反应。

多数小儿的局部和（或）全身反应是轻微的，无须特殊处理，适当休息，多饮水即可。局部反应较重时，可用干净毛巾热敷；全身反应严重时可对症处理。如局部红肿继续扩大，高热持续不退，应到医院诊治。

2. 异常反应

（1）过敏性休克：于注射后数分钟或0.5~2小时内出现烦躁不安、面色苍白、口周青紫、四肢湿冷、呼吸困难、脉细速、恶心呕吐、惊厥、大小便失禁以至昏迷，若不及时抢救，可在短期内有生命危险。此时，应使患儿平卧，头稍低，注意保暖，并立即皮下或静脉注射1∶1000肾上腺素，必要时可重复注射，同时给予氧气吸入，待病情稍稳定后，尽快转至医院抢救。

（2）晕针：儿童常由于空腹、疲劳、室内闷热、紧张或恐惧等原因，在接种时或接种后几分钟内出现头晕、心慌、面色苍白、出冷汗、手足冰凉、心跳加快等症状，重者知觉丧失、呼吸减慢。晕针是由于各种刺激引起反射性周围血管扩张所致的一过性脑缺血。此时应立即使患儿平卧，头稍低，保持安静，饮少量热开水或糖水，短时间内即可恢复正常。数分钟后不恢复正常者，可针刺人中穴，也可皮下注射1∶1000肾上腺素。

（3）过敏性皮疹：以荨麻疹最为多见，一般于接种后几小时至几天内出现，经服用抗组胺药物后即可痊愈。

（4）全身感染：有严重原发性免疫系统缺陷或继发性免疫防御功能遭受破坏（如放射病）者，接种活菌（疫）苗后可扩散为全身感染，应对症治疗。

（高 凤）

思考题

1. 小儿，女，出生7天。护士正常家庭访视。

（1）此小儿1个月之内护士应该做几次家庭访视？

（2）本次访视的重点内容有哪些？

2. 小儿，男，出生2天。

（1）应指导家长给小儿做哪些预防接种？

（2）预防接种后应注意观察哪些反应？

第四章　住院患儿的护理

学习目标

1. 掌握常用的儿科护理技术操作。

2. 熟悉儿科医疗机构的设施及护理管理，儿科基础护理，与小儿沟通的方法与技巧，小儿用药特点。

3. 了解小儿沟通特点。

第一节　儿科医疗机构及护理管理

我国小儿医疗机构基本分为三类：①专门的小儿医疗机构，如各省、市的儿童医院；②妇幼保健院，设有产科及小儿科的医疗机构；③综合医院中的小儿科。其中以儿童医院的设置最为全面，包括内、外及五官科等各科。在一般医院中，儿科医疗机构包括儿科门诊、儿科急诊及儿科病房三部分。为防止交叉感染，儿科门、急诊应设在一层楼的一角，有单独的出入口、挂号处、药房及化验室等设施。儿科病房亦应设在较安全的地点。

一、儿 科 门 诊

（一）儿科门诊的设施

1. 预诊室　预诊的目的是及时发现传染病患儿，及时隔离，防止患儿之间的交叉感染。帮助家长鉴别患儿所需诊治的科别，并根据病情的急、重、缓、轻给予适当安排。若遇危重患儿可直接护送至急诊室抢救。

预诊室设在医院内距大门最近处，或儿科门诊入口处。该室应有两个出口，一个通往普通门诊，一个通向传染病隔离室。室内设有检查台、压舌板、电筒及洗手设备等。

预诊检查主要为简单扼要的问诊、望诊及简单的护理体检。预诊时应力求抓住关键，简单扼要，并根据不同季节传染病的流行特点，结合患儿的接触史、主诉及特殊体征迅速作出判断。

2. 传染病隔离室　室内除应备有检查床、桌、椅及必要的检查用具外，必须备有隔离衣及针对不同传染病的消毒设施和洗手设备。有条件者，应附设挂号、治疗、化验室及药房等。

隔离室最好分为互不相通的几间，分别诊治不同的传染病。若仅设一间，则在同一时间内只可诊治同种传染病患儿。若检出传染病或疑似传染病患儿时即在该室内进行治疗护理，并在指定的区域内挂号、交费等，或有护理人员代为办理。当患儿离去后，室内必须经消毒处理后方可诊治另一病种患儿。

3. 挂号室 小儿经过预检，确系非传染病患儿，凭预诊室卡片挂号。

4. 测体温处 发热小儿在就诊前需到体温测量处测试体温，室内设候诊椅，如体温高达39℃以上者，应酌情给予退热处理，并优先安排就诊，以防高热惊厥。

5. 候诊室 候诊室需宽敞，空气流通，照明良好，温、湿度适宜。室内应设置足够的候诊椅，并设有1~2张小床为患儿换尿布、包裹之用。同时应备有饮水设备及消毒水杯。可设宣传栏或通过电视进行儿科健康教育。

6. 检查室 应设有多个单间诊室，以免因小儿哭闹而互相干扰，同时可保护较大患儿的隐私。室内设诊查床、桌、椅、诊查用具及洗手设备等。

7. 化验室 应设在诊查室附近，便于患儿就近化验检查。

8. 治疗室 室内应备有常用治疗器械及药品。可进行必要的治疗，如各种注射、穿刺等。

9. 药房及收费处 可设在门诊出口处。

10. 厕所 应备便盆、为采集大便用的小棍、粪便盒及小便瓶等。

门诊各室的布置应符合小儿的心理发育特点。如在墙上张贴一些小儿喜欢的动物画或卡通画，在诊查室及治疗室摆放玩具，以减轻或消除患儿就诊时的紧张情绪。

（二）儿科门诊的护理管理

1. 做好诊前的组织工作 儿科门诊人流量大，陪伴家属多，护士应有计划地组织、安排患儿就诊。护士应主动帮助和解释，做好组织工作。

2. 减轻患儿及家属的焦虑 对重病患儿及其家长护士应给予情感上的心理支持，密切护患沟通，积极提供护理。在做各种治疗或检查前，要向家长及患儿解释清楚，以减轻他们的不安并争取合作。

3. 随时观察病情变化 小儿病情变化较快，在预诊及门诊整个诊治进程中，护士应经常巡视患儿。出现病情突变者，应及时报告医生，必要时就地或护送患儿至急诊室抢救。

4. 预防交叉感染 严格执行消毒隔离制度及无菌操作制度。发现预检时漏检的传染病患儿，应及时给予隔离，避免患儿之间的交叉感染。

5. 提供健康教育 护士应积极宣传科学育儿的方法和疾病护理知识；对家长提出的问题要给予耐心的解释和必要的指导。宣传形式可采取集体指导、个别讲解或咨询等方式，有条件者可设儿童保健咨询处。

6. 防止发生医疗差错 护士应严格执行各项操作规程、药品管理及核对制度，并随时注意小儿安全，防止发生意外事故。

二、儿科急诊

（一）儿科急诊的特点

小儿常发病急，病情变化快，意外事故较多见，因此，在儿科急诊中护士应注意：①对危重患儿的就诊应先抢救、后挂号；先用药、后交费；②患儿家长常因过分焦急对病史陈述不清，护士应耐心询问，并通过细致观察按病情分诊；③候诊患儿病情可急剧变化，护士应加强巡视，必要时给予提前诊治。

（二）儿科急诊的设施

儿科急诊部应设抢救室、诊查室、观察室、治疗室及小手术室等。儿童医院内的急诊部还设有各科急诊室、药房、化验室及收费处等，形成一个独立的单位，以保证24小时工作的连续进行。

抢救室内设病床2~3张，并备有远红外辐射床，供小婴儿抢救使用，配有人工呼吸机、心电监护仪、气管插管用具、供氧设备、吸引装置和雾化吸入器等，以及各种穿刺包、切开包、导尿包等。室内应备有抢救车，车上放置急救药品、注射器、手电筒、记录本及笔等，以满足抢救危、重症患儿的需要。

观察室内设有病床及一般抢救设备，并按病房要求备有各种医疗文件。治疗室设有治疗床、药品柜，备有注射用具，各种治疗、穿刺用物及各种导管等。小手术室除一般手术室的基本设备外，应准备清创缝合小手术、大面积烧伤的初步处理、骨折固定等器械用具及抢救药品。

（三）儿科急诊的护理管理

1. 做好组织抢救工作 急诊抢救质量的五要素为人、医疗技术、药品、仪器设备和时间，其中人起主要作用。儿科急诊护士应有较强的组织抢救能力，要临危不乱，使抢救工作有条不紊地顺利进行，还要体贴和照顾患儿家属。

2. 配合医生进行抢救 儿科急诊护士应有坚定的抢救意志与熟练的急救技能，灵活、机警与准确地配合医生完成抢救任务。

3. 随时做好抢救准备 儿科急诊护士要坚守工作岗位。各种抢救用品应放置于固定位置，护士必须熟悉各种抢救用品，做到每班清点及检查。如有损坏或缺失，应立即修理或补充，以保证随时可以使用。

4. 建立急诊护理常规 ①建立小儿常见疾病抢救护理常规，提高抢救效率，如建立常见中毒急救卡，便于急救时查找；②建立急诊登记制度，以便追踪、分析总结，不断提高抢救质量；③加强急诊文件管理，抢救记录保持完整，抢救时口头医嘱要复述，并在执行后及时、认真地写出完整的护理记录，注明时间、病情变化、出入量等，以保证24小时抢救的连续性，也为其他医护人员的治疗、护理提供参考；④防止交叉感染，对隔离患儿应严格按隔离制度进行护理。

三、儿 科 病 房

（一）儿科病房的设施

儿科病房一般根据小儿年龄、病种及身心特点合理安排。每个病区以收治30~40名患儿为宜。

1. 病室 大病室设病床4~6张，小病室设病床1~2张。每张床位占地至少$2m^2$，床间距、床与窗台相距各为1m，床头设有呼叫器，床两侧应有床栏，可以上下拉动，窗外应设护栏，病室之间采用玻璃隔壁，便于医护人员观察患儿。每间病室均有洗手设备及夜间照明装置。室内可放置尿布车，车旁设污物袋或污物桶，便于集中管理尿布等污物。

病房内还应设有危重病室，收治病情危重、需要观察及抢救的患儿。室内置有各种抢救设备，待患儿病情稳定后转入普通病室。

2. 护士站和医护人员办公室 应设在病房中部，靠近危重患儿病室，以便随时观察患儿，及时发现病情变化，及时处理。

3. 治疗室 室内设治疗桌、治疗车、药柜、器械柜、冰箱等。并备有各种注射、输液、穿刺用物及常用药品等。治疗室最好分为两小间，中间有门可通，其中一间可进行各种注射及输液的准备，另一间则可进行各种穿刺，有利于无菌操作，同时也减少其他患儿的恐惧。

4. 配膳室与配乳室 宜设在病房门口外间，内设配乳用具消毒设备、冰箱、分发膳食的小车等。由配膳员将营养室备好的膳食按医嘱分发到患儿床前。

5. 游戏室 可设在病房的一端。室内宜宽敞，阳光充足；地面采用木板或塑料等防滑材料。布局应体现儿童身心发育的特征。备有小桌、小椅、玩具柜及适合不同年龄小儿的玩具及连环画等。桌椅边缘用软材料包裹，防止患儿磕碰跌伤。

6. 盥洗室、浴室、厕所 各种设备应适合儿童使用，注意安全。浴室要宽敞，浴池宜浅而宽，便于小儿出入及护士协助患儿沐浴。厕所应有门，但勿加锁，以防发生意外。

7. 杂用室 室内有便盆、便壶、污水池、污衣袋、大水池（浸泡各种需消毒用品），分类垃圾桶或垃圾通道等。

此外，病房需设有库房、值班室、仪器室等；规模较大的病房还应设家属接待室、新患者入院观察室、危重监护室、足月儿室、早产儿寄养室、隔离室和1~2间备用房（供临时隔离或空气消毒时轮换使用）。

（二）儿科病房的护理管理

1. 环境管理 病室布置应整洁、美观。墙壁、窗帘、寝具及患儿衣物等采用明快的颜色。可用图画或玩具装饰病室，使病室气氛欢快、活泼，适合儿童的心理发展，减少恐惧感。新生儿与未成熟儿病室一定要有充足照明，以便观察；小儿病室夜间灯光应较暗，以免影响睡眠。

不同年龄患儿对环境温度有不同的要求，儿童的室温应保持在18~20℃，新生儿室温应在22~24℃，室内相对湿度应保持在55%~65%。室内应设温、湿度计，根据需要随时观察调节。要注意保持室内空气流通和清洁，室内一律采用湿式清洁法。

2. 生活管理 做好饮食管理，患儿的饮食不仅要符合疾病治疗的需要，也要满足其生长发育的要求，对个别患儿特殊的饮食习惯，应与家长及营养师联系给予相应的调整。食具由医院供给，做到每次用餐后进行消毒。医院提供式样简单、柔软棉布的患儿衣裤，经常洗换，保持整洁。根据患儿的年龄、疾病种类与病情，安排合理的作息时间，建立有规律的生活制度，帮助患儿消除或减轻因住院而出现的心理问题。

3. 预防交叉感染 儿科病房应有消毒隔离措施，要严格执行清洁、消毒、隔离、探视、喂乳及陪住等制度；不同病种患儿应尽量分室护理，同一病种患儿的急性期与恢复期也应尽量分开，患儿用过的物品经消毒处理后才能应用；医护人员应注意个人卫生，衣帽整洁，特别是护理患儿前、后均应洗手，有感冒者不宜护理新生儿及早产儿；积极开展健康教育，家长患感染性疾病时应暂禁探望。

4. 传染病管理 病房中发现传染病患儿应立即报告疫情、及时隔离或转院，对患儿的污物、所住的病室要及时进行消毒处理，对曾与传染病患儿接触的易感儿应进行检疫。在儿科病房中，对新生儿、早产儿、正在接受化学治疗的白血病患儿、肾病综合征患儿，以及其他机体抵抗力低下的患儿均应施行保护性隔离。

5. 安全管理 病室内一切设施均应考虑患儿的安全。病室阳台护栏要高过小儿肩部，病室窗户外面应有护栏。电器、暖气装置、热水瓶等均应远离患儿，并加保护措施。病室内不应有尖锐物品，如刀、剪等。药柜要上锁。禁止患儿去杂用室、配膳室，以免沾染污物或烫伤。测量体重、身长时要将患儿扶好，患儿在检查床或治疗桌上时，必须始终有人守护。应经常检查消防装置，明确非常出入口（安全通道）及楼梯，并保持应急使用状态。非常时使用的运输用具、手电筒、蜡烛、火柴等应放在固定位置。要积极防止医疗差错，严格执行各项查对制度，坚持各项操作规范化。患儿离开病区外出时，应由工作人员带领。

6. 家属管理 为了防止交叉感染，保持病室清洁、整齐，应规定合理的探视制度。护士应向患儿家属耐心介绍及解释患儿病情，宣传、讲解有关患儿疾病的基础知识及预防知识。对于有危险的、发出噪声的、不易消毒的玩具不要带入病房。

第二节 与小儿沟通的技巧

沟通是人与人之间通过各种方式的信息交流，在心理上和行为上发生相互影响的过程。沟通具有交流信息、传递情感和调节行为的功能。沟通是一切人际关系的前提和基础，可以通过言语、文字、表情、手势等方法来交换彼此的思想和情感。沟通是儿科护理中的重要技能，通过沟通不仅能完成有效的护理评估，而且可以帮助建立良好的护患关系，解决患儿健康问题。小儿处在生长发育阶段，心理发展尚不成熟，因此，与患儿的沟通应采用特殊的技巧。

一、小儿沟通特点

1. 缺乏表达情感的语言能力 由于发育水平所限，不同年龄阶段的小儿表达个人需要的方式不同。1岁以内的婴儿多以哭声表示自己的身心需要；1~2岁常有吐字不清楚、用词不准确、重复字较多的现象，不仅自己表达不清楚，也使对方难以理解。3岁以上的小儿，可通过语言并借助肢体动作，形容、叙述某些事情，但常缺乏条理性、准确性。

2. 缺乏认识、分析问题的能力 小儿出生后，随着年龄的增长，对事物的认识分别逐渐从直觉活动思维和具体形象思维过渡到抽象逻辑思维，学龄儿童逐步学会正确地掌握概念，组成恰当的判断，进行合乎逻辑的推理，但仍有很大成分的具体形象性。因此，小儿时期对问题的理解、认识、判断、分析的能力较成人差，易影响沟通的进展与效果。

3. 模仿能力强 随着神经系统的逐渐发育，学龄前小儿的思维能力进一步发展，他们能注意模仿成人的一言一行，设法了解和认识周围环境。学龄儿童已经有了一定的判断能力，能有意识的模仿优秀的老师和同伴。所以在与小儿沟通时，成人在沟通时有目的引导，就可能获得事半功倍的效果。

二、与小儿沟通的方法与技巧

（一）语言沟通

语言沟通分为书面语言沟通和口头语言沟通，一般与患儿的语言沟通多指面对面的口头沟通，是最常用的沟通形式，其优点是能较清楚、迅速地将信息传递给对方。在交谈中护士将有关医院环境、治疗等情况向患儿及家长进行详细解释，患儿也可将自己的生理需求、情感及时向护士倾诉。由于患儿的语言能力有限，可不同程度地影响沟通效果，因此，有效的沟通必须采用双方能懂的话语，并注意采用相应的技巧。

1. 主动介绍　初次接触患儿及其家长时，护士应主动自我介绍，并亲切地询问患儿熟悉的生活与事情，如患儿的乳名、年龄、学校或幼儿园的名称等，这样可缩短与患儿及家长的距离。同时，应鼓励患儿自己作介绍或提出疑问，避免将所有问题只向家长询问，由家长全部代替表达，而形成替代沟通的局面，挫伤患儿主动合作的积极性。

2. 方式恰当　尽量不用封闭式提问的话语，如“是不是”、“要不要”等，因此类问题的固定答案可单纯回答“是”或“否”；亦不用否定方式，而采用患儿能理解的方式。如患儿对“拿笔画画”的建议能愉快地采纳，而对“不能咬笔”的劝告语言则可能持抗衡的态度；使用肯定的谈话方式、患儿熟悉的语句，不仅有助于患儿理解，也能促进主动配合。如体格检查胸部需解开衣服，可向患儿解释“让我来听听你的胸部，需要你解开衣扣，要我帮忙吗？”而避免说“我来查体，你要不要解开衣扣？”

3. 真情理解　护士对患儿某些幼稚的想象，应采取诚恳态度表示接受与理解，不能取笑、讥讽患儿而失去患儿的信任。由于患儿语言表达能力较差，有时出现叙述不清、语句不连贯等情况，护士应认真倾听，不要随意打断患儿的谈话，可适时帮助患儿修正话语，以获得准确的资料。小儿情绪变化快，有时喜怒无常，当小儿受伤或受挫时，应容许小儿哭泣或表达愤怒。但尊重和理解他们的感情并不是意味允许小儿的破坏性行为，而是要给予正确的引导，将攻击性行为转化为建设性游戏，或通过积极的语言沟通解决问题，以帮助他们学会控制情绪。

4. 语音合适　护士应掌握谈话时语音的技巧，注意语气、顿挫、声调、音量、速度，以促进沟通的顺利进行。如在谈话中稍停顿片刻，给患儿及其家长理顺思路的时间；稍慢的速度，适当的音量，亲切的语气等能引起患儿及家长的注意与反应。

（二）非语言沟通

非语言沟通是伴随着语言沟通而存在的一些非语言的表达方式和情况，在组成沟通的成分中，非语言性沟通占60%~70%。通常情况下，对于小儿，非语言沟通方式比语言性沟通方式更有效。如果语言信息与非语言信息不一致时，小儿会比较相信后者。

1. 和蔼可亲的情感表达　在非语言沟通中，无论采用何种方式，发自内心对患儿关爱的情感表达，是建立良好护患关系的重要基础。它有助于消除患儿紧张的情绪，增加交流的主动性。护士要保持良好的情绪，除特殊需要外，一般不戴口罩，以使患儿能看见护士的微笑，缩短双方情感上的距离。对婴幼儿来说，抚摸是有利于情感交流的形式，护士通过怀抱、抚摸向患儿传递“爱”的信息，患儿也从中感受到护士的和蔼可亲，得到情绪上的满足。

2. 平等尊重的体态动作　儿科护士的服务对象虽然年龄小、经验和经历缺乏，甚至对外界一无所知，但仍要平等相待，尊重患儿。如与患儿保持较近的距离，采取蹲姿以达到与患儿眼睛在同一水平线，不厌其烦地满足患儿的要求，可使患儿获得安全的感觉，维持了自尊。

（三）游戏

适当的游戏可发展小儿的想象力、创造力，促进小儿的运动，缩短护士与患儿之间的距离，增进相互了解。当游戏起到应对恐惧和忧虑的作用时，称为治疗性游戏，小儿通过游戏能表达对家庭、朋友及医护人员的感受，发泄对某件事情的恐惧、焦虑和愤怒，护士在与患儿做治疗性游戏的同时可评估患儿对疾病的了解和认识，对患儿进行护理干预，鼓励、帮助、教育患儿，使之消除不良情绪。

1. 了解游戏 护士对游戏的内容、规则应有所了解，以加快与患儿熟悉的过程。如在游戏开始时制订规则、程序，游戏结束后对结果进行讲评等，护士都能参与其中，使患儿在不知不觉中消除陌生、拘束感，将护士作为朋友对待。

2. 合理安排 护士应根据患儿的年龄、心理发育阶段及病情程度等选择适当的游戏与玩具。如学龄前患儿好奇心很强，可安排做具有探索性的纸牌、魔术等游戏，以引起患儿探索兴趣，加快沟通的过程。

（四）绘画

儿童图画有各种含义，多与个人熟悉的、体验到的事情有关。通过绘画，患儿可表达愿望，宣泄感情。护士通过绘画与患儿进行交流，了解和发现存在的问题。绘画可分为自发性绘画和目标性绘画。前者是患儿按照自己的兴趣、想象画出随意图画；后者是患儿根据给出的内容、范围要求绘画，如绘人、风景等。

分析绘画技巧有：①整体画面，如画面多处涂擦、重叠，多与患儿矛盾、焦虑的心理有关；②个体形象的大小，较大的形象反映在患儿心目中重要的、有力的、权威的人或事情；③画面出现的次序，反映患儿对人或事依其重要性排列的次序，先出现的较之后来的在患儿心目中要重要得多；④患儿在图中的位置，患儿在画包括自己在内的家庭或集体的图画中，自己及其他成员所在的位置，表示患儿认为自己所处的地位。

绘画可帮助小儿表达感觉，反映复杂的心理状态，在分析图画时，应结合患儿的背景资料、具体情况等全面而综合地进行细致分析。

（五）与患儿父母的沟通

父母与患儿是分别独立的个体，但护士在与患儿沟通中，需父母协助完成。小儿患病，父母常有内疚、焦虑的心理，这些情绪同样可引起患儿的不安。护士以热情、理解、关心的态度，与患儿父母传递信息，使沟通在很随意中进行。可增加患儿对护士的信任感，同时给家长提供放松其紧张、焦虑情绪的机会。与父母的沟通最好以一般的谈话开始，如“孩子现在怎么样？”可使父母在宽松的气氛下表达自己所关心的主题；同时，要鼓励父母交谈，避免在谈话开始时使用单一反应的言语，如“是不是”、“有没有”等封闭性的问题，较好的说法如“什么”、“怎样”、“你的意思是……”等，这样有利于父母叙述患儿的情况。此外，还可适时应用倾听、适当的沉默和及时作出反应等沟通手段。

第三节 小儿用药特点

药物治疗是防治疾病综合措施中的一个重要组成部分。由于小儿解剖、生理特点随其年龄增长而有差异，故对药物的反应亦不同。所以，对小儿用药必须慎重、准确、针对性强，做到合理用药。

一、各年龄期小儿用药特点

（一）胎儿、乳儿可受母亲用药的影响

许多药物可通过胎盘进入胎儿体内。药物对胎儿的影响取决于孕妇所用药物的性质、剂量及疗程，并与胎龄有关。用药剂量越大、时间越长，越易透过胎盘的药物，到达胎儿的血药浓度亦越高，越持久，影响越大。新生儿尚可受到临产孕母及乳母所用药物的影响，如孕母临产时用吗啡、哌替啶等麻醉剂或镇痛剂，可致新生儿呼吸中枢抑制；阿托品、苯巴比妥、水杨酸盐等药物可经母乳影响婴儿，须慎用；卡那霉素、异烟肼有可能引起乳儿中毒，乳母应禁用这类药物。

（二）肝肾功能及某些酶系发育不完善，对药物的代谢及解毒功能较差

新生儿肝脏酶系统发育不成熟，影响了药物的代谢功能。如氯霉素的使用剂量不当，除引起粒细胞减少等不良反应外，还可引起急性中毒（灰婴综合征），后果严重。新生儿肾小球滤过率及肾小管分泌功能差，使药物排泄缓慢，故某些由肾排泄的药物如氨基糖苷类、地高辛等，应注意用量。

（三）婴幼儿神经系统发育尚未完善，有些药物易透过血-脑脊液屏障到达中枢神经系统

婴幼儿神经系统发育尚未完善，对阿片类药物特别敏感，易致呼吸中枢抑制，因此禁用阿片类药物。氨茶碱可引起过度兴奋，应慎用。婴幼儿对镇静药耐受量较大，如应用巴比妥类药物时，用量按体重计算较成人为大。

二、药物的选用

（一）抗生素

抗生素主要对由细菌引起的感染性疾病有较好的治疗效果，要针对不同细菌、不同部位的感染，正确选择用药，不可滥用。同时注意观察药物的毒副作用，如氯霉素可抑制造血功能、链霉素能损害听神经等。较长时间应用抗生素，容易造成肠道菌群失调，甚至引起真菌和耐药性细菌感染。

（二）退热药

发热为小儿疾病常见症状，通常用对乙酰氨基酚退热。该药可反复使用，但剂量不可过大。婴儿期多采取物理降温及多饮水等措施，不宜过早、过多地应用退热药物。

（三）镇静止惊药

当患儿出现高热、烦躁不安、惊厥时，常选用镇静止惊药，可使其安静休息，解除惊厥，利于恢复。常用药物有苯巴比妥、水合氯醛、地西泮等，使用过程中应特别注意观察呼吸情况，以免发生呼吸抑制。

（四）止咳平喘药

婴幼儿呼吸道感染时多有咳嗽，分泌物多，痰不易咳出。咳嗽时，一般不首先使用镇咳药，而应用祛痰药或雾化吸入法稀释分泌物，配合体位引流排痰，使之易于咳出。哮喘患儿应用平喘药（如氨茶碱）时应注意观察有无精神兴奋、惊厥等。

（五）泻药和止泻药

小儿时期较少使用泻药，常以增加蔬菜等饮食调整或使用开塞露等外用药通便方法解决便秘问题。小儿腹泻由多种原因引起，治疗时应根治病因，调整饮食、补充液体，同时加用活菌制剂，如乳酸杆菌、双歧杆菌，以调节肠道微生态环境，而不将止泻药作为首选治疗方法，以免因肠蠕动减少，增加肠道内毒素的吸收，使全身中毒症状加重。

（六）肾上腺皮质激素

临床应用广泛，可与相关药物配合使用，起到抗炎、抗毒、抗过敏等作用。但应严格掌握使用指征，在诊断未明确时避免滥用，以免掩盖病情。不可随意减量或停药，防止出现反弹现象。长期使用可影响蛋白质、脂肪及糖代谢，抑制骨骼生长，降低机体免疫力。此外，患水痘时用此药可使病情加重，严禁使用。

三、给药方法

（一）口服法

口服法是临床普遍使用的给药方法，对患儿身心的不良影响小，只要条件许可，尽量采用口服给药。对儿童应鼓励并教会其自己服用药物，然后喝喜爱的饮料去除苦味。婴儿可用滴管法或去掉针头的注射器给药。若用小药匙喂药，可将药片捣碎加糖水调匀，抱起小儿或抬高其头部，从婴儿的口角处顺口颊方向慢慢倒入药液，待药液咽下后，才将药匙拿开，以防患儿将药液吐出。可用拇指和示指轻轻捏双颊，使之吞咽。婴儿喂药应在喂奶前或两次喂奶间进行，以免因服药时呕吐而将奶吐出引起误吸。药物也不要混于奶中哺喂。

（二）注射法

注射法多用于急、重症患儿及不宜口服药物的患儿。能快速见效，但易造成患儿恐惧，宜在注射前作适当解释、注射中给予鼓励。常采用肌内注射、静脉推注及静脉滴注法。肌内注射一般选择臀大肌外上方，对不合作、哭闹挣扎的婴幼儿，可采取“三快”的特殊注射技术，即进针、注药及拔针均快，以缩短时间，防止发生意外。但注射次数过多易造成臀肌损害，使下肢活动受影响，应引起重视尽量避免。静脉推注多用于抢救，在推注速度要慢，并密切观察，勿使药液外渗。静脉滴注不仅用于给药，还可补充水分及营养、供给热量等，在临床应用广泛。需根据患儿年龄、病情予以调控滴速，保持静脉的通畅。

（三）外用药

剂型较多，如水剂、混悬剂、粉剂及膏剂等，其中以软膏为多。根据不同的用药部位，可对患儿手进行适当约束，以免因患儿抓、摸使药物误入眼、口而发生意外。

（四）滴耳法

采用滴耳法给药时应将小儿的头部转向健侧后进行，将3岁以下患儿的耳郭向下向后拉，将3岁以上患儿的耳郭向上向后拉。滴耳液的温度为37℃。药物滴于外耳道而自行流入耳膜，滴药后小儿保持卧向健侧10~15分钟。

（五）滴鼻法

滴鼻法给药应在进食前20分钟进行，每瓶药只能用于一个患儿。滴入时，患儿仰卧，肩下垫一大枕头，滴药后保持此姿势5分钟，防止药液向鼻孔外流失。

（六）其他

雾化吸入较常应用，灌肠给药及含剂、漱剂在小儿时期使用不便，故应用较少。

四、药物剂量计算

（一）按体重计算

按体重计算法是目前临床应用广泛和最基本的药物剂量计算方法，其计算公式为：

每日（次）需用剂量=每日（次）每千克体重所需的药量×患儿体重（kg）

若为注射药物，护士还须准确、熟练地将医嘱的药量换算为抽取注射用的药液量。如某患儿需肌内注射地西泮（安定）2mg，其针剂规格为每支10mg/2ml，该小儿注射该药液量应为2mg/10mg×2ml=0.4ml。若注射药物为瓶装粉剂，护士应先计算好恰当的液量冲化粉剂，以便于计算抽液量。如头孢拉定（先锋霉素Ⅵ）针剂每瓶0.5g，可用5ml注射用水冲化，使其溶液每1ml内含头孢拉定100mg，若医嘱为某小儿应注射该药150mg，护士应抽取注射量为1.5ml。

（二）按体表面积计算

由于许多生理过程（如心搏出量、基础代谢）与体表面积关系密切，按体表面积计算药物剂量较其他方法更为准确，但计算过程相对复杂。计算公式为：

每日（次）剂量=每日（次）每平方米体表面积所需药量×患儿体表面积（m^2）。

小儿体表面积可按下列公式计算，也可按“小儿体表面积图或表”求得。

<30kg小儿体表面积（m^2）=体重（kg）×0.035+0.1

>30kg小儿体表面积（m^2）=［体重（kg）－30］×0.02+1.05

（三）按年龄计算

有些药物剂量幅度大，不需精确计算，如止咳药等，可采用简便易行的按年龄计算的方法。

（四）以成人剂量折算

不作常规使用的计算方法，只限于某些未提供小儿剂量的药物，所得的剂量多偏小。计算公式为：

小儿剂量=成人剂量×小儿体重（kg）/50

第四节 儿科基础护理

一、患儿膳食护理

小儿根据病情选择适当的饮食有助于治疗和康复；不当的饮食可使病情加重，甚至危及生命；根据患儿的年龄、疾病种类、病情轻重及既往饮食习惯给患儿安排合适的饮食。既要考虑患儿的营养需要，又要适合患儿的食欲和对食物的消化耐受能力。疾病期间的膳食可分为：

（一）常用膳食

1. 一般膳食

（1）普食：与正常儿童的饮食性质、形状基本相同，采用易消化、营养丰富、热量充足的食物。适合于恢复期，一般情况良好，无发热及咀嚼困难或消化道疾病的患儿。每日3餐，下午加1次点心。

（2）软食：将食物烹调得细、软、烂，介于普通饭和半流质饮食之间的一种饮食，如稠粥、烂饭、面条、馒头、肉末、鱼羹等。适合于渐至恢复期，尚有轻度低热、消化不良、咀嚼不便以及2~3岁幼儿和换牙时期儿童采用。

（3）半流质饮食：食物必须细软、呈半流质状态，易于吞咽和消化。适合于发热、咀嚼或吞咽困难如口炎、咽喉炎等，或消化道疾病，以及体弱、手术后患儿。少食多餐，一日进食5~6次为宜。选用营养价值高的食品，可含极少量纤维素。如：粥、面条、馄饨、蒸鸡蛋、肉末、豆腐、菜末等。

（4）流质饮食：是一种液体，适合于高热、体弱、吞咽困难、有消化道疾病或外科手术者。每日进食6~7次，每次1~2种。选用营养价值较高的各种流质食品，如牛乳、豆浆、米汤、各种果汁菜汁等。因营养素及热量均不足，不宜长期采用。

（5）乳品：属于流质饮食，除纯牛奶外还可有：①稀释乳：供新生儿、早产儿食用；②脱脂乳：半脱脂或全脱脂乳，脂肪含量低，只供腹泻消化功能差者短期食用；③酸乳：

牛乳加酸或经乳酸杆菌发酵成酸乳，其蛋白凝块小、易消化，供腹泻及消化力弱的患儿食用；④蛋白乳：牛乳中加入脂肪、蛋白质或糖以提高热量，适用于营养不良、食量小的病儿；⑤豆奶：适用于乳糖吸收不良病儿。

2. 治疗膳食 指根据患儿疾病治疗及护理要求选择的膳食，如高蛋白膳食、低蛋白膳食、低脂肪膳食及低盐、无盐膳食等。

（1）高蛋白膳食：适用于长期消耗性疾病（如结核病）、严重贫血等。可在普通饭中每餐增加荤菜1份，也可在两餐间加牛乳、蛋羹等。

（2）低蛋白饮食：适用于急性肾炎早期或肾衰竭患儿。限制蛋白，原则上以素菜为主。

（3）低脂肪膳食：膳食中不用或禁用油脂或肥肉等，适用于肝病等的患儿。

（4）低盐、无盐膳食：适用于肾炎、肾病综合征、心力衰竭等水肿患儿。无盐膳食，每日供钠0.5g。低盐膳食，每日给盐1g，早餐无盐。忌食含盐高的食品，如腐乳、酱菜等。

（5）少渣膳食：适用于肠炎、腹泻等患儿，膳食纤维量少，且少油。如蛋类、嫩豆腐等。

（6）代谢病专用膳食：如低苯丙氨酸乳用于苯丙酮尿症的小儿，糖尿病膳食等。

3. 检查前膳食 指因各种化验检查的需要提出的膳食要求，如：①潜血膳食：连续3天食用不含肉类、动物肝脏、血和绿叶蔬菜等，用于消化道出血的检查；②胆囊造影膳食：用高蛋白、高脂肪膳食如油煎荷包蛋等，使胆囊排空，以检查胆囊和胆管功能；③干膳食：食用米饭、馒头、鱼、肉等含水分少的食物，以利于尿浓缩功能试验和Addis计数等检查。

（二）膳食护理

膳食护理是临床护理的重要内容。儿科护士必须及时了解患儿的饮食情况，做到定时、保质、保量。正在断奶的婴儿在住院期间应暂时停止断奶，继续喂哺母乳，待恢复健康后再断奶。能下地活动的患儿在护士的协助下可集体就餐，以促进食欲。食具要清洁美观，饮食的温度要适宜，并注意进餐环境的清洁、安静。奶头、奶瓶及餐具每次用后消毒。护士还应及时与营养师联系，以便协助营养师不断调整配餐。应避免在进餐前、后进行治疗操作，并鼓励患儿完成食量，以保证营养的需要。

二、皮肤护理

皮肤的清洁护理可促进皮肤的血液循环，增强皮肤的排泄功能，预防皮肤感染和褥疮等并发症的发生，同时可满足小儿身体舒适和清洁的需要。

新生儿皮肤薄嫩，易擦伤，护理时动作应轻柔、敏捷，指甲要剪短，以免损伤小儿皮肤。应注意保持小儿皮肤清洁，尤其注意头颈、腋窝、会阴等皮肤皱褶处。根据病情及季节定期为患儿擦浴或沐浴。冬季每周至少一次，夏日每日至少一次。每日晨、晚间护理时可擦洗。浴后用婴儿爽身粉，保持皮肤干爽。为了减少对皮肤的刺激，应使用中性肥皂。小儿头部要经常清洗，最好留短发，头发亦应经常梳理。内衣、内裤要经常换洗，对因呕吐而浸湿衣服者，应及时更换衣服。勤换尿布，大便后用温开水清洗臀部，并吸干，以防臀红的发生。床铺必须平整、干净。饭前便后洗手。每日检查婴幼儿的皮肤，以便及时发现有无皮疹、出血、皮肤损伤或其他异常情况，还应及时变换体位，减少局部皮肤受压，改善血液循环。

三、心理护理

小儿正处于生长发育的过程中，患病和住院可对小儿的心理和身体造成很大影响。患儿住院时，由于年龄不同、疾病和病情不同、住院时间的长短不同，因而对住院有不同的心理反应。因此在对患儿实施整体护理中，应认真做好心理护理。

（一）住院婴儿的心理反应与护理

1. 心理反应　婴儿期是小儿身心发育最快的时期，对住院的反应随月龄增加而有所不同。5个月以前的患儿，如生理需要获得满足，入院后较少哭闹，能够安静，即使与母亲分离，出现的困扰尚不明显，但容易因住院而缺乏外界有益的刺激，感知觉和动作方面的发育受到一定影响。此时是婴儿和母亲开始建立信任感的时期，若患儿住院，此过程就会被迫中断。6个月后婴儿一般能认识自己的母亲，开始懂得认生，对母亲或抚育者的依恋性越来越强。故6个月至1岁的患儿住院反应强烈，主要表现为分离性焦虑（separation anxiety）。以哭闹表现与亲人分离的痛苦，对陌生环境与人持拒绝态度。

2. 护理重点　护理人员应多与患儿接触，呼唤其乳名，使之对护士从逐渐熟悉到产生好感。尽量做到有固定的护士对患儿进行连续的护理，使患儿与护士能够建立起信任感。满足患儿的生理需要。向家长了解并在护理中尽量保持患儿住院前的生活习惯，可把患儿喜爱的玩具或物品放在床旁。通过耐心、细致的护理，使患儿感到护士像亲人一样爱自己，从而产生信任。对小婴儿特别要多给予抚摸、怀抱、微笑，提供适当的颜色、声音等感知觉的刺激，协助其进行全身或局部的动作训练，维持患儿正常的发育。

（二）住院幼儿的心理反应与护理

1. 心理反应　幼儿对父母及其他亲人的爱护与照顾有着亲身的体验，住院后产生的心理变化比婴儿更强烈。如为无陪伴医院或父母因故不能陪伴患儿，幼儿可认为住院是对自己的惩罚，担心遭到父母的抛弃，由此产生分离性焦虑。幼儿对医院环境、生活等各方面均不熟悉，担心自身安全受到威胁；同时受语言表达与理解能力的限制，在表达需要、与他人交往上出现困难，感到苦恼。幼儿末期开始发展其自主性，对住院限制自己的活动产生不满情绪。各种心理反应，使患儿拒绝接触医护人员。具体表现为3个阶段：

（1）反抗：表现为侵略性、攻击性行为。如：用语言攻击陌生人（“你讨厌、你走开！”），对陌生人进行身体攻击（脚踢、口咬、手打），企图逃跑找父母等。这些反抗行为可持续几小时至几天，哭叫直至精疲力竭，拒绝他人的劝阻、照顾。

（2）失望：儿童感到没有找到父母的希望，停止哭泣，但表现出明显的抑郁、悲伤、无活力。儿童的活动明显减少，对周围一切事物不感兴趣。此阶段易出现患儿逃避压力常用的行为方式——退行性行为，如吸吮自己的拇指或咬指甲、尿床、拒绝用杯子或碗而用奶瓶等。这些行为持续的时间对不同儿童来说可有所不同。儿童的身体状况可由于拒绝进水、进食或不活动等行为而受到伤害。

（3）否认：住院时间长的患儿可进入此阶段。即把对父母的思念压抑下来，克制自己的情感，能与周围人交往，而且形成新的人际关系。表现得很愉快。以满不在乎的态度对待父母来院探望或离去。但是，值得注意的是，这种行为只是一种无可奈何接受或忍受与父母分离的结果，而不是获得满足的表现。儿童把对父母的感情全部压抑下来，以建立新的但很浅显的关系来应对失落和痛苦情绪。他们变得以自我为中心，而且将重要的情感依附于物质上，父母来探视时，表现得满不在乎，一旦达到否认阶段，将对儿童产生难以扭转的、极其不利、甚至永久性的影响。大多数情况下，因住院而导致的分离不会造成如此严重的结果。

2. 护理重点 以患儿能够理解的语言讲解医院的环境、生活安排，了解患儿表达需要和要求的特殊方式。鼓励家长陪伴及照顾患儿，尽量固定护士对患儿进行连续的、全面的护理。运用语言与非语言沟通技巧，多与患儿交谈，以促进患儿语言能力的发展，达到互相理解。对患儿入院后出现的反抗、哭闹等，应予以理解，允许其发泄不满。如发现患儿有退行性行为时，切不可当众指责，而是在病情允许时努力帮助其恢复。为患儿创造表现其自主性的机会，如自己洗手、吃饭等，尽量满足其独立行动的愿望。

（三）住院学龄前患儿的心理反应与护理

1. 心理反应 学龄前患儿如在住院后与父母分离，同幼儿一样会出现分离性焦虑，但因智能发展更趋完善，思维能力进一步发展，故表现较温和，如悄悄哭泣、难以入睡，能把情感和注意更多地转移到游戏、绘画等活动中，来控制和调节自己的行动。此阶段患儿可有恐惧心理，缘于对陌生环境的不习惯，对疾病与住院的不理解，尤其惧怕因疾病或治疗而破坏了身体的完整性。同时，怀疑被父母遗弃和受到惩罚。

2. 护理重点 护理人员要关心、爱护、尊重患儿，尽快熟悉患儿。介绍病房环境及其他患儿，以助其减轻陌生感。鼓励父母参与治疗和护理计划。根据患儿病情组织适当游戏，其目的有三：①通过治疗性游戏，以患儿容易理解的语言，讲解所患的疾病、治疗的必要性，使患儿清楚疾病和住院治疗不会对自己的身体构成威胁；使患儿确信住院不是惩罚；②以游戏表达患儿情感、发泄恐惧和焦虑情绪。在病情允许时，鼓励患儿适当地自我照顾，以帮助其树立自信心；③游戏的同时可进行健康教育。

（四）住院学龄患儿的心理反应与护理

1. 心理反应 此阶段患儿已进入学校学习，学校生活在他们心目中占有相当的位置，住院与父母暂时分离并不是焦虑的原因，主要的反应是与学校及同学分离，耽误了学习，感到孤独，担心会落后。因对疾病缺乏了解，患儿忧虑自己会残疾或死亡；因怕羞而不愿配合体格检查、不愿意回答个人卫生方面的问题；也有的患儿唯恐因自己住院给家庭造成严重的经济负担而感到内疚。由于此阶段患儿自尊心较强、独立性增加，所以，尽管他们的心理活动很多，但表现比较隐匿，努力做出若无其事的样子来掩盖内心的恐慌。

2. 护理重点 护理人员要与患儿开诚布公地交谈，介绍有关病情、治疗和住院的目的，解除患儿的疑虑，取得患儿的信任，密切护患关系。协助他（她）们与同学保持联系，了解学校及学习情况。鼓励患儿与同伴和老师通讯，允许同伴来探望。与患儿共同计划一日生活安排，根据病情组织多种活动，鼓励患儿每日定时坚持学习，使其保持信心。进行体格检查及各项操作时，要采取必要的措施维护患儿的自尊。提供自我护理和个人卫生工作的机会，发挥他们独立能力，引导他们安心、情绪稳定地接受治疗。

（五）青春期患者的心理反应与护理

1. 心理反应 青春期患者独立意识较强，心理适应能力加强但情绪容易波动，住院后如果医护人员过多的干涉，容易出现逆反心理，也会因为出现日常生活被打乱而焦虑不安。

2. 护理重点 护理人员应注意运用沟通技巧与之建立良好的护患关系，增加患者的安全感，鼓励其表达情绪反应，以减轻焦虑情绪。与患者及其家长共同制订合理的作息时间表。尊重患者，在治疗护理过程中提供给患者部分选择权，使之更好地配合。

艾瑞克森的心理社会发展学说

艾瑞克森是美国著名精神病医师，他把人的一生分成八个阶段，他认为每个发展阶段都有一个主要的心理社会危机要面对。危机解决与否将导致正性或负性的心理社会发展结果。危机解决得愈好，愈能促进健康人格的发展。否则，危机将持续存在，并影响以后的心理社会发展。婴儿期（0~1岁）：信任对不信任；幼儿期（1~3岁）：自主对害羞或怀疑；学龄前期（3~5岁）：主动对内疚；学龄期（6~12岁）：勤奋对自卑；青春期（12~18岁）：自我同一性对角色混乱；青年期（18~25岁）：亲密对孤独；成年期（25~65岁）：繁殖对停滞；老年期（65岁以上）：完善对失望。

（六）住院临终患儿的心理反应与护理

1. 心理反应　临终患儿心理反应与其对死亡的认识有关。婴幼儿尚不能理解死亡；学龄前小儿对死亡的概念仍不清楚，常与睡眠相混淆，不知道死后不能复生。他们还会把死亡与自己的不良行为联系起来，认为死亡是一种惩罚。学龄前儿童最害怕与父母分别，因此，他们对死亡的恐惧是长眠不醒所带来的分离和孤独。只要父母能在身边，就感到安全。学龄小儿开始认识死亡，但7~10岁的小儿并不理解死亡的真正意义，仅仅认为死亡是非常可怕的大事，而不能将死亡与自己直接联系起来。因此，对10岁以下的小儿来说，难以忍受的是病痛的折磨及与亲人的分离，而不是死亡的威胁；能够减轻病痛，与亲人在一起，便能有安全感。随着心理的发展，10岁以后的小儿逐渐懂得死亡是生命的终结，普遍存在且不可逆，自己也不例外，对死亡有了和成人相似的概念，因此，惧怕死亡及死亡前的痛苦。

2. 护理重点　护理人员应采取措施尽量减少临终患儿的痛苦，如稳、准、轻、快的操作，及时满足其心理、生理需要等。护士应向患儿父母提供护理指导。允许其家长守护在身边，参与适当的照顾，临死前儿童常希望得到身体的接触，应鼓励父母搂抱、抚摸患儿。尽量做到有固定的护士对患儿进行连续的护理，使患儿与护士能够建立起信任感。同时，以耐心、细致的护理服务支持患儿。结合10岁以后患儿对死亡的理解程度，要认真面对患儿提出的死亡问题并给予回答，但避免给予预期死亡时间。随时观察患儿情绪的变化，提供必要的支持与鼓励。

患儿死后，要理解、同情、关心家长的痛苦，在劝解、安慰家长的同时，尽量满足他们的要求。如允许家长在患儿身边停留一些时间；提供家长发泄的场所等。

四、睡眠与游戏的需要

患儿比正常小儿需要更多的睡眠时间。故住院患儿，在每日的活动中必须把护理、治疗等时间相对集中，空出较长时间以利于安排休息。

新生儿大脑皮层兴奋性低，睡眠时间长。每天只有2~3个小时的清醒时间。婴幼儿所需的睡眠时间个体差异较大，随年龄的增长睡眠时间逐渐减少，且两次睡眠的间隔时间延长。但如果睡眠不足，会烦躁、易怒、食欲减退、体重下降，造成恶性循环。所以上、下午均需安排睡眠时间。年长儿也应保持下午有两个小时的睡眠时间，并且保证患儿夜间睡眠达10~11小时。同时，在住院期间，护士应指导患儿及家长帮助患儿养成良好的睡眠习惯。一般1~2个月小婴儿尚未建立昼夜生活节律，胃容量小，可以间歇哺乳1~2次，但不应含奶头入睡。3~4个月逐渐停止夜间哺乳，使其自然入睡。婴儿睡前应避免过度兴奋，保持身体清洁、干爽和舒适。幼儿睡前常需有人陪伴，或带一个喜欢的玩具上床，以使他（她）们有安全感。睡前不要给幼儿阅读紧张的故事书或做剧烈的游戏。夜间睡眠时，病房一般采用地灯或罩壁灯，使患儿易于入睡。

住院患儿应根据其身体状况安排适当的游戏活动。通过游戏活动，减轻患儿对陌生环境的恐惧，以尽快适应医院的环境。常用的方法包括讲故事、绘画、听音乐、有玩偶游戏以及进行具有情节、戏剧性的游戏。治疗性游戏可帮助护士接近患儿，并解释病因、治疗护理过程、自我保健知识等。

五、住院护理常规

（一）入院护理

1. 迎接新患儿 接到新患儿住院通知后，应立即安置好床位（温箱调节温度与湿度），对危重患儿应安置在抢救室以便于抢救。护士接待新入院患儿和家属时应仪表端庄、语言温和、态度亲切和蔼，尽量满足新入院患儿心理和生理的需要。同时，准备医疗病历和护理病历各1份，并填写入院病历有关各个项目和卡片。

2. 介绍病房情况 如病室环境、作息时间、探视制度，以及工作人员如主管医生、主管护士、护士长等。将患儿及家长带至病床边，并将其介绍给其他患儿和家长。对急、重症患儿，护士应根据病情先协助治疗，待病情稳定后，再按入院护理顺序进行工作。

3. 进行入院护理评估 按护理程序先给患儿作护理体检，测量体重、体温、脉搏、呼吸、血压等，然后向患儿及其家属进行健康史的采集，了解患儿生活情况如患儿睡眠、饮食、排泄等生活习惯，爱称或小名，是否去幼儿园，学龄期患儿所在年级、性格、爱好及学习情况等，患病后有何改变。还要问清与家长联系的方法。将获取的体检和病史资料进行分析、综合评估，做出护理诊断，制订相应的护理措施，并实施之。当班护士将入院护理评估详细记录于患儿的护理个案。

4. 清洁护理 给患儿作清洁护理，若病情允许在24小时内完成卫生处置工作，如洗头、更换衣服、剪指（趾）甲、沐浴或擦浴等。洗浴时，观察全身情况，特别应注意有无皮疹，以利及时发现传染性疾病。

（二）住院护理

护士每班对患儿作住院护理评估，并及时做好护理记录。认真进行儿科基础护理和专科护理的各项操作，同时，在患儿住院期间护士应十分重视并积极开展对患儿及其家属进行健康指导。

1. 清洁卫生护理 室内定时通风换气，每日3次，每次半小时，并根据患儿不同年龄保持室内适宜的温、湿度。保持皮肤、黏膜清洁，防止口腔炎、尿布皮炎发生。一般患儿每日晨、晚间护理各一次，每次给患儿换尿布后，应注意臀部清洁；饭前、便后为卧床患儿洗手，做到定期洗澡或擦浴，每周给患儿修剪指甲一次。

2. 饮食护理 按医嘱正确发放饮食，并记录进餐情况，一般患儿在护士协助下集体进餐，以促进食欲；同时护士应经常与营养师联系，反映患儿饮食情况，协助营养师不断改善患儿各种饮食的供应，提高其食欲。

3. 给药护理　按医嘱正确给药，严格查对制度，对静脉给药患儿要加强观察，发现问题及时处理。

4. 基础护理　给患儿测体温、脉搏、呼吸。新入院患儿，3日内每日测3次；一般患儿每日测2次；危重（心脏病、重症肺炎等）、发热、低体温者则每4小时测1次；给予退热处理后半小时重测体温1次。一般患儿每周称体重1次，早产儿每周称体重2次。床边交接班时除病情交班外，要注意清点病区患儿人数。病危及死亡者及时通知家属。

5. 病室消毒护理　一般病室每周用紫外线照射消毒1次，新生儿室、重症病室每日1次，治疗室则每日2次。按时用消毒水清洁台面、床栏杆及地面。对死亡患儿应进行终末消毒。

6. 休息和睡眠的护理　活泼好动是小儿的性格特点，故除病情严重外，勿过分限制其活动。可根据情况为患儿制订生活日程，保证患儿的休息与睡眠。

7. 特殊护理　长期住院的学龄期患儿，要注意使其与学校、同学保持联系，为其补习功课，如肾病综合征等慢性疾病患儿待其病情稳定后可在每日午休后安排一些时间读书、做作业等，以免患儿担心因病影响学习而引起不安。

8. 预防意外事故的护理　认真执行各种安全防范措施，保证患儿的安全。如新生儿注意防止包被蒙头过严、哺乳姿势不当、乳房堵塞新生儿口鼻造成新生儿窒息；婴幼儿和年长儿应防止异物吸入、中毒、跌伤、触电、烫伤等。

（三）出院护理

1. 通知患儿和家属　护士按出院医嘱，提前通知患儿和家属，做好出院的准备。

2. 办理出院手续　护士执行出院医嘱，填写出院通知单、结账、指导家属办理出院手续。同时，凭出院医嘱处方领取药物，交给家属，并指导用药常规。

3. 健康教育　按不同病种指导患儿，注意饮食健康、建立合理的生活制度、加强康复和锻炼，掌握药物服用知识和家庭护理知识及技能。对于患儿出院后仍需进行的特殊护理，如鹅口疮、注射胰岛素等，护士应向家长示教，并待其熟练掌握后，患儿方可出院。

4. 记录有关文件　如填写出院护理评估表，病历按出院病历顺序整理好。在出院登记本、日报表上登记出院患儿姓名，注销各种卡片，如住院患儿诊断卡、床头卡、服药卡等。

5. 病床单位消毒　整理用物，将污被服撤下送洗衣房清洗。垫、褥、被、枕芯放于日光下暴晒6小时，或用紫外线照射消毒；病床单位（床、桌、椅），用消毒溶液擦洗；食具、脸盆、便盆，应用蒸汽、煮沸消毒或用消毒溶液浸泡。病室应开门窗通风。

六、观察与记录

患儿不能准确地表达自己的病痛，护士的细致观察与记录，既可为诊疗提供依据，也可为总结护理工作经验提供数据与资料。

（一）重点观察内容

1. 常规护理记录　按儿科护理常规测体温、脉搏、呼吸、血压，并予记录。

2. 身体重点部位的观察　特别要注意眼神、面色、对周围的反应。这些往往是反映病情轻重的重要标志。重点观察囟门是否凹陷或隆起；巩膜是否黄染，瞳孔是否等大；外耳道有无流脓；口腔有无鹅口疮、黏膜疹；皮肤有无黄染、红肿、皮疹及出血点；脐部有无红肿、渗液、溢脓；用尿布患儿应注意有无臀红发生。

3. 症状观察　当患儿啼哭不休时，应注意哭声有无异常改变，并认真查找原因，看是否饥饿、口渴、寒冷、过热、尿湿、腹痛、体位不适等原因引起。当新生儿不吃不哭、体温不升，切勿误认为安睡。患儿如果出现发绀、呼吸困难或窒息，则说明缺氧，应注意是否为肺炎或气管异物所引起。腹泻时应注意大便次数、性质和失水量，注意有无脱水和酸中毒表现。如排便次数增多，呈黄绿色蛋花汤样，并有酸臭味，常为消化不良。果酱样血便，而肛门周围及外阴无损伤，大哭，则应考虑有无肠套叠可能。为患儿输液应注意速度，补液过快、过多易引起肺水肿，此外对患儿的饮食以及精神状态等均应随时注意观察。

4. 药物应用的观察 观察各种药物疗效和毒副作用。对一些特殊药物如利尿剂、强心剂、抗心律失常药、血管扩张剂、胰岛素、抗凝剂等，在使用前应对患儿情况有全面了解，并熟悉各有关药物的药理学知识。如心脏病患儿用洋地黄类药物治疗时，应观察有无头痛、黄视、心律失常等中毒反应；对用胰岛素治疗的患儿，应注意观察有无乏力、出汗、头昏、脉速、饥饿及神志不清等低血糖反应；用利尿药者，注意尿量，若尿量多，应警惕患儿体内水及电解质紊乱；使用易产生过敏反应的血清类及青霉素类等药物之前，应了解患儿有无过敏史，做过敏试验，用药时及用药后应严密观察病情，以防发生意外。用药时严格查对制度，准确掌握剂量，注意给药的浓度、速度和方法，用药过程中随时观察效果及反应，同时对患儿的血压、心律、尿量等变化及主诉和神志均应做细致观察和收集。

5. 心理状态的观察 护士可从患儿的语言、表情、情绪、睡眠、饮食等方面的变化来了解和掌握患儿的心理活动，根据患儿的具体情况和特点，做耐心细致的工作，消除影响患儿及家属心理的不良因素，使之以最佳的心理状态配合治疗，尽快康复。

6. 特殊检查患儿的观察 为了进一步明确疾病的诊断，常常要做各种特殊检查。护士不仅是许多诊疗操作的执行者，而且应该对可能出现的结果、不良反应等进行严密的观察。如胸腔穿刺的患儿，应注意有无呼吸困难、面色苍白、皮下气肿等情况。肝穿刺的患儿，应注意有无内出血的现象，须密切观察其脉搏及血压的变化。

（二）记录要求

护理记录应及时、准确、完整，全面扼要，医学术语要准确，不可用不恰当的简称，避免主观臆断，不能用含糊其辞的语句。书写清楚、整齐、文句通顺，不能随意涂改，应采用国家法定的计量单位，数字一律用阿拉伯数字书写。眉栏、页码填写要完整，各项记录必须有完整日期及时间，记录者签全名，以明确职责。实习及进修人员书写的各项记录，上级医护人员应及时审查修改并签名。护理记录除特殊规定外，须分别使用红、蓝钢笔书写。

常见的日常护理记录内容有：体温单、特别护理记录单、病室交班报告、患儿入院护理评估单、护理计划单、护理记录单、患儿出院护理评估单。护理记录是护士交接班核对工作的依据。记录时必须注意力集中，认真细致、准确无误。具体书写方法见《护理学基础》。

第五节 儿科护理技术操作

一、体重测量法

【目的】

体重为各器官、组织及体液的总重量。正确测量体重，可评价小儿体格发育和营养状况，了解病情变化；为临床输液、给药、奶量计算提供依据。

【用物准备】

磅秤（小婴儿用载重10~15kg盘式杠杆秤测量；1~3岁的幼儿用载重20~30kg坐式杠杆秤测量；3~7岁的小儿用载重50kg、7岁以上用载重100kg站式杠杆秤测量）、清洁布、衣服或毛毯。

【操作方法】

1. 婴儿测量法

（1）把清洁布铺在婴儿磅秤的秤盘上，调节指针到零点。

（2）脱去婴儿衣服及尿布，将婴儿轻放于秤盘上（图4-1），观察重量，准确读数至10g。

（3）天气寒冷时，或体温偏低及病重婴儿，先称出婴儿的衣服、尿布、毛毯的重量，然后给婴儿穿衣，包好毛毯再测量，所测体重减去衣物重量即得婴儿体重。并记录测量结果。

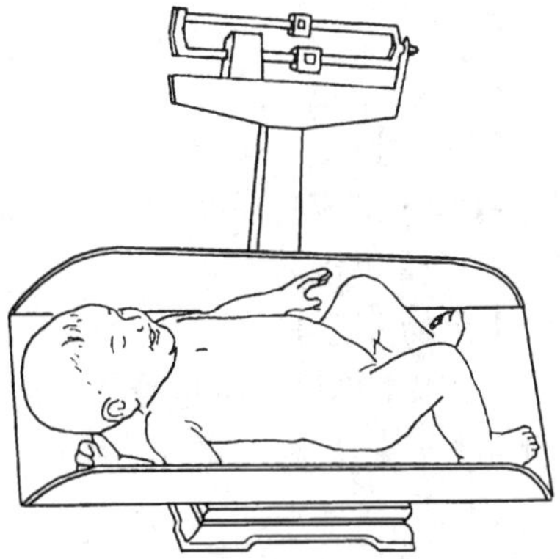

图4-1　盘式杠杆秤测量体重

2. 儿童测量法

（1）年龄较大小儿可用坐式或成人磅秤测量，测量者待小儿坐稳或站稳后，观察重量并记录。1~3岁坐位测量（图4-2），准确读数至50g；3岁以上站立于站板中央，两手自然下垂测量（图4-3），准确读数不超过100g。称前必须校正秤。称量时小儿不可接触其他物体或摇动。

（2）不合作者或病重不能站立的患儿，由护理人员或家长抱着小儿一起称重。称后减去患儿衣服、毛毯重量及成人体重即得小儿体重。

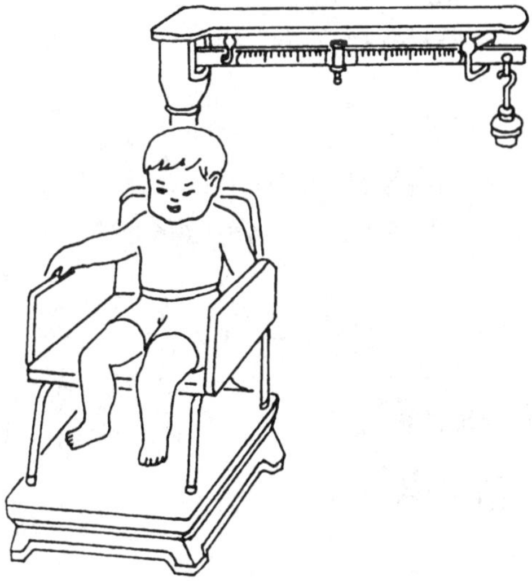

图4-2　坐式杠杆秤测量体重

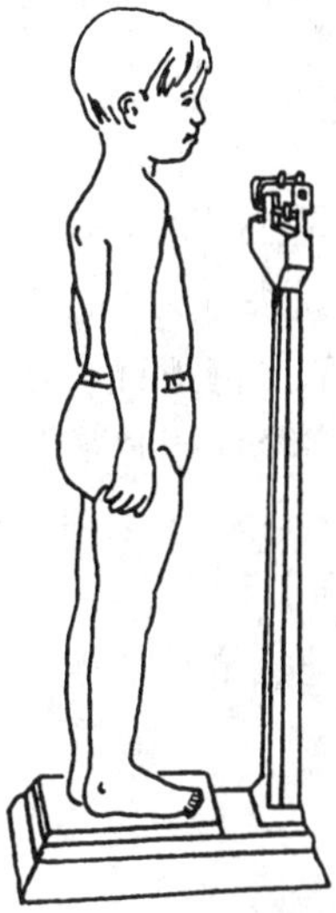

图4-3　站式杠杆秤测量体重

【注意事项】

1. 称量体重应注意安全性和准确性。在晨起空腹排尿后或进食后2小时称量为佳，只穿内衣裤，衣服不能脱去时应除去衣服重量，以求准确测量值。每次测量应在同一磅秤、同一时间进行。

2. 所测数值与前次差异较大时，应重新测量核对，婴儿体重降低较多应报告医生。

3. 检查室光线充足、安静，保持适宜温度、湿度。

二、身长（高）测量法

【目的】

身长（高）指从头顶到足底的全身长度。可用于评价小儿体格发育的状况。是反映骨骼发育的重要指标。

【用物准备】

3岁以下仰卧位测量身长，准备身长测量板（图4-4）、3岁以后立位测量身高，准备立位测量器或有身高测量杆的磅秤、清洁布。

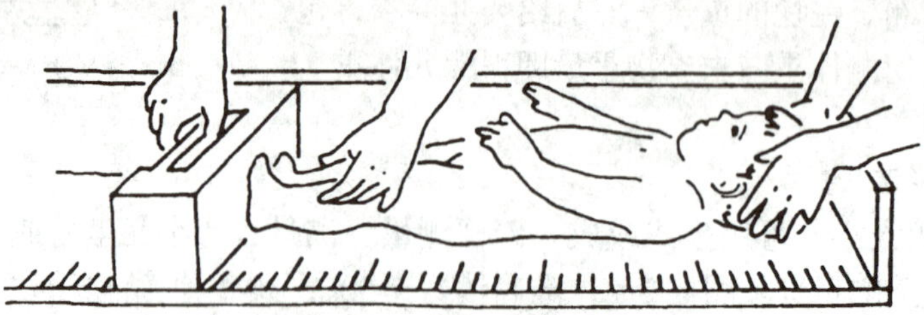

图4-4 身长测量板

【操作方法】

1. 婴幼儿测量法

（1）小儿脱去帽子和鞋袜，仰卧于铺有清洁布的测量板上。

（2）助手将小儿头扶正，面向上，头顶轻贴测量板的顶端。测量者一手按住小儿双膝使双下肢伸直，一手推动滑板贴于足底，读出身长厘米数。

2. 儿童测量法

（1）小儿脱去鞋帽，站在立位测量器或有身高测量杆的磅秤上，取立正姿势，双眼平视正前方，头部保持正直位置，两臂自然下垂，足跟靠拢，足尖分开约60°，足跟、臀部、两肩胛、枕骨粗隆均同时紧贴测量杆。

（2）推板轻轻推至头顶，推板与测量杆呈90°，读出身高厘米数。

【注意事项】

婴幼儿易动，推动滑板时动作应轻快，并准确读数。

三、更换尿布法

【目的】

小儿大小便后及时更换尿布，可使小儿保持臀部皮肤清洁，增进舒适，预防尿布皮炎。

【用物准备】

尿布、尿布桶，必要时备软毛巾、温水及盆、消毒植物油、棉签。

【操作方法】

1. 携用物至床旁，拉下一侧床档，将尿布折成合适的长条形，放床边备用。

2. 轻轻揭开小儿盖被下端，暴露小儿下半身，将污湿的尿布打开。

3. 操作者一手握住患儿的两脚轻轻提起，露出臀部；若有粪便，另一手用尿布洁净的上端将会阴部及臀部擦净（女婴由前向后擦），温水擦洗后轻轻用软毛巾擦干，取出污湿尿布，卷折污湿部分于内面，放入尿布桶内。

4. 再握住并提起患儿双脚，使臀部略抬高，将清洁尿布的一端垫于小儿腰骶部，用消毒的植物油涂于臀部，放下双脚，由两腿间拉出尿布另一端并覆盖于下腹部，系上尿布带。

5. 整理衣服，盖好被子，拉好床档。取走污湿的尿布，洗手。

【注意事项】

1. 选择质地柔软、透气性好、吸水性强的棉织品做尿布，或采用一次性尿布，以减少对臀部的刺激。

2. 更换尿布时动作应轻、快，避免暴露患儿上半身，以免受凉。

3. 尿布包扎应松紧合适，防止因过紧而影响患儿活动或过松造成大便外溢。

4. 若患儿较胖或尿量较多，可在尿布上再垫一长方形尿布增加厚度，女婴将加厚层垫于臀下，男婴则将加厚层放于会阴部。

5. 环境温湿度适宜，避免穿堂风。

四、婴儿盆浴法

【目的】

使患儿清洁舒适。促进血液循环，协助患儿皮肤的排泄和散热，活动肌肉和肢体。观察全身情况，尤其是皮肤情况。

【用物准备】

1. 棉布类 婴儿尿布及衣服、大毛巾、毛巾被及包布、系带、面巾1块、浴巾2块。

2. 护理盘 内备梳子、指甲刀、棉签、液状石蜡、50%乙醇、红汞鱼肝油、滑石粉、肥皂。

3. 浴盆 内备温热水（2/3满），洗时水温在冬季为38~39℃，夏季为37~38℃，备水时温度稍高2~3℃，另外，可在一水壶内放50~60℃热水备用。

4. 其他 必要时准备床单、被套、枕套、磅秤等。

【操作方法】

1. 携用物至床旁并按顺序摆好，浴盆置于床旁凳上（有条件时放操作台上）。

2. 折盖被于三折至床尾，脱去衣服（此时可根据需要测体重），保留尿布，用大毛巾包裹患儿全身。

3. 擦洗面部 用单层面巾由内眦向外眦擦拭眼睛，更换面巾部位以同法擦另一眼，然后擦耳，最后擦面部，擦时禁用肥皂。用棉签清洁鼻孔。

4. 擦洗头部 抱起患儿，以左手托住患儿枕部，腋下夹住患儿躯干，左手拇指和中指分别向前折患儿耳郭以堵住外耳道口，防止水流入耳内（图4-5）。右手将肥皂涂于手上，洗头、颈、耳后，然后用清水冲洗后吸干。对较大婴儿，可用前臂托住婴儿上身，将下半身托于护士腿上（图4-6）。

5. 于浴盆底部铺垫一块浴巾，以免患儿在盆内滑跌。移开大毛巾及尿布，以左手握住患儿左臂靠近肩处使其颈枕于护士手腕处，再以右前臂托住患儿双腿，用右手握住患儿左腿靠近腹股沟处使其臀部位于护士手掌上，轻放患儿于水中（图4-7）。

6. 松开右手，用另一浴巾淋湿患儿全身，抹肥皂按顺序洗颈下、臂、手、胸、背、

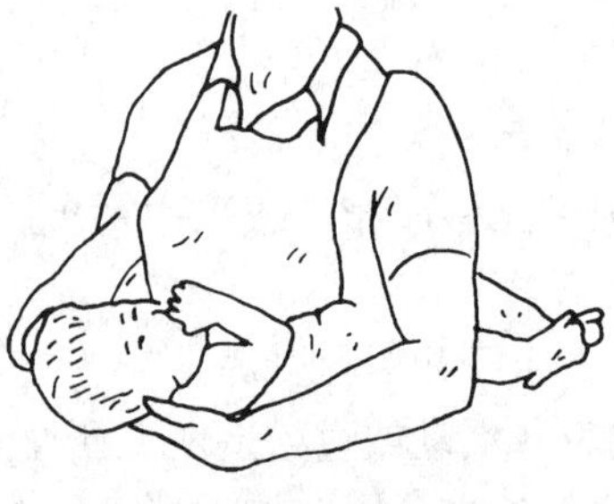

图4-5 小婴儿洗头法

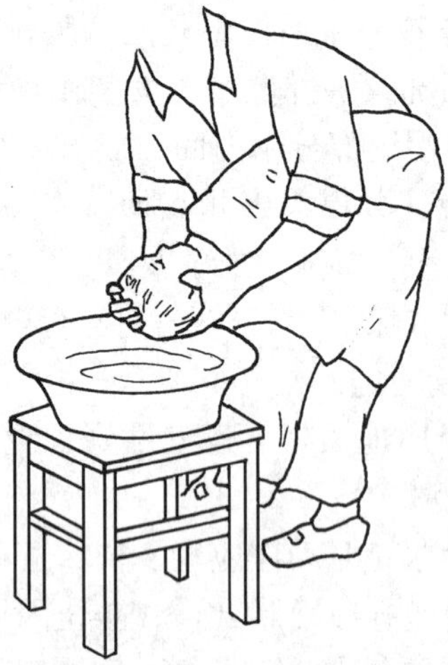

图4-6 较大婴儿洗头法

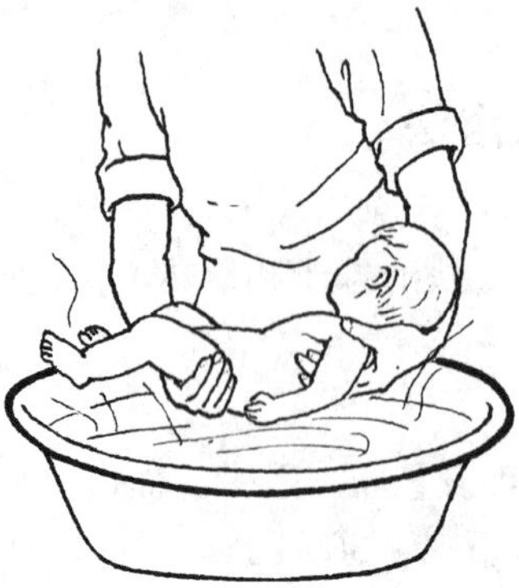

图4-7 婴儿出、入浴盆法

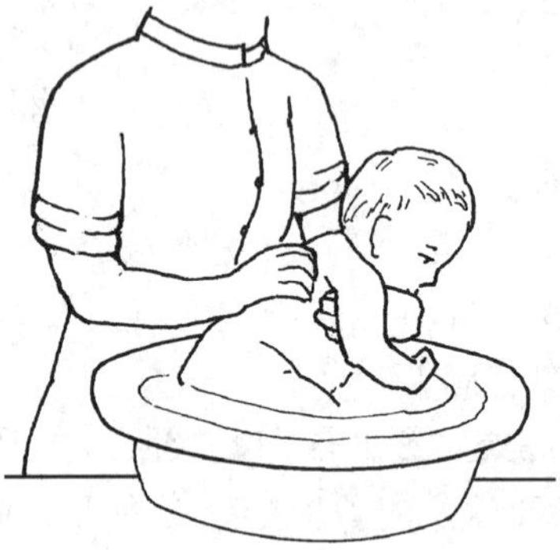

图4-8 洗背时婴儿的扶持

腿、脚、会阴、臀部，随洗随冲净。在清洗过程中，护士左手始终将患儿握牢（只在洗背部时，左、右手交接患儿，使患儿头靠在护士手臂上）（图4-8），洗净皮肤皱褶处，如颈部、腋下、腹股沟、手（足）指（趾）缝等。同时，观察皮肤有无异常情况。

7. 洗毕，迅速将患儿依照放入水中的方法抱出，用大毛巾包裹全身并将水分吸干，对全身各部位从上到下按顺序检查，给予相应的处理。必要时用液状石蜡棉签擦净女婴大阴唇及男婴包皮处污垢。

8. 更换衣服尿布，必要时修剪指甲，更换床单等。

9. 整理床单位，物归原处，洗手，记录。

【注意事项】

1. 患儿沐浴于喂奶前或喂奶后1小时进行，以免呕吐和溢奶。

2. 沐浴时关闭门窗，调节室温在27℃左右。

3. 减少暴露，注意保暖，动作轻快。耳、眼内不得有水或肥皂沫进入。

4. 注意观察全身皮肤情况，如发现异常及时报告医生。

5. 对患儿头顶部的皮脂结痂不可用力清洗，可涂液状石蜡浸润，待次日轻轻梳去结痂后再予洗净。

五、约　束　法

【目的】

约束是为了限制患儿活动，以利诊疗。还可保护高热、谵妄、昏迷、躁动及危重、意识不清的患儿以免发生意外。

【用物准备】

全身约束：大毛巾或床单。

手足约束：约束带（图4–9）。

沙袋约束：2.5kg重沙袋（用便于消毒的橡皮布缝制）、布套。

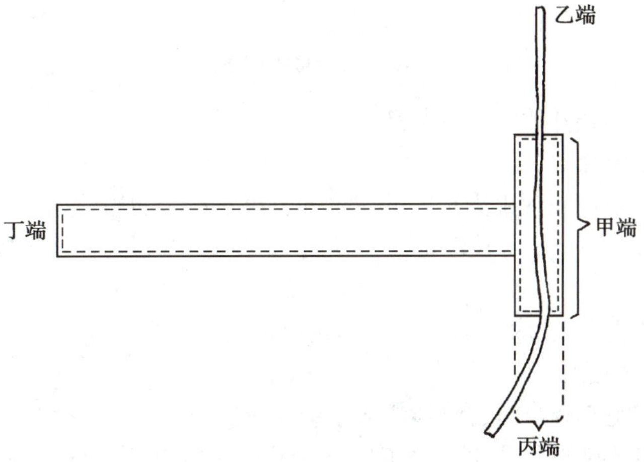

图4–9　约束带

【操作方法】

1. 全身约束法

方法之一：

（1）折叠大毛巾（或床单），达到能盖住患儿由肩至脚跟部的宽度。

（2）放患儿于大毛巾中间，将大毛巾一边紧裹患儿一侧上肢、躯干和下肢，经胸、腹部至对侧腋窝处，再将大毛巾整齐地压于小儿身下。

（3）大毛巾另一边紧裹患儿另侧手臂，经胸压于背下（图4–10），如患儿活动剧烈，可用布带围绕双臂打活结系好。

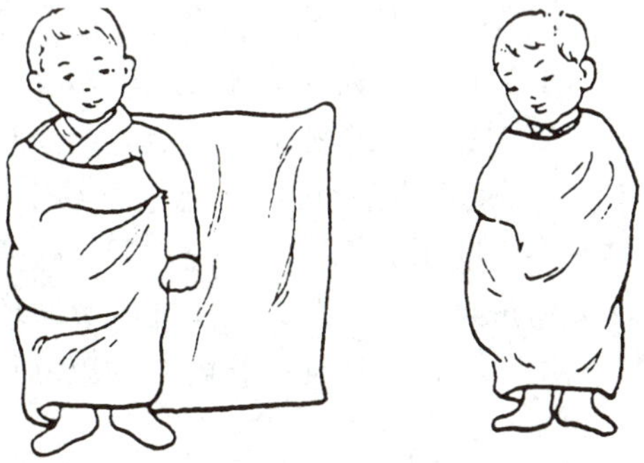

图4–10　全身约束法一

方法之二：

（1）折叠大毛巾（或床单）使宽度能盖住患儿由肩至脚跟部。

（2）将患儿放在大毛巾中央，将大毛巾一边紧紧包裹患儿手臂并从腋下经后背到达对侧腋下拉出，再包裹对侧手臂，多余部分压至身下。

（3）大毛巾另一边包裹患儿，经胸压于背下（图4–11）。

2. 手或足约束法

（1）置患儿手或足于约束带甲端中间，将乙丙两端绕手腕或踝部对折后系好，松紧度

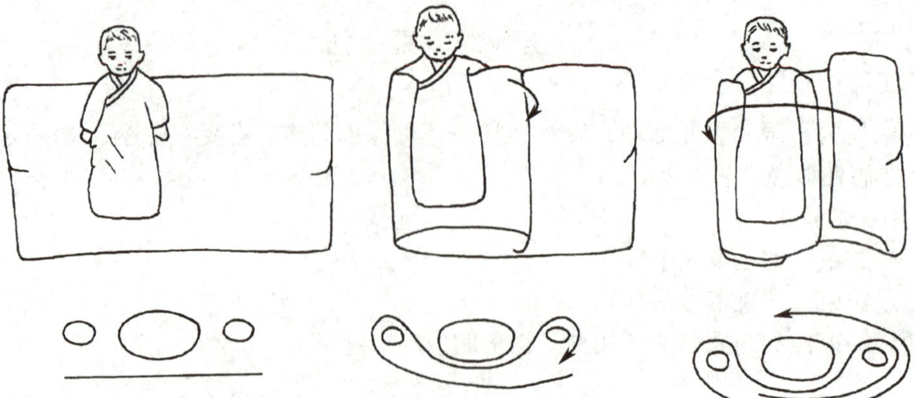

图4-11 全身约束法二

以手或足不易脱出且不影响血液循环为宜。

（2）将丁端系于床缘上。

3. 沙袋约束法 根据需约束固定的部位不同，决定沙袋的摆放位置。

（1）需固定头部、防止其转动时，用两个沙袋呈“人”字形摆放在头部两侧（图4-12）。

（2）需保暖、防止患儿将被子踢开，可将两个沙袋分别放在患儿两肩旁，压在棉被上。

（3）需侧卧、避免其翻身时，将沙袋放于患儿背后。

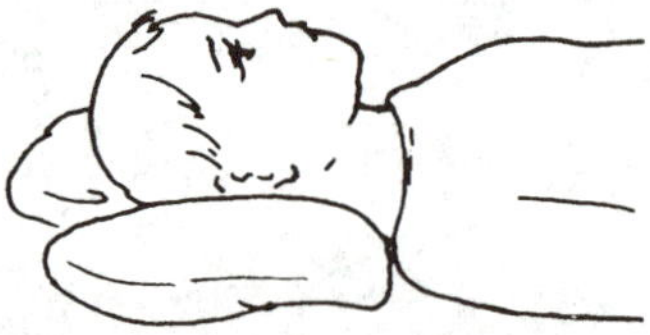

图4-12 头部沙袋的使用

4. 记录使用约束的原因、目的、时间、执行的护理措施及结束约束的时间。

【注意事项】

1. 结扎或包裹松紧适宜（一般以能伸入1~2指为宜），避免过紧损伤患儿皮肤、影响血运，而过松则失去约束意义。

2. 保持患儿姿势舒适，定时给予短时的姿势改变，减少疲劳。

3. 约束期间，随时注意观察约束部位皮肤颜色、温度，掌握血液循环情况。若发现肢体苍白、麻木、冰冷时，应立即放松约束带；每2小时解开、放松一次，并协助患儿翻身，必要时进行局部按摩，以促进血液循环。

4. 约束时，应向家长解释约束的目的。

六、臀红护理法

臀红是婴儿臀部皮肤长期受尿液、粪便以及漂洗不净的湿尿布刺激、摩擦或局部湿热（用塑料膜、橡皮布等），引起皮肤潮红、溃破、甚至糜烂及表皮剥脱，故又称尿布皮炎。臀红多发生于外生殖器、会阴及臀部。病损可轻可重，易继发感染。临床根据皮肤受损的程度，分为轻度（表皮潮红）和重度，重度又分为三度，即：重Ⅰ度（局部皮肤潮红，伴有皮疹）、重Ⅱ度（除以上表现外，并有皮肤溃破，脱皮）、重Ⅲ度（局部大片糜烂或表皮剥脱，有时可继发细菌或真菌感染）。

【目的】

为了减轻患儿疼痛，促进受损皮肤康复。

【用物准备】

清洁尿布、盛温开水的面盆、小毛巾、棉签、弯盘、尿布桶、药物（0.02%高锰酸钾溶液、紫草油、3%~5%鞣酸软膏、氧化锌软膏、鱼肝油软膏、咪康唑霜）、红外线灯或鹅颈灯。

【操作方法】

1. 备齐用物，按操作顺序将用物放于治疗车上，推至床旁。

2. 轻轻掀开患儿下半身被褥，解开污湿尿布，若有大便，用温水将臀部洗干净，并用小毛巾吸干水分。

3. 用清洁尿布垫于臀下，使臀部暴露于空气或阳光下10~20分钟（在适宜的气温和室温下进行）。

4. 若臀红严重者也可用红外线灯或鹅颈灯照射臀部，灯泡25~40W，灯泡距臀部患处30~40cm，照射10~15分钟。

5. 然后将蘸有油类或药膏的棉签贴在皮肤上轻轻滚动，均匀涂药。用后的棉签放入弯盘内。

6. 给患儿更换尿布，拉平衣服、盖好被褥。整理用物，归还原处。

【注意事项】

1. 臀部皮肤溃破或糜烂时禁用肥皂水，清洗时用手蘸水冲洗，避免用小毛巾直接擦洗。涂抹油类或药膏时，应使棉签贴在皮肤上轻轻滚动，不可上下涂刷，以免加剧疼痛和导致脱皮。

2. 暴露时应注意保暖，避免受凉，一般每日2~3次；照射时应有护士守护患儿，避免烫伤。

3. 根据臀部皮肤受损程度选择油类或药膏　轻度臀红，涂紫草油或鞣酸软膏；重Ⅰ、Ⅱ度臀红，涂鱼肝油软膏；重Ⅲ度臀红，涂鱼肝油软膏，每日3~4次。继发细菌或真菌感染时，可用0.02%高锰酸钾溶液冲洗吸干，然后涂咪康唑霜，每日2次，用至局部感染控制。

4. 保持臀部清洁干燥，重度臀红者所用尿布应煮沸、消毒液浸泡或阳光下暴晒以消灭细菌。

七、温箱使用法

【目的】

以科学的方法，创造一个温度、湿度相适宜的环境，使患儿体温保持稳定，用以提高未成熟儿的成活率，有利于高危新生儿的成长发育；避免体温低造成缺氧、低血糖、硬肿等一系列不良后果。

【用物准备】

婴儿温箱（图4-13），铺好箱内婴儿床。

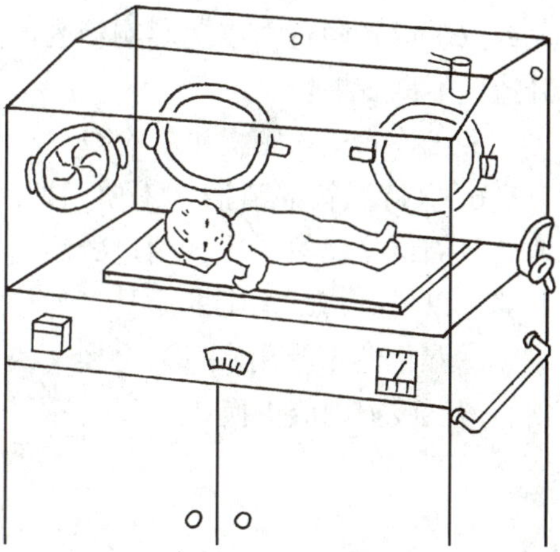

图4-13　婴儿温箱

【操作方法】

1. 检查温箱的性能、清洁、消毒温箱。将蒸馏水加入温箱水槽中至水位指示线，并加蒸馏水于湿化器水槽中。

2. 接通电源，打开电源开关将预热温度调至

28~32℃，预热约2小时，温度能升到所需温度。

3. 根据湿度计读数，调整湿度控制旋钮，使箱内湿度维持在55%~65%。

4. 将患儿穿单衣或裹尿布后放置温箱内，根据患儿体重及出生日龄调节适中温度（表4-1）。若保温不好，可加盖被，但勿堵住气孔。记录箱内的温湿度。

表4-1 不同出生体重早产儿温箱温湿度参数

出生体重（g）	温度				相对湿度
	35℃	34℃	33℃	32℃	55%~65%
1000	初生10天以内	10天以后	3周内	5周后	
1500	—	初生10天以内	10天以后	4周后	
2000	—	初生2天以内	2天后	3周后	
2500	—	—	初生2天以内	2天后	

【注意事项】

1. 适用于出生体重在2000g以下者；高危或异常新生儿，如新生儿硬肿症患儿、体温不升患儿等。在使用过程中应做到：①定时测量体温，根据体温调节箱温，并做好记录。在患儿体温未升至正常之前应每小时监测一次，升至正常后可每4小时测一次，注意保持体温在36~37℃，并维持相对湿度；②一切护理操作应尽量在箱内进行，如喂奶、换尿布、清洁皮肤、观察病情及检查等，尽量少打开箱门，以免箱内温度波动，若确因需要暂出温箱治疗检查，也应注意在保暖措施下进行，避免患儿受凉。

2. 患儿出温箱条件 ①患儿体重达2000g或以上，体温正常；②在不加热的温箱内，室温维持在24~26℃时，患儿能保持正常体温；③患儿在温箱内生活了1个月以上，体重虽不到2000g，但一般情况良好。

3. 严格执行操作规程，定期检查有无故障，保证绝对安全。使用中随时观察使用效果，如温箱发出报警信号，应及时查找原因，妥善处理。

4. 调节室温（高于23℃），以减少辐射热的损失。温箱避免放置在阳光直射、有对流风或取暖设备附近，以免影响箱内温度的控制。严禁骤然提高温箱温度，以免患儿体温上升造成不良后果。

5. 工作人员入箱操作、检查、接触患儿前，必须洗手，防止交叉感染。

6. 保持温箱的清洁 ①使用期间每天用消毒液擦拭温箱内外，然后用清水再擦拭一遍；每周更换温箱一次；用过的温箱除用消毒液擦拭外，再用紫外线照射；定期进行细菌培养，以检查清洁消毒的质量，如培养出致病菌应将温箱搬出病房彻底消毒，防止交叉感染；②湿化器水箱用水每天更换一次，以免细菌滋生；机箱下面的空气净化垫每月清洗一次，若已破损则应更换。

八、常用标本留取法

取血标本法

【目的】

为诊断及治疗疾病提供依据。

【用物准备】

治疗盘内盛一次性无菌注射器（5ml或10ml），无菌镊子及泡镊筒（盛消毒溶液）、2%碘酊、70%乙醇、干棉球、棉签、胶布、无菌手套、试管（抗凝剂试管、干燥试管、血培养瓶），做血培养应备酒精灯、火柴。

【操作方法】

1. 颈外静脉穿刺

（1）认真核对申请检验项目、患儿姓名、床号，根据检验项目选择适当容器，化验单附联贴于试管上，备齐用物，放在治疗台上。

（2）操作者和助手洗手、戴口罩、帽子。

（3）按全身约束法包裹患儿，抱至治疗台上，患儿仰卧，头偏向一侧，肩齐台沿，肩下垫小枕，助手站于台旁，用两臂按住患儿身躯，两手扶着面颊与枕部（勿蒙住其口、鼻），使头部稍垂于治疗台边沿下，以充分暴露颈外静脉（图4–14）。

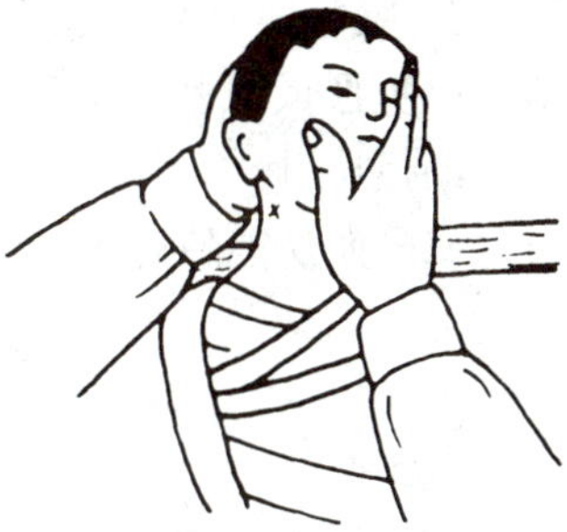

图4–14　颈外静脉穿刺固定法

（4）操作者站在患儿头端，选穿刺点（即在下颌角和锁骨上缘中点连线之上1/3处），常规消毒穿刺部位皮肤后，戴无菌手套，操作者左手示指压迫颈外静脉近心端，右手持注射器沿血液回心方向，待患儿啼哭静脉显露最清晰时于颈外静脉外缘针头与皮肤呈30°角进针，有回血后固定针头，抽取所需血量拔针，用消毒干棉球压迫局部2~3分钟。助手托起患儿头部，安抚患儿，检查局部无出血后，送回病室。血标本送检。

2. 股静脉穿刺

（1）操作前准备工作同颈外静脉穿刺。

（2）助手清洗患儿会阴部及腹股沟区皮肤，更换尿布，并用尿布包裹好会阴部，以免排尿时污染穿刺点。

（3）患儿仰卧，垫高穿刺侧臀部。助手站在患儿头端，用双肘及前臂约束患儿躯干及上肢，两手分别固定患儿两腿，使患儿大腿呈青蛙状，即外展、外旋，膝关节屈曲呈直角。

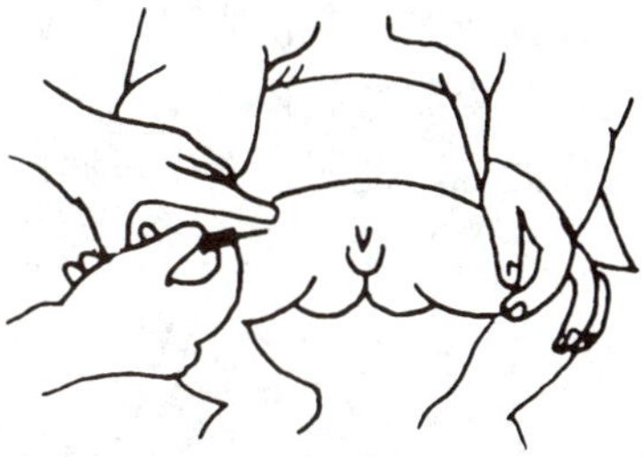

图4–15　股静脉穿刺法

（4）操作者站在患儿足端，常规消毒穿刺部位皮肤及操作者左手示指。若采用垂直穿刺法，操作者左手示指在腹股沟中1/3与内1/3交界处触到股动脉搏动点，再次消毒穿刺点及术者手指，右手持注射器沿股动脉搏动点内侧0.3~0.5cm处垂直刺入，感觉无阻力见回血后固定，抽足所需血量后拔针。亦可采用斜刺法，在腹股沟下约1~3cm处，针头与皮肤呈45°角向股动脉搏动点内侧0.3~0.5cm处呈向心方向刺入，其余操作同垂直穿刺法（图4–15）。

（5）拔针后立即用消毒干棉球加压止血3~5分钟，确认无出血方可放松。将抽取的血液沿试管壁缓慢注入试管，送检。

（6）安抚患儿，平整衣服，整理用物。

【注意事项】

1. 颈外静脉穿刺 ①严格执行无菌操作，防止感染。②操作者要求技术熟练。因颈部软组织及血管多，如穿破静脉会引起血肿，甚至压迫气管，妨碍呼吸。局部静脉穿破后立即加压止血，待止血后更换对侧采血。③当固定体位后，应立即进行操作，以防患儿头部下垂时间长影响头部血液回流。④穿刺时应随时观察患儿面色和呼吸，发现异常立即停止操作。⑤适用于3岁以内婴幼儿或肥胖儿童，但有严重心、肺疾病、新生儿、一般情况不佳、病情危重和有出血倾向的患儿禁用。

2. 股静脉穿刺 ①严格执行无菌操作，防止感染；②穿刺失败，不宜在同侧多次穿刺，以免形成血肿，保护穿刺针孔勿被尿液污染；③若回血呈鲜红色，表明误入股动脉，应立即拔出针头，用无菌纱布紧压5~10分钟，直到无出血为止；④适用于婴幼儿，有出血倾向或凝血功能障碍者，禁用此法，以免引起出血不止。

留尿标本法

【目的】

留取尿液标本，协助医生诊断、治疗。

【用物准备】

洁净尿瓶。留24小时尿标本时，应准备清洁带盖广口集尿瓶1个（内放适量防腐剂）、橡皮管1条、胶布、尿布、尿液收集器（乳胶指套、阴茎套或集尿袋）、足部约束带2条。

【操作方法】

1. 留取尿常规和培养标本法

（1）年长儿留尿标本法：按成人留尿方法，将洁净的尿瓶交给患儿，嘱其留晨尿，一般留取尿液20~50ml，贴上瓶签，送检。

（2）婴幼儿留尿标本法：①备齐用物。检查留尿小瓶有无破损，瓶口是否光滑。将3条胶布按3等分贴于瓶颈，再用1条胶布绕瓶颈以固定3条胶布（图4–16）。②男婴将阴茎放在瓶内，瓶口应稍大以免卡住龟头，女婴将大阴唇分开，使瓶口对准尿道口。③将3条胶布分别贴在耻骨联合处、两大腿内侧（图4–17）。使小瓶呈下斜方向垂于尿道口下，用尿布托住，使之位置合适稳固，并将床头略抬高，使排尿时尿液流入瓶中。④随时观察留尿情况，收集成功后轻轻撕下胶布，取下小瓶贴上瓶签，送检。⑤排尿有规律的婴儿，母亲可将婴儿抱起把尿，操作者持广口洁净尿瓶接中段尿。若采取尿培养标本，应按导尿法清洁

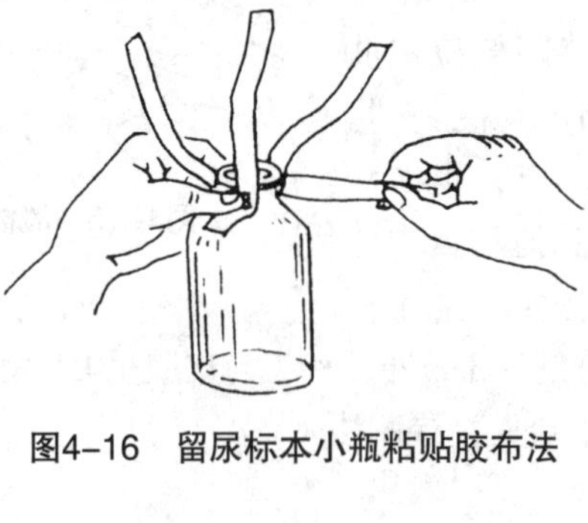

图4–16 留尿标本小瓶粘贴胶布法

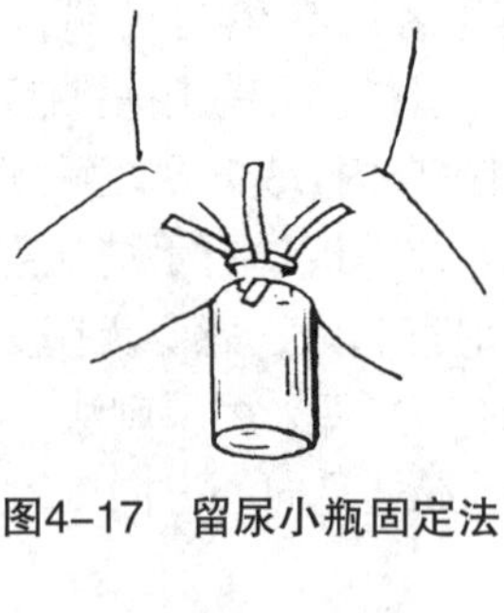

图4–17 留尿小瓶固定法

消毒尿道口及会阴部后，用试管夹夹住无菌标本瓶，接中段尿5ml，盖紧塞子，贴标签，送检。⑥亦可用一次性尿液收集袋。

2. 留24小时尿标本法

（1）将清洁带盖广口集尿瓶贴上标签（床号、姓名、起止时间）并作交班。使患儿早晨7时排空膀胱、将尿弃去，然后开始留尿，直至次晨7时最后一次尿收回集尿瓶中。

（2）将尿液收集器盲端处剪一孔，连接橡皮管（连接处用胶布固定之）。橡皮管下端放入带盖广口集尿瓶内，并保持在瓶盖下约3cm处不可接触尿液面，尿瓶悬挂在床栏下，把尿液收集器开口对准尿道口并固定于婴儿会阴处，上身略垫高，以利排尿。必要时约束婴儿两足。

（3）留尿完毕，洗净外阴部，更换尿布，将24小时尿总量记录在化验单上，混匀尿液，取100~200ml送检。

留粪便标本法

【目的】

留取粪便标本，协助医生诊断、治疗。

【用物准备】

贴上标签的蜡纸标本盒或小瓶、棉签、钝头小玻璃吸管（末端带有橡皮球）、液状石蜡，尿布。

【操作方法】

直接用棉签在尿布上刮取异常粪便，放于标本盒中。若粪便为液体状不易采取，可让患儿右侧卧位，臀部下垫尿布，操作者左手分开两侧臀部，暴露肛门，右手持小吸管末端，用拇指和示指捏紧橡皮球头，保持管端向下，以免污染橡皮球，头端涂液状石蜡后，轻轻插入肛门约3cm，放松橡皮球，即可见粪便流入管内，随即拔出吸管，将大便注入标本瓶中送验。

【注意事项】

1. 采集粪便应新鲜，不可混入尿液。
2. 做细菌培养可用培养管内的棉棒挑取少许异常粪便，小心放入培养管内送验。
3. 检查溶组织阿米巴滋养体时，粪便应新鲜，注意保温，立即送验。

九、头皮静脉输液法

小儿头皮静脉极为丰富，分支甚多，互相沟通交错成网且静脉表浅，易于固定，方便小儿肢体活动。故婴幼儿静脉输液多采用头皮静脉，常选用额上静脉，颞浅静脉及耳后静脉等（图4-18）。

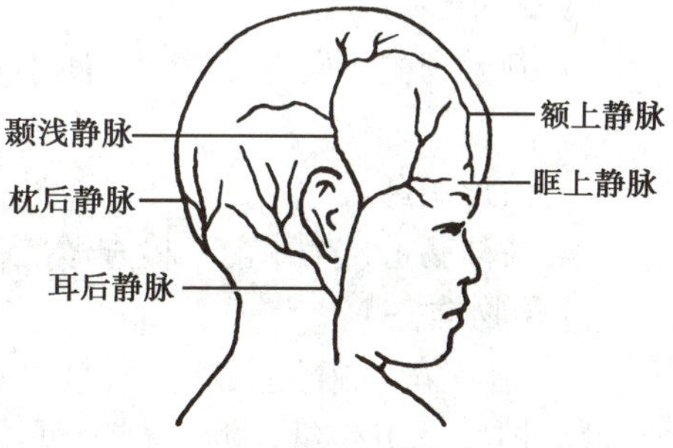

图4-18　小儿常用头皮静脉部位图

【目的】

1. 增加液体、营养，排出毒素，维持体内电解质平衡。

2. 使药物快速进入体内。

【用物准备】

1. 输液器、液体及药物。

2. 治疗盘　内置皮肤消毒液、棉签、弯盘、胶布，无菌巾内放已吸入生理盐水或10%葡萄糖10ml的注射器、棉球、硅胶管头皮针。

3. 其他物品　污物杯、剃刀、毛刷、肥皂、纱布、油布及治疗巾、输液架，必要时备约束用品。

【操作方法】

1. 备齐用物带至床旁，进行查对（输液准备与成人周围静脉输液法相同）。

2. 患儿仰卧或侧卧，头垫小枕，助手站于患儿足端，固定其肢体、头部。必要时采用全身约束法。

3. 操作者立于患儿头端，必要时剃去局部头发，仔细选择静脉，70%乙醇消毒皮肤，再次查对。

4. 注射器抽取生理盐水接上头皮针，排尽空气。操作者以左手拇指、示指分别固定静脉两端皮肤，右手持针，在距静脉最清晰点向后移0.3cm处将针头近似平行刺入头皮，然后沿静脉向心方向穿刺。

5. 当针头刺入静脉时阻力减小，有落空感同时有回血，再进针少许。血管细小或充盈不全常无回血，可用注射器轻轻抽吸，亦可推入极少量液体如局部无隆起，推之畅通无阻，即证实穿刺成功，缓慢推注液体。

6. 固定方法同成人周围静脉输液法。注意用消毒纱布盖好针梗露出部分及穿刺点。取下注射器（针头不动）接上输液器，调节好输液速度，查对。填写并挂好观察卡，必要时约束患儿双上肢。

7. 整理用物，洗手。

8. 输液完毕，轻轻取下胶布，关闭调节器，将针头拔出，用无菌棉球压迫片刻后以胶布固定。

【注意事项】

1. 严格执行查对制度和无菌技术操作原则，合理分配加入的药物并注意配伍禁忌。

2. 穿刺中注意患儿的面色和一般情况，切不可只顾操作而忽视了病情观察。

3. 需24小时输液者，应更换输液装置，若超过48小时应更换注射部位及输液管。需长期输液者，要注意保护和合理使用静脉，一般从远端小静脉开始。

4. 根据患儿病情、年龄、药物性质调节输液速度，经常观察输液情况，如速度是否合适，局部有无肿胀，针头有无移动、脱出，瓶内溶液是否滴完，各连接处有无漏液等以及有无输液反应发生等。

十、婴幼儿灌肠法

【目的】

1. 刺激肠壁、促进肠蠕动，使小儿排出粪便。

2. 降温。

3. 治疗用药。

4. 清洁肠道，为术前、检查做准备。

【用物准备】

1. 治疗盘　内置灌肠筒、玻璃接头、肛管、血管钳、大油布、大毛巾、治疗巾、弯盘、棉签、卫生纸、润滑剂（可用液状石蜡、凡士林，如肥皂水灌肠直接蘸灌肠液即可），量杯、水温计。

2. 输液架、便盆、尿布4块。冬季准备毛毯用于保暖。

3. 灌肠液 常用0.1%~0.2%的肥皂水、生理盐水，溶液温度为39~41℃，用于降低体温时为28~32℃；镇静时可用10%水合氯醛；治疗肠道感染时，可用2%小檗碱（黄连素）或0.5%~1.0%新霉素等，用量按医嘱。婴幼儿灌肠液需要量见表4-2。

表4-2 婴幼儿灌肠液需要量

年龄	<6个月	6个月~1岁	1~2岁	2~3岁
灌肠液容量	50ml	100ml	200ml	300ml

【操作方法】

1.备齐用物携至床旁，嘱患儿排尿，挂灌肠筒于输液架上，灌肠筒底距离床褥约30~40cm。

2. 将枕头竖放，使其厚度与便盆高度相等，下端放便盆。

3. 将大油布和治疗巾上端盖于枕头上，下端放于便盆之下防止污染枕头及床单。

4. 用大毛巾包裹约束患儿双臂后使其仰卧于枕头上，臀部放在便盆宽边上。解开尿布，如无大小便则用尿布垫在臀部与便盆之间，两腿各包裹一块尿布分别放在便盆两侧。

5. 连接肛管并润滑其前端，排尽管内气体，用血管钳夹紧橡胶管，将肛管轻轻插入直肠（婴儿2.5~4cm，儿童5~7.5cm）后固定，再用一块尿布覆盖在会阴部之上以保持床单的清洁。

6. 松开血管钳，使液体缓缓流入，护士一手始终扶持肛管，同时观察患儿一般状况及灌肠液下降速度。

7. 灌毕夹紧肛管，用卫生纸包裹后轻轻拔出，放入弯盘内。若需保留灌肠液，可轻轻夹紧小儿两侧臀部数分钟。

8. 协助排便，擦净臀部，取出便盆，为小婴儿系好尿布并包裹，使其舒适。

9. 整理用物、床单位、洗手，记录灌肠情况。

【注意事项】

1. 根据小儿年龄选用合适的肛管 新生儿7~11号，婴儿9~12号，幼儿10~13号。

2. 灌肠中注意保暖，避免受凉。液体流入速度宜慢，并注意观察小儿情况，如小儿疲乏，可暂停片刻后再继续，以免小儿虚脱；如小儿突然腹痛或腹胀加剧应立即停止灌肠，并与医生联系，给予处理。

3. 若为降温灌肠，液体应保留30分钟再排出，排便后30分钟再测量体温并记录。

4. 禁用清水灌肠，因大量水分由肠道吸收，可引起水中毒。

5. 发生急性心力衰竭或钠潴留禁止用生理盐水灌肠；急腹症、消化道出血患儿禁忌灌肠。

6. 灌肠时关闭门窗，屏风遮挡，室内温度适宜。

十一、光照疗法

【目的】

血中的间接胆红素经蓝光照射氧化分解为水溶性异构体，而随胆汁、尿排出体外。临床上常用蓝光照射疗法作为新生儿高胆红素血症辅助治疗，适用于未结合胆红素增高的新生儿。

【用物准备】

1. 光疗箱 一般采用波长427~475nm的蓝色荧光灯，光亮度以160~320W为宜。蓝光箱有单面和双面光疗箱两种，双面光优于单面光，灯管与患儿皮肤的距离33~50cm。

2. 患儿护眼罩 用墨纸或胶片剪成眼镜状。

3. 其他 长条尿布、尿布带、胶布、工作人员用墨镜等。

【操作方法】

1. 清洁光疗箱，特别注意清除灯管及反射板的灰尘；箱内湿化器水箱内加水至2/3满。

2. 接通电源，检查灯管亮度，并使箱温升至患儿适中温度（30~32℃），相对湿度达55%~65%。

3. 入箱前患儿清洁皮肤，禁忌在皮肤上涂粉和油类；剪短指甲、防止抓破皮肤。测量患儿体温，必要时测体重，取血检测血清胆红素水平。

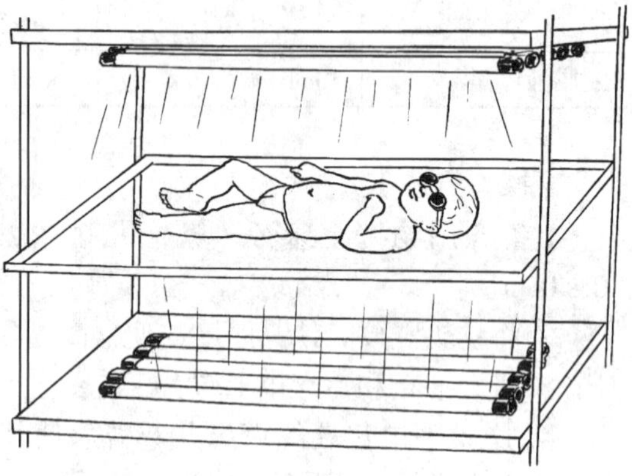

图4-19 婴儿蓝光治疗

4. 将患儿全身裸露，用尿布遮盖会阴部，男婴注意保护阴囊。佩戴护眼罩，抱入已预热好的光疗箱中，记录入箱时间（图4-19）。

5. 出箱前，先将包裹用衣服预热，再给患儿穿好，切断电源，除去护眼罩，抱回病床，并做好各项记录如出箱时间、生命体征等。

【注意事项】

1. 保持灯管及反射板清洁，并及时更换灯管。灯管使用300小时后其灯光能量输出减弱20%，900小时后减弱35%，2700小时后减弱45%。因此灯管使用1000小时必须更换。

2. 照射过程中应注意：①使患儿皮肤均匀受光，并尽量使身体广泛照射。若使用单面光疗箱一般每2小时更换体位一次，可以仰卧、侧卧、俯卧交替更换。俯卧照射时要有专人巡视，以免口鼻受压影响呼吸。②勤巡视、及时清除患儿的呕吐物、汗水、大小便，保持玻璃的透明度。③监测体温和箱温，光疗时应每小时测体温一次或根据病情、体温情况随时测量，使体温保持在36~37℃，根据体温调节箱温。如体温超过37.8℃或低于35℃，要暂停光疗，经处理体温恢复正常后再继续治疗。④应按医嘱静脉输液，按需喂奶，保证水分及营养供给。⑤严密观察病情，注意患儿精神、反应、呼吸、脉搏及黄疸程度的变化；观察大小便颜色与性状；检查皮肤有无发红、干燥、皮疹，有无呼吸暂停、烦躁、嗜睡、发热、腹胀、呕吐、惊厥等；监测血清胆红素。若有异常情况须及时与医生联系，以便检查原因，及时进行处理。因光照时易出现轻度腹泻，排深绿色稀便，泡沫多，小便深黄色，一过性皮疹等副作用，但可随病情地好转而消失。⑥工作人员为患儿进行检查、治疗、护理时，可戴墨镜，并严格进行交接班。

3. 一般光照12~24小时才能使血清胆红素下降，光疗总时间按医嘱执行。一般情况下，血清胆红素<171μmol/L（10mg/dl）时可停止光疗。光疗结束后，倒尽湿化器水箱内水，做好整机的清洗、消毒工作，有机玻璃制品忌用乙醇擦洗。光疗箱应放置在干净、温湿度变化较小、无阳光直射的场所。

十二、清理呼吸道法

【目的】

有效清除呼吸道内的分泌物，保持呼吸道通畅。

【用物准备】

吸引用具（洗耳球、电动吸引器）、叩击用具（软塑料药杯或边缘用胶布垫好的剪去一半的洗耳球）、痰盂或敷料纸、枕头。

【操作方法】

1. 洗耳球吸痰法

（1）抱起患儿使其头部枕于操作者左臂上或半卧位，患儿右臂置于操作者背后，患儿左臂置于操作者左手掌中。

（2）操作者右手握住洗耳球，用拇指挤压球部，并轻轻将洗耳球尖端插进患儿口腔或鼻腔，松开拇指，使球恢复原状，利用吸引器内负压将分泌物吸出。

（3）拔出洗耳球，将分泌物挤到敷料纸上（或痰盂中）弃去。

（4）及时用清水反复冲洗洗耳球，沥干水分备用。

2. 电动吸引器吸痰法：小儿吸痰法操作方法同成人。

3. 体位引流法

（1）按引流的肺叶、肺段将患儿置于适当的体位，如引流肺下叶下角，小儿俯卧于操作者膝上，垫上枕头或用枕头稍抬高患儿臀部。

（2）选择胸部拍击的部位，如引流肺下叶下角时，应叩击两侧肩胛骨的下方。

（3）操作者手绷紧呈杯状或手持叩击用具，使手掌与患儿胸壁之间构成空间，手腕放松，用力均匀、适度，快速叩击（100~120次/分），每次叩击1~2分钟，每部位反复6~7次。

（4）操作完毕后，帮助小儿逐渐恢复坐位，吸出气管内痰液，清洁口腔。

【注意事项】

1. 洗耳球吸痰法 适用于吸引小婴儿口、鼻腔内稀薄的分泌物。在操作过程中应注意：①患儿不宜抱起时，可采取侧卧位或平卧头侧位；②不可将洗耳球尖端强行插入鼻腔，不宜紧贴鼻黏膜或口腔黏膜上，否则影响吸引效果。插入口腔内位置不宜过深，以免刺激咽部而引起恶心、呕吐。

2. 电动吸引器吸痰法 适用于吸引咽喉部及气管内分泌物。在运用该法时，要根据年龄、分泌物性质选用不同规格的吸痰管（8号、10号、12号等），年龄小，吸痰管宜细。还应按年龄调节吸引器负压，新生儿<13.3kPa，婴幼儿在13.3~26.6kPa，儿童<39.9kPa，抽吸时动作要轻柔、迅速，并间歇进行，以免损伤呼吸道黏膜和发生缺氧。

3. 体位引流法 此法是改变患儿体位，利用重力的作用，使肺部分泌物从细支气管向大支气管方向引流，同时应配合胸部叩击和气管吸痰。操作时将需要引流的肺段置于最高位置，使其相应的支气管走行尽量接近垂直方向。该方法适用于肺炎、肺不张时分泌物部位较深而难于排出者。病情危重不宜采用此方法。操作过程中应注意：①哺乳或饭后一小时内不宜进行，以免引起呕吐；②操作时应注意观察患儿呼吸情况，若有病情变化立即停止；③注意正确的胸部叩击应发出空瓮音，而不是“叭、叭”声，不可出现局部皮肤发红。

十三、给 氧 法

【目的】

提高血氧含量及动脉血氧饱和度，保证组织的供氧，消除或减少缺氧对机体的不利影响。

【用物准备】

面罩、头罩、导管，其余同成人。

【操作方法】

参阅《护理学基础》吸氧法。

【注意事项】

1. 把握给氧时机 吸入空气时动脉血PaO_2<6.67~8.00kPa（50~60mmHg），血氧饱和度<90%应给予吸氧；有呼吸困难（呼吸频率增快，呼吸费力等）；有心动过速、血压升高（排除哭闹、发热等因素）；发生不明原因的烦躁不安；皮肤色泽改变（面色青灰，口唇、指端发绀等）；呼吸、心搏骤停及急性中毒等情况应给予吸氧。

2. 根据患儿病情需要选择给氧方法 ①双侧鼻导管法（即导管插入鼻前庭约1cm），该方法使用简单、舒适，易被患儿接受。可根据患儿年龄和缺氧程度调节氧流量：婴幼儿每分钟0.5~1L；学龄前小儿每分钟1L；学龄儿童每分钟1.5L。②面罩法适用于躁动不安或鼻导管给氧效果不佳者。该方法较舒适，效果好，氧流量每分钟为1~3L。常与雾化吸入相结合，即“雾化吸氧”，使吸入的氧气得到合理湿化，防止呼吸道分泌物黏稠。③头罩法适用于新生儿、小婴儿或不合作者。该方法安全、有效、舒适，利于观察病情，能任意调节罩内氧浓度，适应多种疾病需要，能保持适当的湿度，氧流量每分钟4L，故耗氧量大。

3. 吸氧时应监测氧气的湿度，如头罩给氧时，头罩内有机玻璃上有一层淡淡薄雾为合适的湿度。

4. 注意预防氧中毒，按医嘱正确给氧、记录给氧日期、时间、氧流量和持续用氧的时间，患儿缺氧状况好转后应及时停止吸氧；配合医生采用氧分析仪进行吸入氧浓度连续监测。

5. 做好氧疗器械清洁消毒，使用中的器械每天应清洁1~2次，湿化瓶内的蒸馏水每天更换1次，鼻导管每天更换2次以上，面罩至少每日更换1次，使用后的氧疗器械要用消毒液消毒。

6. 其余注意事项同成人。

十四、喂 乳 法

配 乳 法

【目的】

为非母乳喂养的婴儿提供适宜的食物，满足营养的需要，促进生长发育。

【用物准备】

乳瓶、瓶筐、配乳卡、床号牌、天平秤、大量杯、漏斗、搅拌棒、汤匙、消毒纱布、鲜牛乳或全脂乳粉或婴儿配方乳粉、白糖、温开水、滴管、10%乳酸溶液及广口容器。

【操作方法】

1. 普通牛乳配制法

（1）核对：核对配乳卡日期、病室、床号、姓名、乳液种类、每次喂乳量及时间。计算出全日所需要的牛乳、糖及水量。

（2）称量、配乳：称出所需的全日糖量，用量杯准确地量出所需水量及牛乳量，分别倾注于广口容器内并混合均匀。如为全脂奶粉，则按重量比1：8（1g奶粉加8g水）；或按容积比1：4（1匙奶粉加4匙水），加开水后调成乳汁，其成分与鲜牛乳相似。

（3）分装乳液：按小儿一日哺乳的次数排列乳瓶，挂上床号牌（床号牌上应注明床号、姓名、每次乳量及时间）。用量杯准确地量出每次的乳量，再将漏斗置于乳瓶口上，将乳液倾倒于瓶内，盖好瓶盖，放于瓶筐内。

（4）消毒备用：将装有乳汁的乳瓶及瓶筐，一起置于消毒锅内，加冷水入锅，水位至乳瓶高的1/3处，加热煮沸后蒸20分钟。然后将乳瓶取出，待凉后放于冰箱内备用。配乳用具消毒后存放于橱柜中备用。

2. 酸乳配制法　先将乳液煮沸消毒，冷却至40℃后，用滴管吸取所需酸溶液，慢慢加入，边加边搅拌，使其形成均匀而细小的凝块。

3. 脱脂牛乳配制法　将牛乳煮沸后静置于广口容器内冷却8~12小时，除去浮在表面的乳皮（脂肪），反复2~3次，即成脱脂乳，喂前再加糖煮沸。

【注意事项】

1. 认真核对配乳卡，准确计算牛乳、糖及水量。

2. 配乳用物应消毒，并严格遵守无菌技术操作。

3. 配乳应有专用配乳室；要求室内光线充足，空气新鲜，保持整齐、清洁，有防蝇防尘设备，设有配乳桌、大水池、洗刷瓶子用的大盆、消毒柜、箱（或蒸笼）、各种容器（锅、壶等）、冰箱及存放配乳用具的柜子。

4. 操作者换鞋、穿工作服、戴帽子，洗手，戴口罩。

5. 配制酸乳时加酸速度不宜太快，乳汁温度不宜过高，以免形成大凝块；配制后应放入冰箱，每次哺喂时用热水温热即可，不可再煮沸，否则凝块会变大。

6. 脱脂乳适用于腹泻及脂肪吸收不良的婴儿食用，但不能长期应用，否则可导致营养不良。

乳瓶喂乳法

【目的】

满足有吸吮能力及吞咽能力小儿的进食需要。

【用物准备】

已装牛乳的乳瓶，无菌乳头、饭巾、托盘、镊子、记录单。

【操作方法】

1. 核对　温好乳液，并检查有否变质，核对床号、姓名、乳液种类和乳量。

2. 选择奶嘴　用镊子选择大小合适的无菌奶嘴（1~3个月小儿可选用在乳瓶倒置时，乳液能一滴一滴地流出，两滴之间稍有间隔为宜；4~6个月可选用乳液能连续滴出的乳头；6个月以上应选用乳液呈线状流出的奶嘴）。按无菌操作套在瓶口上。

3. 更换尿布　再次核对小儿，更换尿布后洗手。

4. 安置体位　抱起小儿，围好饭巾，护士坐在凳上，使小儿头部枕于操作者左臂上呈半卧位；不宜抱起者，应使小儿取侧卧位，并将头部抬高，以防溢乳呛入气管。

5. 测试乳液温度　操作者右手将乳瓶倒转，滴1~2滴乳液于手背部或手臂内侧，以温热（40℃左右）不烫手为宜。

6. **喂乳** 倾斜乳瓶，使乳液充满整个奶嘴，使其含住奶嘴吸吮。随时观察小儿的面色、呼吸等情况，及时擦拭嘴边溢出的乳液。

7. **拍背驱气** 喂毕将小儿抱起伏于肩上，轻拍其背部，使咽下的空气排出，将小儿放回床上，取右侧卧位。

8. **整理** 整理用物，倒掉剩余乳液，冲洗乳瓶及奶嘴后煮沸消毒10~15分钟。记录哺喂情况及进乳量。

【注意事项】

1. 哺喂时乳液要始终充满奶嘴，以免吸入过多的气体而引起腹胀或呕吐。乳瓶颈不要压在小儿唇上，以免妨碍吸吮和吞咽。

2. 在喂乳过程中，注意观察小儿吸吮能力及进乳情况，如吸吮过急、有呛咳时，应暂停哺喂，轻拍后背，稍休息后再喂。

3. 奶嘴孔堵塞时，应按无菌操作重新更换。

滴管喂乳法

【目的】

满足有吞咽能力而无吸吮能力的小儿或衰弱患儿的进食需要。

【用物准备】

除上述用物外，还需要准备大广口杯1只、小杯1只、消毒滴管1支。

【操作方法】

用滴管吸乳液，轻按下颌，先滴1滴乳液在小儿口颊内，注视其有下咽动作后再滴下一滴，每次滴入量视小儿吞咽情况而定，乳液切勿过多，以免呛咳。其余操作同乳瓶喂乳法。

【注意事项】

1. 根据患儿吞咽情况决定滴乳速度和乳量，喂乳时应专心、耐心。

2. 注意维持乳液的温度。

十五、鼻 饲 法

【目的】

满足吸吮及吞咽能力较弱的早产儿、昏迷、患口腔疾病和牙关紧闭的患儿的营养需要。

【用物准备】

较大儿童用小儿胃管，婴幼儿用8~10号橡皮导管，新生儿或早产儿可用硅胶管，其余同成人。

【操作方法】

基本同成人鼻饲法。

【注意事项】

1. 由鼻孔插管其长度应自鼻尖至耳垂再至剑突的距离（新生儿约为10cm；1岁约为10~12cm；5岁约为16cm；学龄儿童约为20~25cm）。

2. 为不能吞咽的婴儿插胃管时，当插至咽喉部时应稍停片刻，乘其啼哭换气之间隙以迅速轻柔的动作通过咽喉部，以免损伤黏膜。

3. 硅胶管因管腔细小，故在喂食时，需在管之末端接上粗针头，以便于灌注。注毕将针头除去，末端反折并包上消毒纱布，用橡皮圈扎紧，并适当固定。

4. 灌注乳液时勿过急，以免引起呕吐。

5. 留置胃管鼻饲者应加强口腔卫生，每天口腔护理3~4次。保留胃管的时间：一般2~3天更换一次，并从另一侧鼻孔插入。使用硅胶管可保留1周左右。

十六、换血疗法及护理

【方法】

换血疗法是用胆红素浓度正常的成人血替换患儿的血。其目的是：①换出已致敏的红细胞和血清中的免疫抗体，阻止继续溶血；②去除血清中的未结合胆红素，防止核黄疸的发生；③纠正溶血导致的贫血，防止缺氧及心力衰竭。

【换血指征】

1. 母婴有ABO血型不合或Rh血型不合，产前确诊为溶血病；出生时Hb<120g/L，伴水肿、肝大、心力衰竭者。

2. 生后12小时内血清胆红素上升每小时>12μmol/L（0.75mg/dl），或已达到342μmol/L（20mg/dl）者。

3. 早产儿或上一胎溶血严重者，尤其伴有缺氧、酸中毒、败血症等时，指征放宽。

4. 不论血清胆红素高低，已有胆红素脑病早期表现者。

【准备】

1. 物品准备

（1）血源选择：对Rh血型不合溶血者，应选用Rh血型与母亲相同、ABO血型与患儿相同的血液；对ABO血型不合溶血者，可用O型红细胞和AB型血浆混合血或用抗A、抗B效价较低的O型血，所用血液应与母亲血清无凝集反应。换血量为150~180ml/kg（约为患儿全血量的2倍），应尽量选用新鲜血。

（2）手术衣2件、无菌换血手术包1套，静脉切开包1个。

（3）输液用物及急救药品。

2. 环境准备　于手术室或消毒处理的环境中进行，室温维持在26~28℃。

3. 患儿准备　换血前4小时禁食或抽空胃内容物，进行静脉输液；换血前半小时肌肉注射苯巴比妥；置患儿于辐射式保暖床上，取仰卧位，贴上尿袋，固定四肢。

【操作方法】

1. 按常规消毒腹部皮肤（上至剑突，下至耻骨联合，两侧至腋中线）、铺巾，将硅胶管自脐带残端插入脐静脉，或行脐静脉切开后插入6~7cm，接上三通管，抽血测定胆红素及进行生化检查，测量静脉压后开始换血。

2. 开始换血时，以每次10ml等量进行交换，如患儿心功能良好，逐渐增加到每次20ml，速度控制在每分钟2~4ml/kg，匀速进行，每次交换量不超过总换血量的10%。对低体重儿、病情危重者，速度放慢。

3. 每换血100ml，测静脉压1次，静脉压高（提示血容量过多，有心衰的可能）则抽血量可大于注入血量，静脉压低（提示血容量不足）则反之，以保持静脉压的稳定，但出入量差不宜大于70ml。一般保持静脉压在0.588~0.785kPa（6~8cmH_2O）。

4. 准确记录每次抽出和注入的血量、时间。

5. 留取末次抽出的血标本测定胆红素，换血完毕后拔出脐静脉导管，结扎缝合后消毒，覆盖纱布，轻轻压迫固定。

【注意事项】

1. 严格执行无菌操作，避免感染。

2. 插管动作轻柔，避免造成静脉壁及内脏的损伤。

3. 抽血、注血速度均匀；注射器内不能有空气，每次注血时，都要抽回血，防止空气栓塞；换血过程中注射器必须经常用含肝素的生理盐水冲洗，防止凝血。

4. 抽、注血不顺利时，应首先检查插管位置以及是否堵塞，切忌用力推注，以免损伤血管。

5. 术中注意患儿的保暖，密切观察患儿全身情况及反应，注意皮肤颜色、监测生命体征，及时处理意外情况。

6. 换血后 ①继续蓝光治疗；密切观察病情，监测生命体征及血常规、血糖、胆红素等，注意黄疸消退情况，注意伤口有无出血，如有呼吸不规则、双吸气、呻吟等异常现象，及时采取抢救措施；②保持伤口局部清洁，大小便后及时更换尿布，伤口未拆线前不宜沐浴。必要时加用抗生素；③换血后禁食6小时，开始试喂糖水，若吸吮正常无呕吐，可进行正常喂养。

7. 在换血开始前、换血中、换血结束时均需抽取血标本，测定血胆红素，并视需要检查生化项目，以判断换血效果及病情变化。

（高 凤）

思考题

1. 患儿，男，5个月。因腹泻2日就诊，每日大便10余次，臀部皮肤潮红，伴有皮疹，有少许脱皮。

（1）局部清洗后涂药宜选用什么药物？

（2）如何预防臀红？

2. 患儿，女，7日龄。因皮肤黄疸较重就诊，按医嘱置于蓝光箱内照射。

（1）应为患儿做哪些准备？

（2）照射过程中注意事项有哪些？

第五章　营养与营养紊乱患儿的护理

学习目标

1. 掌握婴儿喂养和维生素D缺乏性佝偻病、维生素D缺乏性手足搐搦症、营养不良的临床表现、护理诊断与护理措施。

2. 熟悉小儿能量与营养素的需要和维生素D缺乏性佝偻病、维生素D缺乏性手足搐搦症、营养不良的病因与治疗原则。

3. 了解维生素D缺乏性佝偻病的发病机制和营养不良的病理生理；了解小儿单纯性肥胖症的病因、临床表现、护理诊断及护理措施；了解常见营养紊乱性疾病的实验室及其他辅助检查。

营养是保证小儿正常生长发育、身心健康的重要物质基础。小儿生长发育迅速、代谢旺盛，所需要的能量及营养物质相对较多，但其消化功能尚未发育完善，因此合理的营养是既要满足其营养物质的需要，又要有利于其消化吸收功能。

第一节　能量与营养素的需要

一、能量的需要

能量是维持机体新陈代谢所必需的，主要由食物中的蛋白质、脂肪和碳水化合物供给，其每克所产生的热能分别为17kJ（4.1kcal）、38kJ（9.1kcal）、17kJ（4.1kcal）。小儿对能量的需要包括以下五个方面：

（一）基础代谢

小儿对基础代谢的能量需要较成人高，依年龄不同而发生变化。婴幼儿时期，基础代谢的能量需要约占总能量的50%~60%。1岁以内小儿每日平均约需能量230kJ（55kcal）/kg，以后随年龄增长而逐渐减少；7岁小儿每日需184kJ（44kcal）/kg；12岁时需126kJ（30kcal）/kg。

（二）生长发育

生长发育所需能量的消耗为小儿所特有，其需要量与生长发育速度成正比。1岁以内婴儿生长发育最快，该部分所需能量约占总能量的25%~30%，以后随年龄增加逐渐减少。小儿进入青春期，体格发育再次加速，用于生长发育的能量又明显增高。

（三）食物热力作用

是指由于进餐后几小时内发生的超过基础代谢的能量消耗，主要用于体内营养素的代谢。与食物成分有关：糖类食物的食物热力作用为本身产生能量6%，脂肪为4%，蛋白质为30%。婴儿食物含蛋白质多，食物热力作用占总能量7%~8%，年长儿的膳食为混合食物，其食物热力作用为5%。

（四）活动

主要为肌肉活动所需，这部分能量与身体大小、活动类别、强度和持续时间有关，故个体差异较大。哭闹、活动多的小儿比安静者所需的能量多3~4倍。婴儿每日所需63~84kJ（15~20kcal）/kg，随年龄增长，活动量、活动时间逐渐增加，需要量也增加，12~13岁时，每日约需126kJ（30kcal）/kg。

（五）排泄

指每日摄入的供能食物中不能被吸收而排出体外的部分。通过排泄消耗的能量不超过总能量的10%。

以上五方面能量的总和构成机体所需的总能量。年龄越小，总能量需要相对越大，且存在个体差异。婴儿约需能量418~460kJ（100~110kcal）/（kg·d），以后每增长3岁，递减42kJ（10kcal）/（kg·d），15岁时约为200~250kJ（50~60kcal）/（kg·d），接近成人。

二、营养素的需要

（一）产能营养素

1. 蛋白质 蛋白质是构成人体细胞和组织的重要成分，也是保证生理功能的物质基础。小儿对于蛋白质的需要量相对较高，母乳喂养者每日需要2g/kg，牛乳喂养者每日需要3.5g/kg，植物蛋白质利用率较低，则每日需要4g/kg，1岁以后，需要量相对减少，成人约需每日1.1g/kg。小儿由蛋白质所提供的能量约占每日总能量的10%~15%。儿童食物中应有50%以上的优质蛋白质，含优质蛋白质丰富的食物有乳类、蛋、肉、鱼和豆类等。

2. 脂肪 脂肪不仅是供给能量的重要营养素，并有助于人体对脂溶性维生素的吸收、维持正常体温、保护器官等作用。婴幼儿每日约需脂肪4~6g/kg，儿童为3g/kg。婴儿时期脂肪所提供的能量约占每日总能量的35%~50%，年长儿为25%~30%。含脂肪丰富的食物是乳类、肉、鱼、坚果类及各种植物油等。

3. 碳水化合物 为供能的主要物质，婴儿每日需10~12g/kg，儿童为8~10g/kg，碳水化合物所提供的能量约占每日总能量的50%~60%。碳水化合物主要由谷类、根茎类食物以及食糖供给。

（二）非产能营养素

1. 维生素 维生素主要发挥体内新陈代谢的调节作用。大多不能在体内合成，必需由食物供给。按其溶解性不同，可分为脂溶性（维生素A、D、E和K）与水溶性（维生素B和C等）两类。脂溶性维生素溶解于脂肪及脂肪溶剂，可储存于体内，故不需要每日供给，但因排泄过慢，过量易中毒。水溶性维生素易溶于水，过剩部分从肾脏排泄，过量一般不引起中毒，必须每日供给，缺乏时发病较快。

2. 矿物质 人体内的矿物质按其含量多少而分为宏量元素（如钾、钠、氯、钙、磷等）和微量元素（如铁、铜、锌、碘等）。其中钠和氯在维持机体酸碱平衡与渗透压方面起着重要作用；钾具有维持心律、细胞内渗透压、水电解质平衡、神经传导及肌肉收缩等作用；钙与磷是构成骨骼和牙齿的主要成分，钙还能降低神经肌肉的兴奋性，磷还是多种酶的主要成分；铁为构成血红蛋白的主要成分；铜协助铁的转运，参与神经髓鞘的形成；锌参与人体50余种酶的合成，对小儿的生长发育起着重要作用。婴幼儿最易缺乏的是钙、铁、锌及铜等，应注意补充，以保证小儿的正常生长发育。

（三）其他成分

1. 水　水是体液的重要组成部分，人体重要的物质代谢和生理活动都需要水的参与。小儿代谢旺盛，需水量相对较多，且年龄愈小，需水量相对愈多。婴儿每日需水量约为150ml/kg，以后每增长3岁，递减25ml/（kg・d），成人需水量为40~45ml/（kg・d）。

2. 膳食纤维　主要来自植物的细胞壁，为不被小肠酶消化的非淀粉多糖，包括纤维素、半纤维素、木质素、果胶、树胶、海藻多糖等。膳食纤维有吸收大肠水分、软化大便、增加粪便体积、促进肠蠕动等功能。小儿适宜的摄入量为每日20~35g。

第二节　小儿喂养与膳食安排

一、婴儿喂养

婴儿喂养的方法有母乳喂养、部分母乳喂养和人工喂养三种。

（一）母乳喂养

人乳是婴儿最适宜的天然营养品，对婴儿的健康生长发育起着不可替代的作用，应大力提倡母乳喂养。一般健康母亲的乳汁分泌量可提供足月儿正常生长到4~6个月所需要的营养素、能量及液体量。

1. 母乳的成分　按世界卫生组织的规定可分为初乳、过渡乳、成熟乳和晚乳。产后4~5天以内的乳汁为初乳，量少，色微黄，质略稠，含脂肪较少而蛋白质较多，主要为免疫球蛋白，维生素A、牛磺酸和矿物质含量亦较丰富，并含有初乳小球（充满脂肪颗粒的巨噬细胞和其他免疫活性细胞），对新生儿的生长发育和抗感染能力非常重要；产后6~10天的乳汁为过渡乳，脂肪含量最高，蛋白质含量和矿物质逐渐减少；产后11天~9个月的乳汁为成熟乳，泌乳总量每天可达700~1000ml，营养成分适当；10个月以后的乳汁为晚乳，量及营养成分均有所下降。

2. 母乳喂养的优点

（1）营养丰富易消化吸收：蛋白质、脂肪、糖比例适宜（1∶3∶6），适合婴儿生长发育的需要。母乳中的蛋白主要是乳清蛋白，遇胃酸后形成的乳凝块小，易消化吸收；母乳中脂肪球颗粒小，含有脂肪酶，易消化吸收，且不饱和脂肪酸含量较多，可在婴儿髓鞘形成及中枢神经系统的发育中发挥作用；母乳含糖量较高，以乙型乳糖为主，可促进肠道双歧杆菌生长，抑制大肠杆菌的繁殖，可减少婴儿腹泻。母乳中钙磷比例适宜（2∶1），有利于钙的吸收，母乳喂养者较少发生低钙血症。母乳含较多的消化酶如淀粉酶、乳脂酶等，有助于消化。含微量元素锌、铜、碘多，铁含量虽与牛乳相同，但人乳铁的吸收率却高于牛乳的5倍，故母乳喂养者贫血发生率低。母乳缓冲力小，对胃酸中和作用弱，有利于消化。此外，母乳含较多的优质蛋白质、必需氨基酸及乳糖，均有利于婴儿脑的发育。

（2）增进婴儿免疫力：母乳中含有不可替代的免疫成分，如初乳中分泌型IgA，能有效抵抗病毒等微生物的侵袭；乳铁蛋白可抑制大肠杆菌和白色念珠菌的生长。母乳还含有巨噬细胞、T淋巴细胞、B淋巴细胞、补体、溶菌酶及双歧因子等免疫活性物质。因此，母乳喂养儿消化道、呼吸道以及全身感染性疾病的发病率远低于人工喂养儿。

（3）促进情感交流：哺乳过程是一种潜在的母子心灵的沟通，通过母乳喂养，婴儿能频繁地与母亲皮肤接触。母亲的抚摸，温柔的话语，带给婴儿深刻、微妙的心理暗示与情感交流，使婴儿获得最大的安全感。母婴目光的对视，增加了互相的了解及信任，有利于促进婴儿心理健康和社会适应性的发育。

（4）喂哺方便：母乳的温度适宜，不易污染，省时、方便、经济。

（5）对母亲有利：母亲产后哺乳可刺激产生催乳素，促进子宫收缩，加快母亲子宫复原。哺乳期可抑制排卵，有利于计划生育。

3. 母乳喂养的护理

（1）做好哺乳准备

1）鼓励母乳喂养：积极宣传母乳喂养的优点，排除各种干扰因素，增加孕母哺乳的信心。

2）增进乳母健康：保证乳母充足、均衡的营养和液体，活动适量，睡眠充足，精神愉快，室内空气新鲜，避免各种有害的理化因素影响，以保证母乳的质和量。

3）乳头保健：孕妇在妊娠后期，每日用清水擦洗乳头，使乳头耐受吸吮；乳头内陷者用两手拇指从不同角度按捏乳头两侧并向周围牵拉，每日一至数次；喂乳后可挤出少许乳汁涂在乳头及乳晕上，利用乳汁富含蛋白质和抑菌物质的作用保护表皮；发生乳头皲裂时，暂停直接哺乳，用吸乳器将乳汁吸出，用鱼肝油软膏涂抹裂伤处，吸出的乳汁消毒后喂小儿。

（2）指导正确哺乳

1）哺乳时间：尽早开奶，一般应在生后半小时内（生后15分钟~2小时）将婴儿裸体置于母亲胸前进行皮肤接触（不少于30分钟），并吸吮母亲双侧乳房，尽快建立诱导催产素分泌的条件反射。生后最初1~2个月，提倡按需哺乳，以促进乳汁分泌。随月龄增长，可采取按时哺乳，一般每2~3小时喂一次，逐渐延长至3~4小时喂一次，夜间停一次，每天共6~7次，添加辅食后逐渐减少哺喂次数。

2）哺乳方法：哺喂前先清洗双手，用温水毛巾清洁乳头、乳晕，并轻轻按摩乳房以刺激泌乳反射。采取舒适姿势哺乳，母亲一般采取坐位，哺乳一侧的脚稍垫高（置一小凳于脚下），斜抱婴儿，使其头、肩部枕于哺乳侧肘弯部，另一手拇指和四指分别放在乳房上、下方，将整个乳房托起，使婴儿口含住乳头及大部分乳晕而不致堵鼻，当乳汁流出过急、婴儿有呛咳、溢乳时，可采取食、中指轻夹乳晕两旁的“剪刀式”哺喂姿势。每次哺乳应尽量使一侧乳房排空后，再换另一侧，每次哺喂时间约15~20分钟。哺乳后将婴儿竖抱起，头部靠在母亲肩上，轻拍其背部，使咽下的空气排出，然后将婴儿右侧卧位，以防溢乳。

3）评估哺乳情况：了解母婴双方的情况，如乳母的膳食安排和液体摄入量，喂哺的体位、吸乳的次数、时间、是否添加水及乳制品等；婴儿的体重、睡眠及排泄情况等。每次哺乳时能听到婴儿的咽乳声，哺喂后婴儿安静入睡或嬉戏如常，体重按正常速度增加，表示奶量充足，反之则不足。

4. 不宜哺乳的情况 母亲感染HIV、患有严重疾病应停止哺乳，如慢性肾炎、糖尿病、恶性肿瘤、精神病、癫痫或心功能不全等。

5. 指导断奶 随着婴儿的长大，母乳已不能满足小儿生长发育的需要，应在生后4~6个月开始逐渐添加辅助食品，为完全断乳做准备。断乳时间一般在生后10~12个月。如遇夏季炎热或婴儿疾病时适当延迟断乳，但一般不超过1岁半。

（二）部分母乳喂养

指母乳与配方乳或兽乳混合使用的一种喂养方法，有补授法和代授法。

1. 补授法 母乳哺喂次数不变，每次先喂母乳，吸空两侧乳房后，不足部分再以配方乳或兽乳补足，这样有利于刺激母乳分泌，适宜母乳不足的4~6个月以内婴儿。

2. 代授法 指用配方乳或兽乳代替一次或数次母乳的方法。适宜4~6个月以后的婴儿，为断奶做准备。但每日母乳喂哺次数不应少于三次，以防母乳分泌迅速减少。

（三）人工喂养

4~6个月以内的婴儿由于各种原因不能进行母乳喂养时，完全采用配方乳或兽乳，如牛乳、羊乳等乳品喂养婴儿的方法，称为人工喂养。

1. 兽乳的特点

（1）牛乳的特点：牛乳是最常用的乳品，但成分不适合婴儿。牛乳蛋白质含量高，但以酪蛋白为主，在胃内形成的凝块较大；脂肪含量与人乳相似，但不饱和脂肪酸含量少，脂肪颗粒大，且缺乏脂肪酶，较难消化；乳糖含量低，主要为甲型乳糖，有利大肠杆菌生长；矿物质含量高，增加了婴儿肾脏的溶质负荷；含磷高影响钙的吸收；缺乏各种免疫因子，使婴儿患感染性疾病的机会较多。

（2）羊乳的特点：羊乳的营养价值与牛乳相似，但其蛋白质以清蛋白为主，凝块较牛乳细而软，脂肪球大小接近母乳，比牛乳易于消化。但羊乳中叶酸含量很少，长期单独以羊乳喂养可致营养性巨幼红细胞性贫血。

2. 牛乳的改造

（1）配方奶粉：是以牛乳为基础改造的奶制品，参照母乳成分对牛乳成分进行调整。如降低酪蛋白和无机盐的含量；加入乳清蛋白、不饱和脂肪酸、乳糖等重要营养素；补充适量的维生素和微量元素如核苷酸、维生素A、D及微量元素铁、锌等，使生产的奶粉成分尽量“接近”人乳。一般人工喂养和婴儿断乳时首选配方乳，使用时按年龄选用。

（2）全牛乳的家庭改造：若无条件选用配方奶而采用全牛奶喂养婴儿时，必须经过改造，不宜直接喂养婴儿。

1）加水：降低酪蛋白和矿物质的浓度，减轻婴儿消化道和肾脏负荷。生后不满2周婴儿可采用2：1奶（2份牛奶中加1份水），以后逐渐过渡到3：1或4：1奶，满月后即可用全奶。

2）加糖：通过加糖，改变牛乳中产能营养素的比例，利于吸收。一般每100ml牛乳中可加5~8克蔗糖。

3）加热：煮沸牛乳既可灭菌，又可使蛋白质变性，使其在胃中的凝块变小，利于消化。一般需煮沸3~4分钟，还可用巴氏消毒法（将奶加热至65~68℃持续30分钟）。家庭中可采用水浴法，将牛乳置于奶瓶中隔水蒸，煮沸不超过5分钟后立即冷却，对奶质的破坏较少。

（3）全脂奶粉：由鲜牛乳经灭菌、浓缩、干燥而成，较鲜牛乳易消化，并减少过敏的可能性，且便于储存。使用时按重量1：8（1g奶粉加8g水）或按容量1：4（1匙奶粉加4匙水）的比例，配成全牛奶。

3. 奶量摄入的估算 为正确指导家长喂养婴儿和评价婴儿的营养状况，需要估计婴儿的摄入奶量，婴儿的体重、推荐摄入量以及奶制品规格是估计婴儿奶量的必备资料，奶量摄入的估算适合于6个月以内的婴儿。

（1）配方奶粉摄入量的估算：一般市售婴儿配方奶粉100g供能约2029kJ（500kcal），婴儿能量需要量约为418kJ（100kcal）/（kg·d），故需要婴儿配方奶粉约20g/（kg·d）可满足需要。按规定调配的配方奶中蛋白质与矿物质浓度接近人乳，只要奶量适当，总液量亦可满足需要。

（2）全牛奶摄入量的估算：每100ml全牛乳产能280kJ（67kcal），8%糖牛乳100ml供能约418kJ（100kcal），婴儿每日需能量418kJ（100kcal）/（kg·d），故每日需8%糖牛乳100ml/kg。婴儿每日需水量150ml/kg，应在两次喂乳之间，补充牛乳以外的需水量，使每日总液量达到150ml/（kg·d）。

例如，一体重5kg的4月龄婴儿，每日应哺8%糖牛乳100ml/kg × 5kg = 500ml，每日需要总液量为150ml/kg × 5 = 750ml，故除牛奶外应再喂水750 – 500 = 250ml，即可满足每日能量和水的需要。

4. 人工喂养的护理 人工喂养同母乳喂养一样，需要正确的哺喂姿势及方法，尤其注意以下事项：

（1）合适的奶嘴和乳液的温度：奶头的软硬度应适宜，奶头孔的大小以奶瓶倒置时液体呈滴状连续滴出为宜。乳液温度应与体温相似，哺喂前先将乳汁滴在成人手腕掌侧面，以不感到过热为宜。

（2）选用正确的喂哺姿势和方法：一般抱起婴儿置膝上，使之半卧位姿势吸哺。哺喂时持奶瓶呈斜位，使奶头及奶瓶的前半部充满乳汁，防止吸入空气。哺乳完毕，竖抱婴儿，轻拍后背，使吞咽的空气排出。

（3）加强食具消毒：配乳及喂乳前需洗手，所用奶具每次用后应洗净、消毒，乳瓶中剩余乳汁不宜下顿再喂，以防食入变质的牛乳引起腹泻。

（4）及时调整乳量：在初次配乳后，要观察小儿食欲、体重以及粪便的性状。婴儿食量存在个体差异，要随时调整乳量。同时注意调制的浓度和量，不要过稀、过浓或太少、太多。

（四）辅助食品的添加

随着婴儿的生长，无论是母乳喂养还是人工喂养的小儿，均应按顺序逐步添加各种辅助食品，以保证小儿生长发育的需要。

1. 添加辅助食品的目的

（1）补充母乳及牛乳中营养素的不足：如出生2~4周后的小儿，应加服鱼肝油滴剂，以防维生素D缺乏性佝偻病；出生后4个月的小儿，应添加富含铁质的食品。

（2）为断乳做好准备：婴儿生长发育迅速，消化吸收功能渐趋成熟，乳牙萌出，具有咀嚼能力，所以，应使小儿慢慢地从流质逐步过渡到适应半流质和固体食物，从吸吮乳头、乳瓶喂哺到习惯用匙、杯、碗进食，为断乳做好准备。

2. 添加辅助食品的原则 应遵循由少到多、由稀到稠、由细到粗、由一种到多种的原则。并根据小儿营养需要及消化功能循序渐进，先添加一种，适应后再添加一种，以刺激味觉发育，并了解小儿对该食物是否过敏。在天气炎热或患病期间应减少辅食量或暂不添加辅食，以免造成消化不良。

3. 添加辅助食品的顺序（表5-1）

表5-1　添加辅食的顺序

月龄	食物性状	添加辅食品种
<3个月	水状食物	鱼肝油制剂、鲜果汁、青菜汤
4~6个月	泥状食物	菜泥、水果泥、含铁配方米粉、配方奶
7~9个月	末状食物	稀（软）饭、烂面菜末、蛋、鱼泥、豆腐、肉末、肝泥、水果
10~12个月	碎食物	软饭、烂面碎肉、碎菜、蛋、鱼肉、豆制品、水果

二、儿童、少年的膳食

儿童、少年的膳食安排应遵循满足生理需要、合理烹调制作、适合消化功能及保持良好食欲的原则。

1. 幼儿期膳食　幼儿生长发育快，乳牙逐渐出齐，咀嚼及消化功能逐渐成熟，食物由乳类逐步变成软食、固体、谷类为主。蛋白质以优质蛋白为主，优质蛋白质应占总蛋白的1/3~1/2。能量要充分，食物制作要细、软、碎，易于咀嚼，便于消化。逐渐增加食物的品种及花色。并注意养成小儿良好的饮食习惯，定时进餐，不挑食及不吃零食等。饮食次数以每日三餐加2~3次点心和（或）乳品为宜。

2. 学龄前期小儿膳食　与成人饮食接近，但须做到粗、细粮交替，荤、素食搭配，避免坚硬、油腻、辛辣食品。食品制作尽量多样化，食谱要经常更换，以促进小儿食欲。

3. 学龄期小儿膳食　食物种类同成人，给予足够蛋白质。早餐要保证高营养，提倡给小儿课间加餐。

4. 青春期少年膳食　青春期少年体格发育进入高峰时期，尤其是肌肉、骨骼的增长较为突出，应给予充足蛋白质、维生素及能量。此外，女孩因月经来潮，在饮食中应供给足够的铁剂等。

第三节　蛋白质-能量营养不良患儿的护理

蛋白质-能量营养不良（protein-malnutrition，PEM）是由于缺乏能量和（或）蛋白质所致的一种慢性营养缺乏症。主要见于3岁以下的婴幼儿。临床上以体重明显减轻、皮下脂肪减少和皮下水肿为特征，常伴有各器官系统的功能紊乱。临床上常见三种类型：以能量供应不足为主的消瘦型，以蛋白质供应不足为主的水肿型，介于两者之间的消瘦-水肿型。

其病理生理可表现为：①新陈代谢异常：蛋白质摄入不足或消耗过多使体内蛋白质代谢处于负氮平衡，血清总蛋白和白蛋白下降导致低蛋白性水肿。体内脂肪大量消耗以维持生命活动需要，故血清胆固醇下降，肝脏是脂肪代谢的主要器官，当体内脂肪消耗过多，超过肝脏的代谢能力时，可造成肝脏脂肪浸润及变性。糖原不足或消耗过多可致低血糖症，细胞外液常呈低渗状态，易出现低渗性脱水、酸中毒、低钾、低钙和低镁血症。②各系统功能低下：消化液及消化酶分泌减少，活性减低，消化功能降低，易发生腹泻。心肌收缩力减弱，心搏出量减少，血压偏低，脉搏细弱。肾小管重吸收功能低下，尿比重下降。神经系统调节功能失常，精神抑郁但时有烦躁不安、表情淡漠、反应迟钝。运动和语言发育迟缓，细胞和体液免疫功能低下，易并发各种感染，结核菌素试验可呈阴性反应。

【护理评估】

（一）健康史

1. 摄入不足 喂养不当是导致婴儿营养不良的主要原因，如母乳不足而未及时添加其他乳品；突然断奶而未及时添加辅食；奶粉配制过稀，长期以粥、米粉、奶糕等淀粉类食品喂养等。较大小儿的营养不良多因为不良的饮食习惯如偏食、挑食、吃零食过多、不吃早餐等引起。

2. 消化吸收障碍 消化系统疾病如迁延性腹泻、过敏性肠炎、肠吸收不良综合征等均可影响食物的消化和吸收；某些消化系统畸形如唇裂、腭裂、幽门梗阻等可致喂养困难。

3. 需要量增加或消耗量过多 生长发育过速时期、先天不足（如早产、双胎）等均可因需要量增加而造成营养相对不足；急、慢性传染病（如麻疹、伤寒、肝炎、结核）的恢复期可致分解代谢增加以及食物摄入减少引起营养不良；糖尿病、大量蛋白尿、发热性疾病、甲状腺功能亢进、恶性肿瘤等均可使营养素的消耗增多而导致营养不足。

（二）临床表现

体重不增是最早出现的症状，继而体重下降，出现消瘦，皮下脂肪逐渐减少以至消失，久之身长不增，智力发育落后。皮下脂肪逐渐减少的顺序首先是腹部，其次为躯干、臀部、四肢，最后为面部，故腹部皮下脂肪层厚度是判断营养不良程度的重要指标之一。严重者面颊部脂肪垫消失，皮肤松弛如老人状，肌肉萎缩呈“皮包骨”，精神委靡、反应低下、抑制与烦躁交替，体温偏低，脉细无力，常出现便秘与饥饿交替。随着病情进展，可有重要脏器功能损害。部分患儿血浆白蛋白明显降低而出现水肿。

营养不良患儿易出现各种并发症，最常见的并发症为营养性贫血；可有多种维生素和微量元素缺乏，常见为维生素A缺乏和锌缺乏；易患各种感染，如呼吸道感染、鹅口疮、中耳炎、结核病、肠炎等。还可并发自发性低血糖，如不及时抢救，可致死亡。

（三）心理-社会状况

营养不良多见于3岁以下小儿，心理活动常较简单。患儿家长因不了解病情而产生焦虑不安，同时因喂养不当或强迫小儿进食造成的营养不良者，家长易产生歉疚感。经济条件差的地区或家庭，无力购买婴儿需要的食品等，使家长无能为力。

（四）实验室及其他辅助检查

最突出的表现是血清白蛋白浓度降低，但由于其半衰期较长（19~21天）故不够灵敏；胰岛素样神经生长因子1（IGF-1）不仅反应灵敏，且受其他因素影响较小，是诊断PEM的较好指标。

（五）治疗要点

多采取综合性治疗措施，包括调整饮食及补充营养物质；祛除病因，治疗原发病；控制继发感染；促进消化和改善代谢功能；治疗并发症等。

【常见护理诊断/问题】

1. 营养失调：低于机体需要量 与能量、蛋白质摄入不足和（或）需要量增加、消耗过多有关。

2. 潜在并发症 自发性低血糖、营养性贫血、维生素A缺乏症、感染。

3. 生长发育改变 与营养物质缺乏，不能满足生长发育的需要有关。

4. 知识缺乏 患儿家长缺乏营养知识及育儿知识。

【护理措施】

（一）饮食管理

根据患儿营养不良的程度、消化吸收能力和病情，逐渐调整饮食的量和内容。其原则是：由少到多、由稀到稠、循序渐进、逐渐增加饮食，直至恢复正常。

1. 能量的供给 轻度营养不良可从每日250~330kJ（60~80kcal）/kg开始；中重度可参考原来的饮食情况，从每日165~230kJ/kg（45~55kcal）/kg开始，逐步少量增加，若消化吸收能力较好，当增加能量至满足生长发育时，一般可达每日500~727kJ/kg（120~170kcal/kg），并按实际体重计算热能需要。待体重接近正常后，再恢复至正常需要量。

2. 营养素的供给 母乳喂养儿可根据患儿的食欲，按需哺喂；人工喂养儿应先给予稀释奶，适应后逐渐增加奶量和浓度。除乳制品外，可给予蛋类、肝泥、肉末、鱼粉等高蛋白食物，食物中应含有丰富的维生素和微量元素。必要时添加酪蛋白水解物、氨基酸混合液或要素饮食。蛋白质摄入量从每日1.5~2.0g/kg开始，逐步增加到3.0~4.5g/kg，过早给予高蛋白食物可引起腹胀和肝大。

（二）促进消化、改善食欲

遵医嘱给予B族维生素和各种消化酶（胃蛋白酶、胰酶等），以助消化；给予蛋白质同化类固醇制剂如苯丙酸诺龙肌内注射，可促进蛋白质的合成并增进食欲；对食欲差的患儿可给予胰岛素注射，降低血糖、增加饥饿感以提高食欲；给予锌制剂，可提高味觉敏感度，增加食欲。

（三）预防感染

实行保护性隔离，与感染性疾病分开病室居住，防止交叉感染；保持皮肤清洁、干燥，防止皮肤破损，避免发生压疮；做好口腔护理，提供舒适、卫生的生活环境。

（四）观察病情

密切观察重度患儿的病情变化，尤其注意有无低血糖、维生素A缺乏等临床表现。①自发性低血糖容易发生在清晨及夜间，表现为出汗、肢冷、脉弱、面色苍白、神志不清等，一旦发生，需立即报告医生并静脉注射25%~50%的葡萄糖进行抢救；②如有维生素A缺乏引起干眼症，局部可用生理盐水湿润角膜及涂抗生素眼膏，同时口服或注射维生素A制剂。③做好生长发育监测，应每日记录进食情况及对食物的耐受情况，定期测量体重、身高及皮下脂肪的厚度，以评估患儿病情恢复情况。

（五）促进生长发育

提供舒适的环境，合理安排生活，减少不良刺激，保证患儿精神愉快和有充足的睡眠；进行适当的户外活动和体格锻炼，促进新陈代谢，利于生长发育。

（六）健康教育

向患儿家长解释导致营养不良的原因，介绍科学育儿的知识，指导母乳喂养、混合喂养和人工喂养的具体执行方法，纠正小儿的不良饮食习惯；合理安排生活作息制度，坚持户外活动，保证充足睡眠；预防感染，做好消毒隔离，按时进行预防接种；对患有消化道先天畸形的患儿应及时手术治疗；做好生长发育监测。

第四节 单纯性肥胖患儿的护理

小儿单纯性肥胖症（obesity）是由于长期能量摄入超过人体的消耗，导致体内脂肪积聚过多，体重超过一定范围的营养障碍性疾病。我国儿童肥胖的发生率约为5%~8%，其中单纯性肥胖占肥胖症的90%。肥胖不仅影响小儿的健康，且儿童期肥胖可延续至成人，容易引起冠心病、高血压、糖尿病等疾病，应引起社会和家庭的重视。

【护理评估】

（一）健康史

1. 能量摄入过多 摄入的营养超过机体代谢需要，多余的能量转化成脂肪贮存在体内，导致肥胖。

2. 活动量过少 缺乏适当的活动和体育锻炼是发生肥胖症的重要因素，即使摄食不多，也可引起肥胖。肥胖儿大多不喜爱运动从而形成恶性循环。

3. 遗传因素 肥胖有高度的遗传性，目前认为肥胖与多基因遗传有关。

4. 其他疾病 如进食过快，心理障碍、精神创伤亦可致小儿过量进食等。

（二）临床表现

肥胖可发生于任何年龄，但最常见于婴儿期、5~6岁时和青春期。患儿食欲旺盛且喜甜食和高脂肪食物。肥胖儿童运动时常易疲乏，用力时出现气短或腿痛。极少数严重肥胖者可因脂肪过度堆积限制胸廓扩展和膈肌运动，使肺通气量不足、造成低氧血症，红细胞增多，严重时心脏扩大、心力衰竭甚至死亡，称肥胖-换氧不良综合征（pickwickian syndrome）。

体格检查可见患儿皮下脂肪丰满，分布均匀，腹部膨隆下垂。严重肥胖者可因皮下脂肪过多，使胸腹、臀部、大腿皮肤出现皮纹。因体重过重，走路时两下肢负荷过重可致扁平足及膝外翻。

小儿肥胖的诊断以同性别、同身高健康小儿体重均值为标准，体重超过均值10%~19%为超重，体重超过均值20%以上即为肥胖。其中20%~29%者为轻度肥胖，30%~49%为中度肥胖，超过50%为重度肥胖。

（三）心理-社会状况

患儿体态肥胖，怕别人讥笑而不愿与其他小儿交往，常出现自卑、胆怯、孤独等心理障碍。应注意评估家长是否认识到肥胖病对小儿健康的危害，以及由此导致的焦虑心态。家长和周围人群的责备和歧视，会对患儿心理产生极其不良的影响，应注意评估患儿的心理反应。

（四）实验室及其他辅助检查

血清三酰甘油、胆固醇大多增高，常有高胰岛素血症，血生长激素水平减低、生长激素刺激实验的峰值也低于正常儿。

（五）治疗要点

主要是控制饮食，加强运动，消除患儿心理障碍，并配合药物治疗等。其中饮食疗法和运动疗法是最主要的措施。

【常见护理诊断/问题】

1. 营养失调：高于机体需要量 与摄入高能量食物过多和（或）运动过少有关。

2. 自我形象紊乱 与肥胖引起自身形体改变有关。

3. 知识缺乏 患儿及家长缺乏合理营养的知识。

【护理措施】

（一）饮食疗法

为了达到减轻体重的目的，患儿每日摄入的热能需低于机体消耗的总热能，但必须满足小儿的基本营养及生长发育需要，故多采用低脂肪、低碳水化合物和高蛋白食谱；鼓励患儿多吃体积大而能量低的蔬菜类食品，如萝卜、胡萝卜、青菜、黄瓜、番茄、莴苣、苹果、柑橘、竹笋等；培养良好的饮食习惯对减肥具有重要作用，如避免晚餐过饱，不吃夜宵，不吃零食、少吃多餐，减慢进食速度、细嚼慢咽等。

（二）运动疗法

适当的运动能促使脂肪分解，减少胰岛素分泌，使脂肪合成减少，蛋白质合成增加，促进肌肉发育。鼓励患儿选择喜欢且有效易于坚持的运动，如晨间跑步、散步、做操等，每天坚持至少运动30分钟，活动量以运动后轻松愉快、不感到疲劳为原则。主张运动要循序渐进，持之以恒。

（三）心理护理

家长应避免对子女的肥胖过分忧虑、对患儿的进食习惯经常指责而引起患儿的精神紧张。引导患儿正确认识自身体态改变，帮助其建立信心，消除因肥胖带来的自卑心理，鼓励患儿参与正常的社交活动；引导患儿参与制订饮食和运动计划，以提高他们坚持控制饮食和运动锻炼的兴趣。

（四）健康教育

向患儿家长讲述科学喂养的知识，培养儿童良好的饮食习惯，避免营养过剩；创造条件和机会增加患儿的活动量；宣传肥胖儿不是健康儿的观点，使家长摒弃“越胖越健康”的陈旧观念；实施生长发育监测，定期随访。

第五节　维生素D缺乏性佝偻病患儿的护理

维生素D缺乏性佝偻病（rickets of vitamin D deficiency）是由于维生素D缺乏导致钙、磷代谢失常，从而使正在生长中的长骨干骺端软骨板和骨组织不能正常钙化，造成以骨骼病变为特征的一种全身慢性营养性疾病。为我国儿科重点防治的四病之一。多见于2岁以下的婴幼儿，北方地区发病率高于南方。近年来，随着卫生保健水平和人民生活水平的提高，其发病率已逐年降低，病情也趋于轻度。

【维生素D的来源、转化及生理功能】

1. 维生素D的来源　维生素D是一组具有生物活性的脂溶性类固醇衍生物，包括维生素D_2（麦角固醇）和维生素D_3（胆骨化醇）。有两条来源途径：①内源途径：人体皮肤内的7-脱氢胆固醇经日光中紫外线的光化学作用转化为胆骨化醇，为人类维生素D的主要来源；②外源途径：通过食物或药物制剂获得。维生素D_3存在于动物食物（如鱼肝油），维生素D_2来源于植物性食物。

2. 维生素D的转化　维生素D_2和D_3在人体内均无生物活性，它们被吸收进入血液循环后，与血浆中的维生素D结合蛋白（DBP）结合，转运到肝脏。维生素D在体内必须经过两次羟化作用方能发挥其生物效应。首先经过肝细胞中的25-羟化酶作用，生成25-羟维生素D_3［25-（OH）D_3］，血液循环中的［25-（OH）D_3］再经肾脏近曲小管细胞内的1-α羟化酶作用，转变为1，25-二羟维生素D_3［1，25-（OH）$_2D_3$］，具有很强的生物活性。

3. 维生素D的生理功能　①促进小肠对钙、磷的吸收；②增加肾小管对钙、磷的重吸收，特别是磷的重吸收；③促进成骨细胞增殖，使血中钙、磷沉着于骨质生长部位，形成新骨。还促进破骨细胞分化，使旧骨中骨盐溶解，以增加细胞外液钙、磷浓度。

维生素D缺乏性佝偻病的发病机制可以认为是机体为维持血钙水平而对骨骼造成的损害。维生素D缺乏时，肠道钙、磷吸收减少，血中钙、磷水平下降，血钙的降低可刺激甲状旁腺分泌增加，加速旧骨吸收，释放骨钙入血，以维持血钙浓度在正常或接近正常水平。但因甲状旁腺素（PTH）同时也抑制肾小管对磷的重吸收，使尿排磷增加，导致血磷降低，致使钙、磷代谢严重失调。骨盐不能有效地沉积，使骨样组织钙化受阻，成骨细胞代偿性增生，局部骨样组织堆积，同时血中碱性磷酸酶增多，即出现一系列的佝偻病的症状和血液生化改变（图5-1）。

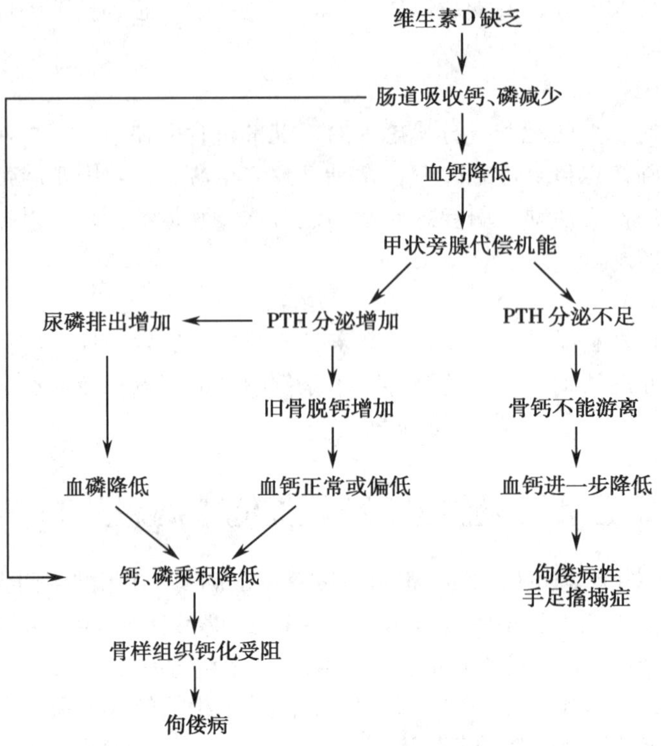

图5-1 维生素D缺乏性佝偻病和手足搐搦症的发病机制

【护理评估】

（一）健康史

1. 围生期维生素D不足 母亲妊娠后期维生素D营养不足，如母亲严重营养不良、肝肾疾病、慢性腹泻。早产、双胎也可使婴儿体内贮存不足。

2. 日光照射不足 紫外线不能通过普通玻璃窗，如小儿缺少户外活动，或居住在高层建筑群区、多烟雾尘埃区，缺乏紫外线照射；另外，北方地区因寒冷季节长、日照时间短，紫外线较弱，均可使内源性维生素D生成不足。

3. 维生素D补充不足 天然食物中（包括乳类）含维生素D少，即使母乳喂养，若户外活动少或未及时添加维生素D制剂，也可患病。

4. 生长速度快，需要量增加 早产儿、双胎儿体内贮存的维生素D不足，且生后生长发育速度相对较快，对维生素D的需要量大，易发生佝偻病。婴儿早期生长速度较快，也易患佝偻病。

5. 疾病和药物影响 胃肠道或肝胆疾病影响其吸收，如慢性腹泻等；肝肾严重损害时可致维生素D的羟化障碍；应用抗癫痫药物如苯妥英钠、苯巴比妥，可加速维生素D的分解；服用糖皮质激素可对抗维生素D对钙转运的调节。

（二）临床表现

本病好发于3个月至2岁小儿，主要表现为生长最快部位的骨骼改变，并可影响肌肉发育及神经兴奋性的改变，临床上可分期如下：

1. 初期（早期）　多见于3个月以内小婴儿，主要表现为非特异性神经精神症状，如易激惹、烦躁、睡眠不安、夜间啼哭、多汗等。头部多汗刺激头皮，致婴儿常摇头擦枕，出现枕秃。

2. 激期（活动期）　初期患儿若未经适当治疗，可发展为激期。患儿除有上述症状外，主要表现为骨骼改变、运动功能以及智力发育迟缓。

（1）骨骼改变

1）头部：3~6个月婴儿可见于颅骨软化，重者可出现乒乓球样的感觉，即用手指轻压枕骨或顶骨后部可感觉颅骨内陷，手放松后又复原；7~8个月可出现“方颅”（图5-2），即额骨和顶骨双侧骨样组织增生呈对称性，严重者呈“鞍状”或“十字状”颅形；前囟增大及闭合延迟，重者可迟至2~3岁方才闭合；出牙延迟且排列不齐，釉质缺乏并易患龋齿。

2）胸部：胸廓畸形多见于1岁左右的小儿。可出现佝偻病串珠（rachitic rosary）（图5-3），即肋骨与肋软骨交界区呈钝圆形隆起，上下排列如串珠状，以第7~10肋最明显；肋骨因软化呼吸时被膈肌牵拉而向内凹陷，形成横沟，称郝氏沟（Harrison groove）（图5-3）；第7、8、9肋骨与胸骨相连处软化内陷，致胸骨柄前突，形成鸡胸；如胸骨剑突向内凹陷，可形成漏斗胸。这些胸廓病变均会影响呼吸功能。

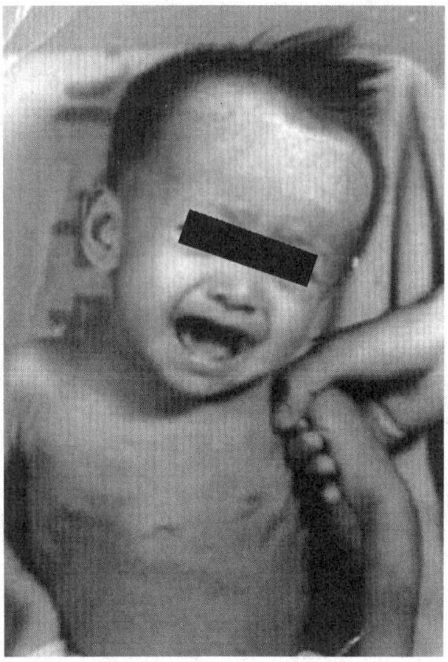

图5-2　佝偻病方颅

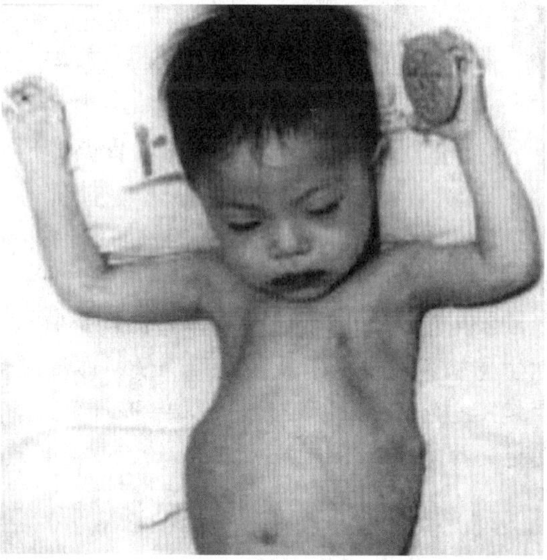

图5-3　佝偻病串珠、郝氏沟

3）四肢：6个月以上小儿腕、踝部由于骨样组织增生也呈钝圆形隆起，形成佝偻病“手镯”（图5-4）与“脚镯”；小儿开始行走后，由于骨质软化，因负重可出现下肢弯曲，形成严重膝内翻（“O”形腿）（图5-5）或膝外翻（“X”形腿）（图5-6）畸形。长期久坐可引起脊柱侧弯或后突畸形，严重者也可出现扁平骨盆。

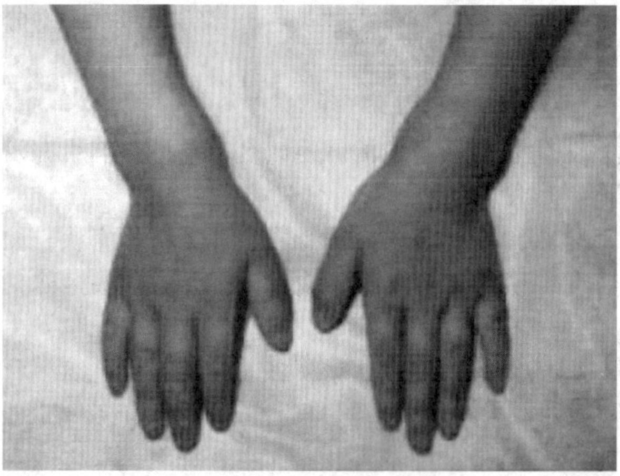

图5-4 佝偻病手镯

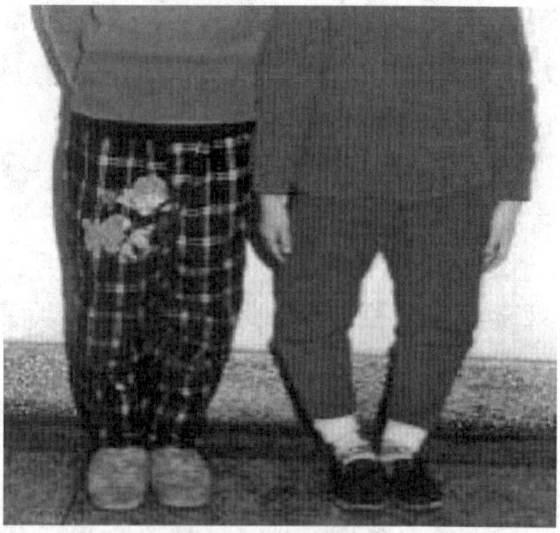

图5-5 佝偻病“O”形腿

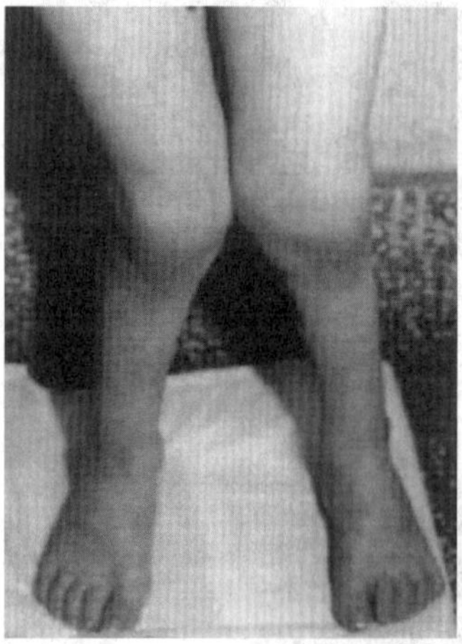

图5-6 佝偻病“X”形腿

（2）运动功能发育迟缓：患儿肌肉发育不良，肌张力低下，韧带松弛，表现为头颈软弱无力，坐、立、行等运动功能落后，腹肌张力下降，腹部膨隆如蛙腹。

（3）神经精神发育迟缓：重症患儿条件反射形成缓慢，表情淡漠，语言发育落后。免疫功能低下，易伴发感染。

3. 恢复期 经适当治疗后临床症状和体征减轻或接近消失，精神活泼，肌张力恢复。

4. 后遗症期 多见于2岁以后的小儿，临床症状消失，仅遗留不同程度的骨骼畸形。

（三）心理-社会状况

家长担心患儿会遗留骨骼畸形而产生焦虑或歉疚感，重症患儿遗留骨骼畸形者，随着年龄增长对自身形象的认识，会产生自卑、抑郁等心理问题，从而影响其心理健康及社会交往。此外，居住区环境不良对本病的预防和治疗有影响。

（四）实验室及其他辅助检查

1. 血清25-（OH）D_3测定 在早期即明显降低，是最可靠的诊断标准。

2. 血生化检查 血钙稍低，血磷降低，血清碱性磷酸酶增高。

3. 骨骼X线检查 初期长骨骨骺端钙化带稍模糊；激期钙化带消失，干骺端呈毛刷样、杯口样改变，骨骺软骨带增宽（>2mm），骨密度减低，骨皮质变薄，可有骨干弯曲变形或青枝骨折。

（五）治疗要点

本病应以预防为主，治疗目的在于控制病情活动，防止骨骼畸形。主要措施为补充维生素D和适当补充钙剂。

【常见护理诊断/问题】

1. 营养失调：低于机体需要量 与日光照射不足和维生素D摄入不足有关。

2. 潜在并发症 骨骼畸形、维生素D过量中毒。

3. 知识缺乏 患儿家长缺乏佝偻病的预防及护理知识。

【护理目标】

1. 患儿精神好转、睡眠良好、骨骼改变有所缓解或恢复正常。

2. 患儿无骨骼畸形和维生素D中毒发生。

3. 家长能说出本病的预防和护理知识。

【护理措施】

（一）营养失调的护理

主要是补充维生素D和户外活动。

1. 按医嘱补充维生素D 应以口服为主，剂量为每日50~100μg（2000~4000IU）或1，25-（OH）$_2$D$_3$0.5~2.0μg，视临床和X线检查情况，1个月后改预防量，为400IU/d。当重度佝偻病有并发症或无法口服者可大剂量注射维生素D$_3$20万~30万IU一次，2~3个月后改预防量，治疗1个月后应复查效果。注意维生素D中毒的表现，如遇过量应立即停止服用。

2. 户外活动 指导家长每日带患儿进行一定时间的户外活动，直接接受阳光照射。出生1个月以后可让婴儿逐渐进行户外活动，冬季也要注意保证每日1~2小时户外活动时间，夏季气温太高，可在阴凉处活动，在室内活动时应开窗，让紫外线透过，在不影响保暖的情况下尽量暴露皮肤。

（二）预防骨骼畸形和骨折

衣着柔软、宽松，床铺松软，避免早坐、久坐，以防脊柱后突畸形；避免早站、久站和早行走，以防下肢弯曲形成“O”形或“X”形腿。严重佝偻病患儿肋骨、长骨易发生骨折，对患儿实施操作时要轻柔，避免强力牵拉。

（三）加强体格锻炼

对已有骨骼畸形者可采取主动和被动运动的方法矫正。如遗留胸廓畸形，可作俯卧位抬头展胸运动；下肢畸形可施行肌肉按摩，“O”形腿按摩外侧肌，“X”形腿按摩内侧肌，以增加肌张力，矫正畸形。对于行外科手术矫治者，指导家长正确使用矫形器具。

（四）健康教育

1. 向患儿家长介绍佝偻病缺乏的病因、护理及预后转归等，指导家长对患儿进行护理。

2. 给孕妇及患儿父母讲述有关疾病的预防，鼓励孕妇应接受日光照射，选择富含维生素D、钙、磷和蛋白质的食物，宣传母乳喂养，尽早开始户外活动。新生儿出生2周后每日给予维生素D 400~800IU，对处于生长发育高峰的婴幼儿更应加强户外活动，给予预防量维生素D和钙剂，并及时添加辅食。在预防用药的同时，告知家长避免过量服用，注意观察有无维生素D中毒的表现。

3. 指导家长有关户外活动、日光浴、服用维生素D及按摩肌肉矫正畸形的方法。

【护理评价】

患儿是否精神好转、骨骼改变有所改善；患儿是否出现维生素D中毒和骨骼畸形；患儿及家长是否掌握维生素D缺乏性佝偻病的相关护理知识。

第六节 维生素D缺乏性手足搐搦症

维生素D缺乏性手足搐搦症（tetany of vitamin D deficiency）又称佝偻病性手足搐搦症或佝偻病性低钙惊厥，是维生素D缺乏性佝偻病的伴发症状之一。主要由于维生素D缺乏，血钙降低，导致神经肌肉兴奋性增高，出现惊厥、手足搐搦、喉痉挛，多见于6个月以内的小婴儿。目前因预防维生素D缺乏工作的普遍开展，本病已较少发生。

血清离子钙降低是导致本病的直接原因。正常血清钙浓度为2.25~2.27mmol/L。由于维生素D缺乏，钙吸收减少，血钙降低，而甲状旁腺代偿分泌不足，不能促进骨钙动员和增加尿磷排泄，致血钙进一步下降，当血总钙低于1.75~1.88mmol/L或离子钙降至1.0mmol/L时即可出现上述症状。

【护理评估】

（一）健康史

1. 主要原因为维生素D缺乏（同维生素D缺乏性佝偻病）。

2. 诱发因素 ①春季开始接受日光照射急骤增加或开始用维生素D治疗时骨骼加速钙化，大量钙沉积于骨使血钙降低，促发本病；②人工喂养儿食用含磷过高的奶制品，导致高血磷、低血钙症状；③当合并发热、感染、饥饿时，组织细胞分解释放磷，使血磷增加，血钙下降，可出现低钙抽搐。

（二）临床表现

1. 典型症状

（1）惊厥：为婴儿期最常见的症状。常突然发生，表现为四肢抽动、两眼上翻、面肌颤动、神志不清，发作时间持续数秒至数分钟，发作时间持续久者可有发绀。发作停止后，意识恢复，精神委靡而入睡，醒后活泼如常。发作次数可数日一次或1日数次甚至数十次。一般不发热，发作轻者仅有短暂的眼球上窜和面肌抽动，神志清楚。

（2）手足抽搐：为本病特有的表现，多见于较大婴幼儿。表现为突发手足肌肉痉挛呈弓状，手腕屈曲，手指僵直，拇指内收紧贴掌心，强直痉挛（图5-7）。踝关节僵直，足趾弯曲向下（图5-8），发作停止后活动自如。

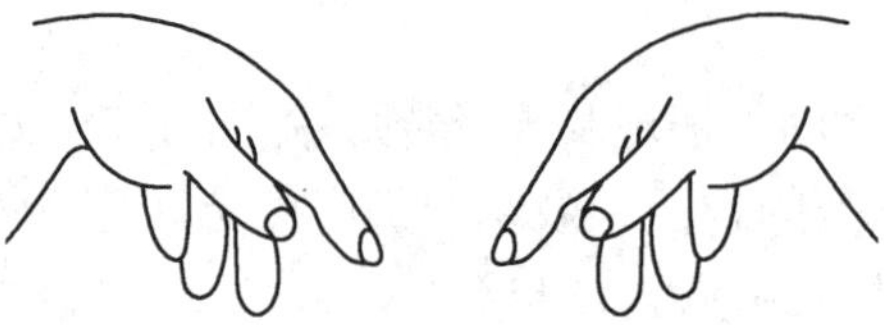

图5-7 手足搐搦的手痉挛

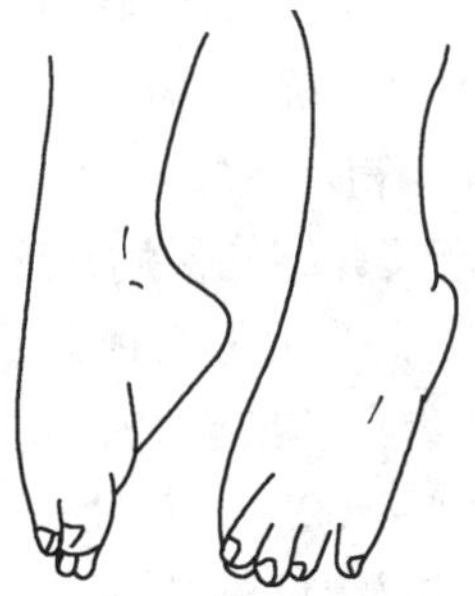

图5-8 手足搐搦的足痉挛

（3）喉痉挛：多见婴儿，表现为喉部肌肉、声门突发痉挛，出现呼吸困难，吸气时喉鸣。有时可突然发生窒息而猝死。

2. 隐性体征 患儿血钙多在1.75~1.88mmol/L，没有典型发作的症状，可通过刺激神经肌肉引发下列体征。

（1）面神经征（Chvostek sign）：以手指尖或叩诊锤轻叩患儿颧弓与口角间的面颊部，引起口角及眼睑抽动者为面神经征阳性，新生儿可呈假阳性。

（2）陶瑟征（Trousseau sign）：以血压计袖带包裹上臂，使压力维持在收缩压与舒张压之间，5分钟之内该手出现痉挛症状为阳性。

（3）腓神经征（Peroneal reflex）：以叩诊锤叩击膝下外侧腓骨小头上方的腓神经处，引起足向外侧收缩者为阳性。

（三）心理–社会状况

评估患儿家长对疾病的认识程度，患儿父母由于缺乏本病知识，在患儿初次发病时多惊慌失措，担心患儿有严重疾病。同时，又担心惊厥对小儿智能造成损害或害怕再次发作。

（四）实验室及其他辅助检查

血钙低于1.75~1.88mmol/L，或离子钙低于1mmol/L。

（五）治疗要点

首先控制惊厥或喉痉挛，保持呼吸道通畅、给氧，迅速补钙，急性期后给予维生素D治疗。

【常见护理诊断/问题】

1. 有窒息的危险　与惊厥、喉痉挛发作有关。

2. 营养失调：低于机体需要量　与维生素D缺乏及血钙降低有关。

3. 知识缺乏　家长缺乏本病的预防及护理知识。

【护理措施】

（一）控制惊厥、喉痉挛

遵医嘱立即使用镇静剂、钙剂，镇静剂可用10%水合氯醛，每次40~50mg/kg，保留灌肠；或地西泮每次0.1~0.3mg/kg静脉或肌内注射，静脉注射地西泮时宜慢，以免抑制呼吸。静脉注射钙剂时需缓慢静脉注射（10分钟以上）或静脉滴注，避免速度过快，使血钙骤升而致心搏骤停，同时，避免药液外渗，以免造成局部坏死。

（二）防止窒息

一旦发现症状应立即吸氧，并及时通知医生，出现喉痉挛时需立即将舌体拉出口外，同时将患儿头偏向一侧，清除口、鼻腔分泌物，保持呼吸道通畅，避免吸入窒息。对已出牙的患儿可将包裹纱布的压舌板置于上下齿之间，以防舌咬伤。密切观察惊厥、喉痉挛的发作情况，做好气管插管或气管切开的术前准备，必要时协助医生行气管插管或气管切开。

（三）补充维生素D，坚持户外活动

症状控制后可按维生素D缺乏性佝偻病的护理措施进行补充维生素D，同时坚持户外活动。

（四）健康教育

介绍手足搐搦症的病因和预后，减轻家长的心理压力，以配合治疗和护理；讲解患儿惊厥时的正确处置方法，如使患儿平卧，松开衣领，颈部伸直，头后仰，以保持呼吸道通畅，同时通知医护人员；指导家长出院后严格遵医嘱给小儿补充维生素D和钙剂，强调口服钙剂时应与乳类分开，最好在两餐之间服用，以免影响钙的吸收；坚持多晒太阳，合理饮食，多食富含维生素D、钙的食物，防止本病再发。

【附】　维生素D中毒的防治

维生素D中毒多由以下原因所致：①短期内多次给予大剂量维生素D治疗佝偻病；②预防量过大：每日摄入维生素D过多，或大剂量维生素D数月内反复肌内注射；③将其他骨骼代谢性疾病或内分泌疾病误诊为佝偻病而长期大剂量摄入维生素D。由于过量的维生素D引起持续高钙血症，降钙素调节使钙盐沉积于骨与其他器官组织，影响其功能，严重时可导致肾、肝、心血管、神经系统不可逆的严重损害。

【临床表现】

多在用药后1~3个月出现，早期表现为厌食、烦躁不安、低热、呕吐、顽固性便秘、体重下降。重症可出现惊厥、高血压、心律不齐、烦渴、尿频、夜尿，甚至脱水、酸中毒。尿中出现蛋白质、红细胞、管型等改变，继而发生慢性肾衰竭。长期慢性中毒，在骨骼、大脑、心、皮肤、血管组织等均可出现钙化，产生不可逆的严重损害。

【实验室及其他辅助检查】

血清钙增高，大于3mmol/L（12mg/dl），尿钙呈强阳性，碱性磷酸酶降低，X线可见长骨干骺端临时钙化带致密，增宽大于1mm。

【治疗要点】

疑为本症时应立即停服维生素D，停止钙的摄入，包括减少富含钙的食物摄入并加速钙的排泄，可用呋塞米（速尿）。口服泼尼松降低肠钙的吸收，重症可口服氢氧化铝或依地酸二钠以减少肠钙的吸收，亦可试用降钙素。注意保持水及电解质的平衡。

（张玉兰　梁 红）

思考题

男，10个月，因哭吵、多汗1个月就诊。混合喂养，未添加任何辅食，母妊娠晚期有小腿肌肉痉挛史，小儿常居住在室内，平素经常腹泻，至今不能扶站。

体查：体重9kg，身高70cm，发育营养可，前囟2cm×2cm，枕秃，未出牙，心肺无异常，腹软，肋缘外翻，肝右肋下2cm，质软，脾未扪及，轻度“O”形腿。血钙2mmol/L。

1. 该患儿可能的临床诊断是什么？分析引起该疾病的主要病因是什么？

2. 请列出该患儿的护理诊断及护理措施？

第六章　新生儿与新生儿疾病患儿的护理

学习目标

1. 掌握新生儿窒息、缺血缺氧性脑病、颅内出血、肺炎、寒冷损伤综合征、败血症、黄疸、溶血病、肺透明膜病的临床表现、护理诊断及护理措施。

2. 熟悉新生儿分类、足月新生儿与早产儿的特点及护理；熟悉上述新生儿疾病的病因及治疗要点。

3. 了解上述新生儿疾病的发病机制、实验室及其他辅助检查。

第一节　新生儿分类

新生儿（newborn）系指从脐带结扎开始到生后28天内的婴儿。新生儿娩出后机体内外环境发生了巨大变化，各器官的生理功能尚未成熟，对外界的适应能力较差，是小儿时期发病率和死亡率最高的阶段。围生期（perinatal period）是指产前、产时和产后的一个特定时期，在我国一般是指从妊娠28周至生后7天的时期。国际上通常用新生儿期和围生期的病死率作为衡量一个国家和地区卫生保健水平的标准。因此，加强胎儿、新生儿的保健与护理是十分重要的。

新生儿的分类主要有以下几种：

（一）根据胎龄分类

1. 足月儿　指胎龄满37周至未满42足周（259~293天）的新生儿。

2. 早产儿　指胎龄满28周至未满37周（196~258天）的新生儿。

3. 过期产儿　指胎龄满42周以上（≥294天）的新生儿。

（二）根据体重分类

1. 正常出生体重儿　指出生体重为2500~4000g的新生儿。

2. 低出生体重儿　指出生1小时内，体重不足2500g者，不论是否足月或过期，其中大多数为早产儿和小于胎龄儿；凡体重不足1500g者又称极低体重儿；不足1000g者称超低出生体重儿或微小儿。

3. 巨大儿　指出生体重超过4000g的新生儿，包括正常和有疾病者。

（三）根据体重与胎龄的关系分类

1. 适于胎龄儿 指出生体重处于同胎龄平均体重的第10~90百分位之间的新生儿。

2. 小于胎龄儿 指出生体重处于同胎龄平均体重的第10百分位以下的新生儿。

3. 大于胎龄儿 指出生体重处于同胎龄平均体重的第90百分位以上的新生儿。

（四）根据生后周龄分类

1. 早期新生儿 指出生后1周以内的新生儿，其发病率和死亡率较高，需加强监护和护理。

2. 晚期新生儿 指出生后2~4周的新生儿，已比较适应体外生活，一般情况稳定，但仍需注意护理。

（五）高危儿（high risk infant）

指已经发生或可能发生危重情况而需要监护或救治的新生儿，常见于以下情况：①母亲疾病史：母亲有糖尿病、感染、慢性心肺疾患、吸烟、吸毒或酗酒史，母亲为Rh阴性血型，过去有死胎、死产或性传播病史等。②母孕史：母亲年龄≥35岁或<16岁，孕期有阴道流血、妊娠高血压、先兆子痫、子痫、羊膜早破、胎盘早剥、前置胎盘等。③分娩史：难产、手术产、急产、产程延长、分娩过程中使用镇静和止痛药物史等。④新生儿：窒息、多胎儿、早产儿、小于胎龄儿、巨大儿、宫内感染和先天畸形等。

第二节 正常足月儿和早产儿的特点和护理

正常足月儿（normal full-term infant）是指胎龄≥37周并<42周，出生体重≥2500g并≤4000g，无畸形和疾病的活产婴儿。

一、正常足月儿的特点及护理

【正常足月儿的特点】

（一）外观特点

足月新生儿出生时哭声响亮，四肢屈曲，皮肤红润，皮下脂肪丰满，全身覆盖胎脂，毳毛少，头发分条清楚有光泽，耳软骨发育良好，耳舟成形、直挺，指（趾）甲达到或超过指（趾）端，足底纹遍及整个足底，乳腺结节>4mm，男婴睾丸已降至阴囊，女婴大阴唇遮盖小阴唇。

（二）生理特点

1. 呼吸系统 呼吸中枢发育不成熟，呼吸节律常不规则，呼吸频率较快，安静时约为40次/分。胸廓呈圆桶状，肋间肌薄弱，呼吸浅表，呼吸主要靠膈肌的升降，故以腹式呼吸为主。

2. 循环系统 新生儿娩出后血液循环动力学发生重大变化。脐带结扎，肺血管阻力下降，卵圆孔和动脉导管功能性关闭。有的新生儿在生后最初几天内心前区可听到杂音，可能与动脉导管暂时未闭有关。新生儿心率波动范围较大，通常为90~160次/分，平均120~140次/分。血压平均为70/50mmHg（9.3/6.7kPa）。由于血流多集中于躯干、内脏，四肢供血少，故四肢易发凉，末梢易出现发绀。

3. 消化系统 足月儿吞咽功能已完善，但食管下部括约肌松弛，胃呈水平位，幽门括约肌发育较发达，易发生溢乳甚至呕吐。缺乏胰淀粉酶，故不宜过早喂淀粉类食物。消化道面积相对较大，管壁薄、通透性高，有利于营养物质的吸收，但肠腔内病原体和毒素也容易进入血液循环引起感染及中毒症状。出生后24小时内开始排胎粪，约2~3天排完。胎粪由胎儿的肠黏膜分泌物、胆汁及咽下的羊水等组成，呈墨绿色糊状。若生后24小时仍无胎粪排出，应检查有无肛门闭锁或其他消化道畸形。新生儿肝酶系统发育不成熟，这是新生儿生理性黄疸及对某些药物解毒能力低下的主要原因之一。

4. 泌尿系统　新生儿肾稀释功能虽与成人相似，但肾小球滤过率低，浓缩功能差，不能迅速有效地处理过多的水和溶质，易发生水肿或脱水。新生儿一般在生后24小时内排尿，如生后48小时仍不排尿，需查找原因。一周内每日排尿可达20次。

5. 血液系统　足月新生儿出生时血红蛋白为170g（140~220g/L），约1周后逐渐下降，胎儿血红蛋白约占70%~80%，以后逐渐被成人型血红蛋白取代。白细胞计数（15~20）×10^9/L，5天后接近婴儿值，分类中以中性粒细胞为主，4~6天中性粒细胞与淋巴细胞相近，以后淋巴细胞占优势。血小板与成人相似。由于胎儿肝脏维生素K储存量少，凝血因子活性低，故生后常规注射维生素K_1。

6. 神经系统　新生儿脑相对较大，其重量为出生体重的10%~20%（成人仅占2%），大脑皮质发育不完善，兴奋性低，睡眠时间长。大脑对下级中枢抑制较弱，神经髓鞘未完全形成，故常出现无意识、不协调的动作。脊髓相对长，其末端约在第3、4腰椎下缘，故腰穿时应在第4、5腰椎间隙进行。

足月儿出生时已具备觅食、吸吮、握持、拥抱等原始神经反射。正常时生后数月这些反射自然消失，如新生儿期这些反射减弱或消失或数月后仍存在，常提示有神经系统疾病。而克氏征、巴氏征等在正常新生儿期可呈阳性，腹壁反射、提睾反射则不稳定。

7. 免疫系统　新生儿非特异性和特异性免疫功能均不成熟。新生儿皮肤黏膜薄嫩、脐带残端未愈合，血–脑脊液屏障作用差。胎儿可通过胎盘从母体获得IgG，因此新生儿及最初数月的小婴儿不易感染某些传染病如麻疹等。但由于IgA、IgM缺乏，尤其分泌型IgA的缺乏，故新生儿易发生感染性疾病，尤其是呼吸道和消化道感染，以及大肠杆菌和金黄色葡萄球菌引起的败血症等。

8. 体温调节　新生儿体温中枢发育不完善，体表面积相对大，皮下脂肪较薄，容易散热。新生儿对寒冷的反应与成人不同，主要依靠棕色脂肪的代谢产热，棕色脂肪分布在大血管周围、肩胛间区和肾周围。室温过高时，足月儿能通过皮肤蒸发和出汗散热，但如进食少及散热不足，可使体温增高而发生“脱水热”。室温过低时可引起硬肿症。

9. 能量和体液代谢　新生儿基础能量消耗为209kJ/kg（50kcal/kg），每日所需总能量为418~502kJ/kg（100~120kcal/kg）。新生儿初生时体液总量占体重的70%~80%，每日所需液体取决于体重和日龄，生后第一天为60~100ml/kg，以后每日增加30ml/kg，直至每日150~180ml/kg。足月儿钠需要量为1~2mmol/（kg·d）。新生儿10日内由于红细胞破坏多，不需补钾，以后需要量为1~2mmol/（kg·d）。

10. 新生儿特殊生理状态

（1）生理性黄疸：参见本章第七节。

（2）生理性体重下降：新生儿初生数日内，因进食少、水分丢失多、胎粪排出、胎脂脱落等出现体重下降，但一般不超过10%，生后10天左右恢复到出生时体重。

（3）“马牙”和“螳螂嘴”：在新生儿口腔上腭中线和齿龈部位常有黄白色、米粒大小的小颗粒，是由上皮细胞堆积或黏液腺分泌物积留形成，俗称“马牙”，数周后可自行消退。两侧颊部各有一隆起的脂肪垫，有利于吸吮乳汁。两者均属正常现象，不可挑破，以免发生感染。

（4）乳腺肿大和假月经：男女新生儿生后4~7日均可出现乳腺肿大，如蚕豆或核桃大小，2~3周消退，切忌挤压，以免感染。部分女婴生后5~7天阴道流出少许血性分泌物，或大量非脓性分泌物，可持续1周。上述现象均由于来自母体的雌激素中断所致，一般不需处理。

（5）新生儿红斑及粟粒疹：生后1~2天，在头部、躯干及四肢常出现大小不等的多形性斑丘疹，称为“新生儿红斑”，1~2天后自然消失。也可因皮脂腺堆积在鼻尖、鼻翼、颜面部形成小米粒大小黄白色皮疹，称为“新生儿粟粒疹”，脱皮后自然消失。

【常见护理诊断/问题】

1. 有窒息的危险 与呛奶、呕吐有关。

2. 有体温改变的危险 与体温调节中枢发育不完善有关。

3. 有感染的危险 与新生儿免疫功能不足及皮肤黏膜屏障功能差有关。

4. 知识缺乏 家长缺乏新生儿喂养及护理知识。

【护理措施】

（一）保持呼吸道通畅

1. 新生儿娩出后、开始呼吸前，应迅速清除口、鼻腔的黏液及羊水，以免引起吸入性肺炎或窒息。

2. 经常检查鼻腔是否通畅，及时清除鼻腔内分泌物，避免物品阻挡新生儿口、鼻或压迫其胸部。

3. 保持新生儿舒适的体位，一般以右侧卧位为好，取仰卧时应避免颈部前屈或过度后仰，俯卧时头偏向一侧，有专人看护，防止窒息。

（二）维持体温稳定

1. 新生儿室条件 新生儿室应阳光充足、空气新鲜，室内最好有空调和空气净化设备，保持适宜的环境温湿度，室温维持在22~24℃，相对湿度在55%~65%。每张床最好拥有$2.5m^2$的空间，床间距宜$60m^2$以上。

2. 保暖 新生儿出生后应立即擦干身体，用温暖的毛毯包裹，并应因地制宜采取各种保暖措施，如应用婴儿温箱、远红外辐射床、热水袋，添加包被、头戴绒布帽、母体胸前怀抱等，使新生儿处于“适中温度”（又称“中性温度”，即使机体代谢、氧及能量消耗最低并能维持体温正常的最佳环境温度）中。此外，接触新生儿的手、仪器、物品等均应预热。护理操作时不要过分暴露新生儿。

（三）预防感染

1. 严格建立并执行消毒隔离制度 护理新生儿前后应严格洗手，避免交叉感染。母婴室应采取湿式清洁，空气最好予以净化。定期监测室内空气、物品和工作人员的手，每季度对工作人员作一次咽拭子培养，对患病或带菌者暂时调离新生儿室。

2. 做好皮肤护理 新生儿衣服应清洁、宽大、柔软、棉质，不用纽扣。尿布可用柔软、清洁、吸水性强的棉布，勿用塑料或橡皮制品，每次大便后用温水清洗臀部，以免发生尿布皮炎。注意眼睛、鼻腔、口腔、外耳道的清洁护理。重视皮肤清洁，出生时皮肤胎脂不必揩去，但皮肤皱褶处过多的胎脂可用消毒植物油或温开水拭去。体温稳定后即可沐浴，每日一次，以保持皮肤清洁和促进血液循环。

3. 做好脐部护理 一般在新生儿分娩后立即结扎脐带，消毒处理好残端。脐带残端一般生后3~7天脱落。洗澡时，注意不要洗湿脐部，洗澡完毕，用消毒干棉签吸干脐窝水，并用75%酒精消毒，保持局部清洁干燥。如断脐残端被细菌入侵、繁殖就会发生新生儿脐炎，最常见为金黄色葡萄球菌感染。轻者表现为脐轮与脐部周围皮肤发红，可有少量浆液；重者脐部与脐周皮肤明显红肿发硬，脓性分泌物多并带有臭味，可向周围皮肤或组织扩散引起腹壁蜂窝组织炎、腹膜炎、败血症等疾病。发生脐炎时，应彻底清除感染伤口，从脐的根部由内向外环形彻底清洗消毒，轻者可用安尔碘或0.5%碘附及75%酒精，每日2~3次。有肉芽组织可用5%~10%硝酸银溶液烧灼局部，必要时遵医嘱应用抗生素。

4. 预防接种 详见第三章第三节。

（四）合理喂养

应提倡母乳喂养，一般于生后半小时即可让母亲喂哺，以促进乳汁分泌，提倡按需哺乳。无法母乳喂养者先试喂5%~10%葡萄糖水，如无消化道畸形、吸吮吞咽能力良好者可给予配方乳（具体见第五章第二节）。

（五）健康教育

1. 促进母婴感情建立 提倡母婴同室和母乳喂养，在母婴情况允许下，应尽早将新生儿安放在母亲身旁，进行皮肤接触。鼓励提早吸吮，促进感情交流，利于新生儿身心发育。

2. 宣传有关育儿保健知识 与家长沟通时，介绍喂养、保暖、皮肤护理、预防接种及辅食添加等知识。

3. 新生儿筛查 开展先天性甲状腺功能减低症、苯丙酮尿症和半乳糖症等先天性代谢性疾病或遗传疾病的筛查。

二、早产儿的特点和护理

早产儿（per-term infant），是指胎龄满28周至不足37周，出生体重<2500g，身长<47cm的活产婴儿。由于其身体各器官尚未发育成熟，故又称未成熟儿。

【早产儿的特点】

（一）外观特点

早产儿出生时哭声低微，四肢肌张力低，皮肤薄嫩多皱纹、发亮有水肿，胎脂少、毳毛多，头发细软而乱，耳壳软、耳舟不清楚，指（趾）甲未达指（趾）端，足底纹少，乳晕不清，乳腺无结节或<4mm，男婴睾丸未降或未全降至阴囊，女婴大阴唇不能遮盖小阴唇。

（二）生理特点

1. 呼吸系统 早产儿呼吸中枢发育不成熟，呼吸浅表而不规则，常有呼吸暂停（指呼吸停止>20秒，伴心率<100次/分，并出现青紫及四肢肌张力下降）现象，胎龄愈小，发生率愈高。由于肺泡表面活性物质缺乏，肺发育不成熟，易发生肺透明膜病。有宫内窘迫史的早产儿，易发生吸入性肺炎。

2. 循环系统 早产儿心率快，血压较足月儿低，部分可伴有动脉导管未闭。

3. 消化系统 早产儿吸吮能力差，吞咽反射弱，胃容量小，常出现哺乳困难或乳汁吸入引起吸入性肺炎，胎粪排出常延迟。虽然消化酶含量接近足月儿，但胆酸分泌较少，对脂肪的消化吸收能力较差。在缺氧、缺血、喂养不当时，易发生坏死性小肠炎。早产儿肝功能更不成熟，生理性黄疸较足月儿重，持续时间长，易发生核黄疸。早产儿肝内糖原贮存少，肝合成蛋白质不足，故易发生低血糖、低蛋白血症。同时由于肝功能不完善，肝内维生素K依赖凝血因子的合成少，易发生出血症。

4. 泌尿系统 早产儿肾浓缩功能更差，肾小管对醛固酮反应低，排钠分数高，易发生低钠血症；早产儿血中碳酸氢盐浓度极低和排酸能力差，在用普通牛奶人工喂养时，因酪蛋白含量较高，可使内源性氢离子增加，超过肾小管排泄能力，发生晚期代谢性酸中毒。因此，人工喂养的早产儿应采用早产儿配方奶粉。

5. 血液系统 早产儿白细胞和血小板数量较足月儿略低，维生素K、铁及维生素D储存较足月儿低，更易发生出血、贫血和佝偻病。

6. 神经系统 早产儿神经系统成熟程度与胎龄密切相关，胎龄越小，各种原始神经反射越难引出或反射不完整，呈嗜睡状态。早产儿视网膜发育不良，当吸入高浓度氧或长期吸氧可产生视网膜病变，严重者可致失明。由于早产儿脑室管膜下存在着发达的胚胎生发层组织，易发生颅内出血及脑室周围白质软化。

7. 体温调节 早产儿体温调节更差，棕色脂肪少，基础代谢低，产能更少，而体表面积相对大，皮下脂肪少，易散热，汗腺发育差，因此，早产儿的体温易随环境温度变化而变化，常因寒冷而导致硬肿症的发生。

8. 免疫系统 早产儿皮肤娇嫩，屏障功能弱，体液及细胞免疫功能均很不完善，体内IgG和补体水平较足月儿低，容易发生各种感染。

9. 生长发育 早产儿生长发育速度比足月儿快，对钙、铁等矿物质及维生素D、C、A等的需要量相对增多，若未能满足需要可发生佝偻病和贫血等。

10. 能量和体液代谢 早产儿在生后1周内每日所需能量较足月儿低，而每日所需液体较足月儿相对高，1500g以下早产儿需水量约每日120~180ml/kg，1500~2500g约需100~150ml/kg，每日钠需要量<32周早产儿为3~4mmol/kg。早产儿体内糖、蛋白质贮存少，喂养不足时易发生低血糖及低蛋白血症。由于甲状旁腺功能低下易引起低钙血症。早产儿酸碱调节功能差，易发生水、电解质紊乱。

【常见护理诊断/问题】

1. 体温过低 与体温调节功能差等有关。

2. 自主呼吸受损 与呼吸中枢和肺发育不成熟、呼吸肌无力有关。

3. 营养失调：低于机体需要量 与吸吮、消化吸收功能差有关。

4. 潜在并发症 低血钙、低血糖、出血、感染等。

【护理措施】

1. 维持体温稳定 根据早产儿的体重、成熟度及病情给予不同的保暖措施，监测体温变化。早产儿室温应保持在24~26℃，相对湿度在55%~65%。一般体重小于2000g者，应尽早放入婴儿温箱中保暖，并应根据体重、日龄选择适中温度；体重大于2000g在箱外保暖者，可用预热的棉被等包裹好，头戴绒帽，加用热水袋等其他措施保暖，以降低氧耗量和散热量。有条件者暴露的操作应在远红外辐射床保暖下进行。

2. 维持有效呼吸 早产儿咳嗽反射较弱，分泌物易阻塞呼吸道，应及时进行清除，保持呼吸道通畅。呼吸暂停时可采用弹、拍打足底或托背等方法，帮助早产儿恢复自主呼吸。低氧血症时应立即给氧，一般主张低流量间断吸氧，浓度以30%~40%为宜。喂乳速度宜慢，喂乳后应竖起拍背后右侧卧位，以免溢乳及乳汁误吸入气管引起窒息。注意观察呼吸活动及皮肤颜色，备好氧气、吸痰器、新生儿呼吸复苏囊、直接喉镜、气管导管和急救药品等，若发生异常情况应及时报告医生并立即进行抢救。反复发作者可遵医嘱给予氨茶碱静脉输注。

3. 合理喂养　尽早喂养，以防低血糖，提倡母乳喂养，无法母乳喂养者可先试喂10%葡萄糖水，耐受后用早产儿配方乳。吸吮能力差可用滴管喂养，吞咽不协调者可插胃管喂养或静脉高营养。哺乳量因人而异。原则上是胎龄愈小，出生体重愈低，每次哺乳量愈少，喂乳间隔时间愈短（表6–1）。此外还应补充维生素A、C、D、E和铁剂。每日测体重1次，以了解增长情况及营养是否足够。理想的体重是每日增加25~30g，最低应达15g（生理性体重下降期除外）。如果体重减轻或增加缓慢，应查找原因。

表6–1　早产儿喂乳量与间隔时间

出生体重（g）	<1000	1000~1499	1500~1999	2000~2499
开始量（ml）	1~2	3~4	5~10	10~15
每天隔次增加量（ml）	1	2	5~10	10~15
哺乳间隔时间（h）	1	2	2~3	3

4. 预防感染　参见本节足月儿的护理。

5. 密切观察病情，预防并发症的发生　由于早产儿病情变化快，常出现呼吸暂停等生命体征的改变，除应用监护仪监测体温、脉搏、呼吸等生命体征外，还要注意观察：①新生儿低血糖：当患儿全血血糖<2.2mmol/L（40mg/dl），患儿出现喂养困难、淡漠、嗜睡、青紫、哭声异常易激惹、肌张力减低，甚至惊厥、呼吸暂停等非特异性表现。可口服或静脉注射葡萄糖，静脉给药足月儿3~5mg/（kg・min），适于胎龄儿4~6mg/（kg・min），小于胎龄儿6~8mg/（kg・min）；②新生儿低钙血症：如患儿出现烦躁不安、肌肉抽动及震颤、惊跳、手足抽搐，严重时出现呼吸暂停、喉痉挛等表现。遵医嘱补充钙剂及抗惊厥治疗；③新生儿出血症：早产儿生后一周内要特别注意观察其精神、神志、面色、呕吐物和大便情况（主要观察其性质、次数、颜色和量），以及身体的其他部位有无出血倾向。如有出血，应立即送医院诊治。同时少惊动患儿，保持安静，以减少出血。为预防出血的发生，早产儿出生后应立即肌内注射维生素$K_1$0.5~1mg，每日一次，连用3日。同时及早喂乳可促进肠内菌群的形成，有利于维生素K的合成，防止因维生素K不足所致的出血。

6. 健康教育　生育早产儿的母亲往往会有忧郁和愧疚感，接受早产儿需要特殊照顾的观念常需一段时间。早产儿往往需要较长时间的住院，这使父母无法确切了解孩子的生活，因此，应在提供隔离措施的前提下，鼓励父母进入早产儿室，探视和参与照顾患儿的活动：如抱抚、亲自喂奶等。指导父母如何冲调奶粉、如何沐浴、何时预防接种、何时门诊随访等，以使他们得到良好的信息支持和树立照顾患儿的信心。

第三节　新生儿窒息患儿的护理

新生儿窒息（asphyxia of newborn）是胎儿因缺氧发生宫内窘迫或娩出过程中引起的呼吸、循环障碍。是新生儿伤残和死亡的重要原因之一，需要争分夺秒抢救。

窒息的本质是缺氧，凡能影响母体和胎儿血液循环和气体交换的因素都会造成新生儿窒息，缺氧脑细胞氧化代谢受抑制，导致呼吸改变，继而引起循环系统、中枢神经系统、消化系统和代谢方面的改变。

1. 呼吸改变

（1）原发性呼吸暂停：是指胎儿或新生儿窒息缺氧时，最初1~2分钟呼吸深快，如缺氧未及时纠正，立即转为呼吸抑制和代偿性心率减慢。此时患儿肌张力存在，血压稍升高，伴有发绀。此阶段若病因解除，经清理呼吸道或物理刺激即可恢复自主呼吸。

（2）继发性呼吸暂停：如缺氧持续存在，则出现喘息样呼吸，心率继续减慢，血压开始下降，肌张力逐渐减弱而消失，面色苍白，呼吸运动减弱，最终出现一次深度喘息后而进入呼吸暂停，如无外界正压呼吸帮助则无法恢复而死亡。

2. 各器官缺氧缺血改变 缺氧和酸中毒，引起体内血液重新分布，即肺、肠、肾、肌肉、皮肤等处血管收缩，血流量减少，以保证脑、心和肾上腺等生命器官的血流量；当缺氧持续存在，导致重度代谢性酸中毒，此时体内储存糖原耗尽，血流代偿机制丧失，心脏功能受损，心率减慢、动脉压下降，脑损伤发生，身体其他已处于缺氧情况下的器官，则因血中含氧量的进一步下降而更易受到缺氧缺血的损害。

【护理评估】

（一）健康史

1. 孕母因素 孕母患有全身性疾病如糖尿病、心肺功能不全、严重贫血等；孕母妊娠期有妊高征；孕母吸毒、吸烟；孕母年龄≥35岁或<16岁等。

2. 胎盘和脐带因素 前置胎盘、胎盘早剥、胎盘老化等，脐带受压、打结、绕颈等。

3. 分娩因素 难产、手术产如高位产钳，产程中药物（如镇静剂、麻醉剂、催产药）使用不当等。

4. 胎儿因素 早产儿、小于胎龄儿、巨大儿，先天畸形如呼吸道畸形，羊水或胎粪吸入，胎儿宫内感染所致神经系统受损等。

（二）临床表现

1. 胎儿宫内窒息 早期为胎动增加，胎心率加快≥160次/分；晚期则胎动减少甚至消失，胎心<100次/分或停搏，羊水被胎粪污染而呈黄绿或墨绿色。

2. Apgar评分（表6-2） 是临床用来评价新生儿窒息程度的一种简易方法。临床上根据出生后1分钟的Apgar评分，将新生儿分为正常儿和窒息儿，Apgar评分8~10分为正常，4~7分为轻度（青紫）窒息，0~3分为重度（苍白）窒息。出生后1分钟评分可区别窒息程度，5分钟及10分钟评分有助于判断复苏效果及预后。

表6-2 新生儿Apgar评分法

体征	评分标准		
	0	1	2
皮肤颜色	青紫或苍白	躯干红、四肢青紫	全身红
心率（次/分）	无	<100	>100
弹足底或插鼻管反应	无反应	有些动作，如皱眉	哭、喷嚏
肌张力	松弛	四肢略屈曲	四肢能活动
呼吸	无	慢、不规则	正常、哭声响

3. 并发症 重度窒息或缺氧持续时间久者可引起多系统受累，出现缺氧缺血性脑病、

颅内出血、急性心力衰竭、急性肾衰、坏死性小肠结肠炎及代谢紊乱如低血糖、低血钙等。

（三）心理–社会状况

评估患儿父母对本病的认识程度及对本病的病因、性质、治疗及预后的认识程度。由于本病可致伤残，且治疗费用昂贵，家长易产生焦虑、内疚、悲伤及恐惧心理。故应重点评估家长对本病治疗的态度及经济、心理承受能力。

（四）实验室及其他辅助检查

血气分析可有$PaCO_2$升高、PaO_2降低、pH下降，血生化检查有血清钾、钠、钙、镁及血糖降低，头颅B超可显示脑水肿或颅内出血，必要时可做CT检查。

（五）治疗要点

应强调争分夺秒，生后应立即复苏并做好复苏后处理；加强围生期保健，防止孕母疾病，加强胎儿监护，早期预测；估计胎儿娩出后有窒息危险时，应充分做好抢救的准备工作。

【常见护理诊断/问题】

1. **自主呼吸受损**　与羊水、气道分泌物吸入导致低氧血症和高碳酸血症有关。
2. **体温过低**　与缺氧、环境温度低下有关。
3. **潜在并发症**　缺氧缺血性脑病、颅内出血及感染等。
4. **焦虑**（家长）　与患儿病情危重及愈后差有关。

【护理措施】

（一）维持自主呼吸

1. **复苏**　积极配合医生按A、B、C、D、E步骤进行复苏，其步骤不能颠倒。其中ABC三步最为重要，A是根本，B是关键。

A. 通畅气道（要求在生后15~20秒内完成）：①婴儿娩出后立即置于远红外保暖台上；②用温暖毛巾揩干头部及全身，减少散热；③摆好体位，患儿仰卧，肩部垫高2~3cm，使颈部稍后伸至中枕位；④立即清除口、鼻、咽及气道分泌物，吸引时间不应超过10秒，先吸口腔，再吸鼻腔黏液。

B. 建立呼吸：①触觉刺激：拍打或弹足底或摩擦患儿腰背部皮肤刺激呼吸出现；②复苏器加压给氧：如无自主呼吸和（或）心率小于100次/分，应立即用复苏气囊进行加压给氧。面罩应密闭，通气频率为40~60次/分（胸外心脏按压时为30次/分），吸呼比为1∶2，压力以可见胸动和听诊呼吸音正常为宜。15~30秒后再评估心率；③如无规律性呼吸或心率<100次/分，需进行气管插管正压通气。

C. 恢复循环：如气管插管正压通气30秒后，心率<60次/分或心率在60~80次/分不再增加，应同时进行胸外心脏按压。用中、示指或双拇指按压患儿胸骨体下1/3处，其他手指围绕胸廓托在后背，按压频率为120次/分（每按压3次，正压通气1次），按压深度为1.5~2cm。按压有效时可摸到大动脉搏动。

D. 药物治疗：①建立有效的静脉通路；②保证药物应用：经胸外心脏按压不能恢复正常循环时，遵医嘱立即静脉和（或）气管内注入1∶10 000肾上腺素0.1~0.3ml/kg，5分钟后可重复一次。并根据病情遵医嘱扩容，纠正酸中毒、低血糖、低血压等。

E. 评价：复苏过程中，每操作一步的同时，均要评价患儿的情况，然后再决定下一步的操作。

2. **加强监护**　复苏后仍需监测患儿神志、体温、呼吸、心率、血压、尿量、肤色、血氧饱和度和窒息引起的各器官的损害症状；注意酸碱失衡、电解质紊乱、大小便异常、感染和喂养问题。认真观察并做好相关记录。

（二）保温

整个治疗护理过程中应注意患儿的保温，可将患儿置于远红外保暖床上，病情稳定后置暖箱中保暖或热水袋保暖，维持患儿肛温36.5~37℃。

（三）预防感染

严格执行无菌操作技术及加强环境管理（参见本章第二节足月新生儿的护理）。

（四）健康教育

耐心细致地向家长讲解本病的严重性、预后及可能出现的后遗症，并给予心理上的安慰，减轻他们的焦虑和悲伤；建议家长尽早为孩子进行新生儿行为神经测定，以早期发现脑损伤引起的异常；向家长解释患儿病后及早进行功能训练和智能开发，可减轻后遗症症状；指导家长对有后遗症的患儿进行智能的开发及引导，加强皮肤护理及肢体运动功能的训练，以恢复功能。

第四节 新生儿缺氧缺血性脑病患儿的护理

新生儿缺氧缺血性脑病（hypoxic-ischemic encephalopathy，HIE）是指各种围生期窒息引起的部分或完全缺氧、脑血流减少或暂停而导致的胎儿或新生儿脑损伤。病情重、病死率高，可产生永久性神经功能缺陷如智力障碍、癫痫、脑性瘫痪、痉挛和共济失调等。

发病机制与下列因素有关：

1. 脑血流改变 当缺氧缺血为不完全性时，体内血液出现重新分布，从而保证心、脑的血液供应；如缺氧继续存在，这种代偿机制失败，脑血流灌注下降，遂出现第二次血流重新分布，即供应大脑半球血流减少，以保证丘脑、脑干和小脑的血液灌注量（脑内血液分流），此时大脑皮层矢状旁区和其下面的白质（大脑前、中、后动脉灌注的边缘带）最易受损。如缺氧缺血为急性完全性，则上述代偿机制不会发生，脑损伤可发生在基底神经节等代谢最旺盛的部位，而大脑皮层和其他器官不会发生缺血损伤。脑组织对损害的高危性称为选择性易损区。足月儿的易损区在大脑矢状窦旁区的脑组织，早产儿的易损区则位于脑室周围的白质区。缺氧及高碳酸血症还可导致脑血管自主调节功能障碍，形成压力被动性脑血流，当血压升高时，可致脑室周围毛细血管破裂出血；当血压下降、脑血流减少，又可引起缺血性损伤。

2. 神经病理学改变 足月儿常见的神经病理学改变是皮质梗死及深部灰质核坏死，早产儿则脑室周围出血和脑室内出血多见，其次是脑室周围白质营养不良。

【护理评估】

（一）健康史

凡是引起新生儿窒息的因素都可引起本病，还可是生后疾病（如肺部疾患、心脏病变、严重失血或贫血等）引起的脑损伤。

（二）临床表现

根据意识、肌张力、原始反射改变，有无惊厥、病程及预后，临床上分轻、中、重三度。

1. 轻度 生后24小时内症状最明显，常表现为过度兴奋，拥抱反射稍活跃，吸吮反射正常，肌张力正常，前囟平，一般无惊厥，脑电图正常，3天内症状减轻或消失。预后良好。

2. 中度 生后72小时内症状最明显，常表现为轻度抑制症状如意识淡漠、嗜睡、肌张力减低，神经反射减弱，常有惊厥、瞳孔缩小，前囟正常或稍饱满，多在1周后逐渐恢复，10天后仍不消失者可能有后遗症。

3. 重度　出生至72小时症状最明显，突出表现为重度抑制状态如昏迷、原始反射及深浅反射均消失、肌张力低下，瞳孔不对称或扩大，对光反射差，频繁惊厥，前囟门饱满、紧张，呼吸不规则或暂停，心率减慢。病死率高，存活者多留有后遗症。

（三）心理–社会状况

本病的病死率高或留有永久性后遗症，因此家长会产生焦虑和恐惧心理，甚至失望或担心，治疗积极性不高。重点评估家长对本病认知态度及经济、心理承受能力。

（四）实验室及其他辅助检查

头颅B超和CT等检查可帮助确定病变的部位、范围及有无颅内出血等情况，脑电图可显示低电压、等电位等改变，磁共振成像有助于某些超声和CT检查无法确诊的丘脑和基底核梗死病灶的诊断，血清磷酸肌酸激酶增高的程度有助于对脑损伤程度及预后的判断。

（五）治疗要点

主要采取给氧、控制惊厥、控制液体量、降低颅内压、纠正酸中毒、低血糖及低血压，及时给予脑代谢激活剂，以减少并发症及后遗症的发生。

【常见护理诊断/问题】

1. 潜在并发症　颅内压增高、废用综合征。

2. 低效性呼吸形态　与缺氧缺血致呼吸中枢损害有关。

3. 焦虑、恐惧（家长）　与患儿病重、预后差有关。

【护理措施】

（一）密切观察病情，做好颅内压增高的护理

1. 严密监护患儿的呼吸、心率、血氧饱和度、血压等，注意观察患儿的神志、瞳孔、前囟张力、肌张力及抽搐等症状，观察药物反应。

2. 遵医嘱用药　镇静剂首选苯巴比妥，负荷量20mg/kg，于15~30分钟静脉滴入，若不能控制惊厥，1小时后可加10mg/kg，12~24小时后给维持量，每日3~5mg/kg；颅内压增高时，首选利尿剂呋塞米，严重者可用20%甘露醇。

（二）给氧

及时清除呼吸道分泌物，保持呼吸道通畅。选择适当的给氧方法，维持PaO_2>60~80mmHg（7.98~10.64kPa），$PaCO_2$<40mmHg（5.32kPa）。但要防止PaO_2过高和$PaCO_2$过低。

（三）早期康复干预

早期给予患儿动作训练和感知刺激的干预措施，促进脑功能的恢复。

（四）健康教育

向家长耐心细致地解答病情，以取得理解，恢复期指导家长掌握康复干预措施，以得到家长最佳的配合并坚持定期随访。其他同新生儿窒息。

第五节　新生儿颅内出血患儿的护理

新生儿颅内出血（intracranial hemorrhage of the newborn，ICHN）主要由缺氧或产伤引起的脑血管损伤，是新生儿常见的危重疾病。临床主要表现为神经系统的兴奋或抑制症状。

早产儿多见，病死率高，预后较差，存活者常留有神经系统后遗症。

【护理评估】

（一）健康史

1. 缺氧缺血 ①缺氧和酸中毒直接损伤毛细血管内皮细胞，使其通透性增加或破裂出血；②缺氧和酸中毒损伤脑血管自主调节功能，形成压力被动性脑血流，当体循环压力升高时，脑血流量增加而致毛细血管破裂。相反，在血压下降时，脑血流量减少而致缺血性改变，缺血坏死区内可有出血灶；③≤32周的早产儿在大脑侧脑室和第四脑室周围的室管膜下以及小脑软脑膜下的外颗粒层均留存有胚胎生发层基质，该组织缺乏胶原组织支撑，小毛细管脆弱，当动脉压突然升高时可致毛细管破裂出血，室管膜下血液向内可穿破室管膜引起脑室内出血，脑室周围纤溶系统活跃，故向外可扩散到脑白质致脑实质出血。

2. 产伤 分娩过程中胎头所受压力过大、局部压力不均或头颅在短时间内变形过速者均可致大脑镰、小脑幕撕裂而致硬脑膜下出血；脑表面静脉撕裂常伴蛛网膜下腔出血。以足月儿或巨大儿多见。

3. 其他 不适当地输注高渗溶液、频繁吸引和气胸等均可使血压急剧上升引致脑血流变化而造成颅内出血。新生儿肝功能不成熟，凝血因子不足，也是引起出血的一个原因。此外，一些出血性疾病也可引起新生儿的颅内出血。

（二）临床表现

1. 主要与出血部位和出血量有关，轻者可无症状，大量出血可在短期内死亡，主要表现为：

（1）意识形态改变：激惹、过度兴奋或表情淡漠、嗜睡、昏迷等。

（2）呼吸改变：增快或减慢，不规则或暂停。

（3）颅内压力增高：前囟隆起、血压升高、抽搐、角弓反张、脑性尖叫。

（4）眼症状：凝视、斜视、眼球上转困难、眼球震颤等。

（5）瞳孔：不对称，对光反应差。

（6）肌张力改变：早期增高，以后减低。

（7）其他：贫血、黄疸。

2. 并发症 脑疝、硬脑膜下积液、脑积水以及神经系统后遗症。

（三）心理-社会状况

家长对本病的严重性、预后缺乏认识，如果孩子致残家长可出现焦虑、内疚、悲伤、恐惧等反应。有的家长甚至会做出遗弃孩子的选择来摆脱自身的痛苦，从而带来一系列的社会问题。

（四）实验室及其他辅助检查

脑脊液、影像学检查、CT和B超等有助于诊断和判断预后。

（五）治疗要点

主要采取给氧、止血、控制惊厥、降低颅内压、纠正酸中毒等，及时给予脑代谢激活剂，以减少并发症及后遗症。

【常见护理诊断/问题】

1. 潜在并发症 颅内压增高。

2. 低效性呼吸型态 与呼吸中枢受抑制有关。

3. 营养失调：低于机体需要量 与吸吮无力及呕吐有关。

4. 体温调节无效　与体温中枢调节受损有关。

【护理措施】

（一）密切观察病情，降低颅内压

1. 保持安静　患儿应绝对静卧至病情稳定。为防止出血加重和减轻脑水肿，将头肩部抬高15°~30°，侧卧位尽量少搬动，喂乳时不能抱喂。各项护理操作集中进行，动作做到轻、稳、准。静脉穿刺最好用留置针，减少刺激，避免加重颅内出血。

2. 注意观察患儿生命体征的变化，观察神志、瞳孔、呼吸、肌张力及囟门张力等改变，定期测量头围，及早发现颅内压增高征象，及时调整护理计划，做好抢救准备，通知医生。

3. 遵医嘱给予止血剂（维生素K_1、酚磺乙胺、卡巴克络等）、镇静剂（地西泮或苯巴比妥等）、地塞米松（0.5~1mg/kg静滴，每日二次）、利尿剂（呋塞米）、慎用脱水剂（20%甘露醇）、脑代谢激活剂等，并注意观察药物疗效。

（二）保持呼吸道通畅，维持正常呼吸型态

1. 及时清除呼吸道分泌物，避免患儿气道阻塞或受压。

2. 合理用氧，可减轻颅内出血。根据缺氧程度选择用氧的方式和浓度，维持血氧饱和度在85%~95%即可，防止氧浓度过高或用氧时间过长导致的氧中毒症状。呼吸衰竭或严重的呼吸暂停时应刺激患儿皮肤及采取人工辅助呼吸。病情好转时停止用氧。

（三）供给足够的能量和水分

病重者应适当推迟喂养，禁食期间按医嘱静脉输液，液体量每日60~80ml/kg，速度宜慢，并在24小时内均匀输入。吸吮力差可先用滴管喂养。

（四）维持体温稳定

体温过高时应予物理降温，体温过低时采用远红外床、暖箱或热水袋等保暖。

（五）健康教育

参见本章第四节新生儿缺氧缺血性脑病患儿的护理。

第六节　新生儿肺炎患儿的护理

新生儿肺炎是新生儿时期常见病，可分为吸入性肺炎和感染性肺炎两大类，病死率较高。

1. 吸入性肺炎　胎儿在宫内或娩出时吸入羊水或被胎粪污染的羊水分别称羊水吸入性肺炎、胎粪吸入性肺炎；出生后因喂养不当、吞咽功能差、吮乳后呕吐、食道闭锁和唇裂、腭裂等引起乳汁吸入而致的肺炎，称乳汁吸入性肺炎。其中以胎粪吸入性肺炎病死率最高，可并发缺氧缺血性脑病、颅内出血等多系统损害，足月儿和过期产儿多见。

2. 感染性肺炎　细菌、病毒、衣原体等都可引起新生儿感染性肺炎。感染途径可发生在宫内、分娩过程中或出生后。最常见的病原菌是大肠杆菌、肺炎球菌及金黄色葡萄球菌等；病毒则以呼吸道合胞病毒、腺病毒多见。

【护理评估】

（一）健康史

1. 宫内感染　胎儿在宫内吸入污染的羊水而致病，或胎膜早破时孕母阴道细菌上行导致感染，或母亲在孕期受病毒、细菌等感染，病原体通过胎盘血液循环至肺部引起感染。

2. 出生时感染　因分娩过程中吸入被污染的羊水、产道分泌物或断脐不洁发生血行感染。

3. 出生后感染 由上呼吸道下行感染肺部或病原体通过血循环直接引起肺感染。

（二）临床表现

注意评估有无发绀、吐奶、口吐白沫及有无气促等呼吸节律改变，听诊双肺呼吸音是否有改变。

1. 吸入性肺炎 羊水、胎粪吸入者多有宫内窘迫和（或）出生时的窒息史，在复苏或生后数小时出现呼吸急促（呼吸>60次/分）、青紫、鼻翼扇动、三凹征、口吐白沫或从口腔内流出液体，两肺可闻及干湿性啰音。

胎粪吸入者病情往往较重。缺氧严重者可出现神经系统症状，如双目凝视、尖叫、惊厥等；若并发气胸、纵隔气胸时，病情迅速恶化甚至死亡。

乳汁吸入性肺炎患儿喂乳时有呛咳，乳汁从口、鼻流出，面色青紫，吸入量过多可引起窒息。常见的并发症有气胸、合并纵隔气肿及窒息。

2. 感染性肺炎 宫内感染的患儿出生时常有窒息史，多在24小时内发生，产时感染性肺炎多在生后3~5日发病，Ⅱ型疱疹病毒感染则在生后5~10日出现症状，产后感染性肺炎发病相对较晚。

患儿一般症状不典型，主要表现反应差、发热或体温不升、哭声弱、拒奶、吐奶、口吐白沫、气促、发绀、呼吸不规则、肺部体征早期不明显，病程中可出现双肺呼吸音粗。金黄色葡萄球菌肺炎易合并气胸、脓胸、脓气胸等，病情常较严重。

（三）心理–社会状况

评估患儿家长对本病病因、表现及护理知识的认知程度，当患儿病情较重甚至出现严重的并发症时，家长会产生焦虑和恐惧心理，重点评估家长有无焦虑及其程度，以及对治疗的态度及承受能力。

（四）实验室及其他辅助检查

1. 血液检查 细菌感染者白细胞总数升高；病毒感染者、体弱儿及早产儿白细胞总数多降低。

2. X线检查 胸片可显示肺纹理增粗，有点片状阴影；可有肺不张，肺气肿。

3. 血气分析 PaO_2下降，$PaCO_2$升高，pH降低。

4. 病原学检查 取血液、脓液、气管分泌物做细菌培养、病毒分离；免疫学的方法检测细菌抗原、血清检测病毒抗体及衣原体特异性的IgM等有助诊断。

（五）治疗要点

吸入性肺炎应尽快清除吸入物，保持呼吸道通畅，同时给氧、保暖及对症处理。早产儿采用适宜喂养方式，有消化道畸形者应尽早手术，及时处理并发症。

感染性肺炎主要是保持呼吸道通畅，吸氧、控制感染、注意保暖、合理喂养及支持疗法，防止并发症发生。

【常见护理诊断/问题】

1. 清理呼吸道无效 与咳嗽反射功能不良及无力排痰有关。

2. 气体交换受损 与肺部炎症有关。

3. 体温调节无效 与感染后机体免疫反应有关。

4. 营养失调：低于机体需要量 与摄入困难、消耗增加有关。

5. 潜在并发症 心力衰竭。

【护理措施】

（一）保持呼吸道通畅

1. 清除呼吸道分泌物　胎儿娩出后立即清除口、咽、鼻腔黏液，如无呼吸或羊水混有胎粪，应在第一次呼吸前立即进行气管插管吸净气道内的胎粪，避免损伤黏膜。分泌物黏稠者可行超声雾化吸入，易于排痰。

2. 定时更换体位、拍背，可促进分泌物排出。对痰多、无力咳出者应及时吸痰。

（二）合理用氧，改善呼吸功能

1. 有低氧血症者，可采用鼻导管、面罩、头罩等方法给氧，使其PaO_2维持在7.98~10.64kPa（60~80mmHg）；重症并发呼吸衰竭者，可行机械通气。

2. 保持室内空气新鲜，温湿度适宜，定时翻身，减少肺部淤血。也可采用胸部理疗，以促使肺部炎症的吸收。

（三）维持正常体温

体温过高时采取降温措施，体温过低时给予保暖。

（四）供给足够的能量及水分

少食多餐，细心喂养，防止窒息。病重者予以鼻饲或静脉营养，酌情输入血浆、白蛋白和免疫球蛋白。

（五）密切观察病情

注意患儿的体温、呼吸、心率、精神、面色等的变化，如合并心力衰竭，应立即吸氧，遵医嘱应用抗生素、抗病毒及强心、利尿药物，控制补液量和补液速度，并密切观察药物的作用；如合并气胸或纵隔气肿，应立即做好胸腔穿刺及胸腔闭式引流。

（六）健康教育

及时让家长了解患儿病情，解释机械通气对疾病治疗的重要性，讲解本病的有关知识及护理要点；指导家长喂养、保暖、预防感染等护理措施。

第七节　新生儿寒冷损伤综合征患儿的护理

新生儿寒冷损伤综合征（neonatal cold injure syndrome）简称新生儿冷伤，亦称新生儿硬肿症。是由于寒冷和（或）多种疾病所致，主要表现为低体温和皮肤硬肿，重症可发生多器官功能损害。

【护理评估】

（一）健康史

寒冷环境或保温不当，早产儿有缺氧、酸中毒、新生儿严重感染性疾病（肺炎、败血症、化脓性脑膜炎等）。

主要因素为：①新生儿体温调节中枢发育不成熟，增加产热和减少散热调节能力差。新生儿体表面积大，皮下脂肪薄，易于散热。棕色脂肪少（胎龄越小储存越少），寒冷时氧化产热少。躯体小，总液体含量少，体内储存热量少。②皮下脂肪中饱和脂肪酸含量高，其熔点高，凝点亦高，当低体温时易于凝固出现皮肤硬肿。胎龄越小，上述特点越明显，故早产儿多见。③严重感染、缺氧等，均可使体内耗能增加，产热减少，热能摄入不足而出现体温过低、皮肤硬肿。如低体温持续存在和（或）硬肿面积扩大，缺氧和代谢性酸中毒加重，可引起多器官功能损害。

（二）临床表现

本病多发生在寒冷季节或重症感染时，常在生后1周内发病，早产儿多见。

1. 低体温 为首发症状，体核温度（肛门内5cm处温度）常<35℃，重症<30℃。新生儿由于腋窝下含有较多棕色脂肪，寒冷时氧化产热，使局部温度升高，此时腋温高于或等于肛温（核心温度）。因此，腋温-肛温差值（腋-肛温差，T_{A-R}）可作为判断棕色脂肪产热状态的指标。正常情况下，棕色脂肪不产热，T_{A-R}<0℃；新生儿硬肿症初期，棕色脂肪代偿产热增加，则T_{A-R}≥0℃；重症硬肿症，因棕色脂肪耗尽，故T_{A-R}也<0℃。

2. 硬肿 由皮脂硬化和水肿所形成，其特点为皮肤硬肿，紧贴皮下组织不能移动，按之似橡皮样，皮肤呈暗红色或青紫色，伴水肿者有指压凹陷。硬肿常呈对称性，其发生顺序为：小腿→大腿外侧→整个下肢→臀部→面颊→上肢→全身。硬肿面积可按：头颈部20%，双上肢18%，前胸及腹部14%，背部及腰骶部14%，臀部8%，双下肢26%计算。

3. 多器官功能损害 早期器官功能低下，表现为不吃、不哭、反应低下、心音低钝、心率缓慢或微循环障碍；严重者可并发休克、DIC、急性肾衰竭及肺出血等多器官功能衰竭。

4. 病情分度 根据临床表现，病情可分为轻、中、重三度（表6-3）。

表 6-3 新生儿寒冷损伤综合征的病情分度

分度	肛温	腋-肛温差	硬肿范围	全身情况及器官功能改变
轻度	≥35℃	正值	<20%	无明显改变
中度	<35℃	0或负值	25%~50%	反应差、功能明显低下
重度	<30℃	负值	>50%	休克、DIC、肺出血、急性肾功竭

（三）心理-社会状况

评估患儿家长对本病及患儿病情了解程度，病情重时，家长会产生焦虑、恐惧心理。评估其家庭居住环境、经济状况及家长焦虑的程度等。

（四）实验室及其他辅助检查

根据病情需要，检测血常规、动脉血气和血电解质、血糖、尿素氮、肌酐、DIC筛查试验。必要时可做心电图及X线胸片检查。

（五）治疗要点

复温是关键，应循序渐进、逐渐复温。同时供给充足的热量和液体，控制感染，积极预防和纠正器官功能紊乱，及时处理肺出血、微循环障碍、肾衰竭及DIC等。

【常见护理诊断/问题】

1. 体温过低 与新生儿体温调节功能低下、寒冷、早产、感染等有关。

2. 营养失调：低于机体需要量 与吸吮无力，热能摄入不足有关。

3. 皮肤完整性受损 与皮肤硬化、水肿、局部血液供应不良有关。

4. 潜在并发症 感染、肺出血、DIC等。

【护理措施】

（一）复温

目的是在体内产热不足的情况下，通过提高环境温度（减少散热或外加热），以恢复和保持正常体温。

1. 对肛温>30℃，T_{A-R}≥0的轻、中度患儿，采取的复温方法是将足月儿置于25~26℃室温环境中，加用热水袋保暖，体温往往较快恢复至正常；早产儿，穿上温暖的棉毛衣后将患儿置于30℃的暖箱中，每小时监测肛温一次。根据患儿体温恢复情况，调节暖箱温度在30~34℃范围内，使患儿在6~12小时恢复正常体温。

2. 对肛温小于30℃，T_{A-R}<0的重度患儿，采取的复温方法是将患儿置于比其体温高1~2℃的暖箱中，以后每小时提高暖箱温度0.5~1℃（箱温不超过34℃），使患儿体温在12~24小时恢复正常，然后根据患儿体温调整暖箱温度。在肛温>30℃，T_{A-R}<0时，仍提示棕色脂肪不产热，故此时也应采取外加温使体温回升。亦可将患儿放于温暖的远红外辐射保暖床上，将床温调至30℃，并用保温性能好的无色透明的塑料膜罩好（塑料膜不能直接接触患儿的皮肤，以防烫伤），以减少对流散热。随着患儿体温的不断升高及时提高床温，但床温一般不超过34℃。以后通过皮温（传感器）来检测辐射热，恢复正常体温后置患儿于预热至适中温度的暖箱中。

3. 如无条件者可采用母亲怀抱、热水袋、热炕、温水浴、电热毯等保暖复温，但要防止烫伤。

（二）保证热能供给

供给充足的热量有助于复温和维持正常体温。热量从每日210kJ（50kcal）/kg开始，逐渐增加至每日420~504kJ（100~120kcal）/kg。病重者按医嘱静脉补充营养及液体，也可静脉补充高营养液、血浆、新鲜血等。有明显心、肾功能损害者，应严格控制输液速度及液量，并将液体加温至35℃。待消化功能正常后再开始喂乳，首选母乳，哺喂时要耐心，少量多次，若吸吮无力可用滴管或鼻胃管喂养。

（三）预防感染

做好消毒隔离，与感染患儿分开，防止交叉感染；加强皮肤护理，经常更换体位，防止体位性水肿和坠积性肺炎；尽量避免肌内注射，防止皮肤破损引起感染。

（四）密切观察病情

监测体温（腋温、肛温，并计算腋温-肛温差值）、脉搏、呼吸、硬肿范围、尿量、有无出血症状等，详细记录护理单，备好急救药品和设备（氧气、吸引器、复苏囊、呼吸器等仪器），一旦发生病情突变，立即配合医生积极救治。

（五）健康教育

向患儿家长介绍有关硬肿症的疾病知识，指导患儿家长加强护理，注意保暖，保持适宜的环境温湿度，鼓励母乳喂养，保证足够的热量。

第八节　新生儿败血症患儿的护理

新生儿败血症（neonatal septicemia）是指病原菌侵入新生儿血液循环，并在其中生长、繁殖、产生毒素而引起的全身感染性疾病。其临床表现无特异性，在新生儿时期发病率和死亡率较高。

【护理评估】

（一）健康史

1. 病原菌　我国以葡萄球菌最多见，其次为大肠杆菌等G^-杆菌。近年来由于NICU的建立，静脉留置针、气管插管、广谱抗生素的广泛应用以及极低出生体重儿的存活率的提高，使机会致病菌、厌氧菌、耐药菌株等所致的感染有增加趋势。

2. 感染途径 ①产前感染：孕妇菌血症时致病菌经胎盘感染胎儿，羊膜囊穿刺术等操作的不慎亦可致胎儿感染，致病菌以大肠杆菌多见；②产时感染：胎膜早破、产程延长、分娩消毒不严等均可使胎儿感染，致病菌以大肠杆菌多见；③产后感染：细菌经脐部、皮肤、黏膜或呼吸道、消化道侵入血液，以脐炎所致者最常见。近年来医源性感染亦有增多趋势，致病菌以葡萄球菌多见。

3. 自身因素 新生儿非特异免疫及特异免疫功能低下，细菌一旦侵入易患全身感染性疾病。

（二）临床表现

新生儿败血症无特征性表现。产前、产时感染多在出生后7日内发病，为早发型；产后感染多发生在出生7日以后，为晚发型。一般表现为反应低下、嗜睡、发热或体温不升、不吃、不哭、体重不增等症状。若出现病理性黄疸、肝脾肿大、休克表现、出血倾向的同时有皮肤感染病灶，应高度怀疑新生儿败血症。严重者可并发肺炎、化脓性脑膜炎等。

（三）心理-社会状况

评估患儿家长对本病病因、性质、预后的认识程度。病情轻者，家长易忽视，重者可引起死亡，且治疗费用高、时间长，家长会产生自责、恐惧及焦虑心理。应注意评估患儿居住环境、家庭卫生习惯、经济状况及家长的心理反应等。

（四）实验室及其他辅助检查

1. 非特异性检查 白细胞计数升高或降低，中性粒细胞增高，C反应蛋白增高。

2. 病原学检查 血培养阳性是确诊的重要依据。脑脊液培养、局部分泌物培养等检查有助于明确诊断。

3. 其他 病原菌抗原检测及分子生物学检测可快速检出和鉴定细菌，并增加了可检出细菌的种类。

（五）治疗要点

采用早期、联合、足量、静脉应用抗生素，疗程要足，一般应用10~14天；对症、支持疗法如保暖，供氧，纠正酸中毒及电解质紊乱等；及时处理脐炎、脓疱疮等局部病灶；保证热量及水的供给；必要时输新鲜血及血浆，早产儿可静注免疫球蛋白。

【常见护理诊断问题】

1. 体温调节无效 与感染有关。

2. 皮肤完整性受损 与脐炎、脓疱疮等感染灶有关。

3. 营养失调：低于机体需要量 与吸吮无力及摄入不足有关。

4. 潜在并发症 肺炎、化脓性脑膜炎等。

【护理措施】

（一）控制感染

1. 清除局部感染病灶，促进皮肤早日愈合 ①脐部感染时先用3%H_2O_2清洗，再涂碘附；②皮肤小脓疱可用无菌针头刺破（刺破前后用碘附消毒）；③口腔溃烂时用4%硼酸水冲洗，并多喂开水。

2. 遵医嘱静脉输入有效抗生素 ①病原菌不明者可结合当地菌种联合用药，病原菌已明者可按药物敏感试验结果选择，并发脑膜炎时应选用易透过血-脑脊液屏障的药物；②本病应用抗生素时间较长，应注意保护静脉，抗生素一定要现配现用，确保疗效，用氨基糖苷类药物，注意药物稀释浓度及对肾脏的影响，按时检查尿液；③必要时输入新鲜血、粒细胞、血小板等，早产儿可静注免疫球蛋白，以提高患儿抗病能力。

（二）维持体温稳定

患儿体温易波动，除感染因素外，还易受环境因素影响。①当体温低或体温不升时，及时给予保暖措施；②体温过高时，调节环境温度，松开包被，或予物理降温及供给充足的水分，一般不予药物降温；③体温波动大时，1~2小时测体温1次，物理降温后半小时复测体温，体温平稳后每4小时测体温一次，病情稳定每天测体温2次，并做好记录。

（三）保证营养供给

应坚持母乳喂养，细心哺喂，少量多次。不能进食者采用鼻胃管喂乳或静脉高营养液或输入血浆、清蛋白、鲜血等，以补充能量。每日测体重1次，可作为观察疗效和喂养情况的评估标准。

（四）密切观察病情，预防并发症

加强巡视，如患儿气促或憋气、发绀、口吐白沫，要考虑有无肺炎发生；如患儿面色青灰、呕吐、脑性尖叫、前囟饱满、两眼凝视，提示有脑膜炎的可能；如面色青灰、皮肤发花、四肢厥冷、脉搏细弱、皮肤有出血点等应考虑感染性休克或DIC，应立即报告医生迅速救护，并做好记录。

（五）健康教育

向家长解释预防的重要性，应避免孕母感染，注意患儿皮肤、脐部的清洁与护理，如皮肤或脐部有化脓性感染时，及时就医诊治；指导家长正确喂养及护理患儿；向家长解释治疗本病使用抗生素需较长时间才能控制感染，对患儿康复应有耐心及信心。

第九节　新生儿黄疸患儿的护理

新生儿黄疸（neonatal jaundice）是由于血中胆红素（大部分为未结合胆红素）在体内积聚而引起皮肤黏膜等黄染的现象。其原因很多，有生理性和病理性之分，部分病理性黄疸可引起中枢神经系统受损，严重者可发生胆红素脑病导致死亡或严重后遗症。

【新生儿胆红素代谢特点】

1. 胆红素生成过多　新生儿每日生成的胆红素约为8.8mg/kg（而成人仅为3.8mg/kg）。其原因为胎儿血氧分压较低，红细胞数量代偿性增多，出生后血氧分压升高，过多的红细胞破坏；新生儿红细胞寿命短（早产儿<70天，足月儿约80天，成人为120天），旁路胆红素来源多。

2. 运转胆红素的能力不足　刚娩出的新生儿常有不同程度的酸中毒，影响血中胆红素与白蛋白的联结，早产儿白蛋白的数量较足月儿为低，均使运送胆红素的能力不足。

3. 肝功能不成熟　①新生儿出生时肝细胞内Y、Z蛋白含量低，摄取胆红素的能力差，5~10天达成人水平；②肝细胞内葡萄糖醛酸转移酶的含量低及活力不足（生后一周接近正常），不能有效地将未结合胆红素转变为结合胆红素；③新生儿早期排泄结合胆红素能力缺陷，易致胆汁淤积。

4. 肠-肝循环特点　新生儿初生时肠道内缺乏细菌，不能将结合胆红素还原成尿胆原；而此时肠道内β-葡萄糖醛酸苷酶活性较高，使肠道内结合胆红素转变成葡萄糖醛酸和未结合胆红素，未结合胆红素易被肠壁吸收，使未结合胆红素的重吸收增加。

【新生儿黄疸分类】

（一）生理性黄疸

由于新生儿胆红素代谢特点，约50%~60%足月儿和80%早产儿出现生理性黄疸。足月儿生后2~3天出现黄疸，4~5天达高峰，一般情况良好，7~14天自然消退，血清胆红素<221 μmol/L（12mg/dl）。早产儿较足月儿出现早、持续时间长，达3~4周，血清胆红素<257 μmol/L（15mg/dl）。但较小的早产儿即使胆红素<171 μmol/L（10mg/dl）也可能发生胆红素脑病，应注意监护。

（二）病理性黄疸

①黄疸出现早：常在24小时内出现；②黄疸程度重，血清胆红素：足月儿>221 μmol/L（12.9mg/dl）、早产儿>257 μmol/L（15mg/dl）、或每日上升>85 μmol/L（5mg/dl）；③黄疸持续时间长，足月儿>2周，早产儿>4周；④黄疸退而复现或进行性加重；⑤血清结合胆红素>34 μmol/L（2mg/dl）。若具备上述任何一项均可诊断为病理性黄疸。

引起病理性黄疸的病因主要有：

1. 非感染性

（1）新生儿溶血症：详见本章第十节。

（2）新生儿胆道闭锁：因宫内病毒感染引起进行性胆管炎、胆管纤维化和胆管闭锁。多在生后2周开始出现黄疸并进行性加重，大便由浅黄转为白色，肝进行性增大，肝功能改变以结合胆红素增高为主。3个月后可逐渐发展为肝硬化。

（3）母乳性黄疸：约1%的母乳喂养儿可发生母乳性黄疸，其特点是非溶血性未结合胆红素增高，常与生理性黄疸重叠且持续不退，血清胆红素可高达342 μmol/L（20mg/dl），患儿一般状态良好，黄疸于4~12周后下降。停止母乳喂养后3天，如黄疸下降即可确定诊断。目前认为是因为此种母乳内β-葡萄糖醛酸苷酶活性较高，使胆红素在肠道内重吸收增加而引起黄疸；也有学者认为是此种母乳喂养儿肠道内能使胆红素转变为尿、粪胆原的细菌过少所造成。

（4）遗传性疾病：红细胞6-磷酸葡萄糖脱氢酶（G6PD）缺陷、红细胞丙酮酸激酶缺陷病、球型红细胞增多症、半乳糖血症、α_1抗胰蛋白酶缺乏症等。

（5）药物性黄疸：如由维生素K_3、维生素K_4、新生霉素等药物引起。

2. 感染性

（1）新生儿肝炎：大多数因在胎儿或新生儿时期感染巨细胞病毒、乙型肝炎病毒、风疹病毒、单纯疱疹病毒、梅毒螺旋体和弓形体等所致，导致患儿肝功能受损，而致肝酶抑制、胆红素代谢障碍、毛细胆管胆汁淤滞、胆红素排泄受阻等。起病较慢，一般于生后1~3周出现黄疸，并逐渐加重，同时伴厌食、呕吐、体重不增、大便色浅或灰白、尿色深黄及肝脾肿大等。

（2）新生儿败血症及其他感染：由于细菌毒素的入侵加快红细胞破坏、损害肝脏功能所致。

【护理评估】

（一）健康史

了解患儿胎龄、分娩方式、Apgar评分、母婴血型、体重、喂养及保暖情况；询问患儿体温变化及大便颜色、药物服用情况等。

（二）临床表现

观察患儿精神状况，反应情况，黄疸色泽；检查皮肤及脐部有无感染、肌张力有无改变、肝脏大小及硬度。重点评估临床症状及体征。

（三）心理–社会状况

评估患儿家长对本病病因、性质、并发症及预后的认识程度，由于知识的缺乏，常表现出担忧、焦虑或忽视，后者常使黄疸较重的患儿未能得到及时的医疗和护理帮助。既往有过死胎或死于溶血症的家庭，一旦患儿黄疸加重，父母对有可能引起的后遗症尤其紧张、恐惧等。

（四）实验室及其他辅助检查

血清总胆红素增高、血清结合胆红素增高；红细胞、血红蛋白降低及网织红细胞、有核红细胞增多；母婴血型不合；患儿红细胞直接抗人球蛋白试验阳性；患儿红细胞抗体释放试验阳性；患儿血清游离抗体阳性、肝功能检查异常等。必要时可行CT检查。

（五）治疗要点

生理性黄疸不需特殊治疗。病理性黄疸应积极治疗原发疾病；降低血清胆红素，采用蓝光疗法，提倡早期喂养，诱导建立正常菌群，减少肝肠循环；保持大便通畅，减少肠壁再吸收胆红素；保护肝脏，避免使用损害肝脏及可能引起溶血、黄疸的药物；控制感染，注意保暖，供给营养，及时纠正酸中毒和缺氧；根据病情，适当输入血浆和白蛋白，降低游离胆红素。

【常见护理诊断/问题】

1. 潜在并发症　胆红素脑病，心力衰竭。

2. 知识缺乏　家长缺乏黄疸的护理知识。

【护理措施】

（一）密切观察病情，预防胆红素脑病

1. 密切观察病情，注意皮肤、巩膜、大小便的色泽变化和神经系统的表现，根据黄染的部位和范围，估计血清胆红素的近似值，判断进展情况。①观察黄疸出现时间、进展及伴随症状，便于查找高胆红素血症的病因；②观察黄疸程度，在自然光下观察皮肤粗略估计血清胆红素浓度，若躯干呈橘黄色而手足黄色，估计血清胆红素值可达307.8 μmol/L，当手足转为橘黄色，估计血清胆红素值已达342 μmol/L以上，此时有发生胆红素脑病的可能；③观察胆红素脑病的表现：若有胆红素脑病发生，立即通知医生，做好抢救准备。胆红素脑病一般发生在生后2~7日，早产儿多见。随着黄疸加重逐渐出现神经系统症状：嗜睡、反应低下、吸吮无力、肌张力减低、拥抱反射减弱等（此为胆红素脑病的警告期）；经12~24小时后很快出现双目凝视、肌张力增高、呼吸暂停、抽搐、角弓反张、前囟隆起、呕吐、尖叫，常伴发热（此为胆红素脑病的痉挛期），如不及时治疗很快死亡。存活者1~2个月后逐步出现严重的神经系统后遗症。

2. 实施光照疗法和换血疗法（详见第四章第五节）。

3. 遵医嘱输入血浆，其可与游离的未结合胆红素结合。给予肝酶诱导剂（苯巴比妥），可诱导葡萄糖醛酸转移酶的活性，加速未结合胆红素的转化和排泄。

4. 协助医生做好预防缺氧、感染、脱水、低血糖、酸中毒的护理，以利于胆红素与白蛋白结合，减少胆红素脑病的发生。

（二）减轻心脑负担，防止心力衰竭

1. 保持室内安静，耐心喂养，少食多餐，减少不必要刺激，缺氧时给予吸氧；控制输液量及速度，切忌快速输入高渗性药物，以免血-脑脊液屏障暂时开放，使已与清蛋白联结的胆红素也可进入脑组织引起胆红素脑病。

2. 如有心衰表现，遵医嘱给予吸氧、利尿剂、纠酸和洋地黄类药物等，并密切监测用药的反应，随时调整剂量，以防中毒。

3. 密切观察小儿面色及精神状态，监测体温、脉搏、呼吸、心率、尿量的变化及肝脾肿大等情况，同时注意保暖。

（三）健康教育

向家长介绍患儿病情、治疗效果和预后，说明本病的复杂性，以取得家长配合；若为母乳性黄疸应暂时停喂母乳1~4日，暂停期间用吸乳器吸出乳汁，保证乳汁分泌，以便黄疸消退后继续母乳喂养；若为红细胞G6PD缺陷者，需忌食蚕豆及其制品，患儿衣物保管时勿放樟脑丸，并注意药物的选用，以免诱发溶血；发生胆红素脑病者，注意后遗症的出现，给予康复治疗和护理。

第十节 新生儿溶血病患儿的护理

新生儿溶血病（hemolytic disease of the newborn）是指母、婴血型不合，母血中血型抗体通过胎盘进入胎儿循环，引起的新生儿同种免疫性溶血。目前发现的血型抗原有160种，以ABO血型系统不合最为多见，其次是Rh血型系统不合。

【护理评估】

（一）健康史

主要是由于胎儿从父亲遗传获得母体所不具有的血型抗原，通过胎盘进入母体后，该血型抗原即刺激母体产生相应的IgG血型抗体，当这种抗体进入胎儿循环与其红细胞上的相应抗原结合，引起胎儿红细胞破坏，而出现溶血。

1. ABO血型系统不合 多为母亲O型，婴儿A或B型。如母亲为AB型或婴儿为O型则均不会发生溶血。由于自然界中广泛存在A、B两种血型物质，因此，O型血妇女通常在孕前接触过A、B血型物质的抗原物质刺激，其血清中产生了相应的抗A、抗B的IgG，妊娠时经胎盘进入胎儿血液循环引起溶血，故ABO血型不合者约50%在第一胎即可发病。

2. Rh血型不合 Rh血型有6种抗原（C，c；D，d；E，e），其中D抗原最早被发现且抗原性最强，临床上把凡具有D抗原者称Rh阳性，反之为阴性。我国汉族人大多为Rh阳性，仅0.34%为Rh阴性。Rh血型不合溶血病主要发生在Rh阴性孕妇和Rh阳性胎儿，一旦胎儿的红细胞经胎盘进入母体循环，母体产生相应的血型抗体，由于初次致敏，免疫反应发展缓慢且产生的是不能通过胎盘的IgM弱抗体，到以后产生IgG时胎儿已经娩出，因此Rh溶血病一般不会发生在第一胎。再次怀孕时，即使经胎盘进入母体的胎儿血量很少（0.01~0.1ml），也能很快发生次发免疫反应，产生大量IgG，通过胎盘进入胎儿体内引起溶血。因此，Rh溶血病一般多发生在第二胎，症状随胎次增多而越来越重。

（二）临床表现

症状的轻重与溶血程度基本一致。ABO溶血病多为轻症，Rh溶血病较重。

1. 黄疸 ABO溶血病多在生后第2~3天出现，血清胆红素以未结合胆红素升高为主，但也有因胆汁淤积而在恢复期出现结合胆红素升高者。Rh溶血病多在生后24小时内出现黄疸，并迅速加重。

2. 贫血　程度不一，ABO溶血病贫血较轻，Rh溶血病贫血出现较重，常伴有水肿、皮肤苍白，可发生心力衰竭。由于血型抗体在体内持续存在，继续溶血所致。

3. 肝脾肿大　由于髓外造血所致，多见于Rh溶血病，轻症无明显增大，重症胎儿水肿时有明显肝脾增大。ABO溶血病患儿则不明显。

4. 胆红素脑病　溶血产生的大量未结合胆红素透过血-脑脊液屏障，使脑神经核黄染、变性，产生神经症状，导致胆红素脑病（核黄疸）。

（三）心理-社会状况

了解患儿家长对本病病因、性质、预后的认识程度。既往有过死于溶血症的家庭，一旦患儿病情加重，可出现焦虑、恐惧等心理变化。

（四）实验室及其他辅助检查

1. 母婴血型测定　检查母、婴ABO和Rh血型，证实有血型不合存在。

2. 血常规　溶血时红细胞、血红蛋白降低，网织细胞和有核红细胞增多，血清未结合胆红素上升。

3. 婴儿血清学检查　①患儿红细胞直接抗人球蛋白试验：检测患儿致敏红细胞，Rh溶血病常为阳性可确诊；②红细胞抗体释放试验：其阳性率高，为诊断溶血病的可靠方法。

（五）治疗要点

采取产前治疗（提前分娩、血浆置换、宫内输血等）和新生儿治疗（光照疗法、换血疗法、纠正贫血及对症治疗等）。

【常见护理诊断/问题】

1. 潜在并发症　胆红素脑病、心力衰竭。

2. 知识缺乏　患儿家长缺乏本病的相关知识。

【护理措施】

（一）密切观察病情，预防胆红素脑病

详见本章第九节新生儿黄疸。

（二）减轻心脑负担，防止心力衰竭

详见本章第九节新生儿黄疸。

（三）健康教育

向患儿家长讲解本病的严重性、预后及可能出现的后遗症，并给予心理上的安慰；建议家长尽早带孩子到有条件的医院进行新生儿行为神经测定；向家长讲解患儿预后及早期进行功能训练和智能开发的重要性。

第十一节　新生儿呼吸窘迫综合征患儿的护理

新生儿呼吸窘迫综合征（respiratory distress syndrome，RDS），是由于缺乏肺表面活性物质而使肺泡进行性不张，临床上表现为生后不久出现进行性加重的呼吸窘迫和呼吸衰竭。病理上以肺泡壁附有嗜伊红的透明膜和肺不张为特征，故又称新生儿肺透明膜病，多见于早产儿。

【护理评估】

（一）健康史

患儿发生本病前常有早产、宫内窘迫及宫内感染、母亲患糖尿病、产时窒息、分娩未发动前行剖宫产等病史。本病主要见于早产儿，或有围生期窒息、前置胎盘、胎盘早期剥离及宫内感染等病史。

肺表面活性物质（pulmonary surfactant，PS）主要成分为磷脂，孕35周后迅速由胎儿肺泡Ⅱ型上皮细胞合成。其可降低肺表面张力、防止呼气末肺泡萎陷，保持功能残气量，稳定肺泡内压，减少液体自毛细血管向肺泡渗出。当肺表面活性物质缺乏时，肺泡表面张力增加、呼气末功能残气量明显减少，肺泡逐渐萎缩、肺顺应性降低，潮气量和肺泡通气量减少，导致CO_2潴留；通气/血流值降低，引起缺氧，进而导致代谢性酸中毒。缺氧及混合性酸中毒，使肺毛细血管通透性增高，液体漏出、肺间质水肿和纤维蛋白沉着于肺泡内表面形成嗜伊红透明膜，致气体弥散障碍，加重缺氧、酸中毒，进而抑制肺表面活性物质合成，形成恶性循环。

（二）临床表现

多数患儿于生后2~6小时（不超过12小时）出现进行性呼吸困难和发绀，伴烦躁不安、鼻翼扇动、三凹征、呼气性呻吟，或以后出现呼吸不规则、呼吸暂停、面色青灰，肌张力低下，最后进入衰竭。早期胸部尚隆起，随肺不张加重而下陷，呼吸音低，可闻及细小湿啰音。心率快，心音由强变弱，甚至出现充血性心力衰竭。由于病情加重或使用呼吸机，患儿吸母乳困难，重者可并发肺出血等。生后2、3天病情严重，72小时后明显好转。

新生儿重症监护对象

NICU主要收治各种需要密切监护或抢救治疗的高危新生儿，主要包括：①需要进行呼吸管理的新生儿，如急、慢性呼吸衰竭，严重心肺疾病或呼吸暂停，重度围生期窒息，需要应用辅助通气及拔管后24小时内的新生儿；②外科大手术术前术后监护，尤其是术后24小时内的新生儿；③极低出生体重儿和超低出生体重儿；④接受全胃肠外营养或需换血治疗者；⑤其他各种危重病症如反复惊厥、多器官功能衰竭等。

（三）心理-社会状况

家长对本病的治疗及预后知识缺乏，加上患儿病情较重，可出现焦虑、恐惧和内疚等心理变化。故应评估患儿家长对本病认识、焦虑程度、经济承受能力等。

（四）实验室及其他辅助检查

1. X线检查 ①毛玻璃样改变：两肺呈普遍性透过度降低，可见弥漫性均匀一致的细颗粒状影；②支气管充气征：在弥漫性肺泡不张（白色）的背景下，可见清晰充气的树枝状支气管（黑色）影；③白肺：严重时双肺野均呈白色，肺肝界及肺心界均消失。

2. 泡沫试验　取胃液1ml加95%酒精1ml，振荡15秒，静置15分钟后，若沿管壁有多层泡沫形成则可排除RDS，若无泡沫可考虑RDS。

（五）治疗要点

应立即给氧、辅助呼吸、保暖；尽早使用肺表面活性物质替代；维持酸碱平衡；支持治疗，供给所需营养和水分；控制肺部感染。

【常见护理诊断/问题】

1. 自主呼吸受损　与缺乏肺泡表面活性物质导致肺不张、呼吸困难有关。

2. 营养失调：低于机体需要量　与摄入量不足有关。

3. 有感染的危险　与抵抗力降低有关。

【护理措施】

（一）改善呼吸功能

1. 保持呼吸道通畅　及时清除口、鼻、咽部分泌物，必要时于雾化吸入后吸痰，每2小时翻身1次，室内湿度保持在55%左右。

2. 供氧及辅助呼吸　根据病情及血气分析，选用导管、面罩或头罩吸氧，维持$PaO_2$6.7~9.3kPa（50~70mmHg）、SaO_2维持在87%~95%之间。应防止氧中毒。①尽早应用鼻塞持续气道正压呼吸，增加功能残气量，防止肺泡萎陷和不张，改善通气和血流比例失衡，使PaO_2上升；②当持续气道正压呼吸无效，即PaO_2<6.7kPa（50mmHg），或$PaCO_2$>7.9kPa（60mmHg）时，或频发呼吸暂停时，行气管插管并采用间歇正压通气（IPPV）及呼气末正压通气（PEEP）。

3. 协助医生尽早（生后24小时内）使用肺泡表面活性物质，可减轻症状及提高治愈率。滴入前彻底吸净气道内分泌物，随之经气管插管分别取仰卧位、右侧卧位、左侧卧位再仰卧位，使药物较均匀进入各肺叶。也可在滴入后，用复苏器加压给氧以助药液扩散。

4. 保暖　置患儿于适中环境温度中，使患儿皮肤温度在36~36.5℃，以减少氧的消耗。

5. 严密观察病情　重症患儿应送入监护室，用监护仪监测体温、呼吸、心率、血压及血气等，并随时进行再评估，认真填写特别记录单。若有变化及时通知医生。

（二）保证营养供给

患儿因呼吸困难或各种导管的置入，常不能吸吮母乳，应按医嘱静脉补液，供给充足能量及水分，生后第1~2日时液量应控制在每日60~80ml/kg，以后逐渐增至每日80~200ml/kg，用生理维持液。能量不足应输血浆或清蛋白或静脉全营养液。已排胎粪并有肠鸣音者，可用鼻胃管喂养。病情缓解后及早恢复母乳喂养。

（三）预防感染

因该病多为早产儿，住院时间较长，抵抗力较差，极易发生院内感染，做好各项消毒隔离工作至关重要。

（四）健康教育

让家长了解该病的危险性、预后及治疗情况，安慰家长，使其理解和配合治疗；教会父母居家照顾的相关知识，为患儿出院后得到良好的照顾打下基础。

（梁　红）

思考题

1. 胎龄为36周的新生儿，生后6小时出现巩膜、颜面、躯干等部位黄染，并进行性加重。查体：一般状态差，前囟门平，皮肤及巩膜黄染明显，心肺正常，腹软，血清胆红素278 μmol/L。

（1）该患儿属病理性黄疸还是生理性黄疸？可能的临床诊断是什么？

（2）如何对该患儿进行护理？

2. 新生儿，女，16天，自然分娩，母乳喂养。生后第3天出现皮肤黄染，且逐渐加重，不吃奶，体温不升，双下肢轻度水肿，脐周红肿，脐窝处有少许分泌物，腹稍胀，肝右肋下3.0cm，血WBC 4.5×10^9/L（N 0.70，L 0.30）。诊断为新生儿败血症。

（1）引起该患儿新生儿败血症的主要病因是什么？

（2）列出该患儿的护理诊断及护理措施。

第七章　消化系统疾病患儿的护理

学习目标

1. 掌握口炎患儿的护理措施和小儿腹泻的临床表现、护理诊断、护理措施以及小儿腹泻的液体疗法。

2. 熟悉口炎和腹泻患儿的治疗原则以及小儿腹泻的病因。

3. 了解小儿消化系统解剖生理特点以及小儿腹泻的发病机制和实验室及其他辅助检查；了解小儿体液平衡的特点和液体疗法常用溶液及其配制。

第一节　小儿消化系统解剖生理特点

（一）口腔

足月新生儿出生时已具有较好的吸吮和吞咽功能，两颊脂肪垫发育良好，有助于吸吮活动，早产儿则吸吮和吞咽功能较差。新生儿及婴幼儿口腔黏膜薄嫩，血管丰富，唾液腺发育不够完善，唾液分泌少，口腔黏膜干燥，易受损伤和细菌感染；3~4个月时唾液分泌开始增多，由于婴儿口底浅，不能及时吞咽所分泌的全部唾液，常发生生理性流涎。

（二）食管和胃

新生儿和婴儿的食管呈漏斗状，黏膜纤弱，腺体缺乏弹力组织及肌层尚不发达，其食管下段贲门括约肌发育不成熟，控制能力差，常发生胃食管反流。婴儿胃呈水平位，贲门括约肌发育不成熟而幽门括约肌发育良好，吸乳时又常吸入空气，故易发生溢奶和呕吐。新生儿胃容量30~60ml，1~3个月90~150ml，1岁时250~300ml，5岁时为700~850ml，成人约为2000ml，由于哺乳后不久幽门即开放，胃内容物即可陆续进入十二指肠，故实际胃容量不受上述容量限制。胃排空时间因食物种类不同而异，水的排空时间约为1.5~2小时，母乳为2~3小时，牛乳为3~4小时；早产儿胃排空慢，易发生胃潴留。

（三）肠

婴儿肠道相对较成人长，一般为身长的5~7倍，或为坐高的10倍。肠黏膜血管丰富，分泌面积及吸收面积较大，有利于消化吸收，但肠壁薄，通透性高，屏障功能差，肠内毒素、消化不全产物和过敏源等可经肠黏膜进入体内，易发生全身感染和变态反应性疾病。肠系膜相对较长且柔软，升结肠与后壁固定差，肠活动度大，易发生肠套叠和肠扭转。

（四）肝

小儿年龄越小，肝脏相对越大，婴幼儿正常肝脏可在右肋下1~2cm处触及，6岁后肋下即触不到。婴儿肝结缔组织发育较差，肝细胞再生能力强，不易发生肝硬化，但肝细胞发育尚未完善，肝功能亦不成熟，解毒能力差，在感染、缺氧、中毒等情况下易使肝细胞发生肿胀、变性而肿大，影响其正常生理功能。婴儿期胆汁分泌较少，对脂肪的消化和吸收功能较差。

（五）胰腺

出生时胰液分泌量少，3~4个月时胰腺较快发育，胰液分泌量随之增多，并随年龄生长而增加，至成人每日可分泌1~2L。婴幼儿时期胰液及其消化酶的分泌极易受天气和疾病的影响而受抑制，容易发生消化不良；新生儿和小婴儿胰蛋白酶和胰脂肪酶的活性较低，胰淀粉酶的活性更低，故对蛋白质和脂肪的消化功能较差，因此，3个月以下的小儿不宜喂淀粉类食物。

（六）肠道细菌

胎儿消化道内无细菌，出生后数小时细菌即进入肠道，一般情况下胃内几乎无细菌，十二指肠及小肠上部也较少，以结肠和直肠细菌最多。肠道菌群受食物成分影响，母乳喂养者以双歧杆菌为主，人工喂养儿和混合喂养者肠内的大肠杆菌、嗜酸杆菌、双歧杆菌及肠球菌所占比例几乎相等。正常肠道菌群对侵入肠道的致病菌有一定的拮抗作用，但婴幼儿肠道正常菌群脆弱，易受许多因素影响，发生菌群失调，导致消化道功能紊乱。

（七）健康小儿粪便

1. 人乳喂养儿粪便 呈黄色或金黄色，多为均匀糊状，偶有细小乳凝块，较稀薄，不臭，有酸味，每日2~4次。一般在添加辅食后排泄次数减少，周岁后减少到1~2次/日。

2. 人工喂养儿粪便 呈淡黄色或灰黄色，较干厚，多成形，含乳凝块较多、较臭，呈中性或碱性反应，每日1~2次，易发生便秘。

3. 混合喂养儿粪便 喂食母乳加牛乳者与单纯牛乳喂养儿相似，但质地较软、颜色较黄，添加谷类、蛋、肉、蔬菜等辅食后，粪便性状逐渐接近成人。大便每日一次左右。

第二节 口炎患儿的护理

口炎（stomatitis）是指口腔黏膜的炎症，若病变仅局限于舌、齿龈、口角亦可称为舌炎、齿龈炎或口角炎等。大多由微生物（细菌、病毒、真菌和螺旋体）引起，亦可因局部受理化因素刺激而引起。本病多见于婴幼儿，可单独发病，亦可继发于急性感染、腹泻、营养不良、维生素B或C缺乏等全身性疾病。食具消毒不严、口腔不卫生或由于各种疾病导致机体抵抗力下降等因素可诱发本病。

【护理评估】

（一）健康史

1. 鹅口疮（thrush，oral candidiasis） 又名雪口病，为白色念珠菌感染所致。多见于新生儿、营养不良、腹泻、长期应用广谱抗生素或激素的患儿。使用污染的奶具、哺乳时奶头不洁均可导致感染，新生儿也可在出生时经产道感染。

2. 疱疹性口炎（herpetic stomatitis） 亦称疱疹性齿龈口炎，由单纯疱疹病毒感染引起，无明显季节性，多见于1~3 岁小儿，传染性强，在卫生条件差的家庭和集体托幼机构容易传播。

3. 溃疡性口炎（ulcerative stomatitis） 主要由链球菌、金黄色葡萄球菌、肺炎链球菌、铜绿假单胞菌或大肠杆菌等感染引起的口腔炎症。以婴幼儿多见，常发生于急性感染、长期腹泻等机体抵抗力降低时，口腔不洁利于细菌繁殖而致病。

（二）临床表现

1. 鹅口疮 临床特征是在口腔黏膜上出现白色乳凝块样小点或小片状物，略高于黏膜表面。最常见于颊黏膜，其次是舌、齿龈、上腭。初起时呈点状和小片状，可逐渐融合成片，不易拭去，强行擦拭剥离后，局部黏膜潮红、粗糙，并可伴有溢血。患处不痛、不流涎，一般无全身症状，不影响吃奶。重症可累及食管、肠道、喉、气管、肺等，出现低热、拒食、呕吐、吞咽困难、声音嘶哑或呼吸困难。

2. 疱疹性口炎 起病时发热，体温达38~40℃，常有上呼吸道感染症状。齿龈红肿，触之易出血，继而在齿龈、舌、唇内、颊黏膜处出现散在或成簇的黄白色小水疱，直径2~3mm，迅速破溃后形成浅溃疡，上面覆盖黄白色纤维渗出物，绕以红晕，有时累及上腭及咽部，口角及唇周皮肤亦常发生疱疹。局部疼痛、拒食、流涎、烦躁、颌下淋巴结肿大。病程约1~2周。本病需与疱疹性咽峡炎鉴别，后者由柯萨奇病毒引起，多发生于夏秋季，疱疹主要分布在咽部和软腭，但不累及齿龈和颊黏膜。

3. 溃疡性口炎 多见于婴幼儿，口腔各部位均可发生，常见于舌、唇内及颊黏膜处，可蔓延到唇及咽喉部。初起时口腔黏膜充血水肿，随后形成大小不等的糜烂或溃疡，上有纤维素性渗出物形成的假膜，常呈灰白色，边界清楚，易拭去，露出溢血的创面，但不久又被假膜覆盖，涂片染色可见大量细菌。局部疼痛、流涎、拒食、烦躁，常有发热，可达39~40℃，局部淋巴结肿大，白细胞总数和中性粒细胞增多。全身症状轻者约一周左右体温恢复正常。

（三）心理-社会状况

疱疹性口炎为自限性疾病，一年四季均可发生，传染性强，可在托幼机构引起小流行，应注意评估托幼机构有无采取预防口炎的措施；口炎患儿可有明显口痛，常烦躁哭闹；家长对该病的病因、护理方法不了解，常有焦虑情绪。

（四）治疗要点

治疗以保持口腔清洁、局部涂药、对症处理为主，注意水分及营养的补充，严重者可全身用药。

【常见护理诊断/问题】

1. 口腔黏膜改变 与感染有关。

2. 疼痛 与口腔黏膜炎症和破损有关。

3. 体温过高 与感染有关。

4. 知识缺乏 家长缺乏口腔预防及护理知识。

【护理措施】

（一）促进口腔黏膜愈合

1. 口腔护理 鼓励多饮水，进食后漱口，保持口腔黏膜湿润和清洁。溃疡性口炎用3%过氧化氢溶液或0.1%依沙吖啶溶液清洗溃疡面，较大儿童可用含漱剂。鹅口疮患儿宜用2%的碳酸氢钠溶液清洗。清洗口腔每日2~4次，以餐后1小时左右为宜，动作应轻、快、准，以免引起呕吐。对流涎者，及时清除流出物，保持皮肤干燥、清洁，避免引起皮肤湿疹及糜烂。

2. 正确涂药 涂药前先清洗口腔，然后用无菌纱布或干棉球放在颊黏膜腮腺管口处或舌系带两侧，以隔断唾液，再用干棉球将病变部黏膜表面吸干净后方能涂药，涂药后嘱患儿闭口10分钟，然后取出隔离唾液的纱布或棉球，不可立即漱口、饮水或进食，小婴儿不配合时可直接涂药。在清洁口腔及局部涂药时应注意手法，用棉签在溃疡面上滚动式涂药，切不可摩擦，以免扩大创面或疼痛加重。

（1）鹅口疮患儿：局部涂抹10万~20万U/ml制霉菌素鱼肝油混悬溶液，每日2~3次。

（2）疱疹性口炎患儿：局部可喷西瓜霜、锡类散、冰硼散等，预防继发感染可涂2.5%~5%金霉素鱼肝油。

（3）溃疡性口炎患儿：要及时控制感染，选择有效抗生素，做好口腔护理，溃疡面可涂5%金霉素鱼肝油。

（二）口痛的护理

以高热量、高蛋白、含丰富维生素的温凉流质或半流质饮食为宜，避免摄入刺激性食物。对由于口腔黏膜糜烂、溃疡引起疼痛影响进食者，可按医嘱在进食前局部涂2%利多卡因。对不能进食者，应给予肠道外营养，以确保能量与水分的供给。

（三）监测体温

体温超过38.5℃时，给予松解衣服、冷敷等物理降温，必要时给予药物降温。

（四）健康教育

向家长讲解口炎发生的原因、影响因素及护理；指导食具专用，做好清洁消毒工作；示教清洁口腔及局部涂药的方法；纠正患儿吮指、不刷牙等不良习惯，培养进食后漱口的卫生习惯；宣传均衡营养对提高抵抗力的重要性，避免偏食、挑食，培养良好的饮食习惯。

第三节 腹泻患儿的护理

小儿腹泻（infantile diarrhea）或称腹泻病（diarrheal diseases），是由多病原、多因素引起的以大便性状改变和大便次数增多为特点的一组消化道综合征，是儿科最常见疾病之一。6个月~2岁婴幼儿发病率高，1岁以内约占半数，一年四季均可发病，但夏秋季发病率高。本病为我国儿童保健重点防治的“四病”之一，是导致小儿营养不良、生长发育障碍的主要原因之一。

临床上根据腹泻的病因可分为感染性腹泻和非感染性腹泻；根据病程可分为急性腹泻（病程在2周以内，最多见）、迁延性腹泻（病程在2周至2个月）和慢性腹泻（病程在2个月以上）；根据病情分为轻型腹泻及重型腹泻。

【护理评估】

（一）健康史

小儿腹泻的发生与下列因素有关：

1. 易感因素

（1）消化系统特点：婴幼儿消化系统发育尚未成熟，胃酸和消化酶分泌不足，消化酶的活性低，不能适应食物质和量的较大变化；生长发育快，所需营养物质相对较多，胃肠道负担重，容易发生消化功能紊乱。

（2）机体防御功能差：婴儿胃酸偏低，对进入胃内的细菌杀灭能力较弱；血清免疫球蛋白和胃肠道SIgA水平均较低，易患肠道感染。新生儿出生后尚未建立正常肠道菌群或因使用抗生素等引起肠道菌群失调时，使正常肠道菌群对入侵致病微生物的拮抗作用减弱或丧失，而发生肠道感染。

抗生素相关性腹泻

由于长期、大量使用广谱抗生素引起肠道菌群失调，肠道正常菌群减少，耐药性金黄色葡萄球菌、变形杆菌、铜绿假单胞菌、难辨梭状芽胞杆菌或白色念珠菌等大量繁殖，引起药物较难控制的肠炎，称为抗生素相关性腹泻（antibiotic-associated diarrhea，AAD）。营养不良、免疫功能低下、长期使用类固醇激素更易发病。

（3）人工喂养：由于不能从母乳中获取SIgA、乳铁蛋白等体液因子以及巨噬细胞、粒细胞和溶菌酶等有很强抗肠道感染作用的物质，动物乳虽含有某些上述成分，但在加热过程中被破坏，而且食物和食具易受污染，故人工喂养儿肠道感染发生率明显高于母乳喂养儿。

2. 感染因素

（1）肠道内感染：肠道内感染可由病毒、细菌、真菌、寄生虫等引起，以前两者多见。①病毒感染：寒冷季节的婴幼儿腹泻80%由病毒感染引起，主要为轮状病毒，其次有星状和杯状病毒、肠道病毒（包括柯萨奇病毒、埃可病毒、肠道腺病毒）、诺沃克病毒、冠状病毒等；②细菌感染（不包括法定传染病）：以致腹泻大肠杆菌最多见，根据其不同致病性和发病机制，可分为五大组菌株，分别为致病性大肠杆菌、产毒性大肠杆菌、侵袭性大肠杆菌、出血性大肠杆菌和黏附-集聚性大肠杆菌。其次为空肠弯曲菌、耶尔森菌、鼠伤寒沙门菌、变形杆菌、金黄色葡萄球菌等；③其他：真菌和寄生虫也可引起肠炎，如白色念珠菌、蓝氏贾第鞭毛虫、阿米巴原虫及隐孢子虫等。

（2）肠道外感染：因发热和病原体毒素作用使消化功能紊乱而产生腹泻症状，多见于上呼吸道感染、肺炎、泌尿道感染、皮肤感染或急性传染病等。

3. 非感染因素

（1）饮食因素：①喂养不当可引起腹泻，多为人工喂养儿，常因喂养不定时，饮食量不当，过早喂给大量淀粉或脂肪类食物、突然改变食物品种或骤然断乳等；②过敏性腹泻，如对牛奶或大豆（豆浆）过敏而引起的腹泻；③原发性或继发性双糖酶缺乏或乳糖酶的活性降低，肠道对糖的消化吸收不良而引起的腹泻。

（2）气候因素：腹部受凉使肠蠕动增加；天气过热使消化液分泌减少，而由于口渴又吃奶过多，增加消化道负担而致腹泻。

4. 发病机制 感染性腹泻时，病原微生物随污染的食物、日用品、手或水进入消化道，当机体防御功能下降时，病原微生物侵入并大量繁殖引起腹泻。产毒性大肠杆菌主要通过其产生的肠毒素促使水及电解质向肠腔内转移，肠道分泌增加导致水样腹泻；侵袭性大肠杆菌、空肠弯曲菌、鼠伤寒沙门氏菌以及金黄色葡萄球菌等，可侵入肠黏膜组织，引起广泛的炎性反应，出现脓血便或黏冻状大便；轮状病毒侵袭肠绒毛的上皮细胞，使之变性坏死，绒毛变短脱落，引起水、电解质吸收减少，导致腹泻，同时，继发的双糖酶分泌不足使食物中糖类消化不全而积滞在肠腔内，被细菌分解成小分子的短链有机酸，使肠液的渗透压增高，进一步造成水和电解质的丧失。

非感染性腹泻多因进食过量或食物成分不恰当引起，消化、吸收不良的食物积滞于小肠上部，使肠内的酸度减低，肠道下部细菌上移并繁殖，产生内源性感染，使消化功能更加紊乱。加之食物分解不全，产生腐败性毒性产物刺激肠道，使肠蠕动增加，引起腹泻、脱水、电解质紊乱及中毒症状。

（二）临床表现

1. 轻型腹泻 多由饮食因素及肠道外感染引起。起病可急可缓，以胃肠道症状为主，主要表现为食欲不振，偶有呕吐或溢乳，大便次数增多，但每次大便量不多，稀糊状或水便，呈黄色或黄绿色，有酸味，常见白色或黄白色奶瓣和泡沫。无脱水及全身中毒症状，多在数日内痊愈。

2. 重型腹泻 多由肠道内感染所致，也可由轻型腹泻发展而来。起病常比较急，除有较重的胃肠道症状外，还有较明显的脱水、电解质紊乱和全身中毒症状。

（1）胃肠道症状：食欲低下，常有呕吐，严重者可吐咖啡色液体。腹泻频繁，每日大便10次以上，多者可达数十次，多为黄色水样或蛋花汤样便，量多，可有少量黏液。

（2）全身中毒症状：发热，烦躁不安或精神委靡、嗜睡，甚至昏迷、休克等。

（3）水、电解质及酸碱平衡紊乱症状：可发生脱水、代谢性酸中毒、低血钾、低血钙以及低血镁等（详见本章第四节）。

3. 几种常见肠炎的临床表现及特点

（1）轮状病毒肠炎：多见于秋冬季，以秋季流行为主，故曾被称为秋季腹泻。常见于6~24个月婴幼儿，>4岁者少见，经粪–口传播，潜伏期1~3天。起病急，常伴发热和上呼吸道感染症状，一般无明显感染中毒症状。病初即出现呕吐，随后出现腹泻，大便次数多、量多、水分多，黄色或淡黄色水样便或蛋花汤样便，无腥臭味，常出现脱水、酸中毒和电解质紊乱。本病为自限性疾病，自然病程约3~8天，少数较长，大便镜检偶有少量白细胞。

（2）大肠杆菌肠炎：多发生在夏季，可在新生儿室、托儿所甚至病房流行。致病性大肠杆菌和产毒性大肠杆菌肠炎大便呈蛋花汤样或水样，混有黏液，常伴呕吐，严重者可伴发热、脱水、电解质紊乱和酸中毒；侵袭性大肠杆菌肠炎可排出痢疾样黏液脓血便，常伴恶心、呕吐、腹痛和里急后重，可出现严重的全身中毒症状甚至休克。出血性大肠杆菌肠炎开始为黄色水样便，后转为血水便，有特殊臭味，伴腹痛，大便镜检有大量红细胞，一般无白细胞。

（3）抗生素诱发的肠炎：多继发于使用大量抗生素后，营养不良、免疫功能低下、长期应用肾上腺皮质激素者更易发病，婴幼儿病情多较重。①金黄色葡萄球菌肠炎：典型大便为暗绿色，有腥臭味，量多，带黏液，少数为血便。大便镜检有大量脓细胞和成簇的革兰阳性球菌，便培养有葡萄球菌生长，凝固酶阳性；②真菌性肠炎：主要由白色念珠菌感染所致，常并发于其他感染，主要症状为大便次数增多，黄色水样便，泡沫较多带黏液，有时可见豆腐渣样细块（菌落）。大便镜检可见真菌孢子体和菌丝，真菌培养阳性；③伪膜性小肠结肠炎：由难辨梭状芽胞杆菌引起。主要症状为腹泻，轻症大便每日数次，停用抗生素后很快痊愈。重症频泻，黄绿色水样便，可有毒素致肠黏膜坏死所形成的伪膜排出，大便厌氧菌培养或组织培养法检测细胞毒素可协助确诊。

4. 迁延性和慢性腹泻 病因复杂，感染、食物过敏、酶缺陷、免疫缺陷、药物因素、先天畸形等均可引起，多与营养不良及急性腹泻未彻底治疗有关，以人工喂养儿和营养不良婴幼儿多见。表现为腹泻迁延不愈，病情反复，大便次数和性质不稳定，严重时出现水、电解质紊乱。由于营养不良患儿腹泻时易迁延不愈，持续腹泻又加重了营养不良，两者互为因果，形成恶性循环，最终引起免疫功能低下，继发感染，导致多脏器功能异常。

5. 生理性腹泻 多见于6个月以下的婴儿，小儿外观虚胖，常有湿疹，生后不久即出现腹泻，除大便次数增多外，无其他症状，食欲好，生长发育正常。添加辅食后，大便即逐渐转为正常。

（三）心理–社会资料

腹泻是小儿的常见病、多发病，特别是在贫困和卫生条件较差的地区多见。因家长缺乏喂养及饮食卫生知识，小儿腹泻初期，常不能引起家长的重视，忽视正规治疗，而使病情加重。就诊后家长常因患儿烦躁或嗜睡等表现而产生焦虑和紧张等情绪。

（四）实验室及其他辅助检查

1. 大便检查 便常规无或偶见白细胞多为非侵袭菌感染，大便中有较多的白细胞多由于各种侵袭菌感染所致。便培养可检出致病菌，真菌性肠炎大便涂片可见真菌孢子和假菌丝。疑为病毒感染者可做病毒学检查。

2. 血生化检查 血钠测定可了解脱水性质，血钾测定可反映体内缺钾的程度，血气分析可了解体内酸碱平衡紊乱的程度和性质，重症患儿可检测血钙、镁、尿素氮。

（五）治疗要点

调整饮食，预防和纠正水、电解质和酸碱平衡紊乱，合理用药，加强护理，预防并发症的发生。

【常见护理诊断/问题】

1. 体液不足 与腹泻、呕吐丢失过多和摄入不足有关。

2. 营养失调：低于机体需要量 与腹泻、呕吐丢失过多和摄入不足有关。

3. 体温过高 与肠道感染有关。

4. 有皮肤完整性受损的危险 与大便次数增多刺激臀部皮肤有关。

5. 知识缺乏 患儿家长缺乏合理的喂养知识、卫生知识以及腹泻患儿的护理知识。

【护理目标】

1. 患儿腹泻、呕吐次数逐渐减少至停止，大便性状正常。
2. 患儿脱水、电解质紊乱得以纠正，尿量正常，体重恢复正常。
3. 患儿体温逐渐恢复正常。
4. 患儿皮肤保持完整，无破损。
5. 家长能在医护人员指导下正确护理患儿。

【护理措施】

（一）控制腹泻、防止继续失水

1. 调整饮食 强调坚持继续喂养，以满足生理需要，补充疾病消耗，缩短恢复时间。可根据疾病的特殊病理生理状况、个体消化吸收功能及平时的饮食习惯进行合理调整。严重呕吐者可暂时禁食4~6小时（不禁水），病情好转后，及早恢复喂养；母乳喂养儿继续哺乳暂停辅食；人工喂养儿可喂等量米汤或稀释牛奶或其他代乳品，由米汤、粥、面条等逐渐过渡到正常饮食；病毒性肠炎多有双糖酶（主要是乳糖酶）缺乏，可暂停乳类喂养，改为豆类代乳品或发酵奶或去乳糖配方奶粉喂养。腹泻停止后，逐渐恢复营养丰富的饮食，并每日加餐一次，共2周。

2. 遵医嘱合理药物治疗 约70%的患儿为病毒及非侵袭性细菌所致的水样便腹泻，一般不用抗生素，选用微生态制剂和黏膜保护剂；30%为侵袭性细菌感染所致的黏液或黏液脓血便患者，应根据临床特点，结合大便细菌培养和药敏试验结果选用抗生素，避免使用止泻剂。

3. 严格执行消毒隔离措施 对感染性腹泻患儿应施行床边隔离，食具、衣物、尿布应专用，对传染性较强的腹泻患儿最好用一次性尿布，用后焚烧。护理患儿前后认真洗手，防止交叉感染。

（二）纠正水、电解质紊乱及酸碱失衡（参见本章第四节）

（三）发热的护理

发热时应给患儿多饮水，及时更换汗湿的衣服，给予头枕冰袋等物理降温，必要时给予药物降温。

（四）维持皮肤完整性

婴幼儿应选用吸水性强的柔软布类尿布，避免使用不透气塑料布或橡皮布，尿布要勤更换。每次便后用温水清洗臀部并拭干，局部皮肤发红处涂以5%鞣酸软膏或40%氧化锌油并按摩片刻，促进局部血液循环。涂抹油类或药膏时，应用棉签在皮肤上轻轻滚动涂药，避免涂擦造成患儿疼痛和皮肤损伤。皮肤溃疡局部可增加暴露或用灯泡照射（注意照射时要有专人看护，避免烫伤），每次20~30分钟，每日3次，以促进愈合。女婴因尿道口接近肛门，应注意会阴部的清洁，预防上行性尿路感染。

（五）严密观察病情

1. 观察排便情况 观察记录大便次数、颜色、气味、性状及量的情况，并做好动态比较，为治疗和输液方案提供可靠依据；采集标本时应注意采集黏液或脓血部分，并及时送检。

2. 监测生命体征 如神志、体温、脉搏、呼吸、血压等。

3. 观察体液平衡 密切观察脱水和电解质、酸碱平衡紊乱等表现。

（六）健康教育

1. 做好护理指导 向家长解释患儿腹泻的病因、潜在并发症以及相关的治疗措施和预后等。指导家长正确洗手，并做好污染尿布及衣物的处理、出入量的监测以及脱水表现的观察，说明调整饮食的重要性。讲解臀部皮肤护理的意义及方法，指导家长ORS溶液的配制和使用，强调呕吐时不必禁用，应少量多次饮用。

2. 做好预防知识宣教 宣传母乳喂养的优点，指导合理喂养，注意食物要新鲜、清洁。奶瓶和食具每次用后要洗净、煮沸或高温消毒，教育小儿饭前、便后要洗手。加强体格锻炼，适当户外活动，气候变化时防止受凉或过热，夏天多喝水。及时治疗营养不良、佝偻病，避免长期滥用广谱抗生素。

【护理评价】

患儿腹泻是否逐渐减少；脱水、电解质酸碱平衡紊乱等临床表现是否纠正；体温是否逐渐恢复正常；皮肤是否完整无破损；家长是否了解有关知识，掌握有关护理措施。

第四节 小儿体液平衡的特点和液体疗法

体液是人体的重要组成部分，保持其生理平衡是维持生命的重要条件。正常情况下，体液的动态平衡依赖于神经、内分泌、肺，特别是肾脏等系统的正常调节功能。小儿时期各器官系统处于发育阶段，功能不成熟，较易发生体液平衡紊乱，因此，液体疗法是儿科治疗中的重要内容。

一、小儿体液平衡的特点

（一）体液的总量与分布

体液由血浆、间质液和细胞内液三部分组成，前两者合称细胞外液。年龄越小，体液总量相对愈多，这主要是间质液量的比例较高，而细胞内液和血浆液量的比例相对稳定，并与成人相近。小儿发生急性脱水时，由于细胞外液首先丢失，故脱水症状可在短期内立即出现。不同年龄的体液分布（表7–1）。

表7–1　不同年龄的体液分布（占体重的%）

年龄	细胞内液	细胞外液		体液总量
		血浆	间质液	
新生儿	35	6	37	78
1岁	40	5	25	70
2~14岁	40	5	20	65
成人	40~45	5	10~15	55~65

（二）体液的电解质组成

细胞内液和细胞外液的电解质组成有显著差别。细胞外液的电解质成分可通过血浆精确地测定，细胞外液的主要阳离子是Na^+，主要阴离子是Cl^-及HCO_3^-。细胞内液电解质以K^+为主要阳离子，阴离子以HPO_4^{2-}及蛋白质为主，它们对维持细胞内、外液的渗透压起着重要作用。除新生儿生后数日内血钾、氯、磷和乳酸偏高，血钠、钙、碳酸氢盐含量偏低外，小儿体液电解质的组成与成人相似。

（三）水代谢的特点

1. 水的需要量相对较大，交换率高　体内水的出入量与体液保持动态平衡。每日所需水量与热量消耗成正比。由于小儿生长发育快，新陈代谢旺盛，摄入蛋白质和热量较高，体表面积相对较大以及呼吸频率快等不显性失水相对较多，故按体重计，年龄愈小，每日需水量相对愈多。小儿每日水的需要量（表7–2）。另外，小儿排泄水的速度也较成人快，婴儿每日水的交换量约等于细胞外液的1/2，而成人仅为1/7，故婴儿水的交换率比成人快3~4倍，所以婴儿对缺水的耐受力比成人差，在病理情况下，较成人更易发生脱水。

表7–2　小儿每日水的需要量

年龄	水需要量（ml/kg）
0~1岁	120~160
1~3岁	100~140
4~9岁	70~100
10~11岁	50~90

2. 体液平衡调节功能不成熟 肾脏对于体液平衡调节起着重要作用。小儿肾脏体液调节功能不成熟，正常情况下，水分排出的多少主要靠肾脏的浓缩和稀释功能调节。小儿年龄愈小，肾的浓缩和稀释功能愈不成熟，新生儿及幼婴只能使尿液渗透压浓缩到700mOsm/L（比重1.020），而成人可达1400mOsm/L（比重1.035），因此小儿在排泄同量溶质时所需水量较成人为多，尿量相对较多，当入水量不足或失水量增加时，易超过肾脏浓缩功能的极限，发生代谢产物的潴留和高渗性脱水。虽然，新生儿在生后一周肾脏的稀释能力可达到成人水平，但因肾小球滤过率低，水的排泄速度慢，如水摄入量过多，易引起水肿和低钠血症。年龄越小，肾排钠、排酸、产氨能力越差，因而也容易发生高钠血症和酸中毒。

二、小儿常见水、电解质和酸碱平衡紊乱

（一）脱水

指水分摄入不足或丢失过多所造成的体液总量尤其是细胞外液量的减少，脱水时除水分丢失外，还伴有钠、钾等电解质的丢失。

1. 脱水程度 指患病后累积体液损失量。判断脱水程度依据损失体液占体重的百分比以及患儿前囟、眼窝、皮肤弹性、循环情况和尿量等临床表现综合估计，将脱水分为轻度、中度、重度，不同程度脱水的临床表现（表7-3）。

表7-3 不同程度脱水的临床表现

	轻 度	中 度	重 度
失水占体重百分比	5%以下	5%~10%	>10%
精神状态	稍差、略烦躁	烦躁或委靡	呈重病容，昏睡或昏迷
皮肤弹性	稍差	差	极差
口腔黏膜	稍干燥	干燥	极干燥
眼窝及前囟	稍凹陷	明显凹陷	深凹陷，眼不能闭合
眼泪	有	少	无
尿量	稍减少	明显减少	少尿或无尿
周围循环衰竭	无	不明显	明显
酸中毒	无	有	严重

营养不良患儿因皮下脂肪少，皮肤弹性较差，容易把脱水程度估计过高；肥胖小儿皮下脂肪多，脱水程度常易估计过低，临床上应予注意，不能单凭皮肤弹性来判断，应综合考虑。

2. 脱水性质 指现存体液渗透压的改变。体液丢失的同时也伴有电解质的丢失，由于病因不同，水和电解质丢失量的比例不同，脱水的性质反映了水和电解质的相对丢失量。由于决定细胞外液渗透压的主要成分是钠，故临床上常根据血清钠浓度判定细胞外液的渗透压情况。据此可将脱水分为等渗性脱水、低渗性脱水和高渗性脱水三种。临床上以等渗性脱水最常见，其次是低渗性脱水，高渗性脱水少见。

（1）等渗性脱水：血清钠130~150mmol/L，水和电解质等比例的丢失。脱水后体液仍呈等渗状态，丢失的体液主要是细胞外液，临床表现为一般脱水症状。

（2）低渗性脱水：血清钠<130mmol/L，电解质的丢失多于水分的丢失。脱水后体液（首先表现在细胞外液）呈低渗状态，水分由细胞外向细胞内转移，细胞外液减少的程度较其他两种脱水明显，更容易发生低血容量性休克，故临床表现较重。但由于细胞内容量相对较多，病初时口渴不明显，如严重的低钠血症可发生脑细胞水肿，出现嗜睡等神经系统症状，甚至发生惊厥和昏迷。

（3）高渗性脱水：血清钠>150mmol/L，水分的丢失多于电解质的丢失。脱水后细胞外液呈高渗状态，水从细胞内向细胞外转移，因细胞外液得到了细胞内液的补充，使临床脱水体征不明显，循环衰竭表现较其他两种脱水轻。但由于细胞内缺水，患儿常有烦渴、高热、烦躁不安、肌张力增高甚至惊厥。

（二）酸碱平衡紊乱

正常血液的pH值为7.35~7.45。发生酸碱平衡紊乱时，如果机体能通过体内缓冲系统以及肺、肾的调节，使血液的pH仍保持在正常范围，称为代偿性酸中毒或代偿性碱中毒。

1. 代谢性酸中毒 最常见，指血液中HCO_3^-浓度降低或H^+浓度增高。

（1）病因：①体内碱性物质丢失过多：如腹泻、肠瘘、肾小管酸中毒等；②酸性代谢产物产生过多或排出障碍：如糖尿病酮症酸中毒、缺氧、休克，急、慢性肾衰竭等；③酸性物质摄入过多：如氯化钙、氯化镁等；④静脉输入过多的不含HCO_3^-的含钠液。

（2）临床表现：根据血清[HCO_3^-]的测定结果将代谢性酸中毒分为三度：轻度（18~13mmol/L）、中度（13~9mmol/L）、重度（<9mmol/L）。轻度酸中毒的症状不明显，多通过血气分析发现并做出诊断；中度酸中毒表现为精神委靡或烦躁不安，呼吸深长，口唇呈樱桃红色、恶心、呕吐等；重度酸中毒时症状、体征进一步加重，昏睡或昏迷，呼吸深快，节律不齐，有烂苹果味，口唇发绀。新生儿及小婴儿因呼吸代偿功能较差，往往仅出现精神委靡、拒乳、面色苍白等一般表现，而呼吸改变常不典型。

（3）治疗：积极治疗原发病，改善循环、呼吸和肾脏功能。一般主张当pH<7.30时可使用碱性溶液，首选碳酸氢钠。①根据血气分析和CO_2结合力（CO_2CP）检测结果计算：（－BE）×0.5×体重（kg）＝需5%碳酸氢钠的ml数或（22－测得的CO_2CP）mmol/L×0.6×体重（kg）＝所需碱性溶液mmol数，一般稀释为等张液体，先给总需要量的1/2，再根据病情变化、治疗后的反应等调整剂量；②若在无条件测定血气分析或重度酸中毒急需治疗，可暂按提高血浆［HCO_3^-］5mmol/L计算（5%碳酸氢钠1ml/kg可提高CO_2CP1mmol/L），给予1.4%碳酸氢钠20ml/kg，也可用5%碳酸氢钠5ml/kg，必要时2~4小时后可重复。

2. 代谢性碱中毒 由于体内H^+减少或HCO_3^-增加引起。

（1）病因：①体内酸性物质丢失过多；②碱性药物应用过多，使体内HCO_3^-增加；③低钾时，细胞内K^+移出，Na^+、H^+进入细胞内，降低了细胞外液H^+浓度。

（2）临床表现：轻度碱中毒临床表现不明显，重度表现为呼吸慢而浅，头痛、嗜睡、昏迷，可出现低血钙（如手足麻木或手足搐搦）和低血钾症状。

（3）治疗：①去除病因，停用碱性药物，纠正水、电解质平衡紊乱；②轻症患儿静脉点滴0.9%氯化钠溶液；③重症低氯性碱中毒需用0.9%氯化铵纠正。

3. 呼吸性酸中毒 因通气障碍使体内CO_2潴留及H_2CO_3增加引起。

（1）病因：①呼吸道阻塞：肺炎、支气管哮喘、气管异物等；②胸腔和胸廓病变：气胸、胸腔积液等；③呼吸中枢抑制：脑炎、脑膜炎等；④神经肌肉病变：多发性神经根炎、重症肌无力等。

（2）临床表现：除原发病表现外，缺氧为突出表现，如呼吸困难、发绀、头痛等。

（3）治疗：积极治疗原发病，低流量吸氧，改善通气和换气功能，解除呼吸道阻塞。重症患儿可行气管插管或气管切开，人工辅助呼吸。有呼吸中枢抑制者酌情使用呼吸兴奋剂。

4. 呼吸性碱中毒 因通气过度使血CO_2过度减少、血H_2CO_3降低所致。

（1）病因：①呼吸中枢兴奋或呼吸运动增强：如高热、中枢神经系统疾病；②过度通气：如大哭、癔症；③使用呼吸机不当：呼吸频率过快、过深、时间过长等。

（2）临床表现：突出表现为呼吸深快，其他症状与代谢性碱中毒相似。

（3）治疗：以病因治疗为主，碱中毒可随呼吸改善而逐渐恢复。

（三）钾代谢紊乱 正常血清钾浓度为3.5~5.5mmol/L。

1. 低钾血症 当血清钾<3.5mmol/L时为低钾血症。

（1）病因：①钾摄入不足：长期不能进食、液体疗法时补钾不足；②钾丢失过多：经消化道或肾脏排钾过多，如呕吐、腹泻、胃肠引流，使用排钾利尿剂、脱水剂，长期应用肾上腺皮质激素等；③钾分布异常：如家族性周期性麻痹。另外，在脱水未纠正前，由于血液浓缩，酸中毒时钾由细胞内向细胞外转移等原因，钾总量虽减少，但血清钾浓度多正常。输液后，随着脱水、酸中毒被纠正，输入的葡萄糖合成糖原，可使钾由细胞外向细胞内转移，导致血钾浓度降低。

（2）临床表现：缺钾出现下列表现：①神经肌肉兴奋性减低：精神委靡，全身肌无力，腱反射减弱或消失，腹胀、肠鸣音减弱，严重者出现肠麻痹；②循环系统表现：心肌收缩无力、心脏扩大，心率增快、心音低钝、心律失常，甚至心力衰竭，心电图显示ST段降低、出现U波，P-R间期和Q-T间期延长等；③肾脏表现：长期低钾可致肾小管上皮细胞变性，对抗利尿激素反应低下、浓缩功能降低，出现口渴、多饮、多尿、夜尿。肾小管排K^+减少，泌H^+、泌Cl^-增加，可发生低钾低氯性碱中毒，而尿液则呈酸性。

（3）治疗：①治疗原发病；②能口服者尽量口服，轻度低钾患儿可口服氯化钾每日200~300mg/kg；③重症需静脉补钾：其原则必须见尿补钾，切忌将钾盐静脉推入，否则导致高钾血症，危及生命；全日总量一般为100~300mg/kg（10%氯化钾1~3ml/kg），应均匀分配于全日静脉输液中，浓度一般不超过0.3%（新生儿0.15%~0.2%），每日补钾总量静脉滴注时间不应短于6~8小时。由于细胞内钾浓度恢复正常要有一个过程，补钾时间须持续4~6日或更长。

2. 高钾血症 当血清钾>5.5mmol/L为高钾血症。

（1）病因：①钾摄入量过多：如静脉输液注入钾过多、过快，静脉输入大量青霉素钾盐或库存过久的全血；②肾脏排钾减少：如肾衰竭、长期使用保钾利尿剂；③钾分布异常：如严重溶血、缺氧、休克、代谢性酸中毒和严重组织创伤等，使钾由细胞内转移至细胞外。

（2）临床表现：①神经肌肉兴奋性降低：精神委靡、嗜睡、躯干和四肢肌肉无力，腱反射减弱或消失，严重者呈迟缓性瘫痪；②心血管系统：心脏收缩无力，心音低钝，心率缓慢，心律失常，心电图示T波高尖等；③消化系统：由于乙酰胆碱释放可引起恶心、呕吐、腹痛等。

（3）治疗：积极治疗原发病，停用含钾药物或食物；可选用钙剂、5%碳酸氢钠、胰岛素或呋塞米等药物拮抗钾离子、促进钾离子移入细胞内、加速钾的排泄等。病情严重可采用腹膜或血液透析。

三、小儿液体疗法常用溶液及其配制

（一）非电解质溶液

常用的有5%和10%葡萄糖溶液，前者为等渗溶液，后者为高渗溶液。因葡萄糖溶液输入体内后很快被氧化分解为能量、水和二氧化碳，失去其渗透压的作用，故临床主要用于补充水分和部分热量，不计其张力。

（二）电解质溶液

主要用于补充损失的液体、所需的电解质，纠正体液的渗透压和酸碱平衡紊乱。

1. 0.9%氯化钠溶液　Na^+和Cl^-均为154mmol/L，与血浆渗透压近似，为等张液。钠含量与血浆中的接近（血Na^+142 mmol/L），但氯含量较血浆高（血Cl^-103 mmol/L），输入过多可引起高氯血症。故临床常以2份0.9%氯化钠溶液和1份1.4%碳酸氢钠混合，配成2∶1等张含钠液，使其钠与氯之比为3∶2，与血浆中钠、氯之比相近。

2. 复方氯化钠溶液　其组成为0.86%氯化钠、0.03%氯化钾和0.03%氯化钙，亦是等张液。其作用和缺点与0.9%氯化钠溶液基本相同，但不会因大量输注而发生稀释性低血钾和低血钙。

3. 碱性溶液　主要用于纠正酸中毒。临床常用碳酸氢钠溶液，碳酸氢钠可直接增加缓冲碱，迅速纠正酸中毒。1.4%碳酸氢钠溶液为等渗液，市售的5%碳酸氢钠溶液为高渗液（1ml = 0.6mmol），用5%或10%葡萄糖稀释3.5倍即为等渗液，在抢救重度酸中毒时，可不稀释而静脉推注，但多次使用后可使细胞外液渗透压增高，小婴儿慎用。

4. 氯化钾溶液　用于纠正低钾血症。常用10%氯化钾溶液，须稀释成0.2%~0.3%溶液后静脉滴注，不可直接静脉推注，以免发生心肌抑制、心脏骤停。

（三）混合溶液

为适应不同情况液体疗法的需要，将几种溶液按一定比例配成不同的混合液，以互补其不足。几种常用混合液的简易配制（表7-4）。

表7-4　几种常用混合溶液的简便配制

溶液种类	张力	加入溶液（ml）			
		5%或10%葡萄糖	10%氯化钠	5%碳酸氢钠（11.2%乳酸钠）	10%氯化钾
2∶1含钠液	1	加至500	30	47（30）	–
1∶1液	1/2	加至500	20	–	–
1∶2液	1/3	加至500	15	–	–
1∶4液	1/5	加至500	10	–	–
3∶2∶1液	1/2	加至500	15	24（15）	–
4∶3∶2液	2/3	加至500	20	33（20）	–
维持液	1/4	加至500	10	–	7.5

（四）口服补液盐（oral rehydration salts，ORS）

是世界卫生组织推荐的用于治疗急性腹泻合并脱水的一种口服溶液，临床应用已取得良好效果。其配方为：氯化钠3.5g，碳酸氢钠2.5g，氯化钾1.5g，葡萄糖20.0g，临用前用温开水1000ml溶解，其张力为2/3张，含钾浓度为0.15%。

四、小儿液体疗法的实施

液体疗法的目的是纠正脱水、电解质和酸碱平衡紊乱，恢复机体的生理功能。在液体疗法实施前，要根据病史、临床表现和化验检查等进行综合分析，判断水和电解质紊乱的程度和性质；熟悉各种液体成分的适应证和用法；确定补液总量、组成、步骤和速度。在实施过程中要做到三定（定量、定性、定速）、三先（先快后慢、先浓后淡、先盐后糖）及两补（见尿补钾、防惊补钙）。液体疗法包括补充累积损失量、继续丢失量和生理需要量。

1. 累积损失量的补充 累积损失量指发病后至补液时水和电解质的总丢失量。

（1）补液量：根据脱水程度决定补液量。轻度脱水约30~50ml/kg；中度脱水为50~100ml/kg；重度脱水为100~120ml/kg。

（2）补液种类：根据脱水性质决定。低渗性脱水补2/3张含钠液，等渗性脱水补1/2张含钠液，高渗性脱水补1/3~1/5张含钠液。若临床上判断脱水性质有困难时，可先按等渗性脱水处理。

（3）补液速度：取决于脱水程度，原则上应先快后慢。对伴有循环衰竭的重度脱水患儿，应快速输入等张含钠液（2：1等张含钠液或1.4%碳酸氢钠），按20ml/kg（总量不超过300ml）于30~60分钟内输入，其余累积损失量一般于8~12小时内输完，输入速度约为每小时8~10ml/kg，在循环改善出现排尿后应及时补钾。

2. 继续损失量的补充 继续损失量是指补液开始后，由于呕吐、腹泻等情况继续丢失的液体量。应按实际损失量及性质予以补充，腹泻患儿一般按每日约10~40ml/kg计算，常用1/3~1/2 张含钠液，同时应注意钾的补充。

3. 生理需要量的补充 主要供给基础代谢所需的水分，约为每日60~80ml/kg，根据病情一般能口服者可口服，如需静脉补充，可用1/3~1/5张含钠液（加0.15%氯化钾）。

继续损失量和生理需要量可在12~16小时内输入，约为每小时5ml/kg。

在实际补液中，上述三部分均可进行独立计算和补充，也可综合分析计算，如腹泻患儿第1天补液时应补充累计损失量、继续损失量和生理需要量，若第2天脱水已基本纠正，仅计算继续损失量和生理需要量或单纯生理需要量即可。因此，液体疗法时应根据其病理生理特点选择补液量和速度，并根据病情变化进行调整。

五、小儿腹泻的液体疗法

（一）口服补液

适用于腹泻时脱水的预防及轻、中度脱水的治疗，选用口服补盐液（ORS）。口服液量为轻度脱水约50~80ml/kg，中度脱水80~100ml/kg，少量多次喂服，于8~12小时内将累积损失量补足，脱水纠正后，可将ORS溶液用等量水稀释，根据病情需要随时口服。新生儿、心肾功能不全、休克和明显呕吐、腹胀者不宜应用ORS液。在口服补液过程中，如呕吐频繁或腹泻、脱水加重者，应改为静脉补液。

（二）静脉补液

适用于中度以上脱水、吐泻重或腹胀的患儿。

1. 第1天补液

（1）定量：总量包括累积损失量、继续损失量和生理需要量。根据脱水程度确定，一般轻度脱水补液总量为90~120ml/kg，中度脱水约为120~150ml/kg，重度脱水约为150~180ml/kg。

（2）定性：根据脱水性质分别选用不同张力溶液，一般等渗性脱水选用1/2张含钠液，低渗性脱水选用2/3张含钠液，高渗性脱水选用1/3~1/5张含钠液，若临床判断脱水性质有困难时，可先按等渗性脱水处理。

（3）定速：主要根据脱水的程度以及继续损失量和速度确定。对重度脱水有周围循环衰竭者应快速扩容，用2∶1等张含钠液20ml/kg（总量<300ml），于30~60分钟内快速输入。累积损失量（扣除扩容液量）一般在8~12小时内补完，约每小时8~10ml/kg。继续损失量和生理需要量（约总量的1/2）于12~16小时内补完，约每小时5ml/kg。

（4）纠正酸中毒：轻、中度酸中毒无须另行处理，因输入的液体中已含有一部分碱性液，输液后循环和肾功能得到改善，酸中毒即可纠正。重度酸中毒可用1.4%碳酸氢钠扩容，兼有扩充血容量及纠正酸中毒的作用，也可根据临床症状和血气测定结果，另给碱性液纠正（具体见本节酸碱平衡紊乱）。

（5）纠正低血钾：有尿或补液前6小时内排过尿者应及时补钾，静脉补钾的浓度不应超过0.3%，每日静脉补钾的时间不应少于8小时，补钾的时间一般要持续4~6天（具体见本节钾代谢紊乱）。

（6）纠正低血钙和低血镁：出现低钙症状时可给10%葡萄糖酸钙5~10ml加葡萄糖稀释后静脉缓注。补钙无效者应考虑有低镁血症，可给25%硫酸镁0.1mg/kg，深部肌内注射，每6小时一次，每日3~4次，症状缓解后停用。

2. 第2天及以后的补液　主要是补充继续损失量和生理需要量，继续补钾，供给热量。病情好转可改口服补液。如腹泻仍频繁或口服补液量不足，可继续静脉补液，继续损失量根据吐泻情况，按“丢多少补多少”的原则，用1/3~1/2张含钠液补充，生理需要量用1/5张含钠液（维持液）补充，这两部分液体相加于12~24小时内均匀输注。

（三）护理要点

1. 做好补液前准备工作　全面了解患儿病史、病情、补液目的及其临床意义；熟悉常用溶液的成分、作用及配制方法；向患儿家长解释补液的原因、目的、补液需要的时间及可能发生的情况，使其了解治疗的全过程，指导参与治疗并取得配合；对于年长患儿应做好鼓励和解释工作，以消除其恐惧心理。

2. 做好维持输液的护理　严格掌握输液速度，明确每小时输入量，计算出每分钟滴数，并随时检查。有条件最好使用输液泵，以便更精确地控制输液速度。

3. 做好病情观察

（1）注意观察生命体征：包括体温、脉搏、血压、呼吸等，并监测体重变化。若生命体征突然变化，或异常状态持续存在，应及时报告并记录，以调整治疗方案。

（2）观察脱水情况：注意观察患儿的意识状态，有无口渴，皮肤、黏膜干燥程度，眼窝及前囟凹陷程度，尿量多少等，比较治疗前后的变化，判断病情的转归情况。如补液合理，一般于补液后3~4小时应该排尿，此时说明血容量恢复；补液后24小时皮肤弹性恢复，眼窝凹陷消失，口舌湿润、饮水正常，无口渴，则表明脱水已被纠正；补液后眼睑出现水肿，可能是输入钠盐过多；补液后尿多而脱水未纠正，则可能是葡萄糖液补充过多，宜增加溶液中电解质的比例。

（3）观察酸中毒表现：主要观察患儿的呼吸改变情况，其次有无口唇樱红、精神委靡等。注意酸中毒纠正后，可能出现低血钾、低血钙情况。

（4）观察低血钾表现：注意观察患儿肌张力改变情况，有无心音低钝或心律不齐、腹胀、肠鸣音减弱、腱反射减弱或消失等。按照见尿补钾的原则，严格掌握补钾的浓度和速度。

4. 准确记录液体出入量 计算并记录24小时液体出入量，是液体疗法时护理的重要环节。24小时液体入量包括静脉输液量、口服液体量及食物中含水量；液体出量包括尿量、呕吐量、大便量和不显性失水。

（张玉兰 梁 红）

思考题

患儿，女，10个月，腹泻、呕吐3天，12小时无尿。大便每日近20次，量多呈蛋花汤样，呕吐较为频繁，为胃内容物。查体：体温38.2℃，BP 70/50mmHg，体重8kg，嗜睡，呼吸深长，皮肤弹性差，前囟及眼窝深陷，口唇干燥。心率150次/分，心音低钝，腹胀，肠鸣音弱，四肢凉，有花纹，脉细弱。大便常规：白细胞0~3个/HP。血生化：钠136mmol/L，钾3.0mmol/L，CO_2CP16mmol/L。初步诊断为婴儿腹泻、重度等渗性脱水、代谢性酸中毒、低钾血症。

（1）请列出该患儿的主要护理诊断及护理措施。

（2）如何为该患儿进行第一天的补液？

第八章　呼吸系统疾病患儿的护理

学习目标

1. 掌握急性上呼吸道感染、急性感染性喉炎、急性支气管炎及肺炎患儿的临床表现、护理诊断及护理措施。

2. 熟悉小儿呼吸系统解剖生理特点。熟悉急性上呼吸道感染、急性感染性喉炎、急性支气管炎及肺炎患儿的健康史及治疗要点。

3. 了解急性上呼吸道感染、急性感染性喉炎、急性支气管炎及肺炎患儿的辅助检查。了解肺炎患儿的护理目标及护理评价。

第一节　小儿呼吸系统解剖、生理特点

（一）解剖特点

1. 上呼吸道　包括鼻、鼻窦、咽鼓管、咽和喉。

（1）鼻：婴幼儿鼻腔相对狭窄，无鼻毛，黏膜柔嫩，血管丰富，因而易受感染，且感染时黏膜易充血、肿胀，引起鼻塞而致呼吸困难，影响吮乳。

（2）鼻窦：新生儿上颌和筛窦刚处于发育状态，2岁以后迅速增大，至12岁才充分发育。额窦2~3岁开始出现，12~13岁时才开始发育。蝶窦3岁时才与鼻腔相通，6岁时很快增大。由于鼻腔黏膜与鼻窦黏膜相连续，鼻窦口相对大，故急性鼻炎常累及鼻窦，易发生鼻窦炎。

（3）鼻泪管和咽鼓管：婴幼儿鼻泪管较短，开口瓣膜发育不全，上呼吸道感染时易引起结膜炎。婴幼儿的咽鼓管较宽，且短而直，呈水平位，故鼻咽炎时易致中耳炎。

（4）咽：咽部较狭窄且垂直，咽扁桃体在6个月前即开始发育，1岁以内发育较差，扁桃体在4~10岁时发育达高峰，14~15岁后逐渐退化，因此扁桃体炎常见于年长儿，婴儿少见。

（5）喉：以环状软骨下缘为标志，小儿喉部呈漏斗形，相对较窄，软骨柔软，黏膜柔嫩而富有血管及淋巴组织，轻微炎症即可引起局部水肿，故喉炎时易发生梗阻而窒息。

2. 下呼吸道　包括气管、支气管、毛细支气管和肺泡。

（1）气管、支气管：婴儿的气管、支气管相对狭窄；黏膜柔嫩，血管丰富；软骨柔

软，缺乏弹力组织，支撑作用薄弱；黏液腺分泌不足，气道较干燥，纤毛运动差，不能有效地清除吸入的微生物。故不仅易感染且易导致呼吸道阻塞。由于右支气管粗短，为气管直接延伸，因此异物易进入右支气管，引起右侧肺段不张或肺气肿。

（2）肺泡：婴幼儿肺泡数量少且面积小，肺弹力组织发育较差，间质发育旺盛，血管丰富，致肺含血量多而含气量相对较少，故易发生肺部感染。感染时缺氧症状较为严重，并易引起间质性肺炎、肺气肿和肺不张等。6岁以后肺结构与成人相近。

3. 胸廓 婴幼儿胸廓较短、前后径相对较长，呈桶状；肋骨呈水平位，膈肌位置较高，胸腔小而肺相对较大；呼吸肌发育差，呼吸时胸廓运动不充分，肺的扩张受到限制，不能充分通气及换气，易因缺氧和二氧化碳潴留而出现短暂性青紫。小儿纵隔相对较大，纵隔周围组织松软，在胸腔积液或气胸时易致纵隔移位。

（二）生理特点

1. 呼吸频率和节律 小儿代谢旺盛，需氧量高，但因呼吸系统发育不完善，呼吸运动较弱，为满足生理需要，只能加快呼吸频率，故小儿呼吸频率较快，且年龄越小，呼吸频率越快，各年龄呼吸频率见表8-1。新生儿及生后数月的婴儿由于呼吸中枢发育未完全成熟，易出现呼吸节律不整、间歇、暂停等现象。

表8-1 各年龄小儿呼吸、脉搏频率（次/分）

年龄	呼吸	脉搏	呼吸：脉搏
新生儿	40~45	120~140	1：3
1岁以内	30~40	110~130	1：3~1：4
2~3岁	25~30	100~120	1：3~1：4
4~7岁	20~25	80~100	1：4
8~14岁	18~20	70~90	1：4

2. 呼吸类型 婴幼儿呼吸肌发育差，呼吸时胸廓活动范围小而膈肌活动明显，呈腹膈式呼吸；随着年龄增长，呼吸肌逐渐发育，膈肌下降，肋骨由水平位逐渐倾斜，逐渐转为胸腹式呼吸。7岁以后以混合式呼吸为主。

3. 呼吸功能的特点 小儿肺活量、潮气量、气体弥散量均较成人小，而气道阻力较成人大，显示小儿各项呼吸功能的储备能力均较低，当患呼吸道疾病时，易发生呼吸功能不全。

4. 血气分析 婴幼儿的肺活量不易检查，但可通过血气分析了解氧饱和度水平及血液酸碱平衡状态。小儿动脉血气分析正常值见表8-2。

表8-2 小儿动脉血气分析正常值

项　目	新生儿	~2岁	>2岁
pH	7.35~7.45	7.35~7.45	7.35~7.45
PaO_2（kPa）	8~12	10.6~13.3	10.6~13.3
$PaCO_2$（kPa）	4~4.67	4~4.67	4.67~6.0
HCO_3^-（mmol/L）	20~22	20~22	22~24
BE（mmol/L）	－6~+2	－6~+2	－4~+2
SaO_2（%）	90~97	95~97	96~98

（三）呼吸道免疫特点

小儿呼吸道的非特异性和特异性免疫功能均较差。新生儿、婴幼儿的咳嗽反射和气道平滑肌收缩功能差，纤毛运动功能亦差，难以有效地清除吸入的尘埃及异物颗粒。婴幼儿体内免疫球蛋白含量低，尤以分泌型IgA（SIgA）为低，且肺泡巨噬细胞功能不足，乳铁蛋白、溶菌酶、干扰素、补体等的数量和活性不足，故易患呼吸道感染。

第二节　急性上呼吸道感染患儿的护理

急性上呼吸道感染（acute upper respiratory infection），简称上感，俗称“感冒”，包括流行性上感和一般类型上感，是小儿最常见的疾病，主要指鼻、鼻咽和咽部的急性感染，根据主要感染部位的不同可诊断为急性鼻咽炎、急性咽炎、急性扁桃体炎等，也可统称为上呼吸道感染。该病全年均可发生，以冬春为多。

【护理评估】

（一）健康史

本病90%以上是由病毒引起，主要有呼吸道合胞病毒、流感病毒、副流感病毒、腺病毒、鼻病毒、柯萨奇病毒、单纯疱疹病毒、EB病毒等。病毒感染后也可继发细菌感染，常见为溶血性链球菌，其次为肺炎链球菌、流感嗜血杆菌等。

由于上呼吸道的解剖生理特点和免疫特点，婴幼儿易患上呼吸道感染。若有维生素D缺乏性佝偻病、营养不良、先天性心脏病、贫血等疾病，患儿因抵抗力低下易患本病，多有反复发病史及病程迁延。气候改变、空气污浊、护理不当等容易诱发本病。

（二）临床表现

病情轻重不一，与年龄、病原体和机体抗病能力强弱有关。年长儿症状较轻，以局部症状为主；婴幼儿局部症状不显著而全身症状重。

1. 一般类型上呼吸道感染

（1）症状

1）局部症状：鼻塞、流涕、喷嚏、干咳、咽部不适和咽痛等，多于3~4天内自然痊愈。

2）全身症状：发热、烦躁不安、头痛、全身不适、乏力等。部分患儿有食欲减退、呕吐、腹泻、腹痛等消化道症状。腹痛多为脐周阵发性疼痛，无压痛，可能为发热引起的肠痉挛所致；如腹痛持续存在，多为并发急性肠系膜淋巴结炎。

婴幼儿起病急，全身症状为主，常有消化道症状，局部症状较轻。多有发热，体温可高达39~40℃，热程2~3天至1周左右，起病1~2天可因高热引起惊厥。

（2）体检：体格检查可见咽部充血，扁桃体肿大，可有白色斑点状渗出物，有时可见下颌和颈淋巴结肿大、触痛。肺部听诊一般正常。肠病毒感染患儿可出现不同形态的皮疹。

2. 两种特殊类型上呼吸道感染

（1）疱疹性咽峡炎：系柯萨奇A组病毒感染所致，好发于夏秋季。表现为急起高热、咽痛、流涎、厌食、呕吐等；体检可见咽充血，咽腭弓、悬雍垂、软腭等处有2~4mm大小的疱疹，周围有红晕，疱疹破溃后形成小溃疡。患儿因疼痛而影响吞咽和进食。病程1周左右。

（2）咽-结合膜热：由腺病毒3、7型所致，常发生于春夏，可在集体儿童机构中流行。临床以发热、咽炎、结合膜炎为特征；多呈高热、咽痛、咽部充血，一侧或双侧滤泡性眼结合膜炎、眼部刺痛、流泪、结膜充血；颈部、耳后淋巴结肿大，有时伴胃肠道症状。病程1~2周。

3. 并发症　以婴幼儿多见，上呼吸道炎症波及邻近器官或向下蔓延，可引起中耳炎、鼻窦炎、咽后壁脓肿、颈淋巴结炎、喉炎、支气管炎、肺炎等。年长儿若患A组溶血性链球菌性上感可引起急性肾炎、风湿热等疾病。

（三）实验室及其他辅助检查

病毒感染者白细胞计数正常或偏低，淋巴细胞相对增高。病毒分离和血清学检查可明确病原体。细菌感染者白细胞增高，中性粒细胞增高，咽拭子培养可发现致病菌；链球菌引起者血中ASO滴度可增高。胸部X线检查无异常改变。

（四）心理–社会状况

因鼻塞或发热等不适感常引起患儿烦躁、哭闹。当患儿出现高热等严重表现时家长常担心病情恶化，产生焦虑等情绪。

（五）治疗要点

以支持疗法及对症治疗为主，注意预防并发症。抗病毒药物常用利巴韦林，剂量为10~20mg/（kg·d），口服或静脉点滴，若为流感病毒感染，可用磷酸奥司他韦口服；继发细菌感染或有并发症者可选用抗生素，如为链球菌感染或既往有急性肾炎、风湿热等病史者应用青霉素，疗程10~14天。

【常见护理诊断/问题】

1. 体温过高　与感染有关。

2. 急性疼痛　与炎症刺激等有关。

3. 潜在并发症　高热惊厥。

【护理措施】

（一）维持体温正常

1. 保持室内温湿度适宜，温度18~22℃，湿度55%~65%，每日通风2次以上，保持室内空气清新。

2. 保证营养和水分的摄入，鼓励患儿多饮水，给予清淡、易消化和富含维生素的流食或半流食。

3. 松解衣被，衣服和被子不宜过多、过紧，以免影响散热，及时更换汗湿的衣服。

4. 密切监测体温，当体温超过38.5℃时给予温水擦浴、头部冷敷、枕冰袋、冷盐水灌肠等物理降温，或遵医嘱给予对乙酰氨基酚等退热剂。退热处理1小时后复测体温，并记录于体温单上。

（二）减轻疼痛，促进舒适

1. 加强口腔护理，保持口腔清洁。咽部不适或咽痛时遵医嘱给予润喉含片或雾化吸入等。

2. 按医嘱给予解热镇痛药。

3. 及时清除鼻腔及咽部分泌物，鼻塞严重时应先清除鼻腔分泌物后用0.5%麻黄碱滴鼻，每天2~3次，每次1~2滴。对因鼻塞严重而影响吮乳的患儿，应在哺乳前15分钟滴鼻，使鼻腔通畅，保证吮乳。

（三）观察病情

密切监测体温变化，警惕高热惊厥的发生，采取有效措施控制患儿体温是预防高热惊厥发作的根本措施，婴幼儿体温超过39℃时，应密切观察有无惊厥先兆，尤其是有高热惊厥史的患儿更应注意，当高热患儿出现兴奋、烦躁、惊跳等惊厥先兆，应立即通知医生，按医嘱给予镇静药并同时采取降温措施；注意患儿咳嗽的性质、神经系统症状、口腔黏膜及皮肤有无皮疹等，以便及早发现麻疹、猩红热等急性传染病；在疑有咽后壁脓肿时应及时报告医生，同时要注意防止脓肿破溃后脓液流入气管而发生窒息。

（四）健康指导

要多和病儿及家长沟通，消除急躁、焦虑情绪。提倡母乳喂养，按时添加辅食；合理安排患儿起居，保证充足的睡眠时间；多到户外活动，加强体格锻炼；居室要经常通风换气，保持室内空气清新；呼吸道疾病流行期间，尽量避免到人多的公共场所，如有流行趋势，可用食醋熏蒸法将居室进行消毒（食醋2~10ml/m^3，加水1~2倍，加热熏蒸到全部气化），或给易感儿服用板蓝根、银翘散等中药汤剂预防；积极防治营养不良、佝偻病、贫血和各种传染病，按时预防接种，增强机体的免疫能力。

第三节　急性感染性喉炎患儿的护理

急性感染性喉炎（acute infectious laryngitis），是喉部黏膜急性弥漫性炎症，以犬吠样咳嗽、声音嘶哑、喉鸣和吸气性呼吸困难为特征，多发生于冬春季节，婴幼儿多见。

【护理评估】

（一）健康史

由病毒或细菌感染引起，亦可并发于麻疹、百日咳和流感等急性传染病。常见的病毒为副流感病毒、流感病毒和腺病毒，常见的细菌为金黄色葡萄球菌、链球菌和肺炎链球菌。由于小儿喉腔狭小、软骨柔软、黏膜血管丰富，炎症时易充血、水肿而出现不同程度的喉梗阻。如处理不当，可造成死亡。

（二）临床表现

起病急，可有不同程度的发热、声音嘶哑、犬吠样咳嗽、吸气性喉鸣及三凹征。一般白天症状轻，夜间入睡后因喉部肌肉松弛，分泌物阻塞导致症状加重。严重时可出现烦躁不安、吸气性呼吸困难、青紫、心率加快等缺氧症状。体检可见咽部充血，间接喉镜检查可见喉部及声带充血、水肿。喉梗阻者若不及时抢救，可窒息死亡。

临床上根据吸气性呼吸困难的轻重，将喉梗阻分为4度，见表8-3。

表8-3　喉梗阻的分度

分度	临床表现	体征
Ⅰ度	仅于活动后出现吸气性喉鸣和呼吸困难	呼吸音及心率无改变
Ⅱ度	安静时有喉鸣和吸气性呼吸困难	可闻及喉传导音或管状呼吸音，心率加快
Ⅲ度	喉鸣和吸气性呼吸困难，烦躁不安，口唇及指趾发绀，双眼圆睁，惊恐万状，头面出汗	呼吸音明显减弱，心音低钝，心率快
Ⅳ度	渐显衰竭，昏睡状态或昏迷、抽搐，由于无力呼吸，三凹征可不明显，面色苍白发灰	呼吸音几乎消失，仅有气管传导音，心音低钝，心律不齐

（三）实验室及其他辅助检查

1. 脉搏血氧测定　评估是否缺氧。

2. 颈部后前位及侧位X线摄片　以除外会厌炎及异物吸入。

（四）治疗要点

1. 保持呼吸道通畅 用肾上腺皮质激素雾化吸入，可促进黏膜水肿消退。

2. 控制感染 选择敏感抗生素，常用青霉素、大环内酯类或头孢菌素类等。

3. 糖皮质激素 有抗炎和抑制变态反应等作用，能及时减轻喉头水肿，缓解喉梗阻。病情较轻者可口服泼尼松，Ⅱ度以上喉梗阻患儿应给予静脉点滴地塞米松、氢化可的松或甲泼尼龙。

4. 对症治疗 缺氧者给予吸氧，烦躁不安者给予异丙嗪，除镇静外还有减轻喉头水肿的作用；痰多者可选用祛痰剂；不宜使用氯丙嗪和吗啡。

5. 气管切开 经上述处理后仍有严重缺氧征象或有Ⅲ度以上喉梗阻者，应及时行气管切开术。

【常见护理诊断/问题】

1. 低效性呼吸型态 与喉头水肿有关。

2. 有窒息的危险 与喉梗阻有关。

3. 体温过高 与感染有关。

【护理措施】

（一）改善呼吸功能，预防窒息发生

1. 保持室内空气清新，温湿度适宜，以减少对喉部的刺激，减轻呼吸困难。用1%~3%的麻黄碱和吸入型糖皮质激素如丁地去炎松溶液雾化吸入，以迅速消除喉头水肿，恢复气道通畅。脉搏血氧计读数<92%时应遵医嘱给予氧气吸入，可通过面罩吸入湿化的氧气，或用湿氧气帐。

2. 遵医嘱应用抗生素、糖皮质激素及镇静剂，并观察药物的作用及副作用。

3. 置患儿于舒适体位，保持安静，合理安排护理操作，尽可能减少对患儿的刺激。避免直接检查咽部，以防喉部突然痉挛引起喉梗阻。

4. 密切观察病情变化 根据患儿三凹征、喉鸣、青紫及烦躁等的表现，判断缺氧的程度，及时抢救喉梗阻，随时做好气管切开的准备，以免因吸气性呼吸困难而窒息致死。

（二）维持体温正常

1. 密切观察体温变化，体温超过38.5℃时给予物理或药物降温。

2. 供给足量的水分和营养，喂饭、喝水时避免患儿发生呛咳，必要时静脉补液。

（三）健康指导

告诉家长，夜间或睡眠时病情可突然加重，此时可将患儿带到浴室，将淋浴打开，吸入湿润的气体，可减轻喉部水肿。急性发作缓解后，可在卧室用加湿器提供冷湿气。避免带孩子去人口密集或气温寒冷的场所。患儿应加强体格锻炼，适当进行户外活动，定期预防接种。

第四节 急性支气管炎患儿的护理

急性支气管炎（acute bronchitis），是由于各种致病原引起的支气管黏膜急性炎症，常继发于上呼吸道感染之后，或为某些急性传染病的一种临床表现。气管常同时受累，故可称为急性气管支气管炎（acute tracheobronchitis）。本病是儿童时期常见的呼吸道疾病，以婴幼儿多见。

【护理评估】

（一）健康史

凡能引起上呼吸道感染的病毒和细菌皆可引起支气管炎，常为混合感染。特应性体质、免疫功能低下、营养不良、佝偻病和支气管局部结构异常等均为本病的危险因素。

（二）临床表现

大多先有上呼吸道感染症状，以咳嗽为主，初为刺激性干咳，以后有痰且有时带血。婴幼儿全身症状较明显，常有发热、呕吐、腹泻等。体检肺部呼吸音粗糙，可闻及不固定的散在的干啰音和粗中湿啰音，啰音常在体位改变或咳嗽后随分泌物的排出而有明显变化或消失。

婴幼儿可发生一种特殊类型的支气管炎，称为哮喘性支气管炎，也称喘息性支气管炎，系指婴幼儿时期以喘息为突出表现的支气管炎。患儿除有上述临床表现外，主要特点为：①多见于3岁以下，有湿疹或其他过敏史的患儿；②有类似哮喘的临床表现，如呼气性呼吸困难伴喘息，肺部叩诊呈鼓音，听诊两肺布满哮鸣音及少量粗湿啰音；③有反复发作倾向，大多与感染有关；④3~4岁后发作次数减少渐趋康复，但少数患儿可发展为支气管哮喘。

（三）实验室及其他辅助检查

1. 血常规检查 病毒感染者白细胞计数正常或偏低，细菌感染者白细胞增高。

2. 胸部X线检查 可无异常改变，或有肺纹理增粗，肺门阴影增深。

（四）治疗要点

以应用抗生素控制感染和对症治疗为主。可用祛痰止咳、平喘等对症治疗，一般不用镇咳剂或镇静剂，以免抑制咳嗽反射，影响痰液排出。

【常见护理诊断/问题】

1. 清理呼吸道无效 与痰液黏稠不易咳出，气道分泌物堆积有关。

2. 体温过高 与细菌或病毒感染有关。

【护理措施】

（一）保持呼吸道通畅

1. 室内空气新鲜，室温适宜（18~20℃），湿度55%~65%，以减少对支气管黏膜的刺激，利于排痰。

2. 鼓励患儿多饮水，给予超声雾化吸入，以湿化气道，利于痰液咳出。以防止痰液黏稠不易咳出。

3. 注意经常更换患儿体位，定时为患儿拍背，指导并鼓励患儿有效咳嗽，以利于呼吸道分泌物易于排出，促进炎症消散。

4. 遵医嘱给予抗生素、化痰止咳剂、平喘剂，密切观察用药后反应，以免过量或不足。

5. 对哮喘性支气管炎的患儿，注意观察有无缺氧症状，必要时给予氧气吸入。

（二）维持正常体温

密切观察体温变化，体温超过38.5℃给予物理降温或按医嘱给予药物降温，防止发生惊厥（详见本章第二节）。

（三）健康指导

详见本章第二节。

第五节 肺炎患儿的护理

肺炎（pneumonia）是指由不同病原体或其他因素所引起的肺部炎症。以发热、咳嗽、气促、呼吸困难和肺部固定中、细湿啰音为主要临床表现。该病是婴幼儿时期的常见病，是我国5岁以下小儿死亡的第一位原因。为我国儿童保健中重点防治的“四病”之一。

目前，对小儿肺炎的分类方法包括：①按病理分类：可分为支气管肺炎、大叶性肺炎、间质性肺炎等。②按病因分类：可分为感染性肺炎如病毒性肺炎、细菌性肺炎、支原体肺炎、衣原体肺炎、真菌性肺炎、原虫性肺炎；非感染性肺炎如吸入性肺炎、坠积性肺炎。③按病程分类：急性肺炎（病程<1个月）、迁延性肺炎（病程1~3个月）、慢性肺炎（病程>3个月）。④按病情分类：轻症肺炎、重症肺炎。⑤按临床表现典型与否分类：可分为典型肺炎（由肺炎链球菌、金黄色葡萄球菌、肺炎杆菌、流感嗜血杆菌、大肠杆菌等引起的肺炎），非典型肺炎（由肺炎支原体、衣原体、军团菌、病毒引起的肺炎）；临床上若病原体明确，则以病因分类，否则常按病理分类。

传染性非典型肺炎

2002年冬季和2003年春季在我国发生了一种传染性非典型肺炎（infectious atypical pneumonia），世界卫生组织（WHO），将其命名为严重急性呼吸综合征（severe acute respiratory syndrome，简称SARS），为新型冠状病毒（coronavirus）引起，以肺间质病变为主，传染性强，病死率较高；儿童患者临床表现较成人轻，病死率亦较低。

【护理评估】

（一）健康史

引起肺炎的主要病原微生物为病毒和细菌，病毒中以呼吸道合胞病毒最为常见，其次为腺病毒、流感病毒等；细菌以肺炎链球菌多见，其次有葡萄球菌、链球菌、革兰阴性杆菌等，近年来肺炎支原体、衣原体和流感嗜血杆菌肺炎有增加趋势。低出生体重、营养不良、维生素D缺乏性佝偻病、先天性心脏病等患儿易患本病，且病情严重，容易迁延不愈，病死率也较高。

病原体多由呼吸道侵入，也可经血行入肺，引起支气管、肺泡、肺间质炎症，支气管因黏膜水肿而管腔变窄，肺泡壁因充血水肿而增厚，肺泡腔内充满炎性渗出物，造成通气和换气功能障碍，氧进入肺泡以及氧自肺泡弥散到血液和二氧化碳排出均发生障碍，血液含氧量下降，动脉血氧分压（PaO_2）和动脉血氧饱和度（SaO_2）均降低，致低氧血症；肺炎早期，仅有缺氧，无明显CO_2潴留。为代偿缺氧，患儿呼吸与心率加快，以增加每分钟通气量；为增加呼吸深度，辅助呼吸肌亦参与活动，出现鼻翼扇动和三凹征。随着病情的进展，在缺氧的基础上出现CO_2潴留，CO_2潴留可导致呼吸性酸中毒；因为严重缺氧时体内需氧代谢障碍，酸性代谢产物增加，常可引起代谢性酸中毒；故重症肺炎可出现混合性酸中毒。由于病原体作用，重症肺炎常伴有毒血症，引起不同程度的感染中毒症状。缺氧、CO_2潴留及毒血症可导致酸碱平衡失调以及循环系统、中枢神经系统、消化系统等一系列的病理生理变化。

（二）临床表现

1. 支气管肺炎 支气管肺炎，是小儿时期最常见的肺炎。多见于3岁以下婴幼儿。

（1）轻症肺炎：以呼吸系统症状为主，大多数起病急。主要表现为发热、咳嗽和气促。①发热：热型不定，多为不规则发热，新生儿及重度营养不良儿可不发热，甚至体温不升；②咳嗽：咳嗽较频，初为刺激性干咳，极期咳嗽反而减轻，恢复期咳嗽有痰，新生儿、早产儿仅表现为口吐白沫；③气促：多发生在发热、咳嗽之后，呼吸加快，每分钟可达40~80次，可有鼻翼扇动。重者呈现三凹征、唇周发绀。肺部可听到固定的中、细湿啰音，病灶较大者可出现肺实变体征。新生儿、小婴儿症状可不典型。

（2）重症肺炎：由于严重缺氧和毒血症，除呼吸系统改变外，可发生循环、神经和消化等系统功能障碍：

1）循环系统：常见心肌炎和心力衰竭。病原体和毒素作用于心肌，引起中毒性心肌炎。心肌炎主要表现为面色苍白、心音低钝、心动过速、心律不齐及心电图ST段下移、T波平坦或倒置；缺氧和CO_2潴留，可引起肺小动脉反射性收缩，使肺循环的阻力增加，形成肺动脉高压，右心的负担加重，肺动脉高压和中毒性心肌炎是诱发心力衰竭的主要原因。肺炎合并心力衰竭主要表现为：①呼吸突然加快（>60次/分）；②心率突然增快（>180次/分）；③突发极度烦躁不安，明显发绀，面色苍白或发灰，指（趾）甲微血管再充盈时间延长。以上三项不能用发热、肺炎本身和其他合并症解释者；④心音低钝，奔马律，颈静脉怒张；⑤肝脏迅速增大；⑥尿少或无尿，眼睑或双下肢水肿。具备前5项即可诊断为肺炎合并心力衰竭。

2）神经系统：缺氧和高碳酸血症使脑血管扩张、血流减慢、血管通透性增加，可致脑水肿和颅内压增高。病原体毒素作用亦可引起中毒性脑病。表现为①烦躁、嗜睡、凝视；②球结膜水肿、前囟隆起；③昏睡、昏迷、惊厥；④瞳孔对光反射迟钝或消失；⑤呼吸不规则；⑥有脑膜刺激征，脑脊液检查除压力增高外其余均正常。

3）消化系统：低氧血症和毒血症可引起胃黏膜糜烂、出血、上皮细胞坏死脱落等应激性反应，导致黏膜屏障功能破坏，使胃肠功能紊乱，严重者可引起中毒性肠麻痹和消化道出血。一般表现为食欲减退，呕吐和腹泻等，发生中毒性肠麻痹时表现为严重的腹胀、膈肌升高，加重了呼吸困难。听诊肠鸣音消失，重症患儿还会呕吐咖啡样物，大便潜血阳性或柏油样便。

若延误诊断或病原体致病力强，可引起脓胸、脓气胸、肺大泡、肺脓肿等并发症，多表现为体温持续不退，或退而复升，呼吸困难突然加重。

2. 几种不同病原体所致肺炎的特点

（1）呼吸道合胞病毒肺炎：由呼吸道合胞病毒（respiratory syncytial virus）感染引起，本病多见婴幼儿，尤以2~6个月婴儿多见。病变特点为广泛毛细支气管炎症，导致气道狭窄引起喘憋、低氧血症。常在上呼吸道感染后2~3日出现持续性干咳和发作性喘憋；以后病情逐渐加重，出现呼吸困难和缺氧症状；咳嗽与喘憋同时发生为本病特点。可无热、低热、中度发热，少见高热。体温与病情并无平行关系。体格检查的突出特点为呼吸快而浅，约60~80次/分，甚至100次/分以上，脉快而细。有鼻翼扇动、三凹征和发绀。胸部叩诊呈鼓音。肺部听诊可闻及多量哮鸣音、呼气性喘鸣。在喘憋发作时往往听不到啰音，当喘憋稍缓解时，可听到细湿啰音。喘憋严重时可合并心力衰竭、呼吸衰竭。

（2）腺病毒肺炎：由腺病毒（adenovirus）感染所致，主要病理改变为支气管和肺泡间质炎。临床特点为：多见于6个月~2岁小儿。起病急骤，呈稽留热，重症可持续2~3周，全身中毒症状明显，咳嗽较剧，可出现喘憋、呼吸困难、发绀等，肺部体征出现较晚，发热

4~5日后开始出现湿啰音，以后因肺部病变融合而出现肺实变体征，胸部X线改变的出现较肺部体征为早，可见大小不等的片状阴影或融合成大病灶，肺气肿多见，病灶吸收需数周至数月。

（3）金黄色葡萄球菌肺炎：致病菌为金黄色葡萄球菌（staphylococcal aureus）。多见于新生儿及婴幼儿。临床起病急、病情重、发展快。多呈弛张高热。中毒症状明显、面色苍白、咳嗽、呻吟、呼吸困难。皮肤可见一过性猩红热样或荨麻疹样皮疹，有时可找到化脓灶，如疖肿等。肺部体征出现早，双肺可闻及中、细湿啰音，易并发脓胸、脓气胸。常合并循环系统、神经系统及消化系统功能障碍。

（4）肺炎支原体肺炎：由肺炎支原体（mycoplasmal pneumoniae）引起，起病多较缓慢，学龄期儿童多见，学龄前儿童也可发生。刺激性干咳为突出表现，有的酷似百日咳样咳嗽，咯出黏稠痰，甚至带血丝；常有发热，热型不定，热程1~3周。年长儿可伴有咽痛、胸闷、胸痛等症状，肺部体征不明显，常有呼吸音粗糙，少数闻及干湿啰音或实变体征。中毒症状一般不重，部分患儿出现全身多系统的临床表现，如心肌炎、肾炎、溶血性贫血、格林巴利综合征等。胸部X线改变分为4种：①肺门阴影增浓；②支气管肺炎改变；③间质性肺炎改变；④均一的实变影。

（三）实验室及其他辅助检查

1. 外周血检查 细菌性肺炎白细胞总数和中性粒细胞常增高，甚至可见核左移，胞浆中可见中毒颗粒；病毒性肺炎白细胞总数大多正常或降低，也有少量升高者，时有淋巴细胞增高或出现异型淋巴细胞。

2. 病原学检查 细菌培养同时进行药物敏感试验对明确细菌性致病菌和治疗有指导性意义；病毒分离是诊断病毒性病原体的好方法；支原体抗体IgM检测有利于支原体肺炎的早期诊断；聚合酶链反应（PCR）或特异性基因探针检测病原体DNA可对多种病原进行特异、敏感的检测；冷凝集试验可作为肺炎支原体的辅助检查。

3. X线检查 早期肺纹理增粗，以后两肺中、下野出现大小不等的点状或小斑片状阴影，可融合成片。可伴有肺不张或肺气肿。若并发脓胸，早期肋膈角变钝，积液较多时，可呈反抛物线状阴影，肋间隙增大，纵隔、心脏向健侧移位。并发脓气胸时，患侧胸腔可见液平面。

（四）心理–社会状况

患儿可因发热、缺氧等不适加上住院环境的陌生及与父母分离而产生焦虑和恐惧，一些治疗和检查操作也会给患儿带来压力和恐惧，表现为哭闹、易激惹或不能配合医疗护理操作。家长因患儿住院时间较长、家庭正常生活秩序被打乱，同时因不了解该病的有关知识而产生焦虑和不安。应耐心解答家长的疑问，提供父母参与照顾患儿的机会。经常搂抱、抚摸患儿，允许患儿将其喜爱的玩具带进病室，并将其置于醒目及伸手可取的位置，消除患儿的焦虑、恐惧情绪。

（五）治疗要点

采取综合措施，积极控制炎症，改善通气功能，防止并发症。

1. 根据不同病原体选择敏感抗生素控制感染，并做到早期、足量、足疗程、静脉给药。肺炎链球菌肺炎：青霉素敏感者首选青霉素或阿莫西林，青霉素过敏者选用大环内酯类；金黄色葡萄球菌肺炎：甲氧西林敏感者首选苯唑西林钠或氯唑西林钠，耐药者选用万古霉素或联用利福平；流感嗜血杆菌肺炎：首选阿莫西林加克拉维酸（或头孢哌酮/舒巴坦）；肺炎杆菌肺炎：首选头孢曲松或头孢噻肟；肺炎支原体和衣原体肺炎：首选大环内酯类抗生素如红霉素、罗红霉素及阿奇霉素。用药时间应持续至体温正常后的5~7天，临床症状、体征基本消失后3天。葡萄球菌性肺炎在体温正常后继续用药2周，总疗程6周。支原体肺炎至少用药2~3周。病毒感染者遵医嘱使用利巴韦林（病毒唑）、α-干扰素等。

2. 止咳、平喘、纠正水电解质和酸碱平衡紊乱，改善低氧血症。

3. 中毒症状明显或严重喘憋、脑水肿、感染性休克、呼吸衰竭者，可短期应用肾上腺皮质激素，常用地塞米松，疗程3~5日。发生心力衰竭、中毒性肠麻痹、中毒性脑病等，应及时处理。并发脓胸和脓气胸者应积极进行穿刺引流。

【常见护理诊断/问题】

1. 气体交换受损 与肺部炎症有关。

2. 清理呼吸道无效 与呼吸道分泌物过多、黏稠、不易排出有关。

3. 体温过高 与肺部感染或毒血症有关。

4. 潜在并发症 心力衰竭、中毒性脑病、中毒性肠麻痹、脓胸。

【护理目标】

1. 患儿气促、发绀消失，呼吸平稳，PO_2维持正常。

2. 患儿能及时清除痰液，呼吸道通畅。

3. 患儿体温恢复正常。

【护理措施】

（一）改善缺氧

1. 保持病室环境舒适，空气流通，定期紫外线消毒，室温维持在18~22℃，湿度以55%~60%为宜，利于呼吸道的湿化，有助于分泌物的排出；不同病原体肺炎患儿应分室居住，以防交叉感染。

2. 保证患儿安静休息，尽量避免哭闹；采取半卧位或床头抬高30°~60°，经常帮助患儿翻身、更换体位或抱起患儿以有利于分泌物排出，减轻肺部淤血和防止肺不张；必要的护理操作应集中进行。

3. 鼓励患儿进食易消化、营养丰富的流质、半流质饮食。应少量多餐，避免过饱影响呼吸。哺喂时应耐心，每次喂食必须将头部抬高或抱起，防止呛咳。进食确有困难者，可按医嘱静脉补充营养。

4. 对有呼吸困难、喘憋、口唇发绀、面色苍白等低氧症状表现者应立即给氧。一般采用鼻导管给氧，氧流量0.5~1L/min，氧浓度不超过40%，氧气应湿化，以免损伤呼吸道黏膜。缺氧明显者用面罩给氧，氧流量2~4L/min，氧浓度50%~60%。如出现呼吸衰竭，则使用人工呼吸器，并做好相应的护理。

5. 按医嘱使用抗生素，以消除肺部炎症，促进气体交换。并注意观察药物的疗效及不良反应。

（二）保持呼吸道通畅

1. 及时清除患儿口鼻分泌物，经常协助患儿变换体位，同时轻拍背部，指导并鼓励患儿进行有效咳嗽；病情许可的情况下可进行体位引流。

2. 给予超声雾化吸入，以稀释痰液，易于咳出；雾化吸入器中加入庆大霉素/利巴韦林（病毒唑）、地塞米松、糜蛋白酶等药物以消除炎症、分解痰液、促进排痰。必要时给予吸痰，吸痰不宜在哺乳后1小时内进行，以免引起呕吐；吸痰时患儿多因刺激而咳嗽、烦躁，吸痰后酌情吸氧。

3. 遵医嘱给予祛痰剂如复方甘草合剂等；对严重喘憋者遵医嘱给予支气管解痉剂；中毒症状明显，严重喘憋者可用地塞米松，疗程3~5天。

4. 鼓励患儿多饮水，保证液体的摄入量，以湿润呼吸道黏膜，防止痰液黏稠不易咳出；同时可以防止发热导致的脱水。

（三）降低体温

监测体温变化并警惕高热惊厥的发生。对高热者给予降温措施。保持口腔及皮肤清洁。

（四）密切观察病情变化

1. 密切观察有无心力衰竭的表现 如患儿出现烦躁不安、面色苍白、呼吸加快、心率加速（>180次/分）、肝在短时间内急剧增大等心力衰竭的表现，及时报告医生，给予氧气吸入并减慢输液速度，遵医嘱给予强心、利尿、镇静药物，以增强心肌收缩力，减慢心率，增加心搏出量，减轻体内水钠潴留，从而减轻心脏负荷。若患儿咳粉红色泡沫样痰，应考虑肺水肿，立即嘱患儿坐位，双腿下垂，给患儿吸入经20%~30%乙醇湿化的氧气，间歇吸入，且每次吸入不宜超过20分钟。

2. 密切观察中毒性脑病的表现 若患儿出现烦躁或嗜睡、惊厥、昏迷、呼吸不规则等，提示颅内压增高，立即报告医生并共同抢救。

3. 密切观察中毒性肠麻痹的表现 若患儿出现腹胀、肠鸣音减弱或消失、呕吐、便血时，提示中毒性肠麻痹及胃肠道出血。若有中毒性肠麻痹，应禁食、胃肠减压，遵医嘱皮下注射新斯的明，每次0.04mg/kg；以促进肠蠕动，消除腹胀，缓解呼吸困难。

4. 密切观察脓胸、脓气胸的表现 如患儿病情突然加重，出现剧烈咳嗽、烦躁不安、呼吸困难、胸痛、面色青紫，患侧呼吸运动受限等，提示并发了脓胸或脓气胸，应立即报告医生，配合医生进行胸腔穿刺，做好胸腔闭式引流的准备工作，并做好术后护理。

（五）健康指导

1. 指导家长做好家庭护理，室内空气应流通，光照充分，合理安排患儿休息对疾病康复非常重要，解释经常怀抱小婴儿及年长儿要经常更换体位的意义，教会家长拍背协助排痰的方法。

2. 指导家长正确用药，介绍治疗肺炎常用药物的名称、剂量、用法及副作用，说明用药前、后的注意事项。

3. 指导家长合理喂养，小儿应加强体格锻炼，以改善呼吸功能；对易患呼吸道感染的患儿，在寒冷季节或气候骤变外出时，应注意保暖，避免着凉；定期健康检查，按时预防接种；教育患儿咳嗽时用手帕或纸捂嘴，不随地吐痰，防止病原菌污染空气而传染给他人。积极治疗佝偻病、贫血、营养不良、先天性心脏病及各种急性传染病等，以减少肺炎的发生。

【护理评价】

评价患儿经治疗和护理后气促、发绀症状是否逐渐改善以至消失，呼吸是否平稳；患儿能否有效地咳出痰液，呼吸道通畅；患儿体温是否恢复正常。

（于海红 许 玲）

思考题

1. 患儿，男，10个月，以发热、咳嗽、气促就诊。体检：体温39.5℃，脉搏150次/分，呼吸50次/分，口周发绀，两肺有细湿啰音，诊断为肺炎。

（1）该患儿的首要护理诊断是?

（2）应对该患儿立即采取的护理措施是?

2. 患儿，女，1岁，以发热、咳嗽、气促就诊。体检：体温38.5℃；呼吸明显急促、烦躁、发绀，脉搏185次/分，肝右肋下2.5cm，心音低钝，听诊肺部有细湿啰音及少量哮鸣音，白细胞增高。

（1）该患儿目前最突出的病症是?

（2）该患儿处理措施最关键的是?

（3）列出该患儿的护理诊断及护理措施。

第九章　循环系统疾病患儿的护理

学习目标

1. 掌握常见先天性心脏病患儿的临床表现及护理措施。

2. 熟悉小儿心率、血压的特点；熟悉先天性心脏病的分类、健康史，常见先天性心脏病患儿的辅助检查、治疗要点；熟悉病毒性心肌炎患儿的临床表现及护理措施。

3. 了解胎儿血液循环特点和出生后的改变，了解小儿心脏的解剖生理特点，了解病毒性心肌炎患儿的辅助检查及治疗要点。

第一节　小儿循环系统解剖生理特点

（一）小儿心脏、心率、血压的特点

1. 心脏　原始心脏在胚胎第2周开始形成，约于第4周开始有循环作用，胚胎第8周房室中隔完全形成，即成为具有四腔的心脏，同时动脉总干被螺旋形主肺动脉隔分开，形成主动脉和肺动脉。所以，心脏胚胎发育的关键时期是在胚胎第2~8周，在此期间如受到某些物理、化学和生物因素的影响，则易引起先天性心血管发育畸形。

新生儿和小于2岁婴幼儿的心脏多呈横位，心尖搏动位于左侧第4肋间、锁骨中线外侧1cm；以后心脏逐渐由横位转为斜位，3~7岁心尖搏动已位于左侧第5肋间、锁骨中线上，7岁以后心尖位置逐渐移到锁骨中线以内0.5~1cm。

2. 心率　小儿的心率相对较快，主要是由于小儿新陈代谢旺盛和交感神经兴奋性较高。心率随年龄增长而逐渐减慢，新生儿平均120~140次/分，1岁以内110~130次/分，2~3岁100~120次/分，4~7岁80~100次/分，8~14岁70~90次/分。

小儿心率不稳定，易受各种内外因素的影响，如进食、活动、哭闹、发热等，因此，应在小儿安静时测量心率和脉搏。一般体温每升高1℃，脉搏增加10~15次/分。入睡时脉搏约减少10~12次/分。2岁以下小儿测量部位在心尖部和颞动脉，2岁以上小儿测量部位为桡动脉和颈动脉，每次应测1分钟，并正确记录速率、节律、强度及测量时的状态，如安静、睡觉或哭闹等。凡脉搏显著增快，而在睡眠时不见减慢者，应怀疑有器质性心脏病。

3. 血压　动脉血压的高低主要决定于心搏出量和外周血管的阻力。婴儿由于心搏出量较少，血管口径较粗，动脉壁柔软，故血压较低，以后随年龄增长而逐渐升高。新生儿收

缩压平均为60~70mmHg（8~9.3kPa），1岁70~80mmHg（9.3~10.7kPa），2岁以后收缩压可按公式计算，收缩压（mmHg）=年龄×2+80mmHg（年龄×0.26+10.7kPa）。舒张压为收缩压的2/3。收缩压高于此标准20mmHg（2.67kPa）为高血压，低于此标准20mmHg（2.67kPa）为低血压。正常情况下，下肢的血压比上肢约高20mmHg（2.67kPa）。测血压时血压计袖带的宽度应为上臂长度的1/2~2/3，过窄则测得的血压偏高，过宽则测得的血压偏低。

（二）胎儿血液循环和出生后的改变

1. 正常胎儿血液循环　胎儿时期的营养和气体代谢是通过脐血管和胎盘与母体之间以弥散方式进行交换的。由胎盘来的含氧量较多的动脉血经脐静脉进入胎儿体内，至肝下缘分成两支：一支入肝脏与门静脉汇合后经肝静脉进入下腔静脉；另一支经静脉导管进入下腔静脉，与来自下半身的静脉血混合（以动脉血为主）进入右心房后，约1/3经卵圆孔入左心房，再经左心室流入升主动脉，主要供应心脏、脑及上肢；其余的流入右心室。从上腔静脉回流的、来自上半身的静脉血，入右心房后绝大多数流入右心室，与来自下腔静脉的血液一起进入肺动脉。由于胎儿肺处于压缩状态，肺血管阻力高，故经肺动脉的血液只有少量流入肺，经肺静脉回到左心房；而约80%的血液经动脉导管与来自升主动脉的血汇合后，进入降主动脉（以静脉血为主），供应腹腔器官及下肢，同时经过脐动脉回至胎盘，重新进行营养和气体交换。故胎儿期供应脑、心、肝及上肢的血氧含量远远较下半身为高（图9-1）。

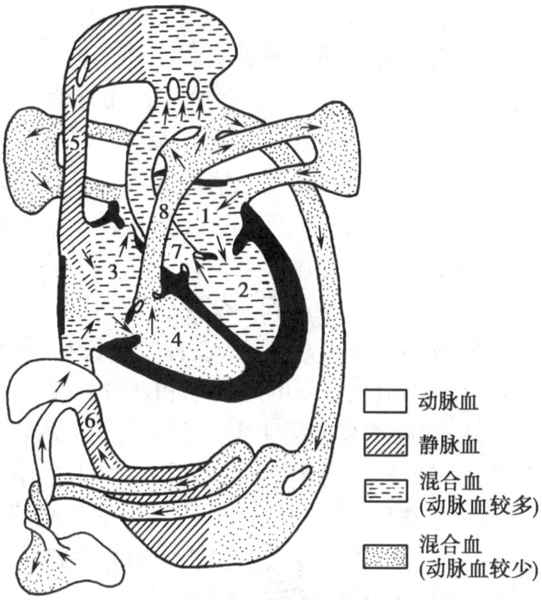

图9-1　胎儿血液循环示意图

综上所述，胎儿血液循环有以下特点：①胎儿的营养和气体代谢是通过脐血管、胎盘进行交换的；②胎儿时期左、右心都向全身供血，只有体循环而无有效的肺循环；③静脉导管、卵圆孔、动脉导管是胎儿血液循环的特殊通道；④胎儿时期血氧含量最高的器官为肝脏、其次为心脏、脑及上肢，腹腔器官及下肢血含氧最低；⑤除脐静脉外，胎儿血循环内几乎都是混合血。

2. 出生后血循环的改变

（1）脐带结扎：出生后脐血管被剪断，胎盘血液循环终止。脐血管在血流停止后约6~8周完全闭锁，形成韧带，脐动脉形成膀胱韧带，脐静脉形成肝圆韧带。

（2）卵圆孔关闭：随着呼吸建立，肺泡扩张，肺小动脉管壁肌层逐渐退化，管壁变薄、扩张，肺循环压力下降，从右心经肺动脉流入肺的血量增多，使肺静脉回流至左心房的血量亦增多，左心房压力因而增高。当左心房压力超过右心房时，卵圆孔瓣膜先在功能上关闭，到生后5~7个月，解剖上大多闭合。

（3）动脉导管闭合：由于肺循环压力的降低和体循环压力的升高，流经动脉导管的血量逐渐减少，最后停止，形成功能性关闭。此外还因血氧含量增高，致使动脉导管壁平滑肌收缩，故导管渐闭塞，足月儿约80%于生后3个月、95%于生后1年内在解剖上关闭，形成动脉韧带。若动脉导管持续未闭，可认为有畸形存在。

第二节 先天性心脏病患儿的护理

先天性心脏病（congenital heart disease，CHD）是指胎儿时期心脏及大血管发育异常而致的先天畸形，是小儿最常见的心脏病，其发病率约为活产婴儿的7‰左右，而在早产儿中的发生率为成熟儿的2~3倍。近30多年来，由于心导管检查、心血管造影术、超声心动图和磁共振等的应用，以及在低温麻醉和体外循环下心脏直视手术的发展、术后监护技术的提高，使临床上对复杂先天性心脏病的诊断和治疗状况发生了很大变化。许多常见的先天性心脏病得到准确诊断，大多数可以得到彻底根治；部分新生儿时期的复杂畸形，亦可及时确诊并予以手术治疗，因此，先天性心脏病的预后已大为改观。

先天性心脏病的种类很多，临床根据血流动力学改变，即在心脏左、右两侧及大血管之间有无异常通道和分流、临床有无青紫，可将先天性心脏病分为三类：

1. 左向右分流型（潜伏青紫型） 是临床最常见的类型。左、右心或大血管间有异常通道和血液分流。在正常情况下，由于体循环压力高于肺循环，血液自左向右分流，一般无青紫。当哭闹、屏气、或任何病理情况下使肺动脉压力或右心室压力增高并超过体循环或左心室，则可使血液自右向左分流，临床出现暂时性青紫，故又称潜伏青紫型。当病情发展严重，由于肺血管的变化，使肺循环阻力进行性增高，产生肺动脉高压，导致肺循环压力持续高于体循环，出现右向左分流，临床出现持续青紫，称为艾森曼格综合征。常见的有室间隔缺损、房间隔缺损和动脉导管未闭。

2. 右向左分流型（青紫型） 为先天性心脏病最严重的一组。左、右心或大血管间有异常通道和血液分流。某些原因（如右心室流出道狭窄）致使右心压力增高并超过左心，使血液经常从右向左分流；或因大动脉起源异常，使大量静脉血流入体循环，均可出现持续性青紫。常见的有法洛四联症和大动脉转位等。

3. 无分流型（无青紫型） 左、右心或大血管间无异常通道和血液分流，故不出现青紫。常见的有肺动脉狭窄、主动脉缩窄和右位心等。

【护理评估】

（一）健康史

先天性心脏病的病因尚未完全明确，可能是胎儿周围环境因素与遗传因素相互作用所致。胎儿时期任何因素影响了心脏胚胎发育，使心脏的某一部分发育停顿或异常，即可造成先天性畸形，这类有关因素很多，可分为内因和外因两类，以后者多见。

1. 内在因素 与遗传有关，可为染色体异常或多基因突变引起。同一家庭中可有数人同患某一种先天性心脏病也说明其与遗传因素有关。

2. 外在因素 重要的原因是宫内感染，特别是孕母在妊娠2~8周时感染风疹病毒、流行性感冒病毒、流行性腮腺炎病毒和柯萨奇病毒等是导致胎儿发生心血管畸形的重要因素。其他如孕妇接触过量放射线和服用某些药物（抗癌药、甲苯磺丁脲、抗癫痫药物等）；孕妇患代谢紊乱性疾病（糖尿病、高钙血症等）；能造成宫内缺氧的慢性疾病；妊娠早期吸食毒品、酗酒等，均可能与发病有关。

（二）临床表现

不同类型的先天性心脏病临床表现各不相同。

1. 室间隔缺损 室间隔缺损（ventricular septal defect，VSD）是先天性心脏病中最常见的类型，约占我国先天性心脏病的50%。单独存在者约占25%，其他多为复杂先天性心脏病合并室间隔缺损。

室间隔缺损时左右心室之间有一异常通道，由于左心室压力高于右心室，血液自左向右分流，造成肺循环血量增多和体循环血量减少，并且出现右心室、左心房和左心室负荷过重而产生右心室、左心房增大和左心室增厚（图9–2）。

临床表现决定于缺损的大小和心室间压差。小型缺损可无明显症状，仅活动后稍感疲乏，生长发育一般不受影响。缺损较大时体循环血流量减少，影响生长发育，在新生儿后期及婴儿期即可出现症状，如喂养困难、吸吮时气急、体重不增，患儿多消瘦、乏力、多汗；因肺循环充血易患肺部感染和心力衰竭；有时因扩张的肺动脉压迫喉返神经，引起声音嘶哑。

体检：心界增大，心尖搏动弥散，胸骨左缘第3、4肋间可闻及Ⅲ~Ⅳ级响亮粗糙的全收缩期杂音，向四周广泛传导，并可在杂音最响处触及收缩期震颤，肺动脉瓣第二音增强。缺损很大且伴有肺动脉高压者（多见于儿童或青少年期），右心室压力也显著升高，此时右心室肥大较显著，左向右分流减少，当出现右向左分流时，患儿呈持续青紫，并逐渐加重，即艾森曼格综合征，此时心脏杂音较轻而肺动脉第二音显著亢进。

室间隔缺损易并发支气管炎、支气管肺炎、充血性心力衰竭、肺水肿和感染性心内膜炎。

2. 房间隔缺损 房间隔缺损（atrial septal defect，ASD）约占先天性心脏病发病总数的5%~10%，女性较多见。由于小儿时期症状多较轻，不少患者到成年时才被发现。

房间隔缺损时左右心房之间有一异常通道，由于左心房压力高于右心房，血液自左向右分流，造成右心房和右心室负荷过重而产生右心房和右心室增大，肺循环血量增多和体循环血量减少（图9–3）。

房间隔缺损的症状随缺损大小而有区别。缺损小的可无症状，仅在体检时发现心脏杂音。缺损较大时分流量也大，可因体循环血流量不足而影响生长发育，患儿体型瘦长、面色苍白、乏力、多汗、活动后气促，并因肺循环充血而易反复呼吸道感染。当剧哭、患肺炎或心力衰竭时，右心房压力可超过左心房，出现暂时性右向左分流而呈现青紫。

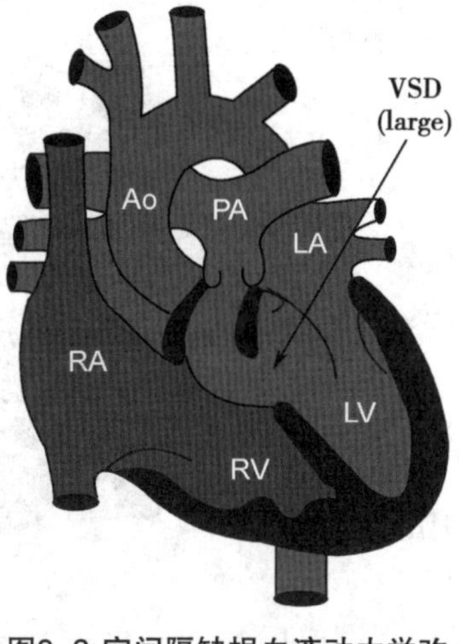

图9–2 室间隔缺损血液动力学改变示意图

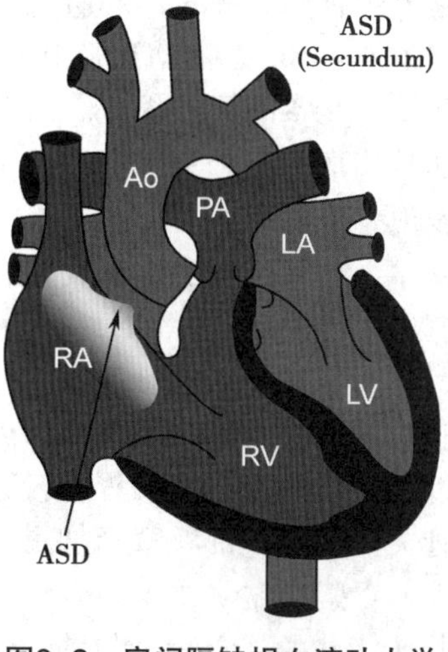

图9–3 房间隔缺损血液动力学改变示意图

体检时可见心前区隆起，心尖搏动弥散，心浊音界扩大，大多数病例于胸骨左缘第2~3肋间可闻及喷射性收缩期杂音，肺动脉瓣区第二音亢进和固定分裂（分裂不受呼吸影响）。左向右分流量较大时，因三尖瓣相对狭窄，可在胸骨左缘第4~5肋间听到舒张期杂音。

房间隔缺损易并发支气管炎、支气管肺炎，重者可并发充血性心力衰竭。

3. 动脉导管未闭 动脉导管未闭（patent ductus arteriosus，PDA）亦为小儿先天性心脏病常见的类型之一，占先天性心脏病发病总数的15%，女性较多见。

动脉导管未闭是指出生后动脉导管持续开放，血流从主动脉经导管分流至肺动脉，使肺循环血量增多，左心房、左心室容量负荷加重，产生左心房、左心室增大。由于左心室排血量较大，使主动脉收缩压增高，但血液很快分流到肺动脉，使舒张压降低，故出现脉压增大（图9-4）。

临床症状决定于动脉导管的粗细。导管口径较细者，临床可无症状，仅在体检时偶然发现心脏杂音；导管粗大者分流量大，出现气急、咳嗽、乏力、多汗、生长发育落后等；偶尔扩大的肺动脉压迫喉返神经而引起声音嘶哑。

体检：患儿多消瘦，可有轻度胸廓畸形，于胸骨左缘第2肋间闻及粗糙响亮的连续性机器样杂音，占据整个收缩期和舒张期，于收缩期末最响，杂音向左锁骨下、颈部和背部传导，最响处可扪及震颤，以收缩期明显，肺动脉瓣区第二音增强，但多数被杂音淹没而不易识别。婴幼儿期因肺动脉压力较高，主、肺动脉压力差在舒张期不显著，因而往往仅听到收缩期杂音；此外，合并肺动脉高压或心力衰竭时，多仅有收缩期杂音。由于动脉舒张压降低，脉压增宽，可出现周围血管体征，如轻压指甲床可见毛细血管搏动、扪及水冲脉等，脉压显著增宽时，可闻及股动脉枪击声，有显著肺动脉高压者，出现差异性青紫和杵状趾。

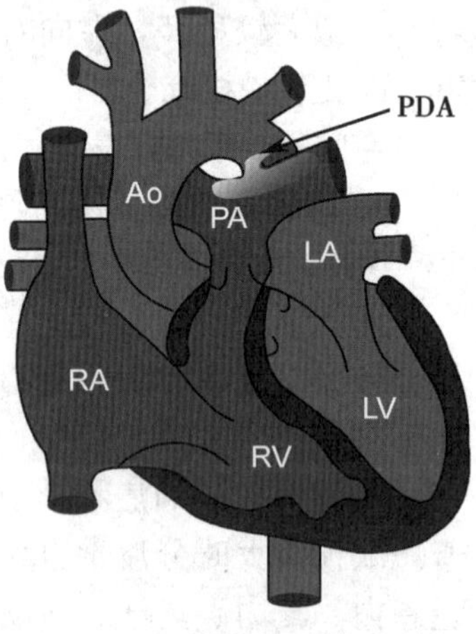

图9-4 动脉导管未闭血液动力学改变示意图

动脉导管未闭的常见并发症为支气管肺炎、感染性心内膜炎，分流量大者早期并发充血性心力衰竭。

4. 法洛四联症 法洛四联症（tetralogy of Fallot，TOF）是存活婴儿中最常见的青紫型先天性心脏病，其发病率占各类先天性心脏病的10%~15%。法洛四联症由以下四种畸形组成：①肺动脉狭窄；②室间隔缺损；③主动脉骑跨；④右心室肥厚。以上四种畸形中以肺动脉狭窄最重要，对患儿的病理生理和临床表现有重要影响。

由于肺动脉狭窄，血液进入肺循环受阻，引起右心室代偿性增厚，右心室压力相对较高；由于室间隔缺损及主动脉跨于两心室之上，主动脉除接受左心室血液外，还直接接受部分右心室的静脉血液，输送到全身各部，因而出现青紫。动脉导管关闭前，肺循环血流减少的程度较轻，青紫可不明显。随着动脉导管关闭和漏斗部狭窄渐加重，肺循环血量减少，氧合血液减少，青紫日益明显（图9-5）。

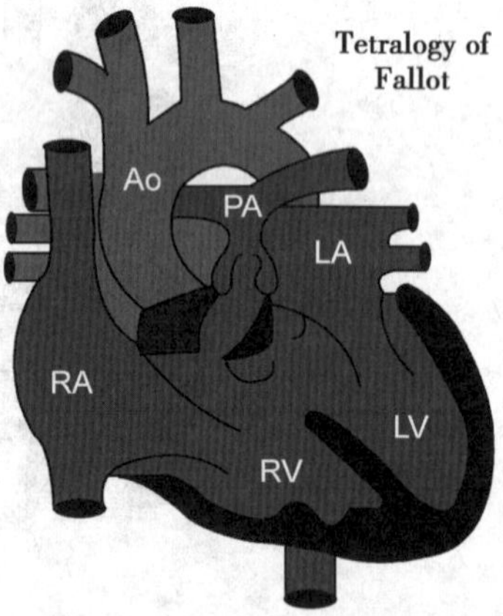

图9-5 法洛四联症血液动力学示意图

法洛四联症临床症状的严重程度与肺动脉狭窄程度成正比，主要表现为：

（1）青紫：为其主要表现，大多数患儿于生后或1岁内出现青紫，多见于毛细血管丰富的浅表部位，如唇、指（趾）、甲床、球结合膜等。因血氧含量下降，活动耐力差，稍一活动如啼哭、情绪激动、体力劳动、寒冷等，即可出现气急及青紫加重。

（2）蹲踞症状：患儿多有蹲踞症状，每于行走、游戏时，常主动蹲下片刻；蹲踞时下肢屈曲，使静脉回心血量减少，减轻了心脏负荷，同时下肢动脉受压，体循环阻力增加，使右向左分流量减少，从而缺氧症状暂时得以缓解；不会行走的小婴儿，常喜欢大人抱起，双下肢呈屈曲状。

（3）杵状指（趾）：由于患儿长期缺氧，致使指（趾）端毛细血管扩张增生，局部软组织和骨组织也增生肥大，表现为指（趾）端膨大如鼓槌状，称杵状指（趾）。

（4）阵发性缺氧发作：多见于婴儿，发生的诱因为吃奶、哭闹、情绪激动、贫血、感染等。表现为阵发性呼吸困难，严重者可引起突然昏厥、抽搐，甚至死亡。其原因是由于在肺动脉漏斗部狭窄的基础上，突然发生该处肌部痉挛，引起一时性肺动脉梗阻，使脑缺氧加重所致。年长儿常诉头痛、头昏，与脑缺氧有关。

此外，由于长期缺氧，红细胞代偿性增加，血液黏稠度高，血流缓慢，易引起脑血栓，若为细菌性血栓，则易形成脑脓肿。

体检：可见患儿生长发育迟缓，重者智能发育也落后。心前区可稍隆起，胸骨左缘第2~4肋间可闻及Ⅱ~Ⅲ级粗糙喷射性收缩期杂音，其响度取决于肺动脉狭窄程度。肺动脉第二音减弱或消失。发绀持续6个月以上出现杵状指（趾）。

法洛四联症常见并发症为脑血栓、脑脓肿及细菌性心内膜炎。

几种常见先天性心脏病的临床表现特点见表9-1。

表9-1　几种常见先天性心脏病的临床表现特点

		房间隔缺损	室间隔缺损	动脉导管未闭	肺动脉瓣狭窄	法洛四联症
分类		左向右分流型			无分流型	右向左分流型
症状		一般发育落后，乏力，活动后心悸、咳嗽、气短，晚期出现肺动脉高压时有青紫	同左	同左	轻者可无症状，重者活动后心悸、气短、青紫	发育落后，乏力，青紫（吃奶、哭叫时加剧），蹲踞，可有阵发性昏厥
心脏体征	杂音部位	第2~3肋间	第3~4肋间	第2肋间	第2肋间	第2~4肋间
	杂音性质和响度	Ⅱ~Ⅲ级收缩期吹风样杂音，传导范围较小	Ⅲ~Ⅳ级粗糙全收缩期杂音，传导分布广	Ⅱ~Ⅳ级连续性机器样杂音，向颈部传导	Ⅲ~Ⅴ级喷射性收缩期杂音，向颈部传导	Ⅱ~Ⅲ级喷射性收缩期杂音，传导范围较广
	震颤	无	有	有	有	可有
	P_2	亢进，分裂固定	亢进	亢进	减低，分裂	减低

续表

		房间隔缺损	室间隔缺损	动脉导管未闭	肺动脉瓣狭窄	法洛四联症
X线检查	房室增大	右房、右室大	左、右室大，左房可大	左室大、左房可大	右室大、右房可大	右室大，心尖上翘
	肺动脉段	凸出	凸出	凸出	明显凸出	凹陷
	肺野	充血	充血	充血	清晰	清晰
	肺门舞蹈	有	有	有	无	无
心电图		不完全性右束支传导阻滞，右室肥大	正常，左室或左、右室肥大	左室肥大，左房可肥大	右室、右房肥大	右室肥大

（三）实验室及其他辅助检查

1. X线检查 左向右分流型先天性心脏病，透视下可见肺野充血、肺动脉段明显凸出、肺门血管影增粗、搏动增强，称“肺门舞蹈”征。此外，室间隔缺损时，可见左心房、左心室、右心室增大；房间隔缺损时，可见右心房、右心室增大；动脉导管未闭时，可见左心房、左心室增大。法洛四联症可见右心室增大、肺动脉段凹陷、心尖上翘呈“靴形”心，肺门血管影缩小、肺纹理减少、透亮度增加。

2. 心电图 心电图能反映心脏位置，心房、心室有无肥厚以及心脏传导系统的情况。

3. 超声心动图 超声心动图是一项无痛、非侵入性检查方法，能显示心脏内部结构的精确图像，明确缺损部位和缺损的大小，可显示血液分流的位置、方向，且能估测分流量的大小。

4. 心导管检查 是先天性心脏病进一步明确诊断和决定手术前的重要检查方法之一。

5. 心血管造影 通过心导管检查仍不能明确诊断而又需要考虑手术治疗的患儿，可作心血管造影。

心导管检查和心血管造影患儿的护理

术前一天清洁手术区皮肤、备皮；做青霉素皮试；做心血管造影患儿，术前做泛影葡胺碘过敏试验；术前禁食6小时；对年幼儿，体重较轻者，应查血型、备血。

术后回病房后，让患儿平卧，检查伤口有无渗血，如有渗血应重新止血、包扎，可在敷料外放置沙袋压迫止血。股静脉穿刺者应卧床12小时，股动脉穿刺者需卧床24小时以上；定时测量心率、心律、血压，观察足背动脉搏动情况及肢体皮温的变化；按医嘱输液给药；婴幼儿用氯胺酮麻醉者，需完全清醒后进食。

（四）心理-社会状况

由于对疾病知识的缺乏，伴随着小儿喂养困难、发育迟缓、活动受限、体弱多病，以及检查和治疗复杂、手术费用高昂、风险较大、预后难以预测等，家长往往表现出紧张、焦虑、恐惧、悲观的心理。随着年龄的增长，患儿因生长发育落后，不能按时入托、入学，正常活动、游戏、学习受到不同程度的限制和影响，会出现抑郁、焦虑、自卑、恐惧等心理。

（五）治疗要点

本病内科治疗的目的在于维持患儿正常生活，使之能安全到达手术年龄，主要是建立合理的生活制度、加强营养、控制感染、对症治疗和防止并发症。动脉导管未闭可于生后1周内用吲哚美辛（消炎痛）以促进导管关闭；也可用前列腺素抑制剂。房间隔缺损及室间隔缺损通常于3~5岁进行介入治疗或手术；但分流量大、症状明显或并发心衰者，可不受年龄限制。动脉导管未闭者可行介入治疗或手术结扎，手术适宜年龄为1~6岁；法洛四联症轻症患儿可考虑5~9岁行一期根治手术，临床症状明显者应在生后6~12个月行根治术，对重症患儿也可先行姑息性分流术，待一般情况改善，肺血管发育好转后，再实施根治术。

【常见护理诊断/问题】

1. 活动无耐力　与先天性心脏病体循环血量减少或血氧饱和度下降有关。

2. 营养失调：低于机体需要量　与喂养困难、食欲低下有关。

3. 有感染的危险　与肺循环血量增多及心内缺损易致心内膜损伤有关。

4. 潜在并发症　心力衰竭、脑血栓、昏厥等。

5. 焦虑　与疾病的威胁和对手术的担忧有关。

【护理措施】

（一）建立合理的生活制度

保持环境安静，安排好患儿的作息时间，保证睡眠、休息，根据病情安排适当活动量，减少心脏负担。应多拥抱患儿，减少哭闹，避免引起情绪激动。

（二）合理喂养

供给高蛋白、高维生素、易消化的食物，保证营养需要，以增强体质。对喂养困难的小婴儿要耐心喂养，喂乳前可先吸氧，采取间歇喂乳，必要时可适当加大乳瓶的乳孔或用滴管滴入，少量多餐，勿进食过饱。心功能不全时有水钠潴留者，应依据病情，给予无盐或低盐饮食。

（三）预防感染

先天性心脏病患儿，除严重心力衰竭者，均需按时进行预防接种；应注意保护性隔离，避免接触感染患者；随气温变化及时增减衣服，避免受凉引起呼吸系统感染；在接受各种小手术时应给予足量抗生素，严格执行无菌操作，一旦感染，应积极治疗以预防感染性心内膜炎的发生。

（四）注意观察病情，防止发生并发症

1. 预防充血性心力衰竭　患儿应少量多餐，适当限制盐的摄入，给予适量的蔬菜类粗纤维食品，以保持大便通畅，必要时可给予开塞露通便，以免加重心脏负担；严格控制输液速度和量；密切观察病情，如有无面色苍白、烦躁不安、呼吸困难、端坐呼吸、吐泡沫样痰、水肿、肝大等心力衰竭的表现，一旦出现上述表现，立即置患儿于半卧位，给予吸氧，及时与医生取得联系，并按心力衰竭护理。

2. 预防脑血栓　法洛四联症患儿血液黏稠度高，夏天、发热、出汗、吐泻时，体液量减少，加重血液浓缩，易形成血栓，尤其是脑血栓，因此要注意供给充足的液体，必要时可静脉输液。

3. 预防缺氧发作　法洛四联症患儿因活动、哭闹、便秘等可引起缺氧发作，出现阵发性呼吸困难，甚至昏厥、抽搐等。应限制患儿活动量，重症卧床休息，间歇吸氧，一旦缺氧发作，应将患儿置于胸膝卧位，给予吸氧，并与医生合作，给予吗啡及普萘洛尔抢救治疗。法洛四联症患儿在游戏或走路时，常出现蹲踞现象，这是机体耐受力低的表现，是患儿为缓解缺氧所采取的一种保护性动作，不要强行拉起，应让患儿自然蹲踞和起立。

4. 用药护理：洋地黄类药物是治疗本病的常用药物，应用时必须仔细复核剂量，注意给药方法，密切观察药物疗效及其副作用。①每次应用洋地黄前应测脉搏1分钟，必要时听心率，若婴幼儿脉率每分钟少于80次、年长儿每分钟少于60次或脉律不齐时，暂停用药，并与医生联系考虑是否继续用药；②注意按时按量服药。为了保证洋地黄剂量准确，应单独服用，勿与其他药物混合。如患儿服药后呕吐，要与医生联系，决定补服或用其他途径给药；③洋地黄有效的指标是：气促改善、心率减慢、肝脏缩小、尿量增加，患儿安静、情绪好转；④洋地黄的毒性反应有：食欲减退、恶心、呕吐等消化系统表现；心动过缓或过速、过早搏动、房室传导阻滞等心律失常表现；视力模糊、黄视、嗜睡、昏迷等神经系统表现；⑤钙剂与洋地黄有协同作用，应避免同时使用；低血钾时可促使洋地黄中毒，应适当补充钾盐。

（五）减轻焦虑或恐惧

应给予患儿良好的休息环境，使患儿感觉舒适，以减轻精神负担；医护人员态度要和蔼可亲，对患儿体贴关心，建立良好的护患关系，取得患儿及家长的信任；应鼓励患儿进行适当的游戏和活动；要重视对患儿进行必要的心理咨询，细致了解并让患儿说出焦虑、恐惧的原因，向患儿及家长进行卫生知识宣传，解释病情和检查、治疗经过，特别要宣传心脏外科手术的进展，使患儿及家长克服焦虑、紧张、悲观、恐惧等不正常心理现象，增强治愈信心，积极配合检查、治疗。

（六）健康指导

指导家长掌握先天性心脏病的日常护理，合理安排患儿的生活制度，做到劳逸结合，预防各种感染及并发症，定期复查，使患儿安全到达手术年龄。

第三节 病毒性心肌炎患儿的护理

病毒性心肌炎（viral myocarditis）是病毒侵犯心脏所致的炎性过程，除心肌炎外部分病例可伴有心包炎或心内膜炎。本病临床表现轻重不一，轻者预后大多良好，重者可发生心力衰竭、心源性休克或严重心律失常，甚至猝死。

【护理评估】

（一）健康史

引起病毒性心肌炎的常见病毒有柯萨奇病毒B、埃可病毒、脊髓灰质炎病毒、腺病毒、合胞病毒、传染性肝炎病毒、流感和副流感病毒、麻疹病毒、单纯疱疹病毒及流行性腮腺炎病毒等，注意详细评估近期病毒感染史、传染病接触史。

本病的发病机制尚不完全清楚。一般认为与病毒及其毒素在疾病早期经血液循环直接侵犯心肌细胞，产生心肌细胞的变性、坏死以及随后发生的纤维化等病理变化有关。部分病例由于病毒的DNA、RNA颗粒持续存在和复制，可呈现慢性进行性过程。长期病毒伴随性炎症的最终结局常是扩张性心肌病。另外，病毒感染后的变态反应和自身免疫反应也与发病有关。

（二）临床表现

患儿病前数日或1~3周多有轻重不等的前驱症状，主要为发热、周身不适、咽痛、肌痛、腹泻及皮疹等。某些病毒感染疾病，如麻疹、流行性腮腺炎等，则有其特异性征象。

轻型患儿一般无明显症状，心肌受累明显时，患儿常诉心前区不适、胸闷、心悸、头晕及乏力等；重症患者可有心力衰竭、晕厥或突然发生心源性休克，表现为烦躁不安、呼吸困难、面色灰白、四肢湿冷和末梢发绀、血压下降等，可在数小时或数日内死亡。

体征：心脏轻度扩大，伴心动过速、心律失常、心音低钝及奔马律。一般无明显器质性杂音，伴心包炎者可听到心包摩擦音，反复心力衰竭者，心脏明显扩大。

（三）实验室及其他辅助检查

1. 血清心肌酶测定　病程早期血清磷酸激酶（CPK）及其同工酶（CK-MB）、乳酸脱氢酶（LDH）及其同工酶（LDH_1）均增高。对心肌炎早期诊断有提示意义。心肌肌钙蛋白（cTnI或cTnT）的变化对心肌炎诊断的特异性更强。

2. 病毒学诊断　疾病早期可从咽拭子、咽冲洗液、粪便、血液、心包液中分离出病毒。恢复期血清抗体滴度比急性期有4倍以上的增高、病程早期血中特异性IgM抗体滴度在1：128以上。利用聚合酶链反应（PCR）或病毒核酸探针原位杂交法，自患儿心肌组织或血液中查到病毒核酸可作某一型病毒存在的依据。

3. 超声心动图检查　可显示心房、心室的扩大，心室收缩功能受损程度，探查有无心包积液以及瓣膜功能。

4. 心电图检查　可见严重心律失常，包括各种期前收缩，室上性或室性心动过速，房颤或室颤，Ⅱ度或Ⅲ度房室传导阻滞。心肌受累明显时可见T波降低、ST-T段的改变，但是心电图缺乏特异性，应强调动态观察的重要性。

5. X线检查　轻症病例心影属正常范围，伴心力衰竭或反复迁延不愈者心脏均明显扩大，合并大量心包积液时则增大更显著。

（四）心理-社会状况

患儿病情较重、病程长，加之疾病的痛苦及卧床、限制活动等，可产生焦虑、恐惧，婴幼儿表现为哭闹、烦躁。家长因缺乏本病的有关知识，担心疾病对患儿生命造成威胁或影响今后的健康，常表现为紧张、忧虑、歉疚等。

（五）治疗要点

本病目前尚无特殊治疗，主要是急性期卧床休息，减轻心脏负荷；应用1，6-二磷酸果糖、大剂量维生素C改善心肌代谢及营养；应用大剂量丙种球蛋白减轻心肌细胞损害；对重症患者合并心源性休克或伴致死性心律失常者应用皮质激素；此外，还可能需要抗心律失常或治疗心力衰竭的药物。

【常见护理诊断/问题】

活动无耐力　与心肌收缩力下降、组织供氧不足有关。

潜在并发症：心律失常、心力衰竭、心源性休克等。

知识缺乏：患儿家长缺乏疾病的护理和预防知识。

【护理措施】

（一）减轻心脏负担，改善心肌功能

1. 休息　急性期卧床休息，至体温稳定后3~4周基本恢复正常时逐渐增加活动量。恢复期继续限制活动量，一般总的休息时间不少于6个月。重症患儿心脏扩大者、有心力衰竭者，应绝对卧床休息并延长卧床时间，待心衰控制、心脏情况好转后再逐渐开始活动，以不出现心悸为宜。

2. 饮食　可给予高营养、易消化、低盐的食物，少食多餐，避免刺激性食物及暴饮暴食。

3. 按医嘱应用药物，改善心肌营养 ①1，6-二磷酸果糖（FDP）有益于改善心肌能量代谢，促进受损细胞的修复，常用剂量为100~200mg/kg，静脉滴注，疗程10~14天。同时可选用大剂量维生素C、泛醌（CoQ10）、维生素E和复合维生素B。FDP不与其他药物同用，忌与碱性液、钙盐混合使用，因与洋地黄有协同作用，故心力衰竭时慎用。②大剂量丙种球蛋白可通过免疫调节作用减轻心肌细胞损害，剂量2g/kg，2~3天内分次静脉滴注。③皮质激素通常不使用，对重型患者合并心源性休克、致死性心律失常（Ⅲ度房室传导阻滞、室性心动过速）、心肌活体组织检查证实慢性自身免疫性心肌炎症反应者应足量、早期应用。

（二）严密观察病情，及时发现和处理并发症

1. 观察心律失常的表现 密切观察和记录患儿精神状态、面色、心率、心律、呼吸、体温和血压变化。有明显心律失常者应进行连续心电监护，发现多源性期前收缩、频发室性期前收缩、高度或完全性房室传导阻滞、心动过速、心动过缓时应立即报告医生，采取紧急处理措施。

2. 观察心力衰竭的表现 胸闷、气促、心悸时应休息，必要时可给予吸氧。烦躁不安者可根据医嘱给予镇静剂。有心力衰竭时置患儿于半卧位，尽量保持其安静，静脉给药应注意点滴的速度不要过快，以免加重心脏负担。使用洋地黄时剂量应偏小，一般用有效剂量的2/3即可，注意观察有无心率过慢，出现新的心律失常和恶心、呕吐等消化系统症状，如有上述症状暂停用药并与医生联系处理，避免洋地黄中毒。重症加用利尿剂，但需警惕电解质紊乱而引起心律失常。

3. 观察心源性休克的表现 发生心源性休克时积极抢救，使用血管活性药物和扩张血管药时，要准确控制滴速，最好能使用输液泵，以避免血压波动过大。

（三）健康教育

向患儿及家长介绍本病的治疗过程和预后，减轻患儿及家长的焦虑和恐惧心理，积极配合治疗和护理；强调休息对病毒性心肌炎恢复的重要性，为患儿提供安静舒适的休养环境，多给患儿安慰与爱抚，尽量避免哭闹或烦躁，以免加重心脏负担。告知家长预防呼吸道感染和消化道感染的常识，疾病流行期间尽量避免去公共场所，加强护理；带抗心律失常药物出院的患儿，应让患儿和家长了解药物的名称、剂量、用药方法及其副作用，嘱咐患儿出院后定期到门诊复查。

（于海红）

思考题

患儿，女，5岁，因乏力、气促就诊。患儿平日活动后气促、心悸，反复发生肺部感染，生长发育迟缓。查体于胸骨左缘第2肋间闻及粗糙响亮的连续性机器样杂音，脉压增大，有股动脉枪击音。

（1）该患儿可能为何种疾病？

（2）列出护理诊断和相应的护理措施。

第十章　泌尿系统疾病患儿的护理

学习目标

1. 掌握急性肾小球肾炎、肾病综合征、泌尿道感染患儿的护理评估、护理诊断、护理措施。

2. 熟悉小儿泌尿系统的解剖生理特点；熟悉急性肾小球肾炎、肾病综合征、泌尿道感染病因及治疗要点，肾病综合征的病理生理改变。

3. 了解急性肾小球肾炎、肾病综合征、泌尿道感染发病机制、护理目标及评价。

第一节　小儿泌尿系统解剖生理特点

（一）解剖特点

1. 肾脏　小儿年龄越小，肾脏相对越大。新生儿肾的总重量约占体重1/125，而成人仅为1/220。婴儿肾位置较低，下极位于髂嵴以下第4腰椎水平，2岁后才达髂嵴以上，故2岁以内健康小儿腹部触诊可扪及肾脏（尤右肾）。肾脏表面呈分叶状，2~4岁时分叶消失，若此后继续存在，应视为分叶畸形。

2. 输尿管　婴幼儿输尿管长而弯曲，管壁肌肉和弹力组织发育不全，易扩张受压或扭转而引起梗阻，出现尿潴留而诱发泌尿道感染。婴幼儿输尿管和膀胱结合处瓣膜发育不成熟，易发生膀胱输尿管反流（膀胱内压力增高时，尿液逆流），这也是尿路感染发病率较高的原因之一。

3. 膀胱　婴儿膀胱位置相对较高，尿液充盈后其顶部常在耻骨联合以上，腹部触诊时可扪及；以后随年龄增长逐渐降入骨盆内。膀胱容量（ml）约为［年龄（岁）+2］×30。

4. 尿道　女婴尿道较短，新生女婴尿道仅1~3cm，而且外口靠近肛门，易受污染引起上行感染。男婴尿道5~6cm，常有包茎，易发生污垢积聚，亦可引起上行感染。

（二）生理特点

1. 肾功能　新生儿出生时肾单位数量已达成人水平，其储备能力尚不充足，调节机制亦不成熟；肾小球滤过率低，生后3~6个月仅为成人的1/2；肾小管的重吸收、排泄、浓缩和稀释等功能均不成熟，对水及电解质平衡的调节较差，故易发生水、电解质紊乱及酸中毒等。新生儿对药物排泄功能差，用药种类及剂量均应慎重选择。小儿肾功能12~18个月接近成人。

2. 排尿特点

（1）排尿次数：93%新生儿在生后24小时内开始排尿，99%在48小时内排尿。生后头几天因摄入量少，每日排尿仅4~5次，1周后因新陈代谢旺盛，进水量较多而膀胱容量较小，排尿增至每日20~25次；1岁时每日排尿15~16次，至学龄前和学龄期每日排尿6~7次。

（2）排尿控制：婴儿期正常由脊髓反射完成排尿，以后建立脑干–大脑皮层控制，至3岁左右已能控制排尿。若3岁后仍不能控制膀胱逼尿肌收缩排尿，则表现为白天尿频尿急，偶然尿失禁和夜间遗尿，称不稳定膀胱。

（3）每日尿量：小儿尿量个体差异较大，每日排尿量与饮食、气温、活动量及精神等因素有关。新生儿正常尿量为每小时1~3ml/kg，每小时<1.0ml/kg为少尿，<0.5ml/kg为无尿。正常婴儿每日尿量为400~500ml；幼儿500~600ml；学龄前期600~800ml；学龄期800~1400ml。若婴幼儿每日排尿量少于200ml，学龄前儿童少于300 ml，学龄期儿童少于400 ml，即为少尿；每日尿量少于30~50 ml为无尿。

3. 尿液特点

（1）尿色和酸碱度：新生儿出生最初几天尿液颜色较深，数日后开始变淡。婴幼儿尿液淡黄透明，在寒冷季节尿排出后放置可有白色混浊，加酸（磷酸盐结晶能溶解）或加热（尿酸盐结晶能溶解）后尿液变清即为正常，可与脓尿或乳糜尿鉴别。新生儿出生后尿呈强酸性，以后接近中性或弱酸性，pH在5~7。

（2）尿渗透压和尿比重：新生儿尿渗透压平均为240mmol/L，比重为1.006~1.008，1岁后接近成人水平，儿童尿渗透压通常为500~800mmol/L，尿比重1.011~1.025。

（3）尿蛋白：正常小儿尿中含微量蛋白，定量每天不超过100mg/m^2，超过150mg~200mg为异常；尿蛋白定性试验阴性，一次尿蛋白（mg/dl）/肌酐（mg/dl）≤0.2。

（4）尿细胞和管型：正常新鲜尿液离心后沉渣镜检，红细胞<3个/HP，白细胞<5个/HP，偶见透明管型；12小时尿细胞正常计数（Addis count），红细胞<50万，白细胞<100万，管型<5000。

第二节 急性肾小球肾炎患儿的护理

急性肾小球肾炎（acute glomerulonephritis.AGN）简称急性肾炎，是一组不同病原所致的感染后免疫反应引起的急性弥漫性肾小球损害的疾病，占小儿泌尿系统疾病的首位。主要表现为急性起病，多有前驱感染，以水肿、少尿、血尿和高血压为特点。多见于5~14岁小儿，小于2岁者少见，男女比例2∶1。本病为自限性疾病，预后良好，较少转为慢性肾炎和慢性肾衰竭。只个别病例于急性期死亡。

【护理评估】

（一）健康史

本病主要是由A组β溶血性链球菌中的“致肾炎菌株”感染后引起的免疫复合物性肾炎，继发于呼吸道和皮肤感染。除β溶血性链球菌外，其他细菌如金黄色葡萄球菌、肺炎链球菌和革兰阴性杆菌等也可致病。因此，应仔细询问患儿发病前1~4周有无前驱感染史，呼吸道感染多见于秋冬季节，如扁桃体炎、咽炎、偶见猩红热等；皮肤感染多见于夏秋季节，如脓疱疮等。

急性肾小球肾炎的发病机制

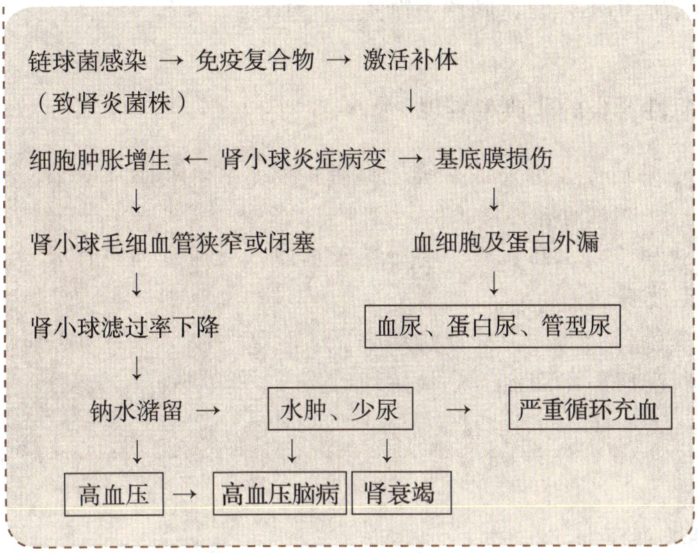

（二）临床表现

急性肾炎临床表现轻重悬殊，轻者甚至无临床症状，仅于尿检时发现异常；重者在病初2周内可因病情进展迅速而危及生命。

1. 一般表现　病初可有低热、乏力、头晕、食欲减退、恶心、呕吐等一般症状。部分患儿仍可见呼吸道或皮肤等前驱感染尚未彻底治愈的残迹。

2. 典型表现

（1）水肿、少尿：最常见和最早出现的症状，为就诊的主要原因。70%患儿有水肿，多由眼睑开始，晨起为著，渐波及躯干、四肢，重者1~2日内波及全身。一般多为轻、中度水肿，呈非凹陷性。水肿同时伴尿量减少，严重者可出现无尿。一般于病程1~2周内随着尿量增多，水肿逐渐消退。

（2）血尿：起病时几乎均有血尿，轻者仅有镜下血尿，约30%~50%患儿为肉眼血尿，呈茶褐色或烟灰水样（酸性尿），也可呈洗肉水样（中性或弱碱性尿）。肉眼血尿多在1~2周内逐渐消失，转为镜下血尿，少数持续3~4周，而镜下血尿一般持续1~3个月或更长时间。运动后或并发感染时血尿可暂时加剧。血尿同时常伴有不同程度蛋白尿，一般为轻、中度，个别可达肾病水平。

（3）高血压：约30%~80%的患儿可有高血压，一般学龄前患儿血压>120/80mmHg，学龄儿>130/90mmHg，呈轻度或中度增高。大多血压在120~150/80~110mmHg（16~20/10.7~14.4kPa），可伴有头痛、头晕、眼花、恶心等。一般在1~2周内随尿量增多而血压降至正常。

3. 严重表现　少数患儿在起病1~2周内可出现下列严重症状，如不早期发现、及时治疗，可危及生命。

（1）严重循环充血：常发生在起病后第一周。由于水、钠潴留，血浆容量增加而致循环充血，出现类似心力衰竭表现。患儿心脏代偿性搏出量增加，出现心脏扩大，心率增快，甚至出现奔马律；肺循环血容量增多，出现呼吸增快、端坐呼吸、咳嗽，严重者咳粉红色泡沫痰，肺底可闻细小湿啰音；体循环血容量增多，出现颈静脉充盈或怒张，肝脏充血肿大，肝区疼痛，水肿加剧。危重病例可因急性肺水肿于数小时内死亡。少数病例因心脏持续高负荷，或因心肌病变而发展成真正的心力衰竭。

（2）高血压脑病：由于病初血压骤升，超过脑血管代偿性收缩机制，使脑组织血液灌注急剧增多而致脑水肿。患儿出现头痛、烦躁不安、恶心呕吐、复视或一过性失明，甚至惊厥和昏迷等症状。血压常在150~160/100~110mmHg以上，若能及时控制高血压，脑水肿症状可迅速消失。

（3）急性肾衰竭：病初由于肾小球滤过率降低，出现尿少、尿闭等症状，引起暂时性氮质血症、电解质紊乱（高钾、低钠）和代谢性酸中毒。一般持续3~5天或1周左右，在尿量逐渐增多后，病情好转；若持续数周仍不恢复，则预后严重。

急性肾炎的非典型表现

（1）无症状病例：有前驱感染病史，患儿仅有镜下血尿，无水肿、高血压等表现，血清链球菌抗体可增高，一过性血清补体降低。

（2）肾外症状：患儿有水肿和（或）高血压，有时甚至出现高血压脑病或严重循环充血，而尿的改变轻微或无改变。

（3）肾病综合征表现：以急性肾炎起病，呈肾病综合征表现，主要为水肿和蛋白尿突出，伴轻度低蛋白血症和高胆固醇血症，症状持续时间长，预后较差，部分病儿可演变为慢性进行性肾炎。

（三）心理–社会状况

患儿多为年长儿，个性心理及心理社会行为的发展已趋完善，开始注意他人对自己的态度和评价，来自疾病和医疗上对活动及饮食严格限制的压力、家庭和社会的压力如不能与同伴玩耍、担心学习成绩下降会导致休学等，可产生紧张、焦虑、抑郁、抱怨、悲观等心理，表现情绪低落、烦躁易怒等；因长期住院，担心家庭经济负担加重，可产生失望、否认、对抗等心理，表现为隐瞒、说谎及不合作等。家长因缺乏本病有关知识，担心转为慢性肾炎影响患儿将来健康，可产生焦虑、失望和沮丧等心理，渴望寻求治疗方法。学龄患儿的老师及同学的认知水平及态度，对患儿及家长的影响也很大。

（四）实验室及其他辅助检查

1. 尿液检查 尿沉渣镜检可见大量红细胞，有透明、颗粒、红细胞等多种管型。尿蛋白（+~+++），与血尿的程度平行。早期可见白细胞（并非感染）。

2. 血液检查 血常规检查常有轻度至中度贫血，与血容量增加、血液稀释有关。血沉轻度增快，一般2~3个月内恢复正常。血清总补体（CH50）及C3：90%早期显著下降，多在6~8周恢复正常。抗链球菌溶血素O升高，提示新近链球菌感染，这是诊断链球菌感染后肾炎的依据。少尿期有轻度氮质血症，血尿素氮、肌酐暂时增高。

（五）治疗要点

本病为自限性疾病，无特异治疗方法。除休息、控制水盐入量外，主要是利尿及降压等对症处理、应用抗生素彻底清除感染灶，以及防治严重循环充血、高血压脑病、急性肾衰竭等。利尿一般用氢氯噻嗪口服；重症用呋塞米（速尿）肌内注射或静脉注射，每次1~2mg/kg，每日1~2次。当舒张压高于90mmHg（12.0kPa）时首选硝苯地平（心痛定）口服或舌下含服；高血压脑病首选硝普钠5~20mg加入5%葡萄糖液100ml中，以1μg/（kg·.min）速度静脉滴注。同时，给予地西泮止痉及呋塞米利尿脱水等；严重循环充血除上述治疗外可适当使用快速强心药毛花苷C；急性肾衰竭的主要治疗是使患儿能度过少尿期，必要时采用透析治疗。

【常见护理诊断问题】

1. 体液过多 与肾小球滤过率下降，水、钠潴留有关。

2. 营养失调：低于机体需要量 与蛋白丢失、消化功能降低致食欲下降有关。

3. 潜在并发症 严重循环充血、高血压脑病、急性肾功能不全、药物副作用。

4. 焦虑 与病程长、医疗性限制及缺乏对疾病的了解等有关。

【护理措施】

（一）体液过多的护理

1. 休息与活动 病房应阳光充足，空气新鲜，室温维持在20~22℃，如室温过低可致肾小动脉发生反射性痉挛而影响肾功能。

（1）起病2周内卧床休息，可减轻心脏负担，增加肾血流量，提高肾小球滤过率，减少水钠潴留，预防严重症状的发生；同时又由于静脉压下降，降低了毛细血管血压，使水肿减轻。应向患儿及家长强调卧床休息的重要性，以取得合作。

（2）待水肿消退、血压正常、肉眼血尿消失，可下床在室内轻微活动或户外散步，1~2个月内宜限制活动量，3个月内避免剧烈活动；当血沉正常、尿红细胞<10个/HP可以上学，但应避免体育活动；尿常规正常3个月后或12小时尿细胞计数正常后可恢复正常生活。

（3）卧床休息时注意肾区保暖，可在腰部热敷，促进血液循环，解除肾血管痉挛，使肾血流量增多，以增加尿量，减轻水肿。每日一次，每次约15~20分钟。

2. 限制钠、水摄入 少尿和水肿期间，钠盐摄入以每日60~120mg/kg为宜，水的摄入以不显性失水加前一日的尿量计算。一般不必严格限水，但对严重少尿或无尿患儿应限制钠、水摄入，有助于减轻水肿及循环充血，从而减轻肾脏负荷。

3. 利尿并观察水肿 早期凡具有明显水肿、少尿、高血压及全身循环充血者，均应按医嘱给予利尿剂，应用利尿剂前后注意观察体重，尿量、水肿变化并做好记录。测量体重一般每周2次，用利尿剂时每日一次；并准确记录24小时出入量，了解水肿增减情况和治疗效果。并按医嘱取晨尿送检，每周2次，了解病情变化。

（二）饮食管理

1. 早期供给易消化的高糖、高维生素、含适量脂肪的低盐或无盐饮食，少量多餐。一般不必严格控制蛋白质摄入，但有氮质血症时应限制蛋白质入量，每日0.5g/kg。有肾衰竭时，禁食含钾较多的食物如柑橘、香蕉、马铃薯等。在尿量增加、水肿消退、血压正常后，可逐渐恢复到正常饮食，以保证小儿生长发育的需要。

2. 向家长阐明饮食管理的重要性，因患儿胃肠道黏膜水肿，消化能力下降，应注意减轻胃肠道负担。低盐饮食可使患儿食欲下降，故在不违反饮食原则的前提下与患儿及家长共同制订可口的食谱，尽量满足患儿饮食习惯与要求。可利用糖、醋及其他调料来满足味觉需要，保证营养的摄入。亦可在做菜时不放盐，吃时蘸适量盐水，既能控制盐量摄入，又可刺激食欲。

（三）病情观察及用药护理

1. 观察病情变化，预防重症发生

（1）预防严重循环充血：患儿卧床休息，限制活动，尽量保持安静，以免加重心脏负担。密切观察呼吸、心率、脉搏、肝脏和精神状态，注意有无烦躁、发绀、呼吸困难、夜眠不安、不能平卧、咳粉红色泡沫痰、肝脏增大、颈静脉怒张等表现，警惕发生严重循环充血。一旦出现，应让患儿半坐位、吸氧，及时报告医生，并按心力衰竭护理。

（2）预防高血压脑病：病程早期注意观察血压变化，每日测血压2次，必要时按医嘱监测血压，应用降压药。若出现血压突然升高、剧烈头痛、烦躁、恶心、呕吐、眼花、一过性失明、惊厥等，提示可能发生高血压脑病，应立即让患儿卧床，头部稍抬高，测生命体征，立即报告医生，并配合救治。

（3）预防急性肾衰竭：注意观察尿量、尿色及水肿情况，每日测体重，准确记录24小时出入量，按医嘱取晨尿标本送检，以了解水肿增减情况和治疗效果。患儿尿量增加，肉眼血尿消失，体重每日下降100~200g，提示病情好转。如尿量持续减少，出现头痛、恶心、呕吐、心律失常，甚至惊厥、昏迷等，要警惕急性肾衰竭的发生，及时报告医生，进行相应处理。

2. 遵医嘱用药，观察疗效与副作用

（1）利尿剂：多数于起病后1~2周内自发利尿消肿，一般水肿不必用利尿剂。凡经限制水盐入量后仍有明显水肿、少尿、高血压及全身循环充血者，应按医嘱给予利尿剂。口服氢氯噻嗪对胃肠道有刺激，应餐后服用。注意观察并记录用利尿剂前后患儿体重、尿量、水肿变化，观察药物起效的时间，有无水、电解质紊乱如低血容量、低钾血症、低钠血症等。

（2）降压药：凡经休息、控制水盐、利尿而血压仍高者，应给予降压药。肼屈嗪为糖衣片，受潮后可粘连、变色，要遮光密闭、干燥处保存。较重者可给予利舍平，肌内注射后观察有无鼻塞、面红、嗜睡等副作用。高血压脑病时用硝普钠静脉滴注起效迅速，快速降压时必须严密监测血压、心率和药物副作用，并根据血压随时调整滴速，每分钟不宜超过8μg/kg。药液应在使用前新鲜配制，放置4小时后即不能再用，整个输液系统应用黑纸或铝箔包裹遮光，以免药物遇光失效。硝普钠主要副作用有恶心、呕吐、情绪不稳定、头痛和肌痉挛等。

（3）血管扩张剂及洋地黄制剂：为减轻心脏前后负荷，防止心衰，可用血管扩张剂硝普钠或酚妥拉明。注意观察病情变化，一旦发生心衰，可使用快速洋地黄制剂，但剂量宜小，以免中毒；观察药物疗效及副作用，症状好转后停药。

（四）心理护理

1. 病室布置应适合儿童心理特点，护理人员态度要和蔼、亲切，多与患儿交谈与游戏，以减轻陌生环境造成的心理压力；可根据年龄特点为患儿提供所喜爱的床上娱乐物品，如图书、画报、MP_3、电视机、拼装玩具等，并根据病情安排同病房患儿一定量的文娱活动，如讲故事、床上游戏等，使患儿在和谐的氛围中心情愉快地接受治疗和护理。

2. 向患儿及家长耐心讲解病情，解除他们的焦虑心情，解释限制活动的原因，避免患儿误认为被惩罚；护理人员要经常巡视病房，发现问题，及时解决，如帮助卧床时间较长的患儿进食、大小便，解除由活动受限带来的紧张情绪。

3. 帮助学龄期患儿补习功课，解除因不能上学产生的心理压力。合理安排家长陪护和家人探望的时间，年幼患儿可允许家长24小时陪护，以增加安全感，减轻焦虑；年长儿可帮助联系并鼓励其同学及老师来院探视，给予心理支持。

（五）健康指导

向患儿及家长介绍病情、护理要点和预后估计，说明本病是一种自限性疾病，预后良好。指导患儿及家长定期到医院复查尿常规，每周1次，2个月后改为每月1次，随访时间为6个月。强调限制患儿活动、控制患儿饮食的重要性并给予指导，同时强调本病预防的重点是防治感染，一旦发生上呼吸道或皮肤感染，应尽早应用抗生素彻底治疗。另外，感染后1~4周内应注意随访尿常规，及时发现、早期治疗。急性肾炎痊愈后再次发病极少见，无须定期给予长效青霉素。

第三节　肾病综合征患儿的护理

肾病综合征（nephrotic syndrome，NS）简称肾病，是一组由多种病因引起的肾小球基膜通透性增高，导致大量血浆蛋白自尿中丢失而引起的一种临床症候群，临床特征为大量蛋白尿、低蛋白血症、高胆固醇血症和不同程度的水肿，即“三高一低”四大特征。是小儿泌尿系统常见病之一，发病率仅次于急性肾炎居第二位。按病因可分为原发性、继发性和先天性三大类。原发性肾病综合征根据临床表现又分为单纯性肾病和肾炎性肾病，其中以单纯性肾病多见；继发性肾病综合征是指在诊断明确的原发病基础上出现肾病表现，多继发于过敏性紫癜、系统性红斑狼疮、乙型肝炎、糖尿病、D-青霉胺中毒及恶性肿瘤等；先天性肾病综合征属常染色体隐性遗传，在新生儿期或生后6个月内发病，较少见，预后差。本节重点介绍原发性肾病综合征。

原发性肾病综合征的发病机制尚不明确。单纯性肾病的发病可能与T细胞免疫功能紊乱有关；肾炎性肾病患儿的肾病变中常可发现免疫球蛋白和补体沉积，提示与免疫病理损伤有关。其主要病理生理改变为：

1. 大量蛋白尿　由于免疫功能紊乱使肾小球毛细血管滤过屏障性质改变，基底膜通透性增高，血浆中分子较小、带负电荷的清蛋白大量滤出，其他还有免疫球蛋白、各种凝血因子、维生素D结合蛋白等也可滤出，当超过肾小管的吸收能力时，蛋白随尿排出而出现大量蛋白尿，长时间持续大量蛋白尿能促进肾小球系膜硬化和间质病变，可导致肾功能不全。因此，大量蛋白尿是本病最根本的病理生理改变，是导致其他三大临床特点的基本原因。

肾病综合征的发病机制

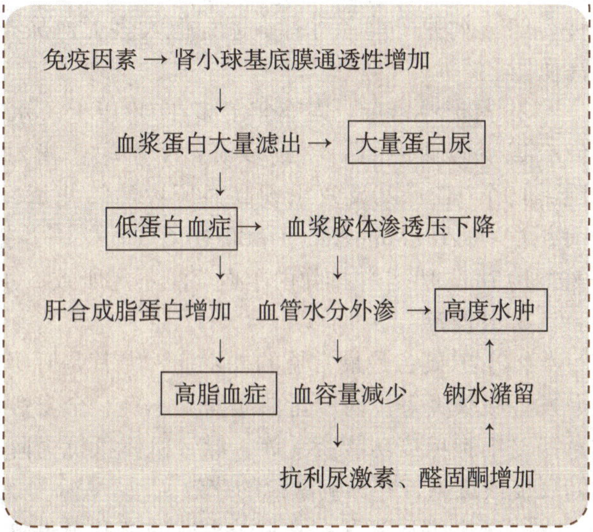

2. 低蛋白血症　大量血浆蛋白自尿中丢失是造成低蛋白血症的主要原因，蛋白质分解的增加、蛋白丢失超过肝脏合成蛋白的速度等，也使血浆蛋白降低。血浆白蛋白下降影响机体内环境的稳定，还影响脂类代谢，是病理生理改变中的关键环节。

3. 高胆固醇血症　低蛋白血症促进肝合成蛋白增加，其中大分子脂蛋白难以从肾排出而导致患儿血清总胆固醇和低密度脂蛋白、极低密度脂蛋白增高，形成高脂血症，持续高脂血症可促进肾小球硬化和间质纤维化。

4. 不同程度的水肿　发生机制尚未完全阐明，传统理论认为由于低蛋白血症使血浆胶体渗透压降低，水和电解质由血管内向外渗到组织间隙而出现水肿，同时有效循环血量减少，肾素—血管紧张素—醛固酮系统激活，造成水钠潴留，进一步加重水肿。当血浆白蛋白低于25g/L时，液体主要在间质区潴留，表现为全身凹陷性水肿，低于15g/L时可同时形成胸水和腹水。

【护理评估】

（一）健康史

患儿一般体质较好，大多起病隐匿，过敏性体质小儿发病较多，其诱因主要是感染、劳累，预防接种也可引起本病复发。因此，注意评估患儿起病的急缓，有无明显诱因，是否为过敏体质；既往病史与本病的发生有无明确的关系；近来有无预防接种史；发病时做过哪些检查，是否用过激素治疗，治疗后病情有无缓解等。

（二）临床表现

1. 单纯性肾病 发病年龄多为2~7岁，男孩较女孩多见（2~4：1），起病缓慢，主要表现为全身凹陷性水肿。水肿是本病最突出的表现，往往是就诊的主要原因，最初起始于眼睑、面部，很快波及全身，以颜面、下肢、阴囊明显，严重时两眼难以睁开，阴囊皮肤薄而透明，甚至有液体渗出（图10-1），可伴有腹水或胸水致呼吸困难，水肿部位随着重力作用而移动。病初患儿一般情况好，继之出现面色苍白、疲倦、厌食、精神委靡。水肿严重者可有少尿，但大多无血尿及高血压。

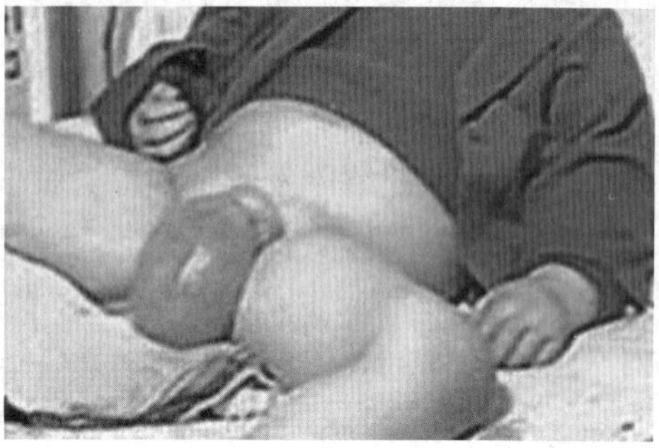

图10-1 阴囊水肿

2. 肾炎性肾病 发病年龄多在7岁以上。水肿一般不严重，除具备肾病四大特征外，尚有以下四项中的一项或多项：①血尿：指2周内进行的3次以上离心尿检查，尿红细胞≥10个/HP；②反复出现高血压：学龄儿童≥130/90mmHg（17.33/12.00kPa），学龄前儿童≥120/80mmHg（16.00/10.67kPa），并排除激素所致；③持续性氮质血症：尿素氮≥10.7mmol/L，并排除由于血容量不足所致；④血CH50和C3持续降低。

3. 并发症

（1）感染：是最常见的并发症，尤其是呼吸道感染，其次是皮肤感染、泌尿道感染和原发性腹膜炎等。由于蛋白质营养不良、全身性水肿、长期应用激素或免疫抑制剂，以及肾病时细胞免疫功能紊乱等，导致机体抵抗力降低，故容易发生感染。而感染又可促使病情反复或加重，并影响激素的疗效。

（2）电解质紊乱：常见的电解质紊乱有低钠血症、低钾血症，是由于长期忌盐、大量使用利尿剂以及感染、呕吐和腹泻等丢失钠、钾所致。低钙血症是由于钙在血液中与清蛋白结合，可随清蛋白由尿中丢失；同时维生素D结合蛋白也由尿中丢失，使维生素D水平降低，肠钙吸收不良；以及大剂量激素治疗的影响，可出现惊厥、手足搐搦和骨质疏松等。

（3）低血容量性休克：多见于起病或复发时，或大量利尿后，有效循环血量明显减少，表现为烦躁不安、四肢湿冷、皮肤花纹、脉搏细速、心音低钝和血压下降等，并可出现肾前性肾衰竭。

（4）高凝状态和血栓形成：肾病患儿的血液常处于高凝状态，由于尿中丢失抗凝血酶Ⅲ使血浆抗凝物质减少、肝脏合成凝血因子增加；低蛋白血症时血浆胶体渗透压降低使血液浓缩；高脂血症使血液黏滞度增高，血流缓慢，血小板聚集增加等原因所致，长期大量激素应用更进一步促进凝血而发生栓塞。栓塞多数无临床症状，仅在大血管栓塞时才出现症状，临床以肾静脉血栓最常见，可突发腰痛或腹痛、肉眼血尿或急性肾衰竭。近年来有报告肺栓塞、脑栓塞。

（5）生长延迟：主要见于频繁复发和长期接受大剂量激素治疗的患儿，但其发生机制错综复杂，多数患儿在肾病缓解后有生长追赶现象。

（三）心理/社会状况

年长患儿对长期用糖皮质激素治疗引起的满月脸、向心性肥胖、多毛等形象的改变（图10-2）会产生自卑心理，同时对来自家庭及社会的压力，如与同伴分离、学习中断等产生焦虑心理，出现抑郁、烦躁、隐瞒、否认等表现。家长因知识缺乏，对患儿的严重水肿非常担忧，同时担心激素治疗造成的副作用对将来健康有影响，渴望获得相关知识。患儿老师及同学因知识缺乏会忽略对患儿的心理支持。

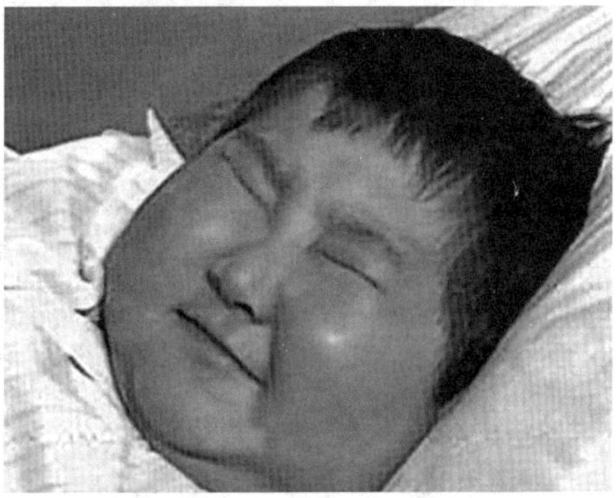

图10-2　库欣综合征外貌特征

（四）实验室及其他检查

1. 尿液检查　蛋白定性多为+++~++++，24小时尿蛋白定量>0.05~0.1g/kg，可见透明管型和颗粒管型，肾炎性肾病患儿尿红细胞可增多。

2. 血液检查　血浆总蛋白及白蛋白明显减少，白、球比例（A/G）倒置；胆固醇明显增多；血沉明显增快；肾炎性肾病者可有血清补体（CH50、C3）降低。单纯性肾病肾功能一般正常，肾炎性肾病有不同程度的肾功能障碍及氮质血症。

3. 其他检查　血小板增多；血浆纤维蛋白原增加；尿纤维蛋白裂解产物增多。疑为血栓形成则行B超或数字减影血管造影；必要时可进行诊断性肾活检。

（五）治疗要点

肾上腺皮质激素是治疗肾病综合征较为有效的首选药物。如泼尼松，开始每日2mg/kg，尿蛋白转阴再巩固2周后开始减量，改为隔日早餐后顿服，每2~4周减量一次，直至停药。总疗程：短程疗法为8周（国内少用）；中程疗法为6个月；长程疗法为9个月。免疫抑制剂适用于激素部分敏感、耐药、依赖及复发者，常用药物为环磷酰胺（CTX）。激素敏感者用药7~10天可利尿，一般无须给予利尿剂。当水肿较重，尤其有胸、腹水时可给予利尿剂。其他治疗包括注意休息、适量活动，加强饮食管理，补充维生素及矿物质，抗凝、控制感染等。

【护理诊断及合作性问题】

1. 体液过多　与低蛋白血症导致水分外渗及钠、水潴留有关。

2. 营养失调：低于机体需要量　与大量蛋白质从尿中丢失、摄入量减少及消化吸收功能降低有关。

3. 潜在并发症　感染、电解质紊乱、药物副作用等。

4. 焦虑　与病程长及病情反复、学习中断、形象改变及缺乏对疾病的了解有关。

【护理措施】

（一）体液过多的护理

1. 严重水肿、高血压、低血容量的患儿需卧床休息，以减轻心脏和肾脏负担；一般无须严格限制活动，每日可定时下床轻微活动，既可保持正常的生活规律，也可促进血液循环，即使卧床也应经常变换体位，防止血栓形成，但不要过度劳累，以免病情复发。因胸水、腹水致呼吸困难时，取半卧位，可扩大胸腔容积，减轻肺淤血，缓解呼吸困难；护理人员应协助患儿进食、大小便等，使患儿舒适。在校儿童肾病活动期应休学。

2. 一般不必过分限制钠、水入量，重度水肿和严重高血压者适当限制，给无盐或低盐饮食（氯化钠1~2g/d）。水肿消退、尿量正常后，应恢复正常饮食，因患儿水肿原因主要是血浆胶体渗透压下降，限制钠、水的入量对减轻水肿无明显作用，限盐过久易造成低钠血症，导致食欲下降。

3. 按医嘱应用利尿剂，并观察用药前、后尿量及水肿变化，定期查血钠、血钾。尿量过多时应及时与医生联系，因大量利尿可加重血容量不足，有出现低血容量性休克或静脉血栓形成的危险。每天测体重一次，或根据按压水肿部位的凹陷程度判断水肿情况。有腹水者每日测腹围一次，了解腹水消长情况，同时记录24小时液体出入量。

（二）饮食管理

1. 一般不需特别限制饮食，但因消化道黏膜水肿使消化能力减弱，应给易消化的饮食，如优质蛋白（乳类、蛋、鱼、家禽等）、低脂肪、高糖、高维生素饮食。无盐或低盐饮食时应设法提高患儿的食欲，调整食物的色、香、味、种类。

2. 大量蛋白尿期间摄入蛋白量不宜过多，控制在每日2g/kg左右为宜。因摄入过量蛋白可造成肾小球高滤过，使肾小管细胞回吸收蛋白负荷增加，蛋白分解亢进，导致细胞功能受损，加重肾脏病变。尿蛋白消失后长期用糖皮质激素治疗期间应多补充蛋白，因糖皮质激素可使机体蛋白质分解代谢增强，出现负氮平衡。为减轻高脂血症应少食动物脂肪，以植物性脂肪或鱼油为宜，同时增加富含可溶性纤维的饮食如燕麦、米糠及豆类等。

3. 因糖皮质激素有排钾作用，长期应用可造成机体缺钾，应鼓励患儿进食富含钾的食物如香蕉、橘子等。由于大量蛋白尿时与蛋白结合的钙随之丢失，同时长期用糖皮质激素可使肠道吸收钙减少，引起骨质疏松，常有低钙血症倾向，应注意补充钙及维生素D。

4. 加用免疫抑制剂治疗时可引起胃肠道反应，注意与患儿沟通制订可口食谱，保证摄入足量营养；用环磷酰胺期间要让患儿多饮水，同时碱化尿液，防止发生出血性膀胱炎。

（三）观察药物疗效及副作用

1. 激素疗效判断 泼尼松治疗8周进行疗效判断：①激素敏感：8周内尿蛋白转阴，水肿消退；②激素部分敏感：8周内水肿消退，尿蛋白仍+~++，③激素耐药：已满8周，尿蛋白仍在++以上；④激素依赖：对激素敏感，但停药或减量2周内复发，再次用药或恢复用量后尿蛋白又转阴，并重复2次以上者（除外感染及其他因素）；⑤复发或反复：尿蛋白已转阴，停用激素4周以上，又出现尿蛋白≥++为复发；如在激素用药过程中出现为反复；⑥频频复发或反复指半年内复发或反复≥2次，1年内≥3次。

2. 预后估计 预后主要与其病理类型、对激素的敏感性密切相关，还取决于激素应用是否合理、有无严重并发症等。患儿若为单纯性肾病，绝大多数对激素敏感，虽然容易复发，但预后良好，肾炎性肾病预后较差。

3. 观察病情及药物副作用

（1）激素治疗期间注意观察每日尿量、尿蛋白变化及血浆蛋白恢复等情况。注意观察激素的副作用，如库欣综合征、蛋白质营养不良、高血压、高凝状态、消化道溃疡、骨质疏松等，警惕有无感染及潜伏病灶的扩散，有无肾上腺皮质危象、戒断综合征等。遵医嘱及时补充维生素D及钙质，以免发生手足搐搦症。每日测血压1~2次，监测血压变化；注意保护胃黏膜，如喝牛奶、面汤或进软食，避免空腹吃药，不吃坚硬或有刺激的食物，注意观察患儿大便颜色，若有黑便及时报告医生。

（2）免疫抑制剂如环磷酰胺副作用主要是胃肠道反应、出血性膀胱炎、脱发、骨髓抑制及远期性腺损害等。宜饭后服药，多饮水、注意碱化尿液，定期复查血象及肝功能，白细胞总数 $<4\times10^9$/L时应减量，$<3\times10^9$/L时停药。

（3）使用抗凝和溶栓疗法能改善肾病的临床症状，改变患儿对激素的效应，从而达到理想的治疗效果。常用肝素、尿激酶、双嘧达莫等。在使用肝素过程中注意监测凝血时间和凝血酶原时间。

（四）预防感染

1. 首先向患儿及家长解释预防感染的重要性。肾病患儿由于免疫力低下易继发感染，而感染又可导致病情加重或复发，严重感染甚至可危及患儿生命。

2. 对患儿施行保护性隔离，与感染性疾病患儿分室收治，有条件者可安排单人病室；严格执行探视制度，拒绝有明显感染表现的探视者进入病房，病室应定期消毒，保持用物清洁，避免患儿到人多的公共场所去。

3. 注意皮肤清洁、干燥，协助床上擦浴，及时更换内衣；腋窝及腹股沟等处每天擦洗1~2次，擦干后在皮肤皱褶处撒爽身粉，保持干燥；保持床铺清洁，被褥松软、平整，以免损伤皮肤；帮助患儿每1~2小时翻身一次，并为患儿提供减轻局部压力的方法，如在外踝、足跟、肘部等受压部位衬棉垫，水肿严重时，臀部和四肢受压部位衬棉垫圈，或用气垫床，以免受压部位循环障碍而发生感染；水肿的阴囊可用棉垫或丁字吊带托起（图10-3），局部保持干燥；帮助患儿勤剪指甲，嘱咐勿抓伤皮肤，皮肤破损处可涂碘附预防感染，并盖上消毒敷料；严格执行无菌操作，静脉穿刺时要选好静脉，要求一次穿刺成功，注射后按压局部直至不渗液为止；严重水肿者应尽量避免肌内注射药物，以防药液外渗，导致局部潮湿、糜烂或感染。

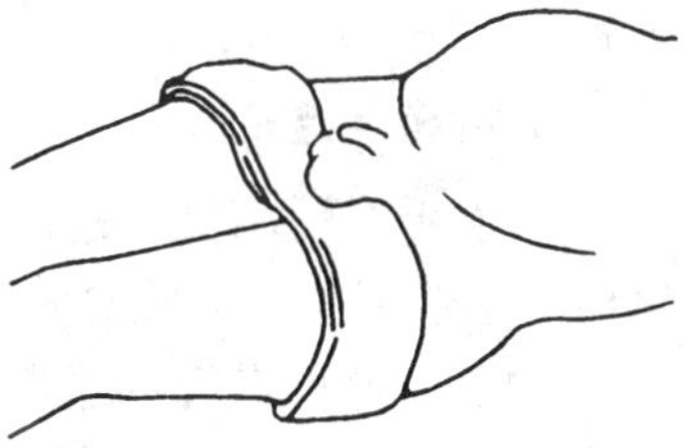
图10-3　阴囊水肿的护理

4. 密切观察有无感染表现如发热、咳嗽等，监测体温及白细胞数。一旦发生感染，应及时报告医生用抗生素治疗。

（五）心理护理

1. 关心、爱护患儿，多与患儿及家长沟通，鼓励说出内心感受；协助安排作息时间，根据病情适当娱乐、学习和休息，主动配合治疗及护理；关照患儿活动时注意安全，避免奔跑及打闹，以防摔伤、骨折。

2. 对由于形象改变而引起焦虑者，应多给予解释，说明药物反应是暂时的，尤应注意不要以患儿的形象改变开玩笑。同时指导家长或同学多给患儿心理支持，使其保持良好的情绪增强战胜疾病的信心。其他见急性肾炎焦虑的护理。

（六）健康指导

向患儿及家长介绍本病有关知识、患儿病情和护理要点及预后。强调激素治疗的重要性，使其主动配合并坚持按计划服药；出院后定期来院随访、复查，逐渐递减激素剂量，不可骤然停药，以免造成复发。重点强调预防感染的重要性，并采取有效的预防措施，一旦发生感染应及时治疗；抗生素不作为预防用药。预防接种须在病情完全缓解且停用激素3

个月后才能进行。教会家长和较大儿童学会用试纸监测尿蛋白的变化；介绍如何自己观察并发症的早期表现及并发症的预防方法。

第四节 泌尿道感染患儿的护理

泌尿道感染（urinary tract infections，UTI）是指病原体直接侵入泌尿道，在尿液中生长繁殖，并侵犯尿路黏膜或组织引起损伤而导致的炎症，又称尿路感染。感染可累及尿道、膀胱、肾盂及肾实质。临床以脓尿和（或）菌尿为特征，可有尿路刺激征、发热及腰痛等症状；也可无任何症状，仅在普查时发现细菌尿，称为无症状细菌尿。临床上根据感染部位可分为上尿路感染（肾盂肾炎）和下尿路感染（膀胱炎或尿道炎）。婴幼儿时期炎症很少局限于某一部位，临床难以定位，故统称泌尿道感染。可发生于任何年龄，2岁以下多见，女孩多于男孩。其发病率居小儿泌尿系统疾病的第三位。

【护理评估】

（一）健康史

1. 病原菌 细菌、真菌和支原体均可引起泌尿道感染，以革兰阴性杆菌为主，其中80%~90%的致病菌为肠道杆菌，常见为大肠埃希菌，其次为变形杆菌、克雷伯杆菌；革兰阳性菌较少见，主要为表皮葡萄球菌、白色葡萄球菌和肠球菌，金黄色葡萄球菌多见于血行感染。真菌感染常继发于长期应用广谱抗生素和皮质激素的患儿。病毒也可致病，但较少见。

2. 感染途径

（1）上行性感染：是最主要的感染途径。致病菌从尿道口上行并进入膀胱、输尿管、肾脏，引起感染。膀胱输尿管反流常是细菌上行性感染的直接通道。

（2）血源性感染：通常为全身性败血症的一部分。任何部位的细菌感染，只要引起菌血症或败血症，细菌都可随血流到达肾实质，引起尿路感染，主要见于新生儿和小婴儿。

（3）淋巴感染和直接蔓延：较少见。结肠内的细菌和盆腔感染可通过淋巴管感染肾脏或膀胱；肾脏周围邻近器官和组织的感染如肾周脓肿、阑尾脓肿也可直接蔓延。

3. 易致病因素 小儿易发生泌尿道感染的原因有以下几点：

（1）与小儿泌尿系统的解剖生理特点有关。慢性感染或反复感染者应注意有无泌尿道先天畸形。

（2）婴儿未能控制排便或大便后未及时清洗被污染的会阴部、幼儿坐地玩耍致尿道口污染、蛲虫由肛周移行至外阴等。

（3）受凉、营养不良及长期用免疫抑制剂等机体抵抗力降低易发生感染。

（4）膀胱输尿管反流与泌尿道感染发生和发展关系密切，各种原因所致的肾盂积水、肾囊肿等，另外排尿功能障碍如神经性膀胱、不稳定膀胱和非神经性膀胱也易致感染。

（5）其他如泌尿道器械检查、留置导尿管、尿路损伤或异物等常易导致感染。

（二）临床表现

1. 急性尿路感染 急性尿路感染因年龄不同表现不一，可根据患儿的年龄来评估其临床表现。

（1）新生儿：多由血行感染引起，临床表现极不典型，症状轻重不一，可为无症状性菌尿或呈严重的败血症表现。以全身症状为主，可有发热或体温不升、皮肤苍白、体重不增、拒乳、腹泻、黄疸、嗜睡、烦躁甚至惊厥等。常伴有败血症。局部排尿刺激症状多不明显。

（2）婴幼儿：女孩多见，仍是全身症状为主，以发热最突出，可出现高热、呕吐、面色苍白、腹胀、腹泻等，甚至出现精神委靡、激惹和惊厥。局部症状轻微或阙如，细心观察可发现部分患儿有膀胱刺激征如尿线中断、排尿时哭闹、夜间遗尿等，由于尿频可致顽固性尿布皮炎。

（3）年长儿：表现常与成人相似。上尿路感染以发热、寒战、腹痛、腰痛等全身症状明显，常伴肾区叩击痛、肋脊角压痛等；下尿路感染以膀胱刺激症状如尿频、尿急、尿痛等局部症状为主，全身症状轻微，尿液混浊，有时可出现终末血尿或遗尿。

2. 慢性尿路感染 病程在6个月以上，主要是间歇出现上述表现，也可表现为反复发作的尿路刺激症状、脓尿或细菌尿，病程久者可有贫血、生长发育迟缓，重症者肾实质损害，出现肾功能不全及高血压等。

（三）心理–社会状况

本病见于各年龄小儿，心理状况差别较大。来自疾病和医院里的压力会使患儿产生紧张、拒绝、反抗等心理，婴儿主要表现为哭闹，幼儿表现为退化性行为及习惯的改变，年长儿此期自尊心很强，病后出现尿床或尿裤子，怕被别人嘲笑而产生紧张不安、抑郁、沮丧等心理。家长面对哭闹及频繁排尿的患儿，会出现焦虑、抱怨或歉疚，希望患儿尽快痊愈，渴望接受健康指导。

（四）实验室及其他辅助检查

1. 尿液检查

（1）尿常规：取清晨首次中段尿离心后镜检，白细胞≥5个/HP，或白细胞成堆、白细胞管型有诊断意义。膀胱炎者可有血尿。但新生儿也可正常。

（2）尿细菌涂片：取新鲜尿一滴直接涂片革兰染色，油镜下观察，每个视野≥1个细菌，表明尿中菌落计数≥10万/ml，有诊断意义。

（3）尿细菌培养：清洁中段尿做细菌培养，菌落计数在1万~10万/ml，女性为可疑，男性有诊断意义；>10万/ml可确诊；<1万/ml为污染。通过耻骨上膀胱穿刺获取的尿培养，只要发现有细菌生长，即有诊断意义。

2. 血常规 急性感染者，白细胞增加，其中以中性粒细胞增多为主；慢性感染者白细胞改变不明显，但可有贫血。

3. 影像学检查 反复感染或迁延不愈者应进行影像学检查，以观察有无泌尿系畸形和膀胱输尿管反流。常用的有B型超声检查、静脉肾盂造影加断层摄片排泄性膀胱造影、肾核素造影和CT扫描等。

（五）治疗要点

泌尿道感染治疗的关键是控制感染、祛除病因、缓解症状、防止复发和保护肾功能。正确选用并及早给予有效抗生素控制感染可减少复发的危险性，症状轻或上行感染首选磺胺类药，连服7~10天；全身症状重或血行感染多选用青霉素类、氨基糖苷类或头孢菌素类药物，两种药物联合应用10~14天。婴幼儿难以区分感染部位、且有全身症状者均按上尿路感染用药；年长儿若为上尿路感染应选择血药浓度高的抗生素，如氨苄西林钠与头孢噻肟钠联合应用；下尿路感染应选择尿浓度高的抗生素，如复方磺胺甲噁唑（SMZ co），也可选用呋喃妥因。

【常见护理诊断/问题】

1. 体温升高 与感染有关。

2. 排尿异常 与膀胱、尿道炎症有关。

3. 知识缺乏 与年长患儿及家长缺乏疾病的护理和预防知识有关。

【护理措施】

（一）维持正常体温

发热使机体代谢增快，耗氧量增加，防御感染的能力降低，应做好发热患儿的护理，维持体温正常。

1. 休息及饮食 急性期应卧床休息，出汗后及时更换内衣，保持皮肤、口腔清洁；鼓励患儿大量饮水，以利降温，并使尿液增多以冲洗尿道，减少细菌在尿道的停留时间，促进细菌、毒素和炎症分泌物的排出；多饮水还可降低肾髓质及乳头部组织的渗透压，不利于细菌生长繁殖。发热患儿宜给予流质或半流质饮食，食物应易于消化，含足够热量、丰富的蛋白质和维生素，以增强机体抵抗力。

2. 降温 监测体温变化，高热者给予物理降温或药物降温，采取退热措施后半小时至1小时复测体温一次，并记录降温效果。

（二）减轻排尿异常

1. 保持会阴部清洁，便后冲洗外阴，清洗时应从前向后，避免污染尿道口；小婴儿勤换尿布，尿布用开水烫洗晒干，或煮沸、高压消毒。

2. 婴幼儿哭闹、尿道刺激症状明显者，可应用654–2等抗胆碱药解痉，或适当使用苯巴比妥、地西泮等镇静剂。也可口服碳酸氢钠，以碱化尿液，减轻膀胱刺激症状，并可增强氨基糖苷类抗生素、青霉素、红霉素和磺胺类的疗效。

3. 留尿送细菌培养后即可按医嘱给抗菌药物，注意观察药物疗效及用药后反应。在开始治疗后应连续3天留取患儿的中段尿液送尿培养，取尿时要做到无菌操作，由于细菌在尿液中繁殖很快，标本要在30分钟内送检，否则应放在4℃冰箱内。若24小时后尿培养阴性，表示所用药物有效，否则应按尿培养药敏试验的结果调整用药。停药1周后再做尿培养一次，并按医嘱定期复查尿常规。口服抗菌药物可出现恶心、呕吐、食欲减退等现象，饭后服药可减轻胃肠道症状；服用磺胺药时应多喝水，并注意有无血尿、尿少、尿闭、过敏反应等。

4. 观察并记录排尿次数、尿量、排尿时表情及尿液性状。因患儿有尿急、尿频的表现，故要提供合适的排尿环境，如将年长儿安排在离厕所较近的床位，年幼儿应将便器具放在易取的位置，并做好消音和消臭处理。

5. 经合理治疗多数在2周内痊愈，但有部分患儿可复发或再感染。对于复发或慢性感染，选用两种抗菌药物治疗10~14天，在急性感染控制后改用小剂量维持，疗程4~6个月。同时检查有无泌尿系异常和膀胱输尿管反流。有习惯性便秘者应给予处理，以保持大便通畅。慢性病例治愈率低，其中部分患儿可迁延多年发展成慢性肾衰竭，预后不良。

（三）健康指导

向患儿及家长介绍本病的护理及预防要点，指导家长为婴儿勤换尿布、便后清洗臀部，及时发现男孩包茎，清除污垢积聚，减少上行性感染；每日冲洗会阴部1~2次，保持会阴部清洁、干燥，并指导家长取尿送检；根治蛲虫病、尽量避免导尿或泌尿系的器械检查、及时处理泌尿道先天畸形，以减少感染因素；指导按时服药，定期复查，防止复发与再感染。一般急性感染于疗程结束后每月随访一次，除尿常规检查外，还应做中段尿培养，连续3个月，如无复发，可以认为痊愈。反复发作者，每3~6个月复查一次，共2年或更长时间。

（许 玲）

思考题

1. 患儿，男，8岁，因“眼睑水肿、尿少呈浓茶色3天”入院。3周前患儿曾患脓疱疮。体检：体温36℃，脉搏105次/分，呼吸25次/分，血压150/110mmHg。眼睑水肿，咽部不充血，心肺无异常发现，肝脾未触及，双下肢水肿，按压无凹陷。尿常规检查：红细胞（++）、蛋白（+）；血清补体C3降低、抗链球菌溶血毒素“O”增高。临床诊断为“急性肾小球肾炎”

（1）根据临床资料提出护理诊断。

（2）制订相应的护理措施。

2. 患儿，女，4岁，因“全身水肿五天”拟为“肾病综合征”入院。体检：体温37℃，脉搏90次/分，血压90/60mmHg。面色稍苍白，颜面水肿，心音稍低钝，双肺未见异常。腹部膨隆，腹壁静脉显露，肝脾未及，腹移动性浊音（+），阴囊水肿发亮，双下肢重度凹陷性水肿。实验室检查：尿蛋白定性（+++），血清白蛋白15g/L，球蛋白22g/L，胆固醇9.2mmol/L。血电解质、ASO、补体C3正常。肝、肾功能正常。

（1）根据临床资料提出护理诊断。

（2）制订相应的护理措施。

第十一章　造血系统疾病患儿的护理

学习目标

1. 掌握营养性缺铁性贫血患儿的病因、临床表现、护理诊断、护理措施及健康指导；掌握营养性巨幼细胞性贫血的临床表现及护理措施。

2. 熟悉小儿血液特点及贫血的概念；熟悉营养性缺铁性贫血实验室检查和治疗要点、护理目标及护理评价；熟悉营养性巨幼细胞性贫血病因、实验室检查、治疗要点和健康指导。

3. 了解小儿造血特点；了解出血性疾病概要、特发性血小板减少性紫癜、血友病和急性白血病的临床特征、护理措施。

第一节　小儿造血和血液特点

（一）造血特点

小儿造血分胚胎期造血及生后造血。

1. 胚胎期造血　胚胎期造血分为三个阶段，开始于卵黄囊，然后在肝脾，最后在骨髓。（图11-1）

（1）中胚叶造血期：卵黄囊约自胚胎第3周开始出现造血，其壁上的中胚层间质细胞开始分化聚集成细胞团，称为血岛。血岛中间的细胞进一步分化成为初级原始红细胞，自胚胎第6～8周血岛开始退化，初级原始红细胞逐渐减少，至第12～15周消失，代之以肝脾造血。

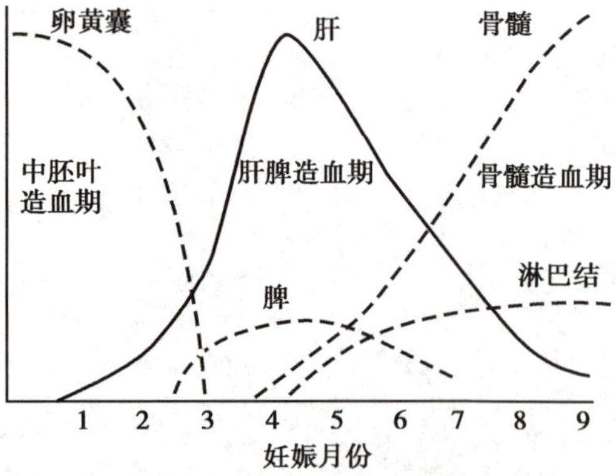

图11－1　胚胎期造血（坐标图）

（2）肝脾造血期：肝脏约自胚胎第6～8周开始出现活动的造血组织，产生有核红细胞和少量粒细胞、巨核细胞，4～5个月时肝脏造血达高峰，6个月后逐渐减退，约于出生时停止。脾脏约自胚胎第8周开始参与造血，主要产生红细胞、粒细胞、淋巴细胞和单核细胞，至第5个月后脾脏造红细胞和粒细胞功能逐渐减退至消失，仅保留造淋巴细胞功能可维持终身。胸腺和淋巴结约自胚胎第8～11周开始参与造淋巴细胞。

（3）骨髓造血期：骨髓约自胚胎第6周出现，第4个月开始造血，第6个月后迅速成为造血的主要器官，直至出生2～5周后成为唯一的造血场所。

2. 生后造血　小儿生后造血为胚胎造血的延续，主要是骨髓造血。

（1）骨髓造血：婴儿期所有骨髓均为红髓，全部参与造血，以满足生长发育的需要。幼儿期开始，长骨干中出现脂肪细胞（黄髓）；5～7岁开始，长骨中的红髓逐渐被黄髓所代替。至成年时红髓仅限于颅骨、锁骨、胸骨、肋骨、肩胛骨、脊柱、骨盆及长骨近端。黄髓具有潜在的造血功能，当造血需要增加时，它可转变成红髓而恢复造血功能。

（2）骨髓外造血：是小儿造血器官的一种特殊反应。正常情况下骨髓外造血极少。婴幼儿期因缺少黄骨髓，造血的代偿潜力甚少，当发生严重感染或贫血等造血需要增加时，骨髓造血不能完全代偿，肝、脾和淋巴结可随时适应需要，恢复到胎儿时期的造血状态，出现肝、脾、淋巴结肿大，同时外周血中可出现有核红细胞或（和）幼稚中性粒细胞，当感染及贫血纠正后即恢复正常。

（二）血液特点

1. 红细胞数与血红蛋白量　由于胎儿期处于相对缺氧状态，红细胞数和血红蛋白量均较高，出生时红细胞数约（5.0～7.0）$\times 10^{12}$/L，血红蛋白量约150～220g/L。少数未成熟儿可稍低。生后6～12小时因进食少和不显性失水，红细胞数和血红蛋白量有所增高。此外，初生时外周血液中可见到少量有核红细胞，生后1周内消失。随着生后自主呼吸的建立，血氧含量的增高，胎儿红细胞寿命短，破坏较多（生理性溶血）。同时红细胞生成素不足，骨髓暂时性造血功能降低；加之婴儿生长发育迅速，循环血量迅速增加等因素，红细胞数和血红蛋白量逐渐降低，至生后2～3个月时红细胞数降至3×10^{12}/L左右，血红蛋白量降至110g/L左右，出现轻度贫血，称为“生理性贫血”。“生理性贫血”呈自限性，一般无临床症状，3个月以后随着红细胞生成素的增加，红细胞数和血红蛋白量又逐渐上升，约12岁时达成人水平。

2. 白细胞数与分类　出生时白细胞总数为（15～20）$\times 10^{9}$/L，生后6～12小时达（21～28）$\times 10^{9}$/L，然后逐渐下降，至生后10天左右约为12×10^{9}/L，婴儿期维持在10×10^{9}/L左右，8岁以后接近成人水平。白细胞分类主要是中性粒细胞（N）与淋巴细胞（L）比例的变化（图11-2）。出生时中性粒细胞约占65%，淋巴细胞约占30%。随着白细胞总数的下降，中性粒细胞比例也相应下降，至生后4～6天时两者比例约相等；随后淋巴细胞比例上升，婴幼儿时期淋巴细胞约占60%，中性粒细胞约占35%，至4～6岁时两者又相等；以后中性粒细胞比例增多，分类逐渐达成人值。7岁后白细胞分类与成人相似。初生儿末梢血液中也可出现少量幼稚中性粒细胞，但在

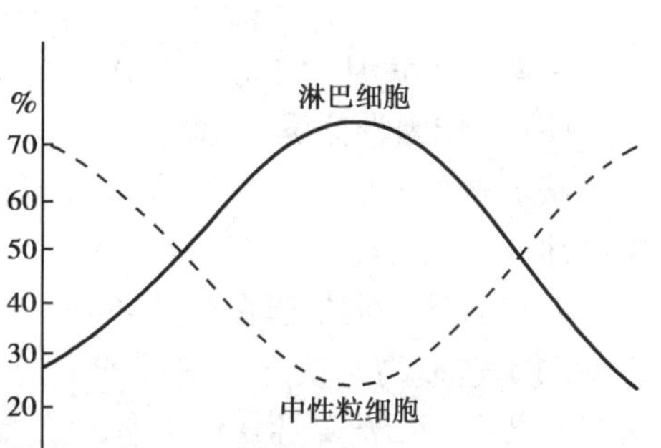

图11－2　中性粒细胞与淋巴细胞比例变化示意图（坐标图）

数日内即消失。嗜酸性粒细胞、嗜碱性粒细胞及单核细胞各年龄期差异不大。

3. 血小板数 血小板数与成人相似，约为（150～250）×10^9/L。

4. 血红蛋白种类 出生时血红蛋白以胎儿血红蛋白HbF为主，约占70%，成人型血红蛋白HbA约占30%，其中HbA_2<1%。出生后胎儿血红蛋白HbF迅速被成人血红蛋白HbA代替，至4个月时HbF<20%，1岁时< 5%，2岁后达成人水平<2%。成人的血红蛋白绝大部分为HbA，约占95%，HbA_2占2%～3%，HbF不超过2%。

5. 血容量 小儿血容量相对较成人多，新生儿血容量约占体重的10%，平均300ml；儿童血容量约占体重的8%～10%；成人血容量约占体重的6%～8%。

第二节 小儿贫血概述

贫血（anemia）是指末梢血中单位容积内红细胞数或血红蛋白量低于正常。由于小儿的红细胞数和血红蛋白量随年龄不同而有差异，在诊断贫血时必须参照不同年龄的正常值。按世界卫生组织提出的标准：6个月～6岁血红蛋白<110g/L、6～14岁<120g/L是诊断小儿贫血的标准（海拔每升高1000米，血红蛋白上升4%）。6个月以下的婴儿由于生理性贫血等因素，血红蛋白值变化较大，目前国际尚无统一标准。我国小儿血液病学会（1989年）暂定：新生儿期血红蛋白＜145g/L、1～4月时＜90g/L、4～6月时＜100g/L者为贫血。

一、贫血的分度

贫血程度根据末梢血中血红蛋白量和红细胞数可将贫血分为轻度、中度、重度、极重度等四度（表11–1）。

表11–1 贫血的分度

	轻度	中度	重度	极重度
血红蛋白（g/L）	90～120	60～90	30～60	＜30
红细胞（×10^{12}/L）	3～4	2～3	1～2	＜1
新生儿血红蛋白（g/L）	120～144	90～120	60～90	＜60

二、贫血的分类

一般采用病因学和形态学分类。

（一）病因学分类

根据贫血发生的原因和发病机制将其分为红细胞或血红蛋白生成不足、溶血性贫血和失血性贫血三大类：

1. 红细胞和血红蛋白生成不足

（1）造血物质缺乏：铁、维生素B_{12}、叶酸、维生素B_6、铜、维生素C、蛋白质等缺乏引起的贫血，如营养性缺铁性贫血、营养性巨幼红细胞性贫血。

（2）骨髓造血功能障碍：骨髓造血功能衰竭或各种原因如放射线、化学物质、药物等所致的骨髓抑制造成再生障碍性贫血。

（3）感染性、炎症性贫血：如慢性感染、儿童类风湿病、系统性红斑狼疮等。

（4）其他：铅中毒、慢性肾脏疾病所致的贫血；骨髓浸润伴发的贫血如白血病、恶性淋巴瘤等。

2. 溶血性贫血 可由红细胞内在异常或外在因素引起红细胞破坏过多。

（1）红细胞内在异常：红细胞膜结构缺陷如遗传性球形细胞增多症、阵发性睡眠性血红蛋白尿等；红细胞酶缺陷如葡萄糖-6-磷酸脱氢酶缺陷病、丙酮酸激酶缺乏症等；血红蛋白合成与结构异常如地中海贫血、血红蛋白病等。

（2）红细胞外在因素：免疫因素如新生儿溶血症、自身免疫性或药物所致的溶血性贫血等；感染因素如细菌或疟原虫对红细胞破坏；物理化学因素如烧伤、苯、蛇毒等可直接破坏红细胞；其他如脾功能亢进、弥散性血管内凝血等。

3. 失血性贫血 包括急性和慢性失血性贫血。

（1）急性失血：如创伤性大出血、出血性疾病等。

（2）慢性失血：如溃疡病、钩虫病、鲜牛奶过敏、肠息肉等引起的贫血。

（二）形态学分类

根据红细胞平均容积（MCV）、红细胞平均血红蛋白量（MCH）、红细胞平均血红蛋白浓度（MCHC）的值将贫血分为4类（表11-2）：

表11-2 贫血的细胞形态分类

	MCV（fl）	MCH（pg）	MCHC（%）
正常值	80～94	28～32	32～38
大细胞性	＞94	＞32	32～38
正细胞性	80～94	28～32	32～38
单纯小细胞性	＜80	＜28	32～38
小细胞低色素性	＜80	＜28	＜32

临床多采用病因学诊断，形态学诊断有助于推断病因。

第三节 营养性缺铁性贫血患儿的护理

营养性缺铁性贫血（nutritional iron deficiency anemia，NIDA）是由于体内铁缺乏导致血红蛋白合成减少而引起的一种贫血，临床上以小细胞低色素性贫血、血清铁蛋白减少和铁剂治疗有效为特点。是小儿最常见的一种贫血，任何年龄均可发病，以6个月～2岁婴幼儿发病率最高，是我国儿童保健重点防治的“四病”之一。

铁是构成血红蛋白必需的原料。缺铁时血红素生成不足，进而血红蛋白合成减少，导致新生红细胞内血红蛋白含量不足，细胞浆少使细胞变小；而缺铁对细胞的分裂、增殖影响较小，故红细胞数量减少的程度不如血红蛋白减少明显，从而形成小细胞低色素性贫血。

人体总铁量的60%～70%存在于血红蛋白和肌红蛋白中，约30%以铁蛋白和含铁血黄素形式储存于肝、脾和骨髓中，称为储存铁。当铁供应不足时，储存铁可供造血所需，故缺铁早期无贫血表现，而是要经过三个阶段：①铁减少期（ID）：此期体内贮存铁减少，但供红细胞制造血红蛋白的铁尚未减少；②红细胞生成缺铁期（IDE）：此期贮存铁进一步减少，红细胞生成所需的铁也不足，但循环中血红蛋白量尚不减少；③缺铁性贫血期（IDA）：此期储存铁耗竭，出现小细胞低色素性贫血和一些非血液系统症状。因此，缺铁性贫血是缺铁的晚期表现。

【护理评估】

（一）健康史

任何引起体内铁缺乏的原因均可导致贫血。

1. 铁摄入不足 食物铁供应不足是缺铁性贫血的主要原因。人乳、牛乳、谷物中含铁量均较低，单纯喂养如不及时添加含铁较多的辅食，则易发生缺铁性贫血。年长儿偏食、挑食或摄入动物性食品过少等可导致铁摄入量不足。

2. 铁储存不足 胎儿在孕期最后3个月从母体获得的铁足够其生后4～5个月造血所需，如系早产、双胎、胎儿失血和孕母患严重缺铁性贫血等均可使胎儿储铁减少。

3. 生长发育快 婴儿期、青春期生长发育迅速，血容量增加较快，故需铁量也增加，如不及时添加含铁丰富的辅食就很容易造成缺铁。早产儿和低出生体重儿生后生长发育更快，更容易发生缺铁。

人体铁的来源

主要是衰老的红细胞释放的铁全部被重新利用；其次为摄入含铁较多的食物主要有动物性食物如肝、肾、瘦肉、血、蛋黄、鱼；植物性食物如黑木耳、黑芝麻等。人乳、牛乳、谷物中含铁量均较低，吸收率也不同（人乳中铁50%可被吸收；牛乳中铁吸收率为10%；肉类、鱼类、肝脏等动物性食物中铁吸收率约10%～25%；谷物等植物性食物中的铁吸收率约1%）。母乳中含铁量虽较少，但其吸收率较高。

4. 铁吸收减少 食物中的不同成分对铁的吸收可产生不同影响，如维生素C、果糖、氨基酸等还原物质可促进铁的吸收；磷酸、草酸等可与铁形成不溶性铁盐，妨碍铁吸收；植物纤维、茶、牛乳、蛋、咖啡等可抑制铁的吸收，所以食物搭配不合理可使铁吸收减少。某些疾病如消化道畸形、慢性腹泻、蛲虫病、钩虫病、肠息肉等可导致铁吸收障碍。

5. 铁丢失过多 正常婴儿每日排铁量相对较成人多。生后2个月的婴儿大便排出的铁比由食物中摄入的铁多。长期慢性失血可致铁缺乏，每失血1ml即损失0.5mg铁，如用未经加热的鲜牛奶喂养婴儿，可因对蛋白过敏而发生小量肠出血（每日失血约0.7ml）；溃疡病、肠息肉、膈疝、钩虫病、鼻出血等慢性小量出血；初潮后少女月经量过多等均可致铁丢失过多。

（二）临床表现

本病起病缓慢，临床表现随病情轻重而有不同。

1. 一般贫血表现 皮肤黏膜逐渐苍白，以唇、口腔黏膜及甲床最为明显。易疲乏无力，不爱活动，常有烦躁不安或精神不振，体重不增或增加缓慢。年长儿可诉头晕、眼前发黑、耳鸣等。

2. 髓外造血表现 肝、脾、淋巴结可轻度肿大；年龄愈小、病程愈久、贫血愈重，肝脾肿大愈明显。

3. 非造血系统表现

（1）消化系统症状：食欲减退，可有呕吐、腹泻；少数有异食癖，如喜食泥土、墙皮、煤渣等；可出现口腔炎、舌炎或舌乳头萎缩；重者可出现萎缩性胃炎或吸收不良综合征等。

（2）神经系统症状：婴幼儿表现为烦躁不安、易激惹或委靡不振，年长儿常注意力不能集中、记忆力减退，智力多数低于同龄儿。由此影响到儿童之间的交往，以及语言学习和思维活动的能力，以致影响心理的正常发育。

（3）心血管系统的症状：明显贫血时心率增快、心脏扩大，重者可发生心力衰竭。

（4）其他：因细胞免疫功能低下，常合并感染。可因上皮组织异常而出现指甲薄脆、不光滑甚至反甲（匙状指）。

（三）心理–社会状况

病情较重、病程较长的年长儿由于学习时注意力不易集中、记忆力减退、学习成绩下降，而产生焦虑、抑郁、自卑、厌学等心理问题；家长因对本病知识的缺乏，对患儿早期贫血往往不够重视，病情加重时又会产生焦虑、歉疚的心理；对有异食癖的患儿，家长和社会往往不能正确对待，过多的责备，甚至歧视，会对患儿心理产生极其不良的影响。

（四）实验室及其他辅助检查

1. 血常规 末梢血中红细胞数、血红蛋白量均低于正常，血红蛋白降低比红细胞数减少更明显，呈小细胞低色素性贫血。MCV、MCH、MCHC均降低。涂片可见红细胞大小不等，以小细胞为多，中央淡染区扩大。网织红细胞数正常或轻度减少。白细胞、血小板一般无特殊改变。

2. 骨髓象 可见红细胞增生活跃，以中、晚幼红细胞增生为主。各期红细胞均较小，显示胞浆成熟程度落后于胞核。粒细胞系和巨核细胞系一般无明显改变。

3. 有关铁代谢的检查 血清铁蛋白（SF $<$ 12 μg/L）、血清铁（SD $<$ 10.7 μmol/L）和转铁蛋白饱和度（TS $<$ 15%）降低，红细胞游离原卟啉（FEP $>$ 0.9 μmol/L）、总铁结合力（TIBC $>$ 62.7 μmol/L）升高。

（五）治疗要点

治疗原则为祛除病因；补充铁剂；必要时输血。铁剂是治疗缺铁性贫血的特效药，口服补铁经济、安全、副作用小，常用制剂有硫酸亚铁、富马酸亚铁、葡萄糖酸亚铁等。口服元素铁剂量为每日4～6mg/kg，分2～3次口服。口服不耐受或吸收不良者可采用右旋糖酐铁剂注射。

【常见护理诊断问题】

1. 活动无耐力 与组织、器官缺氧有关。

2. 营养失调：低于机体需要量 与铁的摄入不足、食欲下降、吸收不良、丢失过多有关。

3. 潜在并发症 感染、心力衰竭、药物副作用。

4. 知识缺乏 与年长患儿及家长缺乏铁营养知识及疾病的预防和护理知识有关。

【护理目标】

1. 患儿倦怠乏力有所减轻，活动耐力逐渐增强，活动量增加。

2. 患儿食欲恢复正常，缺铁因素消除，贫血纠正。

3. 患儿不发生感染、心力衰竭等并发症或已控制。

4. 患儿及家长能说出贫血的原因，正确选择含铁丰富的食物，能遵指导正确服用铁剂。

【护理措施】

（一）注意休息，适量活动

患儿病室应安静、清洁，阳光充足，空气新鲜。根据活动耐力下降程度制订休息方式、活动强度及每次活动持续时间，同时注意观察病情，调整活动强度。

1. 轻、中度的贫血患儿不必严格限制日常活动，注意避免剧烈运动。生活应有规律，有足够的时间保证患儿充分的休息，保证足够的睡眠。做适合自身的运动，如户外活动、幼儿体操等，以不感到疲乏为度。

2. 重度贫血患儿可有心悸、气短，活动后症状加重，应卧床休息、吸氧，以减轻心脏负担，协助患儿日常生活，定时测量心率。

3. 对易烦躁、激动的患儿，护理人员应耐心细致看护、抚慰，使其保持安静，避免因烦闹而加重缺氧。同时各项护理操作应集中进行。

（二）合理安排饮食，正确应用铁剂

1. 合理安排饮食，补充含铁食物

（1）提倡母乳喂养，按时添加含铁丰富的辅食或补充铁强化食品如铁强化奶、铁强化食盐等。人乳含铁虽少，但吸收率高，生后6个月内婴儿若有足量母乳喂养，可以维持血红蛋白和储存铁在正常范围，6个月后应逐渐减少每日奶类摄入量，以便增加含铁丰富的固体食物。鲜牛乳必须经加热处理后才能喂养婴儿，以减少因过敏而致肠出血。

（2）在营养师指导下制订饮食计划，提供含铁丰富的食品种类，如动物肝脏、动物血、瘦肉、鱼类、豆类、紫菜、海带、黑木耳等。向家长及年长患儿解释不良饮食习惯会导致本病，协助纠正不良饮食习惯，避免挑食、偏食等。

（3）创造良好的进食环境，保持患儿心情愉快，进食前不做引起疲劳的活动，不做引起疼痛、不愉快或不舒适的检查、治疗及护理；经常更换饮食品种，注意色、香、味的调配，增添新鲜感；必要时根据医嘱给患儿服用助消化药如胃蛋白酶、多酶片等。

2. 指导正确应用铁剂，观察疗效与副作用

（1）按医嘱服用铁剂，并告知家长小儿每日需铁量，让家长掌握应用铁剂的正确剂量；药物应放在患儿不能触及之处且不能存放过多，以免误服过量中毒。

（2）口服铁剂对胃肠道有刺激，可致恶心、呕吐、腹泻或便秘、厌食、胃部不适及疼痛等。宜从小剂量开始，1～2日内加至足量，并在两餐间服用，以减少对胃肠道的刺激；液体铁剂可使牙齿染黑，应用吸管或滴管服之，直接将药液送到舌根部；服用铁剂后大便变黑或呈柏油样，停药后恢复，应向家长说明原因，消除紧张心理。

（3）铁剂或含铁食品可与维生素C、稀盐酸、氨基酸、果汁等同服，以利吸收；忌与妨碍铁吸收的食物如牛奶、蛋类、茶、咖啡、钙片等同服。

（4）慎用铁注射剂。因注射铁剂可出现过敏现象，个别可发生过敏性休克，常在不能口服铁剂的情况下使用。首次注射应严密观察，警惕过敏的发生。用药时应深部肌内注射，最好分层注药，以利吸收、减轻疼痛、避免硬结形成。每次更换注射部位，并在注射前更换新针头或注射器内留微量（约0.1ml）气体，以防药液漏入皮下组织致局部坏死。

（5）铁剂治疗有效者在用药后12～24小时临床症状好转，烦躁等精神症状减轻，食欲增加。网织红细胞2～3天后升高，5～7天达高峰，2～3周后降至正常。血红蛋白1～2周后逐渐上升，一般3～4周达正常。如服药3～4周仍无效，应查找原因。铁剂治疗的疗程至血红蛋白达正常水平后再用2个月左右，以补充铁的贮存量。

（三）观察病情，防止发生并发症

1. 观察病情变化　在自然光线下仔细观察口唇、口腔黏膜、眼结膜及甲床等皮肤黏膜苍白的表现，了解病情进展；注意有无头晕、眼花、昏厥等脑缺氧的表现；对重症病儿应及时测量呼吸、脉搏、血压，细心观察面色等变化，如有异常应及时报告医生处理。

2.预防感染　缺铁会造成患儿细胞免疫功能缺陷，增加对感染的易感性；同时感染也可影响铁的吸收，从而加重贫血。因此，要保护患儿，不要到公共场所人群集中的地方，在医院内与感染患儿分室居住，施行保护性隔离，以免交叉感染；做好口腔护理，一般每日2次，并鼓励患儿多饮水，可起到清洁口腔的作用，防止发生口腔感染；保持皮肤清洁，勤洗澡，勤换内衣。对重症贫血卧床患儿，要注意勤翻身，更换体位，按摩受压部位，防止发生压疮。积极防治慢性腹泻、感染及慢性失血性疾病。

3. 预防心力衰竭　重度贫血患儿应卧床休息，以减少耗氧，并取半卧位，使横膈降低，减少回心血量，必要时吸氧。应密切观察心率、呼吸、尿量变化，若出现心悸、气促、发绀、肝增大等症状和体征时，应及时通知医生，并按心力衰竭护理患儿。对重症贫血并发心力衰竭或有明显感染的患儿，输血时应注意：贫血愈重，一次输血量应愈小，速度应愈慢，以免加重心力衰竭。

（四）关心患儿，重视心理疏导

向患儿及家长讲解本病的病因、临床表现、治疗原则、护理要点和预防措施，使家长明确及时治疗和精心护理对小儿健康成长及智能发展有重要意义，从而改善焦虑等不良心理，积极主动配合治疗和护理；因长期贫血可导致智力减退、成绩下降，应加强患儿的教育与训练，减轻自卑心理；对有异食癖患儿不应过多责备和歧视，应热心看护和引导，鼓励患儿纠正不良嗜好。

（五）健康指导

1. 合理安排日常生活　注意休息，解释患儿适度活动和休息的意义，指导家长观察和调整患儿活动的强度和时间。

2. 合理安排小儿膳食　大力宣传科学育儿知识的重要性，提倡母乳喂养，按时添加含铁丰富的辅食，强调进食高蛋白、高维生素、高铁饮食的意义。足月儿4个月后应加维生素C及含铁较多的绿色蔬菜汤、水果汁，可逐渐在粥、米糊内加蛋黄、鱼泥、肝泥、动物血等含铁多且易消化吸收的食物；早产儿和低体重儿宜自2个月左右给予铁剂预防；人工喂养儿应喂强化铁的配方乳，并及时添加辅食；鲜牛乳必须加热处理，以减少牛乳过敏所致肠道失血。贫血纠正后仍要坚持合理安排小儿膳食，培养良好的饮食习惯，纠正挑食、偏食等不良饮食习惯，这是防止复发、保证正常生长发育的关键。

3. 做好母亲的保健工作　大力宣传母亲孕期及哺乳期营养的重要性，指导孕妇及哺乳期母亲食用含铁丰富的食物，患贫血应及时治疗。

4. 指导出院后继续用药　坚持正确用药和全疗程，详细告诉家长口服铁剂的注意事项、服药的时间及服药后的反应，正确应对。

【护理评价】

经过治疗和护理，患儿倦怠乏力有无减轻，活动耐力是否逐渐增强，活动量增加后有无心慌、气短；是否达到食欲恢复正常，缺铁因素消除，贫血纠正；是否未发生或已经控制感染、心力衰竭等并发症；家长及年长患儿是否知道本病的发病原因，能否遵指导正确服用铁剂，并能正确选择含铁较多的食物，纠正不良的饮食习惯，合理搭配饮食。

第四节 营养性巨幼细胞性贫血患儿的护理

营养性巨幼红细胞性贫血（nutritional megaloblastic anemia，NMA）是由于缺乏维生素B_{12}或（和）叶酸所引起的一种大细胞性贫血，主要临床特点为贫血、神经精神症状、红细胞数较血红蛋白量减少更明显、红细胞的胞体变大、骨髓中出现巨幼细胞、用维生素B_{12}或（和）叶酸治疗有效。本病多见于婴幼儿，2岁以内约占96%以上。

维生素B_{12}经食物进入胃内后，与内因子结合成复合物在回肠吸收入血，主要贮存于肝脏，可供数年之需；叶酸主要在十二指肠及空肠中吸收，吸收后随血流分布于各组织中，主要贮存于肝脏，可供1～3个月生理之需。

当维生素B_{12}和叶酸缺乏时，DNA合成障碍，使细胞的分裂和增殖时间延长，胞浆成熟而核发育落后，细胞胞体变大，骨髓中巨幼红细胞增生。由于红细胞的生成速度变慢，且这些异型红细胞在骨髓内容易遭受破坏，进入血流中的成熟红细胞寿命也较短，故出现巨幼红细胞性贫血。维生素B_{12}还与神经髓鞘中脂蛋白的形成有关，缺乏时可使中枢和外周神经髓鞘受损，出现神经精神症状；还可使中性粒细胞和巨噬细胞作用减退而易感染。

【护理评估】

（一）健康史

维生素B_{12}或（和）叶酸缺乏的原因主要有：

1. 摄入量不足 人体所需的维生素B_{12}主要来源于动物性食物，如肝、肾、肉类、蛋类、海产品等，乳类中含量少，羊乳几乎不含维生素B_{12}，植物性食物中含量甚少。故单纯母乳喂养、仅添加植物性食物或偏食均可导致维生素B_{12}摄入不足。绿色新鲜蔬菜、水果、酵母、谷类和动物肝、肾等含丰富叶酸，但经加热易被分解破坏；羊乳含叶酸量很低，牛乳中叶酸经加热也遭破坏，故单纯用这类乳品喂养而未及时添加辅食的婴儿可致叶酸缺乏。年长儿偏食、挑食者易致缺乏。

2. 储存不足 胎儿可通过胎盘获得维生素B_{12}和叶酸，并贮存在肝脏，如孕妇缺乏维生素B_{12}可致婴儿储存不足。

3. 需要量增加 婴幼儿生长发育较快，尤其是早产儿，对维生素B_{12}和叶酸的需要量也增加，如不及时添加辅食易造成缺乏。

4. 疾病影响 维生素C缺乏、严重感染均可使维生素B_{12}消耗增加，如供给不足可致缺乏；严重营养不良、胃肠疾病、慢性腹泻或吸收不良综合征等使维生素B_{12}、叶酸吸收减少。其他肝脏疾病可致维生素B_{12}代谢障碍。

5. 药物作用 长期应用广谱抗生素可使正常结肠内细菌所含的叶酸被清除而减少叶酸的供应；抗叶酸代谢药物（如甲氨蝶呤、巯嘌呤等）抑制了叶酸代谢；长期服用抗癫痫药

（如苯妥英钠、苯巴比妥、扑痫酮等）也可导致叶酸缺乏。

（二）临床表现

1. 一般贫血表现　起病缓慢，大多呈轻度或中度贫血。患儿皮肤蜡黄，睑结膜、口腔黏膜、口唇、指甲等处苍白，毛发稀疏发黄，颜面轻度水肿，多呈虚胖，疲乏无力，常伴有肝、脾肿大。严重病例可有皮肤出血点或瘀斑。

2. 神经精神症状　患儿可出现烦躁不安、易怒等症状。维生素B_{12}缺乏者还可出现表情呆滞、目光发直、嗜睡，对外界反应迟钝，少哭不笑，智力及动作发育落后，甚至倒退。重症病例可出现肢体、躯干、头部和全身震颤、手足无意识运动，甚至抽搐、感觉异常、共济失调、踝阵挛和巴宾斯基征阳性等。

3. 其他　常有食欲不振、厌食、恶心、呕吐、腹泻和舌炎、舌下溃疡等表现；重症患儿可有心脏扩大、心力衰竭，可闻及收缩期杂音；易发生感染和出血。

（三）心理–社会状况

严重贫血不但会影响小儿的体格发育，而且会影响神经、精神的正常发育，以及小儿心理行为的正常发展，如注意力不易集中、反应迟钝、情绪不稳定等；有震颤的患儿不能正常游戏和生活，会出现烦躁、易怒、哭闹甚至拒绝他人照顾等现象。年长儿会产生焦虑或抑郁、自卑等改变。家长由于缺乏本病的知识，担心患儿的病情会对今后造成影响，因而出现焦虑、担忧、歉疚等心理，他们渴望得到健康指导。

（四）实验室及其他辅助检查

1. 血常规　末梢血中红细胞数、血红蛋白量均低于正常，红细胞数减少比血红蛋白量减少更明显，呈大细胞性贫血，MCV、MCH升高，MCHC正常。血涂片可见红细胞大小不等，以大细胞为多，中央淡染区不明显，可见巨幼变的有核红细胞、巨大幼稚粒细胞和中性粒细胞呈分叶过多现象。网织红细胞、白细胞、血小板计数常减少。

2. 骨髓象　红细胞系统增生明显活跃，各期红细胞均出现巨幼变，胞体大，胞核发育落后于胞浆。中性粒细胞的胞浆空泡形成，核分叶过多。巨核细胞的核有过度分叶现象。

3. 血清维生素B_{12}和叶酸测定　血清维生素B_{12} < 100ng/L（正常值200～800ng/L），血清叶酸 < 3μg/L（正常值5～6μg/L）。

（五）治疗要点

治疗原则是祛除诱因，补充维生素B_{12}和叶酸，防治感染。肌内注射维生素B_{12}，每次100μg，每周2～3次；口服叶酸，每次5mg，每日3次。对有明显神经、精神症状的患儿可用镇静剂；重症贫血并发心功能不全或明显感染者可输入红细胞制剂；有感染者可用抗生素治疗。

【常见护理诊断问题】

1. 活动无耐力　与贫血致组织、器官缺氧有关。

2. 营养失调：低于机体需要量　与维生素B_{12}和（或）叶酸摄入不足、吸收不良等有关。

3. 有受伤的危险　与肢体或全身震颤甚至抽搐、舌下溃疡等有关。

4. 生长发育改变　与营养不足、贫血及维生素B_{12}缺乏，影响生长发育有关。

【护理措施】

（一）注意休息，适当活动

根据患儿的耐受情况，安排休息与活动。一般不需严格卧床，严重贫血者适当限制活动，协助满足其日常生活所需。有烦躁、震颤、抽搐者限制活动，必要时遵医嘱用镇静剂。

（二）加强营养，补充维生素B_{12}和叶酸

1. 提倡母乳喂养，及时添加富含维生素B_{12}的食物，如肝、肾、肉类、蛋类、海产品等；添加富含叶酸的食物，如绿色新鲜蔬菜、水果、酵母、谷类和动物肝、肾等。注意饮食均衡，合理搭配。对年长儿要防止偏食、挑食，养成良好的饮食习惯；对年幼儿要耐心喂养，少量多餐，改变烹调方法，注意食物的色、香、味、形的调配，以引起患儿食欲。对震颤严重不能吞咽者可改用鼻饲。

2. 按医嘱给药，观察用药效果。补充维生素B_{12}和（或）叶酸，坚持用足疗程，至临床症状好转，血象恢复正常为止。一般2～4天后患儿精神症状好转、食欲增加，随即网织红细胞上升，5～7天达高峰，2周后降至正常。约2～6周红细胞和血红蛋白恢复正常，但神经精神症状恢复较慢。单纯维生素B_{12}缺乏时，不宜加用叶酸治疗，以免加重神经精神症状；维生素C有助叶酸的吸收，同时服用可提高疗效；恢复期应加用铁剂，防止红细胞增加过快时出现缺铁。

（三）加强护理，防止受伤

由于维生素B_{12}缺乏的患儿可出现全身震颤、抽搐、感觉异常、共济失调等，应严密观察患儿病情的进展。震颤严重者应按医嘱给予镇静剂；上下门齿之间可垫缠有纱布的压舌板，以防咬破口唇、舌尖；限制活动防止发生外伤。

（四）促进生长发育

部分患儿可有体格、动作、智能发育落后和倒退现象，需进行监测和评估，并加强护理、耐心教育和训练。如指导患儿及家长做被动体操，逐渐训练坐、立、行等运动功能，并尽早给予药物治疗，以促进动作和智能发育。

（五）心理护理

向家长介绍本病的发病原因及预后，指出维生素B_{12}或（和）叶酸缺乏不仅造成贫血，还会引起小儿智力与动作发育落后，解释及时的药物治疗和正确的教养可以改善神经精神症状；患儿出现的神经精神症状会使家长产生焦虑情绪，应给予家长心理支持和安慰，指导家长为患儿提供愉快的生活环境，多给患儿触摸、拥抱、亲吻等爱抚，加强教养与训练，促进其心理行为的发展。

（六）健康指导

向家长进行营养卫生、合理喂养技术宣传和指导，告知家长母乳喂养或人工喂养儿都应按时添加含维生素B_{12}和叶酸丰富的辅食，较大儿童要耐心说服他们克服不良饮食习惯，必要时协助家长制订合适的食谱；大力宣传母亲孕期及哺乳期营养的重要性；由于患儿抵抗力低易发生感染，因此要加强护理，防止并发感染。

【附】其他常见小儿贫血性疾病（表11-3）

表11-3　其他常见小儿贫血性疾病比较表

疾病	病因	临床表现	实验室检查	治疗	护理
再生障碍性贫血（aplastic anemia）	原发性或物理、化学、生物等因素使骨髓造血功能受抑制	进行性贫血、出血、反复感染，肝、脾、淋巴结一般不肿大	全血细胞、Hb减少，骨髓增生低下	激素、中药、输血、抗生素、造血干细胞移植	加强营养，防治感染，贫血和出血的护理。去除病因，忌用抑制骨髓的药物
红细胞葡萄糖6-磷酸脱氢酶缺陷症（G-6-PD缺陷症）	G-6-PD缺乏，与遗传有关	常见于吃蚕豆或服药后出现黄疸、血红蛋白尿、贫血	Hb、RBC减少，网织红细胞计数增高，血清间接胆红素增高，G-6-PD活性下降	祛除诱因，碱化尿液，输G-6-PD正常的红细胞制剂	避免食用蚕豆及其制品，忌服氧化型药物，观察溶血症状，防治感染，高发区进行普查
海洋性贫血（thalassemia）	遗传因素（常染色体不完全显性遗传）致珠蛋白生成障碍	发病早，慢性进行性贫血、肝脾肿大、生长发育不良、轻度黄疸、特殊面容	Hb、RBC减少，网织红细胞计数增高，骨髓红细胞系增生明显活跃，HbF或HbH增加	输血，脾切除，造血干细胞移植	注意休息与营养，防治感染，开展人群普查与遗传咨询
遗传性球形红细胞增多症（hereditary spherocytosis）	常染色体显性遗传，红细胞膜缺陷	贫血、黄疸、脾肿大	Hb、RBC减少，网织红细胞计数增高，球形红细胞增多，红细胞通透性增加	脾切除	加强营养，防治感染，注意溶血危象的发生

第五节　出血性疾病患儿的护理

出血性疾病是指由于正常的止血机制异常，引起的以自发性出血或轻微损伤后出血不止为主要表现的一类疾病。血液内的血小板、血浆中的凝血与抗凝血因子以及毛细血管壁的完整性，三者中任何一项发生异常，均可造成临床上的出血倾向。故出血性疾病根据发病机制又分为三类：

1. 血管结构和功能异常　如过敏性紫癜、维生素C缺乏症（坏血病）、遗传性毛细血管扩张症等。

2. 血小板异常性疾病

（1）血小板数量的异常：血小板减少性紫癜（原发性、继发性）。

（2）血小板功能异常：血小板病，血小板无力症等。

3. 血液凝固功能障碍性疾病

（1）凝血因子缺乏：血友病甲、乙和丙，新生儿出血症，低纤维蛋白血症等。

（2）抗凝物质增多症：儿童中少见。

一、特发性血小板减少性紫癜患儿的护理

特发性血小板减少性紫癜（idiopathic thrombocytopenic purpura，ITP）又称自身免疫性血小板减少性紫癜，是小儿最常见的出血性疾病。临床主要特点为皮肤、黏膜自发性出血，血小板减少，出血时间延长，血块收缩不良，束臂试验阳性，骨髓巨核细胞数正常或减少。

【护理评估】

（一）健康史

目前认为是一种自身免疫性疾病。患儿因自身免疫过程缺陷或外来抗原（如病毒感染和其他因素）的作用，使机体产生血小板相关抗体PAIgG，而引起血小板减少。血小板数量减少是导致出血的主要原因。感染可加重血小板减少或使疾病复发。因此要仔细询问发病前1～3周是否有急性病毒感染史，主要为上呼吸道感染，还有麻疹、风疹、流行性腮腺炎、水痘、传染性单核细胞增多症等，偶见注射活疫苗后发病。

（二）临床表现

本病分为急性型和慢性型。

1. 急性型　约占70%～90%，多见于婴幼儿，7岁以后较少发病。起病急，常有发热。以自发性皮肤、黏膜出血为突出表现，多为针尖大小出血点，或瘀斑、紫癜，遍布全身，以四肢较多。常有鼻出血、齿龈出血，可见便血、呕血、球结膜下出血，偶见肉眼血尿和颅内出血。颅内出血是ITP死亡的主要原因。青春期女孩可有月经量过多。出血严重者可伴贫血。肝脾偶见轻度肿大，淋巴结不肿大。本病呈自限性过程，85%～90%患儿在1～6个月内痊愈，约10%～20%可转为慢性型。

2. 慢性型　病程超过6个月，多见于学龄期儿童，男女发病数约1∶3。起病缓慢，出血症状相对较轻，主要为皮肤、黏膜出血，可持续性或反复发作出血，出血持续期和间歇期长短不一。约1/3患儿发病数年后自然缓解。反复发作者脾脏常轻度肿大。

（三）实验室及其他辅助检查

1. 血常规　血小板数常$<50\times10^9$/L，甚至$<20\times10^9$/L；出血时间延长，血块收缩不良；血清凝血酶原消耗不良；凝血时间正常；白细胞数正常；出血较多时可有贫血。

2. 骨髓象　骨髓巨核细胞数正常或增多，胞体大小不一，以小型巨核细胞为主；幼稚巨核细胞增多，核分叶减少，常有空泡形成，颗粒减少或胞浆少等现象。

3. 血小板抗体PAIgG测定　含量明显增高。

（四）治疗要点

主要是肾上腺皮质激素治疗，常用泼尼松1.5～2mg/（kg·d），分3次口服。严重出血者可用冲击疗法，地塞米松0.5～2mg/（kg·d）加入葡萄糖液静脉滴注，连用3天，症状缓解后改口服泼尼松。2～3周后逐渐减量停药，一般不超过4周。若复发可再用激素治疗。同时可静脉用大剂量丙种球蛋白，严重出血危及生命时可输注血小板和浓缩红细胞。另外，激素和丙种球蛋白治疗无效或慢性难治性病例可给免疫抑制剂治疗或行脾切除术。

【常见护理诊断问题】

1. 潜在并发症　出血。

2. 有感染的危险　与糖皮质激素、免疫抑制剂应用致免疫功能下降有关。

3. 恐惧　与严重出血有关。

【护理措施】

（一）出血的护理

1. 预防创伤出血

（1）急性期应减少活动，避免创伤，尤其是头部外伤，明显出血时应卧床休息。提供安全的环境，床头、床栏及家具的尖角用软垫子包扎，忌玩锐利玩具，不使用锐利工具。不做剧烈的、有对抗性的运动，慢性型也要限制剧烈运动如篮球、足球、爬树等，以免碰伤、刺伤或摔伤出血。常剪指甲，选用软毛牙刷等。

（2）禁食坚硬、多刺的食物，防止损伤口腔黏膜及牙龈出血。保持大便通畅，防止用力大便时腹压增高而诱发颅内出血。

（3）尽量减少肌内注射或深静脉穿刺抽血，必要时应延长压迫时间，以免形成深部血肿。

2. 控制出血　口、鼻黏膜出血可用浸有1%麻黄碱或0.1%肾上腺素的棉球、纱条或明胶海绵局部压迫止血。无效者，可请耳鼻喉科医生会诊，以油纱条填塞，2～3天后更换。遵医嘱给止血药、输同型血小板。

3. 密切观察病情变化

（1）观察皮肤瘀点、瘀斑变化，监测血小板数量变化，对血小板极低者应严密观察有无其他出血情况发生。

（2）监测生命体征，观察神志、面色，记录出血量。若患儿面色苍白加重，呼吸、脉搏增快，出汗，血压下降提示可能有失血性休克；若烦躁、嗜睡、头痛、呕吐，甚至惊厥、昏迷等提示可能有颅内出血；若呼吸变慢或不规则，双侧瞳孔不等大，光反射迟钝或消失提示可能合并脑疝。消化道出血常伴腹痛、便血；肾出血伴血尿、腰痛等。

（二）预防感染

应与感染患儿分室居住。保持出血部位清洁。注意个人卫生。

（三）心理护理

出血及止血技术操作均可使患儿产生恐惧心理，表现为烦躁、哭闹、不合作等，而使出血加重。故应关心、安慰患儿，向其讲明道理，以取得合作。

（四）健康教育

指导预防损伤出血，进行自我保护，忌服抑制血小板功能的药物如阿司匹林类或含阿司匹林的药物；服药期间不与感染患儿接触，去公共场所时戴口罩，衣着适度，尽量避免感冒，以防加重病情或复发；教会家长识别出血征象和学会压迫止血的方法，一旦发现出血，立即到医院复查或治疗；脾切除的患儿易患呼吸道感染和皮肤化脓性感染，且易发展为败血症。术后2年内应定期随诊，并遵医嘱应用长效青霉素每月1次或丙种球蛋白，以增强抗感染能力。

二、血友病患儿的护理

血友病（hemophilia）是一组遗传性凝血功能障碍的出血性疾病，包括血友病甲，即因子Ⅷ（抗血友病球蛋白，AHG）缺乏症；血友病乙，即因子Ⅸ（血浆凝血活酶成分，PTC）缺乏症，或称Christmas病；血友病丙，即因子Ⅺ（血浆凝血活酶前质，PTA）缺乏症。因子Ⅷ、Ⅸ、Ⅺ缺乏，使凝血过程第一阶段中的凝血活酶生成减少，引起血液凝固障碍，导致出血倾向。

发病率约为5～10/10万，以血友病甲最为常见（约占75%）。其共同特点为终身在轻微损伤或小手术后发生长时间的出血。发病年龄越早，程度越重，预后越差，重症患儿多于5岁内死亡。随着年龄增大，逐渐知道保护自己，受伤机会减少，可使病情好转。

【护理评估】

（一）健康史

血友病甲、乙为X连锁隐性遗传，由女性传递，男性发病。多数有家族史，约30%病例无肯定的家族史，可能是由于基因突变或家族中轻型病例未被发现。血友病丙为常染色体显性或不完全性隐性遗传，两性均可发病，双亲均可传递，是一种罕见的血友病。

（二）临床表现

平素轻微损伤或小手术后有长时间出血的倾向。

1. 血友病甲和乙大多在2岁时发病，重型在新生儿期即发病。发病后即终生易出血，出血程度与血浆因子Ⅷ、Ⅸ的活性水平相关。常有皮肤瘀斑，黏膜出血，皮下及肌肉血肿，关节腔出血、积血；也可见消化道、泌尿道等内脏出血；颅内出血少见，但常危及生命。关节出血以膝、踝关节最常受累，且在同一部位反复发生。急性期关节肿胀、疼痛、活动受限。初发者血肿可于数日或数周内完全吸收，疼痛消失，功能恢复。反复关节出血，血肿吸收不全，可致慢性关节炎，滑膜增厚、骨质破坏、关节纤维化，而致关节强直畸形、功能丧失。

2. 血友病丙的出血症状一般较轻，与因子Ⅺ活性高低不相关，可无出血症状（杂合子患儿）。出血多发生于外伤或手术后。

（三）实验室及其他辅助检查

凝血时间延长，部分凝血活酶时间延长，凝血酶原消耗不良，凝血活酶生成试验异常。出血时间、凝血酶原时间和血小板计数正常。为鉴别三种血友病，需做进一步检查如纠正试验。用免疫学方法测定因子Ⅷ、Ⅸ的活性，对血友病甲、乙有诊断意义。

（四）治疗要点

目前尚无根治疗法。关键是预防出血，止血和替代疗法。止血除应用止血药物、局部压迫止血、加压包扎外，尽快输注凝血因子。血友病甲应用Ⅷ因子浓缩制剂，无该制剂时可酌用冷沉淀物、新鲜血浆或新鲜冰冻血浆。血友病乙应用因子Ⅸ制剂、凝血酶原复合物，或酌用新鲜冰冻血浆。输注次数、剂量依出血程度而定。血友病乙基因治疗已获成功。

【常见护理诊断/问题】

1. **潜在并发症** 出血。

2. **疼痛** 与关节腔出（积）血及皮下、肌肉血肿有关。

3. **躯体活动障碍** 与关节腔积血、肿痛、活动受限及关节畸形、功能丧失有关。

4. **自尊紊乱** 与疾病终生性有关。

【护理措施】

（一）防治出血

1. **局部止血** 口、鼻黏膜出血可用浸有0.1%肾上腺素或新鲜血浆的棉球、明胶海绵压迫，必要时用油纱条填塞，保持口鼻黏膜湿润，48～72小时后拔出油纱条；表面创伤可局部压迫止血；肌肉、关节出血早期可用弹力绷带加压包扎，冷敷，抬高患肢并制动。

2. **遵医嘱尽快输注凝血因子** 认真阅读说明书，按要求输注；输注时严密观察有无不良反应。有反应者酌情减慢输注速度；严重不良反应者，需停止输注，并将制品和输液器保留送检。

3. 预防出血　养成安静的生活习惯，以减少或避免损伤出血；尽量避免肌内注射、深部组织穿刺，必须穿刺时选用小针头、拔针后延长按压时间，以免出血和形成深部血肿；尽量避免手术，必须手术时应在术前、术中、术后补充所缺乏的凝血因子。观察生命体征、神志、皮肤黏膜瘀点、瘀斑增减及血肿消退情况，记录出血量，及时发现内脏及颅内出血，并组织抢救。

（二）减轻疼痛，预防致残

疼痛主要发生在出血的关节和肌肉部位。可用冰袋冷敷出血部位，抬高患肢、制动并保持其功能位。关节出血停止、肿痛消失后，应逐渐增加活动，以防畸形。反复关节出血致慢性关节损害者，应进行康复指导与训练。严重关节畸形可行手术矫正。

（三）心理护理

鼓励年长儿参与自身的护理，如日常生活自理，有利于增强自信心和自我控制感。鼓励年长儿表达想法，减轻焦虑和挫折感。提供适龄的游戏活动，安排同学、同伴探望，减轻孤独感。

（四）健康教育

指导家长采取必要的防护措施，减少或避免损伤出血，教会家长及年长儿必要的应急处理措施如局部止血方法；告知患儿的学校老师其病情及应限制的活动，并鼓励患儿规律、适度地进行体格锻炼和运动，以增强关节周围肌肉的力量和强度，延缓出血或使出血局限化；对家长进行遗传咨询，使其了解本病的遗传规律和筛查基因携带者的重要性。基因携带者孕妇应行产前基因分析检查，如确定胎儿为血友病患者，可及时终止妊娠。

第六节　急性白血病患儿的护理

白血病（leukemia）是造血系统的恶性增生性疾病，其特点为造血组织中某一血细胞系统过度增生、进入血流并浸润到各组织和器官，从而引起一系列临床表现。在我国，小儿的恶性肿瘤中以白血病的发病率最高，90%以上为急性白血病，慢性白血病仅占3%～5%。男性多于女性，任何年龄均可发病，但以学龄前期和学龄期小儿多见。近十年来由于化疗的不断改进，急性淋巴细胞白血病已不再被认为是致死性疾病，5年无病生存率达70%～80%；急性非淋巴细胞白血病的初治完全缓解率亦已达80%，5年无病生存率约40%～60%。

白血病的发病机制尚未完全明了。近年研究提示其发病机制可能与原癌基因的转化、抑癌基因畸变、细胞凋亡受抑等有关。根据增生的白细胞种类的不同，急性白血病可分为急性淋巴细胞白血病（简称急淋，ALL）和急性非淋巴细胞白血病（简称急非淋，ANLL）两大类，前者在小儿中的发病率较高。目前，常采用形态学（M）、免疫学（I）、细胞遗传学（C）及分子生物学（M），即MICM综合分型。

【护理评估】

（一）健康史

白血病的病因可能与病毒因素、物理化学因素、遗传或体质因素有关。因此要仔细询问患儿是否有遗传病家族史、病毒感染史、放射电离辐射或重金属接触史。特别是3岁以上的贫血患儿，应仔细分析其发病特点，对常规补血治疗无效的，应警惕白血病的可能。

（二）临床表现

各型急性白血病的临床表现基本相同，大多起病较急，少数缓慢。早期表现有面色苍白、精神不振、乏力、食欲低下、鼻出血或齿龈出血等；少数患儿以发热和类似风湿热的骨关节痛为首发症状。主要临床特征有发热、贫血、出血、白血病细胞浸润的表现。

1. 发热 多数患儿起病时有发热，热型不定，一般不伴寒战。白血病性发热多为低热且抗生素治疗无效；感染性发热多为呼吸道炎症、齿龈炎、皮肤疖肿、肾盂肾炎、败血症等所致。

2. 贫血 主要是由于骨髓造血干细胞受到抑制所致。贫血出现较早，并随病情发展而加重，表现为苍白、虚弱无力、活动后气促等。

3. 出血 主要由于骨髓被白血病细胞浸润，巨核细胞受抑制使血小板的生成减少所致。以皮肤和黏膜出血多见，表现为紫癜、瘀斑、鼻出血、齿龈出血、消化道出血和血尿。偶有颅内出血，为引起死亡的重要原因之一。

4. 白血病细胞浸润引起的症状和体征

（1）肝、脾、淋巴结肿大：尤以急淋显著，可有压痛。纵隔淋巴结肿大时可致压迫症状如呛咳、呼吸困难和静脉回流受阻。

（2）骨、关节疼痛：多见于急淋，主要与骨髓腔内白血病细胞大量增生、压迫和破坏邻近骨质及浸润骨膜有关。约25%患儿为首发症状，其中部分呈游走性关节痛，局部红肿现象多不明显，并常伴有胸骨压痛。

（3）中枢神经系统白血病（CNSL）：是白血病细胞侵犯脑实质和（或）脑膜所致，出现头痛、呕吐、嗜睡、视神经乳头水肿、脑神经麻痹、截瘫、惊厥甚至昏迷、脑膜刺激征等颅内压增高的表现，脑脊液中可发现白血病细胞。由于多数化疗药物不易透过血-脑脊液屏障，故中枢神经系统便成为白血病细胞的“庇护所”，它是导致急性白血病复发的主要原因。

（4）绿色瘤：是白血病细胞浸润眶骨、颅骨、胸骨、肋骨或肝、肾、肌肉等组织所致，在局部呈块状隆起，此瘤切面呈绿色，暴露于空气中绿色迅速消退，这种绿色素的性质尚未明确。

（5）睾丸白血病：白血病细胞侵犯睾丸所致，表现为局部肿大、触痛，阴囊皮肤可呈红黑色。由于化疗药物也不易进入睾丸，此处白血病细胞可长期存在，因而常成为导致白血病复发的另一重要原因。

（6）少数患儿有皮肤、心脏、肾脏、消化系统等浸润而出现相应的症状、体征。

（三）心理-社会状况

本病的病情较重，会对患儿的生命、生长发育带来威胁，且住院时间长，加之疾病的痛苦和限制，患儿不能正常的游戏和生活，因而会产生烦躁、焦虑、恐惧、悲观等不良心理；家长由于对本病知识的缺乏，非常害怕失去孩子，因而会产生极度震惊、恐惧、歉疚甚至否认的态度，表现为惊慌失措、痛苦不堪，不愿离开患儿，他们对医护人员的言行和态度非常敏感。另外高昂的医疗费用也给家庭带来沉重的负担。

（四）实验室及其他辅助检查

1. 血常规 红细胞及血红蛋白均减少，呈正细胞正色素性贫血。网织红细胞数大多较低，偶在外周血中见到有核红细胞。白细胞数高低不一，增高者约占50%以上，以原始细胞和幼稚细胞占多数。血小板减少。

2. 骨髓象 骨髓检查是确立诊断和评定疗效的重要依据。典型表现为该型白血病的原始及幼稚细胞极度增生；幼红细胞和巨核细胞减少。少数患儿表现为骨髓增生低下。

3. 其他检查 如组织化学染色、溶菌酶检查、肝功能检查、胸部X线检查等。

（五）治疗要点

急性白血病的治疗主要是以化疗为主的综合疗法，其原则是早期诊断、早期治疗、严格分型，按照白血病的类型及影响预后的因素，采取联合、足量、间歇、交替和长期的正规化疗方案，争取尽快完全缓解；加强支持疗法，包括防治感染、成分输血、集落刺激因子应用、高尿酸血症的防治等。同时要早期防治中枢神经系统白血病和睾丸白血病。持续完全缓解2.5～3.5年者，方可停止治疗。条件允许也可做骨髓造血干细胞移植。

【常见护理诊断/问题】

1. 体温过高 与大量白血病细胞浸润、坏死和（或）感染有关。

2. 活动无耐力 与贫血致组织器官缺氧、恶性疾病本身消耗有关。

3. 营养失调：低于机体需要量 与疾病过程中消耗增加、食欲下降、摄入不足有关。

4. 潜在并发症 感染、出血、药物副作用。

5. 疼痛 与白血病细胞浸润有关。

6. 预感性悲哀 与白血病危险程度、久治不愈有关。

【护理措施】

（一）维持正常体温

监测体温，观察热型及热度，遵医嘱给降温药，但忌用安乃近和酒精擦浴，以免降低白细胞和增加出血倾向。观察降温效果，防治感染。

（二）休息与活动

合理安排生活作息制度，既不要过多卧床，又要防止活动过度。严重虚弱患儿需卧床休息，护理人员协助其日常生活，并经常更换体位，预防压疮。

（三）加强营养，注意饮食卫生

给高蛋白、高维生素、高热量的饮食。鼓励进食，不能进食者可静脉补充。食物应新鲜、清洁、卫生，食具应消毒。多喝水以利尿，防止高尿酸血症。

（四）观察病情，防止并发症

1. 防治感染 感染是白血病患儿最常见和最危险的并发症，也是导致白血病患儿死亡的主要原因之一。因此，防治感染尤为重要。

（1）保护性隔离及无菌操作：白血病患儿应安置在相对洁净无菌的病室内，与其他病种患儿分室居住。病室每日用紫外线灯照射1次，墙壁、地板每日用1∶200氯已定溶液擦洗。粒细胞数极低和免疫功能明显低下者应住单间，有条件者住空气层流室或无菌单人层流床。医护人员进入前须更换拖鞋及隔离衣、戴口罩，接触患儿前认真洗手，必要时以消毒液洗手。训练家长也按该程序更换衣物及洗手后陪伴患儿。护理人员应具有严格的无菌观念，遵守操作规程，对粒细胞减少的患儿进行操作时（静脉穿刺、肌内注射等）除需按常规消毒外，宜用浸过乙醇的无菌纱布覆盖局部皮肤5分钟再行穿刺。

（2）注意个人卫生：化疗期间最易发生感染的部位是呼吸道、皮肤黏膜，尤其是口腔、鼻、外耳道及肛周等部位。保持口腔清洁，进食前后应用温开水或漱口液漱口，宜用软毛牙刷或海绵，以免损伤口腔黏膜及牙龈，导致出血和继发感染；每日清洁鼻前庭并给氯己定油膏或液状石蜡抹鼻；有黏膜真菌感染者，可用氟康唑或依曲康唑涂搽患处；勤换衣裤，每日沐浴，利于汗液排泄，减少皮肤感染；保持大便通畅，便后用温开水或盐水清洁肛周，以防肛周脓肿；肛周溃烂者，每日用高锰酸钾溶液坐浴。

（3）避免有关接种：免疫功能低下者，避免用麻疹、风疹、水痘、流行性腮腺炎等减毒活疫苗和脊髓灰质炎糖丸预防接种，以防发病。

（4）观察感染早期征象：监测生命体征，检查皮肤有无破损、红肿，外阴、肛周有无黏膜糜烂、渗出、脓肿等；有无牙龈肿胀、咽红、咽痛等，发现感染先兆及时处理，遵医嘱用抗生素。监测血象结果，中性粒细胞很低者，遵医嘱皮下注射集落刺激因子，使中性粒细胞合成增加，增强机体抵抗力。

2. 防治出血 出血是白血病患儿死亡的又一主要原因。

（1）注意安全，避免出血：提供安全的生活环境，避免碰伤、刺伤或摔伤出血。禁食坚硬、多刺的食物，防止损伤口腔黏膜及齿龈出血。保持大便通畅，防止腹腔压力增高而诱发颅内出血。尽量减少肌内注射或深静脉穿刺抽血，各种穿刺后需按压穿刺部位10分钟，以防出血。

（2）观察出血表现，及时处理：观察神志、面色，皮肤有无瘀点（斑）及变化，监测生命体征，血小板有无数量变化。如口鼻黏膜出血可用浸有1%麻黄碱或0.1%肾上腺素的棉球、纱条或明胶海绵局部压迫止血。无效者，可请耳鼻喉科医生会诊，以油纱条填塞，2～3天后更换。严重出血者遵医嘱给止血药、输同型血小板。

3. 按医嘱正确用药

（1）护理人员应熟悉各种化疗药物的药理作用和特性，了解化疗方案及给药途径，按医嘱正确给药，操作中要注意自我保护。化疗药物有较强的刺激性，注射前应确认静脉通畅方可注入，并注意输注速度。药液渗漏可致局部疼痛、红肿、甚至坏死，一旦发现立即停止注射，并用25%硫酸镁局部热敷。因患儿需要长期静脉用药，要注意保护和合理使用静脉，一般从远端小静脉开始；某些药（如门冬酰胺酶）可致过敏反应，用药前应询问用药史及过敏史，用药过程中要观察有无过敏反应；光照可使某些药（依托泊苷、替尼泊苷）分解，静脉滴注时应避光；鞘内注射时浓度不宜过大，药量不宜过多，缓慢推入，术后应平卧4～6小时。

（2）观察及处理药物毒性反应，绝大多数化疗药物均可致骨髓抑制而使患儿易感染，应监测血象，及时防治感染。有口腔溃疡者，宜给清淡、易消化的流质或半流质饮食；疼痛明显者，进食前可给局麻药或敷以溃疡膜、溃疡糊剂；恶心、呕吐严重者，用药前半小时给止吐药。告知家长及年长儿应用糖皮质激素可出现满月脸及情绪改变等，停药后会消失；环磷酰胺可致出血性膀胱炎、脱发，应保证液量输入，脱发后可戴假发、帽子或围巾，应多关心患儿，勿嘲笑或讥讽患儿。

（五）缓解疼痛

提高诊疗技术，尽量减少因治疗、护理带来的痛苦。选用适当的非药物性止痛技术或遵医嘱用止痛药，以减轻疼痛。监测患儿生命体征，注意有无烦躁、易激惹等症状，及时发现止痛需求并评价止痛效果。

（六）提供情感支持，消除心理障碍

帮助家长及年长患儿树立战胜疾病的信心，并对治疗的长期性有充分的思想准备，提高自护和应对能力；进行各项诊疗、护理操作、定期化验前，告知家长及年长儿其操作意义和过程、如何配合及可能出现的不适，以减轻或消除其恐惧心理；阐述化疗是白血病治疗的重要手段，让家长了解所用的化疗方案、药物剂量、可能出现的不良反应及应对方法；了解患儿所处的治疗阶段，详细记录每次治疗情况，使治疗方案具有连续性。对年长患儿注意可能出现的心理问题，如形象紊乱、悲观失望、恐惧等，应给予及时帮助，做心理疏导，使患儿以积极的态度面对疾病，主动配合治疗。

（七）健康教育

向家长及年长儿讲解白血病的有关知识、化疗药物的作用和毒副作用，阐明白血病完全缓解后，患儿体内仍有残存的白血病细胞（约10^7个）是复发的根源，让其明确坚持定期化疗的重要性；化疗间歇期可家庭维持治疗，要求患儿定期到专科门诊复查，不应随便停药或减量，并可酌情参加学校学习，鼓励患儿参与体格锻炼，增强抗病能力；教会家长如何预防感染和观察感染及出血征象；重视患儿的心理状况，正确引导，使患儿在治疗疾病的同时，心理及智力也得以正常发展。

（许　玲）

思考题

1. 患儿，女，14个月，因“皮肤黏膜渐苍白、体重不增4个月余”入院。患儿足月顺产，出生体重3kg。母乳喂养至1周岁，未按时添加辅食。体检：体温37℃，脉搏100次/分，呼吸24次/分，体重8.5kg。全身皮肤稍苍白，无皮疹、瘀点及黄染等。双颌下可触及黄豆大淋巴结，活动、无压痛。睑结合膜稍苍白。两肺听诊无异常；心音有力、律齐。肝右肋下可触及，脾左肋下刚扪及。血常规：红细胞3×10^{12}/L，血红蛋白80g/L，白细胞10.5×10^9/L，中性粒细胞67%，淋巴细胞32%。涂片：红细胞大小不等，以小细胞为多见，中央淡染区扩大。临床诊断：营养性缺铁性贫血。

（1）根据患儿的临床资料，请提出护理诊断。

（2）请制订相应的护理措施。

（3）当患儿即将出院时，请你为该患儿及其家长进行健康教育。

2. 患儿，男，9个月，因“面色蜡黄2个月”来院就诊。患儿足月顺产，母乳喂养，未添加辅食，4～5个月时会笑、能认识人，近2周发现表情呆滞，嗜睡，肢体可见不自主颤动。门诊血象检查：红细胞2.0×10^{12}/L，血红蛋白6.5g/L。临床诊断：营养性巨幼细胞性贫血。

（1）根据患儿的临床资料，请提出护理诊断。

（2）请制订相应的护理措施。

第十二章　神经系统疾病患儿的护理

学习目标

1. 掌握化脓性脑膜炎和病毒性脑炎、脑膜炎的临床表现、护理诊断、护理措施及健康指导。

2. 熟悉化脓性脑膜炎的病因、辅助检查和治疗要点。

3. 了解小儿神经系统解剖生理特点及常用检查方法。

第一节　小儿神经系统解剖生理特点及常用检查方法

（一）小儿神经系统解剖生理特点

1. 脑　在胎儿期神经系统发育最早，尤其是脑的发育最迅速。小儿出生时脑皮质细胞数已与成人相同，以后随着年龄的增长，主要是细胞体积增大和突触增多，功能不断成熟及复杂化。3岁时脑细胞分化基本完成，8岁时与成人无明显差别。生后3个月形成脑神经髓鞘，3岁后形成周围神经髓鞘，故婴幼儿对外来刺激的反应常较缓慢而易于泛化，遇强刺激时易发生昏睡或惊厥。由于小儿大脑皮质发育较差，皮质下中枢兴奋性较高，常表现为肌张力较高，出现无意识的手足徐动。

2. 脊髓　出生时发育已较成熟，功能基本具备，但与脊柱发育不平衡。出生时脊髓末端位于第3～4腰椎水平，4岁时上移到第1～2腰椎水平，故对婴幼儿进行腰椎穿刺时位置要低，以第4～5腰椎间隙为宜，以免伤及脊髓末端神经。4岁以后同成人。

3. 脑脊液　脑脊液由各脑室脉络丛产生。新生儿脑脊液量少，约50ml，压力低，故抽取较为困难。正常脑脊液外观无色透明，细胞数不超过10×10^6/L（新生儿可达20×10^6/L），糖含量2.8～4.4mmol/L，氯化物118～128mmol/L，蛋白不超过0.4g/L。

4. 神经反射

（1）出生时即存在以后永不消失的反射：角膜反射、瞳孔反射、结膜反射、吞咽反射及咽反射等。这些反射一旦减弱或消失，提示神经系统有病理改变。

（2）出生时存在以后逐渐消失的反射：觅食反射、吸吮反射、拥抱反射、握持反射、颈肢反射在出生时存在，生后3～6个月消失。这些反射在新生儿时期减弱或到应该消失的年龄仍存在，则为病理状态。

（3）出生时不存在以后逐渐出现并终生存在的反射：腹壁反射、提睾反射及各种腱反射在新生儿期不易引出，到1岁时才稳定。提睾反射正常时可有轻度不对称。

（4）病理反射：2岁以内引出踝阵挛、巴宾斯基征阳性可为生理现象，若单侧出现或2岁后仍出现为病理表现。

（5）脑膜刺激征：小儿重点检查颈强直、克匿格征、布鲁津斯基征等。因小婴儿屈肌张力较高，故生后3～4个月表现为阳性多无病理意义。而在婴儿期因颅缝和囟门的未闭合可以缓解颅内压力，所以脑膜刺激征可表现不明显或出现较晚。

（二）神经系统常用检查方法

小儿神经系统的检查方法基本上同成人，但由于小儿神经系统处于不断生长发育阶段，因此，不同年龄阶段的正常标准和异常表现与成人不尽相同，而对小儿进行检查时多不能很好的配合，所以检查方法和判断结果也有其特点。通常需按不同年龄、患儿特点及不同病种做必要的检查，检查时还应重视小儿的心理和生理特征，在比较中判断正常与异常。检查应全面，又要有重点，不必拘泥于顺序，对婴幼儿多通过游戏来完成。

1. 一般检查　包括意识（可根据小儿对外界的声、光、疼痛、语言等刺激的反应来判断意识有无障碍，由轻而重分为嗜睡、意识模糊、昏睡和昏迷）、精神行为状态（包括运动、语言和适应能力，可根据小儿对外界环境的反应和完成的能力来判断）、皮肤有无异常色素斑、脂肪瘤及血管痣等、身体有无特殊气味等。

2. 头颅和脊柱检查　应检查头颅大小（头围）、形状、前囟大小与张力、叩诊头部有无“破壶音”，对疑有硬脑膜下积液者，应做颅骨透照试验检查。脊柱检查包括有无畸形、脊柱裂、叩击痛和异常弯曲等。

3. 运动检查　运动检查包括肌容积、肌张力、肌力、共济运动、姿势与步态和不自主运动等。应观察头、躯干及四肢的随意动作，如卧、坐、立、走、跑、跳及手的运动，注意是否达到该年龄小儿的正常标准，运动系统疾病、发育落后和智力低下者可表现出随意运动障碍或落后。在小儿哭吵时检查肢体的肌张力多不准确，应反复进行。新生儿肌张力较高，手呈握拳状态，3个月后才自然松开，否则属异常。6个月做“蒙面试验”，发育正常小儿能将覆盖物从脸上移开，智力低下及肢体瘫痪小儿往往不能完成该动作。

4. 反射检查　小儿的反射检查可分为两大类：终身存在的反射如浅反射、腱反射和暂时性反射，或称原始反射。小儿反射异常的表现有：①不对称；②该出现的未出现；③应消失的未消失；④出现病理反射征。

原始反射的检查方法

觅食反射是检查者用手指触摸婴儿口角周围皮肤，婴儿出现头转向刺激侧并张口的动作，正常儿饱食后不易引出，饥饿时呈亢进状态；吸吮反射是检查者用手指轻轻触碰婴儿上下唇或将乳头、奶嘴放入婴儿口内，婴儿出现有力的吸吮动作，正常儿饱食后不易引出，饥饿时呈亢进状态；拥抱反射是将婴儿仰卧位，检查者用力拍打床面后，婴儿出现双臂伸直外展，双手张开，然后上肢屈曲内收，双手握拳呈拥抱状；握持反射是检查者将物品或手指放入婴儿手心中，婴儿立即将其握紧，若检查者上提手指，婴儿可短暂被拉起。

第二节 化脓性脑膜炎患儿的护理

化脓性脑膜炎（purulent meningitis）简称化脑，是小儿时期常见的神经系统急性感染性疾病，可由各种化脓性细菌引起。临床特征为急性发热、惊厥、意识障碍、颅内压增高、脑膜刺激征和脑脊液脓性改变。以婴幼儿多见。本病的病死率为5%～15%，存活者可能遗留神经系统后遗症。

本病主要病理变化为形成以软脑膜，蛛网膜和表层脑组织为主的炎症反应，造成广泛的炎性粘连和脓液积聚，可逐渐波及脑室内膜，导致脑室管膜炎；软脑膜下及脑室周围的脑实质可因细胞浸润、出血、坏死、变性而发生脑膜脑炎；脓液黏稠、广泛粘连，使脑脊液循环受阻及再吸收障碍，导致脑积水；炎症累及周围脑神经而产生相应的临床神经系统症状和体征。

【护理评估】

（一）健康史

1. 致病菌 常见的致病菌有脑膜炎奈瑟球菌，流感嗜血杆菌及肺炎链球菌等。不同年龄化脓性脑膜炎的致病菌不同：新生儿和＜2个月的小婴儿以革兰阴性杆菌（最常见的是大肠杆菌）和金黄色葡萄球菌为主；3个月～3岁小儿多由流感嗜血杆菌引起；年长儿由脑膜炎奈瑟球菌和肺炎链球菌致病为多见。

2. 感染途径 最常见的途径是通过血行播散感染脑膜，致病菌大多由呼吸道侵入，也可由皮肤、黏膜或新生儿脐部侵入，经血循环到达脑膜；少数可由邻近组织器官感染，如鼻窦炎、中耳炎、乳突炎等波及脑膜；此外，脑脊髓膜膨出、颅脑外伤等细菌可直接进入蛛网膜下腔感染脑膜。

（二）临床表现

主要表现为感染、颅内压增高及脑膜刺激症状。但不同年龄其临床表现有较大差异：年长儿症状较典型；2岁以下的婴幼儿因前囟未闭，以致颅内压增高时有缓冲的余地，故临床表现较隐匿而不典型；新生儿除上述因素外，尚因机体反应性差，神经系统的功能不健全，故临床表现极不典型。

1. 典型表现

（1）全身中毒症状：多突起高热，意识逐渐改变，精神委靡、烦躁不安、嗜睡、昏迷。20%～30%的患儿可出现局限或全身性惊厥发作。

（2）颅内压增高：剧烈头痛，喷射性呕吐，婴儿可见前囟饱满、张力增高，颅缝增宽，头围增大，哭声尖直。严重者合并脑疝，表现为呼吸不规则、突然意识障碍加重、双侧瞳孔不等大等。

（3）脑膜刺激征：可有颈强直、克匿格氏征、布鲁津斯基征阳性。

2. 非典型表现 新生儿和3个月以下的小婴儿化脓性脑膜炎常缺乏典型表现，起病隐匿，表现为：体温可高可低，甚至体温不升；颅内压增高表现不明显，可仅有拒乳、吐奶、尖叫，前囟饱满、张力增高，头围增大或颅缝裂开；惊厥发作不典型，可仅见面部、肢体局灶性或多灶性抽动，局部或全身性肌阵挛；脑膜刺激征不明显。

3. 并发症

（1）硬脑膜下积液：常见于1岁以下的患儿。如化脓性脑膜炎患儿经过恰当治疗不见好转，或病情逐渐好转时忽又出现发热、颅内高压表现，颅骨透照试验阳性，硬膜下穿刺液体超过2ml，蛋白定量在400mg/L以上者，则可诊断。必要时做头颅超声及CT检查帮助诊断。

（2）脑室管膜炎：多见于诊断治疗不及时的革兰阴性杆菌感染的患儿。患儿在治疗过程中高热不退、惊厥频繁、意识障碍不改善、进行性加重的颈强直，脑脊液始终无法正常化，CT可见脑室扩大时，需考虑本症。确诊需侧脑室穿刺检查，脑室内脑脊液异常。

（3）脑积水：多见于治疗不当小于6个月的婴儿。患儿头围进行性增大，颅缝裂开，头皮静脉扩张，头颅有“破壶音”，CT检查可帮助诊断。

（4）其他：脑神经受累可产生耳聋、失明等；脑实质受累可产生继发性癫痫、智力低下等。

（三）心理-社会状况

本病是小儿时期常见的颅内感染性疾病，起病急、表现重、病死率高、后遗症多，会给患儿或家长带来极大的焦虑、恐惧和不安；特别是意识清楚的年长儿得知自己脑内发生疾病，焦虑会更突出。因此应注意评估家属对疾病的了解程度、护理知识的掌握程度，是否存在焦虑和恐惧心理，家长对医护人员的言行和态度非常敏感，特别需要心理支持。

（四）实验室及其他辅助检查

1. 血象　白细胞总数及中性粒细胞明显增多，可达（20～40）$\times 10^9$/L以上，分类中性粒细胞占0.80以上。严重感染者，有时白细胞总数反而降低。

2. 血培养　早期、未用抗生素治疗者可得阳性结果，有助于确定病原菌。

3. 脑脊液检查　脑脊液检查是确诊本病的重要依据。典型的脑脊液改变为外观混浊甚至脓性，压力增高，白细胞显著增多达1000×10^6/L以上，以中性粒细胞为主；糖含量显著降低；氯化物降低；蛋白质增多；涂片或细菌培养可找到致病菌。

4. 影像学检查　头颅CT可发现脑水肿、硬脑膜下积液、脑积水，颅脑B超可见脑室扩大及硬脑膜下积液。

（五）治疗要点

主要是抗生素治疗，采用敏感的、可通过血-脑脊液屏障、毒性低的抗生素，力求早期、足量、足疗程、联合静脉用药，在用药24小时内将脑脊液中的致病菌杀死；病原菌不明确者，目前主张选用第三代头孢菌素，病原菌明确后可参照细菌药物敏感试验的结果，选用病原菌敏感的抗生素。其他还有对症、支持治疗和并发症治疗。

【常见护理诊断/问题】

1. 体温过高　与细菌感染有关。

2. 潜在并发症　颅内压增高。

3. 营养失调：低于机体需要量　与摄入不足、机体消耗增多有关。

4. 有受伤的危险　与惊厥发作有关。

5. 恐惧　与预后不良有关。

【护理措施】

（一）维持正常体温

保持病室安静，空气新鲜，温度湿度适宜；高热患儿应绝对卧床休息，每4小时测体温1次，并观察热型及伴随症状。鼓励患儿多饮水，必要时静脉补液。出汗后及时更衣，注意保暖。体温超过38.5℃时，及时给予物理降温或药物降温，以减少大脑氧的消耗，防止惊厥，并记录降温效果。遵医嘱给予抗生素治疗。

（二）观察病情，防治并发症

1. 监测生命体征及神志、瞳孔 若患儿出现意识障碍、囟门及瞳孔改变、躁动不安、频繁呕吐、四肢肌张力增高等惊厥先兆，提示有脑水肿的可能。若呼吸节律不规则、瞳孔忽大忽小或两侧不等大、对光反应迟钝、血压升高，提示有脑疝及呼吸衰竭的发生。应经常巡视、密切观察、详细记录，以便及早发现给予急救处理。

2. 并发症的观察 如患儿在治疗中发热不退或退而复升、前囟饱满、颅缝裂开、呕吐不止、频繁惊厥，应考虑有硬脑膜下积液的可能。可作头颅CT扫描检查等，以便早期确诊并及时处理。

3. 抢救药品及器械的准备 做好氧气、吸引器、人工呼吸机、脱水剂、呼吸兴奋剂、硬脑膜下穿刺包及侧脑室引流包的准备。

4. 用药护理 抗生素用药疗程依病原菌种类而定，对肺炎链球菌和流感嗜血杆菌脑膜炎应静脉点滴抗生素10～14天，脑膜炎奈瑟球菌脑膜炎用药7天，金黄色葡萄球菌和革兰阴性杆菌脑膜炎应用药21天以上，有并发症者应适当延长给药时间；并发硬脑膜下积液者少量积液无须处理，如积液量多且有颅内压增高时，可采取硬脑膜下反复穿刺放出积液，放液量每次每侧不超过15ml，多数患儿脑积液可逐渐减少而治愈；了解各种药的使用要求及副作用，如静脉用药的配伍禁忌，青霉素稀释后应在1小时内输完，注意观察氯霉素的骨髓抑制作用，静脉输液速度不宜过快以免加重脑水肿，保护好静脉血管等。

（三）保证营养供给

保证足够热量摄入，根据患儿热量需要制订饮食计划，给予高热量、高蛋白、高维生素饮食。对神志清醒者给予清淡、易消化的流质或半流质饮食，少量多餐，以减轻胃的饱胀感，并防止呕吐发生，注意食物的调配，增加患儿食欲；对频吐不能进食者可采用静脉输液，维持水电解质平衡；对意识障碍者给予静脉高营养或鼻饲，保证热量和液体的摄入。

（四）防止外伤、意外

作好口腔护理，及时清除患儿呕吐物，保持呼吸道通畅，防止发生误吸；作好皮肤护理，防止压疮的发生；注意患儿安全，躁动不安或惊厥时防止坠床、舌咬伤等。

（五）心理护理

对患儿及家长给予安慰、关心和爱护，使其接受疾病的事实，鼓励其战胜疾病的信心。鼓励说出内心的感受和疑虑，减轻焦虑。根据患儿及家长的接受程度，介绍病情及疗效进展，使其主动配合治疗及护理。及时解除患儿不适，取得患儿及家长的信任。

（六）健康教育

加强卫生知识的大力宣传，预防化脓性脑膜炎。凡与流感嗜血杆菌性脑膜炎和流行性脑脊髓膜炎接触的易感儿均应服用利福平，每日20mg/kg，共4天，还可以采用脑膜炎双球菌荚膜多糖疫苗在流行地区实施预防接种。指导家长出院后继续观察患儿是否发生并发症及后遗症，如婴儿每日测量头围1次，并注意前囟是否紧张，以判断脑积水的发生；通过“游戏”的方式观察患儿的反应和肢体活动情况，及早发现有无智力障碍、耳聋、肢体瘫痪等。对恢复期和有神经系统后遗症的患儿，指导家长掌握功能训练的方法，指导家长如何进行小儿智能的开发及引导，并鼓励家长坚持，作好心理支持。

第三节　病毒性脑膜炎和脑炎患儿的护理

病毒性脑膜炎（viral meningitis）和病毒性脑炎（viral encephalitis）是由多种病毒引起的颅内急性炎症。由于病原体致病性能和宿主反应过程的差异，形成不同类型疾病。若炎症过程主要在脑膜，临床重点表现为病毒性脑膜炎。如主要累及大脑实质，则以病毒性脑炎为主要临床表现。大多患者具有病程自限性。危重者可导致后遗症及死亡。

病毒经呼吸道、胃肠道或经昆虫叮咬侵入人体，在淋巴系统内繁殖后经血循环（此时为病毒血症期）到达各脏器，在入侵中枢系统前即可有发热等全身症状。但在神经系统症状出现时，病毒血症就消失。此外病毒也可经嗅神经或其他周围神经到达中枢神经系统。神经系统受累可是病毒直接损伤的结果，表现为脑膜和（或）脑实质广泛性充血、水肿、变性和坏死，也可是“感染后”的“过敏性”脑炎改变，导致神经脱髓鞘病变、血管及血管周围的损伤。

【护理评估】

（一）健康史

目前仅在1/4～1/3的中枢神经病毒感染病例中可确定其致病病毒，其中，80%以上是由肠道病毒引起，其次为虫媒病毒、腺病毒、腮腺炎病毒和疱疹病毒等。虽然目前多数患者尚难确定其病原体，但从其临床和实验资料中，均能支持急性颅内病毒性感染的可能性。

（二）临床表现

病前1～3周多有呼吸道及胃肠道感染史、接触动物昆虫叮咬史。多呈急性起病，病情的轻重与病变部位有关。如病变在脑实质的病毒性脑炎，临床表现比脑膜炎重。

1. 病毒性脑膜炎　急性起病，病程较短，预后大多良好。临床主要症状为发热、恶心、呕吐，年长儿会诉头痛、颈背疼痛，检查脑膜刺激征阳性；婴儿常有烦躁不安，易激惹。一般较少伴严重意识障碍、惊厥发作和局限性神经系统体征。病程多在1～2周内。

2. 病毒性脑炎　病毒性脑炎患儿的首发症状多有不同程度的发热，后随体温升高出现不同程度的意识障碍，轻者出现表情淡漠、嗜睡，重者神志不清、谵妄、昏迷或出现精神障碍。颅内高压表现为头痛、呕吐、局限性或全身性抽搐，严重者引起脑疝，甚至呼吸、循环衰竭死亡。由于中枢神经系统受损部位不同而出现不同的局限性神经系统体征，如类似急性横贯性脊髓炎、多发性神经根炎、急性小儿偏瘫、脑神经核受累和急性小脑共济失调等。病程一般为2～3周，多数完全恢复，但少数遗留有癫痫、肢体瘫痪、听力障碍、智力发育迟缓等后遗症。

（三）心理-社会状况

本病严重病例可导致后遗症或脑疝而危及生命。应注意评估患儿及家长对本病的认识程度，患儿是否因病情较重而出现恐惧、自卑心理；家长是否担心疾病的治疗效果，遗留后遗症及经济负担较重等问题，出现焦虑、沮丧甚至绝望心理。

（四）实验室及其他辅助检查

1. 脑脊液检查　外观清亮，压力增高，白细胞数大多在10～500×10^6/L，早期以中性粒细胞为主，后期以淋巴细胞为主，蛋白质轻度增高，糖和氯化物一般在正常范围。涂片和培养无细菌发现。

2. 病原学检查 部分患儿脑脊液病毒培养及特异性抗体测试阳性。恢复期血清特异性抗体滴度高于急性期4倍以上有诊断价值。

3. 脑电图 以弥漫性或局限性异常慢波背景活动为特征，少数伴有棘波、棘慢综合波。慢波背景活动只能提示异常脑功能，不能证实病毒感染性质。部分患者的脑电图可正常。

（五）治疗要点

本病缺乏特异性治疗。主要是对症支持治疗及抗病毒治疗，如降温、止惊、降低颅内压、改善脑循环、抢救呼吸和循环衰竭等对症治疗；使用高效广谱抗病毒药物，如阿昔洛韦静脉点滴抗病毒。在急性期可用地塞米松静脉滴入，疗程不超过两周。

【常见护理诊断/问题】

1. 体温过高 与病毒血症有关。

2. 急性意识障碍 与脑实质炎症有关。

3. 躯体移动障碍 与昏迷、肢体瘫痪有关。

4. 潜在并发症 颅内压增高。

【护理措施】

（一）维持正常体温

监测患儿体温，观察热型及伴随症状。出汗后及时更换衣物。体温超过38.5℃时，给予物理降温或遵医嘱进行药物降温。评估患儿有无脱水症状，保证摄入足够的液体量。

（二）促进脑功能的恢复

向患儿介绍环境，以减轻其不安与焦虑。去除影响患儿情绪的不良因素，创造良好的环境。纠正患儿的错误概念和定向力错误，为其提供保护性的看护和日常生活护理。遵医嘱使用营养脑细胞的药物以促进脑功能恢复。

（三）促进肢体功能的恢复

卧床期间协助患儿洗漱、进食、大小便及个人卫生等。教给家长协助患儿翻身、轻拍背部促进痰液排出，减少坠积性肺炎；适当使用气圈、气垫等，预防压疮；保持瘫痪肢体位于功能位置，病情稳定后，及早帮助患儿进行肢体的被动或主动功能锻炼，活动时要循序渐进，加强保护措施，防碰伤，每次在改变锻炼方式时给予指导、帮助和正面鼓励。

（四）注意病情观察，保证营养供给

1. 昏迷患儿取平卧位，一侧背部稍垫高，头偏向一侧，以便让分泌物排出；上半身可抬高20°～30°，以利于静脉回流，降低脑静脉窦的压力，利于降低颅内压。

2. 密切观察意识、瞳孔及呼吸变化，保持呼吸道通畅，必要时给氧，如有痰液堵塞，立即气管插管吸痰，必要时行气管切开或使用人工呼吸机。

3. 对昏迷或吞咽困难的患儿，应尽早给予鼻饲，保证热量供应。

4. 控制惊厥，保持镇静，因任何躁动不安均能加重脑缺氧。遵医嘱使用镇静剂、抗病毒药、激素、促进苏醒的药物等。

（五）健康教育

向患儿及家长说明病情，做好心理护理，增强战胜疾病的信心；向家长提供保护性看护和日常生活护理的有关知识，指导并鼓励家长坚持智力训练和瘫痪肢体的功能训练；有继发癫痫者应指导长期正规服用抗癫痫药物，在生活上多给予照顾，减少不必要的刺激；出院患儿应定期随访。

（陆 莉）

思考题

患儿，女，1岁3个月，因发热1周、惊厥2次入院。患儿1周前开始发热，当地诊断为“上感”，予抗感染、退热处理；3天前呕吐，为喷射性，每日数次，量不多，今日发作惊厥2次。入院查体：体温38.9℃，脉搏118次/分钟，呼吸18次/分钟，烦躁不安，颈部强直，心肺腹部未见明显异常体征，双侧巴宾斯基征、克匿格征、布鲁津斯基征均阳性。初步诊断为“化脓性脑膜炎”。

（1）该患儿目前还需做哪些辅助检查？

（2）请列出该患儿目前存在的主要护理诊断，并制订出相应的护理措施。

（3）当该患儿出院时，请对患儿及家长进行健康教育。

第十三章　内分泌系统疾病患儿的护理

学习目标

1. 掌握先天性甲状腺功能减低症、儿童糖尿病、生长激素缺乏症的临床表现、护理诊断、护理措施及健康指导。

2. 熟悉先天性甲状腺功能减低症、儿童糖尿病、生长激素缺乏症的病因。

3. 了解先天性甲状腺功能减低症、儿童糖尿病、生长激素缺乏症的辅助检查和治疗要点。

第一节　先天性甲状腺功能减低症患儿的护理

先天性甲状腺功能减低症（congenital hypothyroidism）简称甲低，是由于甲状腺激素合成或分泌不足所引起的疾病，以往称为呆小病或克汀病，是小儿最常见的内分泌疾病，可分为散发性和地方性两种。前者系因先天性甲状腺发育异常或甲状腺激素合成途径中酶缺陷所造成，国内发病率为1/7000；后者多见于甲状腺肿流行的山区，系由于该地区饮食中缺碘所致，随着碘化食盐在我国的广泛使用，其发病率明显下降。

甲状腺的主要功能是合成甲状腺素（T_4）和三碘甲腺原氨酸（T_3）。甲状腺激素的主要原料为碘和酪氨酸。甲状腺激素的合成与释放受下丘脑分泌的促甲状腺激素释放激素（TRH）和垂体分泌的促甲状腺激素（TSH）控制，而血清T_4则可通过负反馈作用降低垂体对TRH的反应性，减少TSH的分泌。甲状腺激素的主要生理作用是加速细胞内氧化过程，促进新陈代谢，增高基础代谢率；促进蛋白质合成，增加酶活性；提高糖的吸收和利用；加速脂肪分解、氧化；促进细胞、组织的分化、成熟；促进钙、磷在骨质中的合成代谢和骨、软骨生长；促进肌肉、循环、消化系统的功能；更重要的是促进中枢神经系统的生长发育（特别是胎儿期缺乏甲状腺素将造成脑组织严重损害）。因此，当甲状腺功能不足时，可引起代谢障碍、生理功能低下、生长发育迟缓、智能障碍等。

【护理评估】

（一）健康史

1. 散发性先天性甲状腺功能减低症

（1）甲状腺不发育或发育不良：是造成先天性甲状腺功能低下的最主要原因，约占

90%，多见于女孩。患儿甲状腺可完全阙如，亦可在宫内阶段因不明原因发育不全，或形成部分或完全丧失分泌功能的异位甲状腺。这种甲状腺发育异常可能与遗传素质和免疫介导机制有关。

（2）甲状腺激素合成途径缺陷：是引起先天性甲状腺功能低下的第二位原因。多由于甲状腺激素合成途径中酶缺陷造成，这种缺陷可发生在碘的转运和氧化、碘与酪氨酸结合、甲状腺球蛋白的合成和水解、甲状腺素的脱碘等任一过程中。大多为常染色体隐性遗传病。

（3）促甲状腺素缺乏：因垂体分泌的TSH障碍而造成甲状腺功能低下，常见于特发性垂体功能低下或下丘脑、垂体发育缺陷。TSH缺乏常与生长激素（GH）、黄体生成素（LH）等其他垂体激素缺乏并存。

（4）甲状腺或靶器官反应性低下：可由于甲状腺细胞质膜上的$G_{S\alpha}$蛋白缺陷，使cAMP生成障碍而对TSH不反应；或是由于末梢组织对T_4、T_3不反应所致，与β-甲状腺受体缺陷有关。

（5）母亲因素：母亲在妊娠期应用抗甲状腺药物或母体存在抗甲状腺抗体，均可通过胎盘抑制胎儿甲状腺激素的合成，造成暂时性甲状腺功能减低症，通常3个月内消失。

2. 地方性先天性甲状腺功能减低症 因孕妇饮食中缺碘，致使胎儿在胚胎期即因碘缺乏而导致甲状腺功能低下，可造成不可逆的神经系统损害。

（二）临床表现

甲状腺功能减低症的症状出现早晚及轻重程度与患儿残留的甲状腺组织多少及功能有关。无甲状腺组织的患儿，在婴儿早期即可出现症状。有少量腺体者多于6个月后症状始明显，偶亦有数年之后始出现症状者。主要临床特征有三方面：智力落后、生长发育落后、生理功能低下。

1. 新生儿症状 生理性黄疸时间延长达2周以上多是新生儿最早出现的症状，同时伴有反应迟钝、喂养困难、哭声低、腹胀、便秘、声音嘶哑、脐疝、体温低、末梢循环差、四肢凉、皮肤出现斑纹或硬肿现象等。

2. 典型病例

（1）特殊面容：头大，颈短，皮肤苍黄、干燥，毛发稀少，面部黏液水肿，眼睑水肿，眼距宽，眼裂小，鼻梁宽平，舌大而宽厚、常伸出口外，腹部膨隆，常有脐疝。

（2）生长发育落后：身材矮小，躯干长而四肢短，上部量与下部量之比>1.5，囟门关闭迟，出牙迟。

（3）生理功能低下：精神、食欲差，不善活动，安静少哭，嗜睡，低体温，怕冷，脉搏及呼吸均缓慢，心音低钝，腹胀，便秘，第二性征出现晚等。

（4）智力低下：动作发育迟缓，智力低下，表情呆板、淡漠等。

3. 地方性甲状腺功能减低症 因胎儿期缺碘而不能合成足量的甲状腺激素，以致影响神经系统的发育。临床表现有两种：①“神经性”综合征，以共济失调、痉挛性瘫痪、聋哑和智力低下为特征，但身材正常且甲状腺功能正常或仅轻度减低；②“黏液水肿性”综合征，以显著的生长发育和性发育落后、黏液水肿、智能低下为特征，血清T_4降低、TSH增高。这两组症状有时会交叉重叠。

（三）心理-社会状况

本病是小儿内分泌系统常见病，严重影响小儿的生长发育，尤其是智能的发育。注意了解家长是否掌握与本病有关的知识，特别是服药方法和副作用观察，以及对患儿进行智力、体力训练的方法等；家长是否因患儿需要终生服药而产生沮丧、焦虑心理；了解患儿家庭经济及环境状况。

（四）实验室及其他辅助检查

1. 新生儿筛查 采用出生后2天的新生儿干血滴纸片检查TSH浓度作为初筛，结果>20mU/L时，再采集血标本检测血清T_4和TSH以确诊。此方法为患儿早期确诊、避免神经精神发育严重缺陷的极佳防治措施。

2. 血清T_3、T_4、TSH测定 T_3、T_4下降，TSH增高。

3. 骨龄测定 手和腕部X线片可见骨龄落后。

4. 甲状腺扫描 可检查甲状腺先天阙如或异位。

5. 基础代谢率测定 基础代谢率低下。

（五）治疗要点

本病应早期确诊，尽早治疗，以减少对脑发育的损害。一旦诊断确立，应终身使用甲状腺素进行替代治疗。常用药物有甲状腺素干粉片和左旋甲状腺素钠，开始剂量应根据病情轻重及年龄大小而不同，并根据患儿的发育状况随时调整剂量。甲状腺素干粉片的小剂量为5～10mg/d，每1～2周增加1次剂量，直至临床症状改善、血清T_4和TSH正常，即作为维持量使用，约为每日4～8mg/kg。如用左旋甲状腺素钠，婴儿用量为每日8～14μg/kg，儿童为4μg /kg。

【常见护理诊断/问题】

1. 体温过低 与代谢率低有关。

2. 营养失调：低于机体需要量 与喂养困难、食欲差有关。

3. 便秘 与肌张力低下、活动量少有关。

4. 生长发育迟缓 与甲状腺素合成不足有关。

5. 知识缺乏 与患儿父母缺乏疾病相关知识有关。

【护理措施】

（一）保暖

患儿因基础代谢低下，活动量少致体温低而怕冷，应注意室内温度，适时增减衣服，避免受凉。患儿皮肤干燥，且机体抵抗力低，生理功能低下，应重视皮肤护理，避免与感染性患儿接触。

（二）保证营养供给

应用甲状腺制剂治疗后，患儿代谢增强，应供给高蛋白、高维生素、富含钙及铁剂的易消化食物。指导喂养方法，对吸吮困难、吞咽缓慢者要耐心喂养，提供充足的进餐时间，必要时用滴管喂或鼻饲，以保证生长发育所需。

（三）保持大便通畅

提供充足液体入量；多吃水果、蔬菜；适当增加活动量；每日顺肠蠕动方向按摩数次；养成定时排便的习惯；必要时采用缓泻剂、软化剂或灌肠。

（四）加强行为训练，提高自理能力

通过各种方法加强智力、行为训练，如训练患儿抓、握、爬、立、行等动作，以促进生长发育，使其掌握基本生活技能。加强患儿日常生活护理，防止意外伤害发生。

（五）用药护理

甲状腺制剂作用缓慢，用药1周左右方达最佳效力。服药后要密切观察患儿食欲、活动量及排便情况，定期测体温、脉搏、体重及身高。用药剂量随小儿年龄增长而逐渐增加，如药量过小，疗效不佳，患儿身高及骨骼生长迟缓，药量过大时，可引起烦躁、多汗、消瘦、腹痛和腹泻等症状。药物发生副作用时，轻者有发热、多汗、体重减轻、神经兴奋性增高；重者有呕吐、腹泻、脱水、高热、甚至痉挛及心力衰竭，此时应立即报告医生并及时酌情减量，给予对症处理。服药期间应定期监测血清T_3、T_4和TSH的变化，随时调整剂量。治疗开始时应每2周随访一次，血清TSH和 T_4正常后每3个月随访一次，服药1～2年后，每6个月随访一次。

（六）健康教育

重视新生儿的筛查，早期诊断尤为重要，生后1～2个月内即开始治疗者，可避免神经系统损害。讲解药物治疗的重要性，使家长认识到患儿终生用药的必要性，以坚持长期服药治疗。对治疗开始较晚者，说明虽智力不能改善，但性格可变得活泼，生理功能低下的症状可改善，以增强坚持服药的信心。有效沟通取得家长合作，与家长共同制订患儿行为及智力训练计划，对患儿多鼓励，不歧视。

第二节　儿童糖尿病

糖尿病（diabetes mellitus，DM）是由于胰岛素绝对或相对不足引起的糖、脂肪、蛋白质代谢紊乱的慢性全身代谢病。儿童原发性糖尿病主要分为三大类：Ⅰ型糖尿病、Ⅱ型糖尿病、青年成熟期发病性糖尿病。98%的儿童糖尿病为Ⅰ型糖尿病，发病高峰在5～7岁和青春期。主要表现为多饮、多食、多尿和体重下降即“三多一少”。

当胰岛素分泌不足时，组织不能利用葡萄糖，能量不足使机体乏力、软弱、产生饥饿感，引起多食；与此同时，因胰高血糖素的分泌过多，促进肝糖原分解和糖原异生，使血糖更为增高，当血糖浓度超过肾阈值时，引起渗透性利尿（多尿）、电解质紊乱和慢性脱水，产生口渴多饮；而糖利用受阻，蛋白质大量分解以供能量之需，使生长发育延迟和抵抗力降低，易继发感染；胰岛素不足也促进脂肪分解过程，患儿出现消瘦，当脂肪代谢障碍严重时，中间产物不能进入三羧酸循环，酮体在血中堆积，形成酮症酸中毒。

【护理评估】

（一）健康史

目前认为Ⅰ型糖尿病的发病与遗传易感性、自身免疫及环境因素等密切相关，导致胰岛β细胞破坏，使分泌胰岛素的功能降低以致衰竭。

（二）临床表现

儿童糖尿病起病较急，多有感染或饮食不当等诱因。

1. 典型表现　多数患儿有多饮、多尿、多食和体重下降即“三多一少”的典型症状。但婴儿多饮、多尿不易被发觉，儿童可因夜尿增多而发生遗尿。年长儿还可出现消瘦、精神不振、倦怠乏力等体质显著下降症状。

2. 酮症酸中毒　约40％患儿以酮症酸中毒为首发症状，常由于急性感染、过食、诊断延误或突然中断胰岛素治疗等而诱发，且年龄越小者发生率越高。此时除“三多一少”表现外，还有恶心、呕吐、腹痛、食欲不振，并迅速出现脱水和酸中毒征象：皮肤黏膜干燥，呼吸深长、呼气中有酮味，脉搏细速、血压下降，随即可出现嗜睡、昏迷甚至死亡。

3. 其他表现 对糖尿病控制不佳时可出现生长落后、智能发育迟缓、肝大。晚期可出现蛋白尿、高血压等糖尿病肾病表现，还可出现白内障、视力障碍、视网膜病变，甚至双目失明。

（三）心理-社会状况

本病终身存在，每天需要注射胰岛素并进行饮食控制，给患儿及其父母均带来很大的精神负担。应注意评估患儿及家长对本病的认识程度，能否正确使用胰岛素，是否出现焦虑和恐惧心理。

（四）实验室及其他辅助检查

1. 尿液检查 尿糖阳性，酮症酸中毒时尿酮体阳性。定期监测尿蛋白，如阳性提示可能有肾脏的继发损害。

2. 血糖检查 空腹全血或血浆血糖浓度增高分别≥6.7mmol/L，7.8mmol/L（120mg/dl，140mg/dl）；或随机血糖≥11.1mmol/L（200mg/dl）即可诊断为糖尿病。

3. 其他 可做葡萄糖耐量试验和糖化血红蛋白检测。

（五）治疗要点

采取胰岛素替代疗法、饮食控制和运动锻炼相结合的综合治疗方案，消除临床症状、防治低血糖和酮症酸中毒、纠正代谢紊乱、防止糖尿病引起的血管损害，使患儿获得正常生长发育，保证其正常的生活活动。

【常见护理诊断问题】

1. 营养失调：低于机体需要量 与胰岛素缺乏致体内代谢紊乱有关。

2. 有感染的危险 与抵抗力下降有关。

3. 潜在并发症 酮症酸中毒、低血糖。

4. 知识缺乏 家长与患儿缺乏控制糖尿病的知识和技能。

【护理措施】

（一）饮食护理

1. 总热量 食物的热量要适合患儿的年龄、生长发育和日常活动的需要，每日所需热量（卡）为1000+[年龄×（80~100）]，对年幼儿宜稍偏高。

2. 热量成分分配 蛋白质15%~20%，碳水化合物50%~55%，脂肪30%。蛋白质成分在3岁以下儿童应稍多，其中一半以上应为动物蛋白。适当增加含纤维素的食物。

3. 热量分配 全日热量分三餐，早、中、晚分别占1/5、2/5、2/5，每餐留少量食物作为餐间点心。当患儿游戏增多时可给少量加餐或适当减少胰岛素的用量。

（二）预防感染

应指导患儿养成良好的卫生习惯，做好口腔、皮肤护理，避免皮肤的破损，如有毛囊炎或伤口应及时处理；因尿糖的刺激，患儿会出现阴部瘙痒，故便后应用温开水或淡盐水清洗肛周。

（三）指导胰岛素的使用

1. 胰岛素的用法 胰岛素制剂是治疗本病的首选药，按起效时间不同分三种：普通胰岛素（RI）、中效珠蛋白胰岛素（NPH）和长效鱼精蛋白锌胰岛素（PZI），一般需要混合使用。

2. 胰岛素的注射部位 有计划地按顺序在臀部、大腿内侧及前侧、上臂前外侧及前内侧、腹部等部位轮换进行皮下注射，注射点相隔2.0cm左右，1个月内不要在同一部位注射两次，以免局部皮下脂肪萎缩硬化。

3. 监测 根据血糖或尿糖监测结果，每2～3天调整胰岛素剂量一次，直至尿糖不超过“++”。

4. 注意事项

（1）每次尽量用同一型号的1ml注射器以保证剂量的绝对准确。按照先RI后NPH顺序抽取药物，混匀后注射，以免长效制剂混入短效制剂而影响其速效性。

（2）防止胰岛素过量或不足：胰岛素过量会发生Somogyi现象，即在午夜至凌晨时发生低血糖，在反调节激素作用下使血糖升高，清晨出现高血糖，只需减少胰岛素用量即可消除。当晚间胰岛素用量不足会发生清晨现象，即在清晨5～9时呈现血糖和尿糖增高，可加大晚间胰岛素注射剂量或将注射时间稍往后移即可。

（四）对症护理

1. 糖尿病酮症酸中毒的护理 密切观察病情变化，监测血气、电解质以及血和尿液中糖和酮体的变化。纠正水、电解质和酸碱平衡紊乱，立即建立两条静脉通道，一条为纠正脱水、酸中毒快速输液用，另一条静脉通道输入小剂量胰岛素；遵医嘱给予碱性溶液与补钾。积极寻找病因，常规做血、尿培养，以便及时发现感染源，遵医嘱使用有效抗生素控制感染。

2. 低血糖患儿的护理 多见于胰岛素过量或进食太少时，表现为突发饥饿感、心慌、手抖、面色苍白、无力、头晕、出汗、脉速，严重者可发生惊厥、昏迷、休克甚至死亡。一旦发生立即平卧，口服糖水或糕点，必要时按医嘱静脉注射50%葡萄糖液40ml。

（五）运动锻炼

糖尿病患儿应每天做适当运动，但应注意运动时间以进餐1小时后、2～3小时内为宜，不在空腹时运动，运动后有低血糖症状时可加餐。

（六）健康指导

向患儿及家长讲解本病的基本知识，告知家长糖尿病是终身性的疾病，患儿必须学会将饮食控制、胰岛素治疗及运动疗法融入生活的一部分。鼓励和指导患儿及家长独立进行血糖和尿糖的监测，学会用纸片法监测末梢血糖值，用班氏试剂或试纸法作尿糖监测；详细告知并教会家长正确抽吸和注射胰岛素的方法、时间、用药后的反应及用药的注意事项。教育患儿随身携带糖块及卡片，写上姓名、住址、病名、膳食治疗量、胰岛素注射量、医院名称及负责医师，以便任何时候发生并发症可立即救治。

第三节 生长激素缺乏症患儿的护理

生长激素缺乏症（growth hormone deficiency，GHD）又称垂体性侏儒症（pituitary dwarfism），是由于垂体前叶分泌的生长激素不足所引起的生长发育障碍，致使小儿身高低于同年龄、同性别、同地区正常小儿平均身高的两个标准差（–2SD）或在小儿生长曲线第3百分位数以下。

人生长激素（hGH）由垂体前叶的生长素细胞分泌和储存，它的释放受下丘脑分泌的生长激素释放激素（GHRH）和生长激素释放抑制激素（SRIH或GHIH）的调节。生长激素的基本功能是促使人体各种组织细胞增大和增殖，使骨骼、肌肉和各系统器官生长发育，骨骼的增长即导致个体长高。因为hGH可促进蛋白质的合成代谢，促进肝糖原分解，促进脂肪组织分解和游离脂肪酸的氧化生酮过程，促进骨骺软骨细胞增殖。当下丘脑、垂体功能障碍或靶细胞对生长激素无反应时，均可造成生长落后。

【护理评估】

（一）健康史

导致生长激素缺乏症的主要因素可能有如下方面：

1. 原发性 又称特发性，占大多数，主要包括家族性遗性因素、特发性下丘脑及垂体功能障碍（是生长激素缺乏的主要原因）、垂体不发育或发育异常。

2. 继发性 又称器质性，任何病变侵及下丘脑或垂体前叶时都可引起生长激素分泌障碍。常见有：颅内肿瘤、颅内感染、放射性损伤和头部外伤等，其中产伤是国内GHD患儿最主要的病因。

3. 暂时性 因不良刺激使小儿遭受精神创伤，致使GH分泌功能低下，当不良刺激消除后，这种功能障碍即可恢复。

（二）临床表现

1. 原发性生长激素缺乏症

（1）生长障碍：出生时的身高和体重都正常，1岁以后呈现生长缓慢，随着年龄增长，其外观明显小于实际年龄，面容幼稚（娃娃脸），手足较小，身材短小，但身体各部比例正常，体形匀称。

（2）骨成熟延迟：出牙及囟门闭合延迟，由于下颌骨发育欠佳，恒齿排列不整。骨化中心发育迟缓，骨龄比实际年龄落后2岁以上。

（3）青春发育期推迟：多数患儿至青春期，性器官不发育，第二性征阙如。

（4）智力正常。

部分患儿同时伴有一种或多种其他垂体激素缺乏，患儿除有生长迟缓外可有其他症状。如伴TSH缺乏，可有食欲不振、不爱活动等轻度甲状腺功能不足症状；伴有促性腺激素缺乏者，性腺发育不全，到青春期仍无性器官发育和第二性征缺乏等。

2. 继发性生长激素缺乏症 可发生于任何年龄，病后生长发育开始减慢，并伴有原发疾病的相应症状。如颅内肿瘤则多有头痛、呕吐、视野缺损等颅内压增高和视神经受压迫等表现。如由围生期异常情况导致者，常伴有尿崩症。

（三）心理-社会状况

现在由于生活水平不断提高，又多为独生子女，家长对孩子的未来抱着极大的希望，对孩子的发育状况特别重视，一旦发现自己的孩子身高不如其他同龄儿时，往往引起家长的严重焦虑。因本病患儿智力正常，随着年龄的增长会对自身疾病，尤其是自身形象的改变产生自卑感。对患儿父母的心态和家庭经济现状给予正确的认定。

（四）实验室及其他辅助检查

1. 生长激素刺激试验 GH分泌功能的生理性试验包括运动试验和睡眠试验，可用作对可疑患儿的筛查。GH分泌功能的药物刺激试验为确诊试验，包括胰岛素、精氨酸、可乐定、左旋多巴试验，有两项不正常方可确诊GHD。

2. 其他检查 如确诊为生长激素缺乏症之后，宜作头颅侧位摄片、CT扫描、MRI检查，有助于明确病因。

（五）治疗要点

本病的治疗原则是采用激素替代治疗。基因重组人生长激素（r-hGH）已广泛应用，治疗应持续至骨骺愈合为止；因各种原因不能应用r-hGH时，可选用促合成代谢药物，常用有苯丙酸诺龙、氧雄龙（氧甲氢龙）、氟羟甲睾酮等；同时伴有性腺轴功能障碍的GHD患儿，在骨龄达12岁时即可开始用性激素治疗，以促使第二性征发育。

【常见护理诊断问题】

1. 生长发育改变　与生长激素缺乏有关。

2. 自我形象紊乱　与社会影响和生长发育迟缓有关。

【护理措施】

（一）指导用药，促进生长发育

生长激素替代疗法在骨骺愈合以前均有效，应掌握药物的用量。若使用促合成代谢激素，应注意其毒副作用，此类药物有一定的肝毒性和雄激素作用，有促使骨骺提前愈合而反使身高过矮的可能，因此需定期复查肝脏功能，严密随访骨龄发育情况。

（二）心理护理

运用沟通交流技巧，与患儿及其家人建立良好信任关系，鼓励患儿表达自己的情感和想法，提供其与他人及社会交往的机会，帮助其正确地看待自我形象的改变，树立正向的自我概念。

（三）健康教育

教会家长掌握药物的剂量、使用方法，并学会观察药物的副作用。指导家长在治疗过程中，每3个月测量身高、体重一次，并绘制生长发育曲线，以观察疗效。向家长强调替代疗法一旦停药，生长发育会再次减缓。

（陆　莉）

思考题

患儿，男，10个月，因吃奶差、腹胀、便秘10个月，面部水肿3个月入院。患儿出生后不久即出现喂养困难、吃奶少、少哭少动、哭声嘶哑、经常便秘，近3个月出现面部眼睑水肿。至今不能独坐，尚不能认识亲人与陌生人。入院查体：体温35.7℃，脉搏86次/分钟，呼吸22次/分钟，表情呆板，前囟未闭，头大，颈短，眼距宽，眼睑水肿，舌大常伸出口外，头发稀少，心音低钝，腹部膨隆，可有脐疝，四肢肌张力低。初步诊断为“先天性甲状腺功能减低症”。

（1）该患儿目前还需做哪些辅助检查？如何早期发现甲减？

（2）请列出该患儿目前存在的主要护理诊断，并制订出相应的护理措施。

（3）当该患儿出院时，请对患儿及家长进行健康教育。

第十四章　免疫性疾病患儿的护理

学习目标

1. 掌握风湿热、过敏性紫癜、川崎病的临床表现、护理诊断、护理措施及健康指导。

2. 熟悉风湿热、过敏性紫癜、川崎病的辅助检查和治疗要点。

3. 了解风湿热、过敏性紫癜、川崎病的病因和发病机制。

第一节　风湿热患儿的护理

风湿热（rheumatic fever）是一种与A组乙型溶血性链球菌感染密切相关的免疫炎性疾病。临床表现为发热，多伴有心脏炎、游走性关节炎，较少出现环形红斑、皮下结节或舞蹈病。心脏炎是最严重的表现，急性期可危及患儿生命，反复发作可形成永久性心脏瓣膜病变。发病年龄以5~15岁多见，冬春季节、寒冷、潮湿地区发病率高。

【护理评估】

（一）健康史

本病的病因和发病机制尚不太清楚，多数认为与A组乙型溶血性链球菌感染后的两种免疫反应有关：①变态反应，有些抗链球菌抗体可与人的某些组织发生交叉反应，导致Ⅱ型变态反应性组织损伤，还能因链球菌菌体成分及其产物与相应抗体作用形成免疫复合物沉积于关节、心肌、心瓣膜，导致Ⅲ型变态反应性组织损伤；②自身免疫反应，风湿性心脏病患儿可出现抗心肌抗体，损伤心肌组织发生心肌炎。近年来研究提示该病还可能与遗传、病毒有关。

（二）临床表现

约半数病例在发病前1~4周有上呼吸道感染史。大多呈急性起病，而以心脏炎或舞蹈病为初发时多呈缓慢过程。

1. 一般表现　发热，热型不规则，有面色苍白、食欲差、多汗、疲倦、腹痛等症状。

2. 心脏炎　是本病最严重的表现，是风湿热唯一的持续性器官损害，小儿风湿热以心脏炎起病占40%～50%，年龄愈小，心脏受累的机会愈多，以心肌炎及心内膜炎多见，亦可发生全心炎。

（1）心肌炎：轻者可无症状，重者可伴有不同程度的心力衰竭。常见心率增快与体温升高不成比例，心尖区第一心音减弱，可出现期前收缩、心动过速等心律失常，心尖区可闻及吹风样收缩期杂音。心电图示P-R间期延长、ST段下移、T波改变等。X线检查心脏增大。

（2）心内膜炎：主要侵犯二尖瓣，其次为主动脉瓣。二尖瓣关闭不全时，心尖区可闻及Ⅱ～Ⅲ级吹风样全收缩期杂音，向腋下传导；主动脉瓣关闭不全时，在胸骨左缘第3肋间可闻及舒张期叹气样杂音。若反复风湿活动可使心瓣膜形成永久性瘢痕，导致风湿性心瓣膜病。

（3）心包炎：表现为心前区疼痛、呼吸困难或端坐呼吸，部分患儿心底部可闻及心包摩擦音。少数患儿积液量多时心前区搏动消失，心音遥远，有颈静脉怒张、肝大等心包填塞表现。X线检查心影向两侧扩大呈烧瓶形，卧位时心腰部增宽。心电图示低电压，早期ST段上移，随后ST段下降，并出现T波改变。

3. 关节炎　年长儿多见，以游走性和多发性为特点，主要累及膝、踝、肩、肘、腕等大关节，局部出现红、肿、热、痛，以疼痛和功能障碍为主。经治疗关节不留强直或畸形。轻症患儿仅有关节酸痛而无局部红、肿表现。

4. 舞蹈病　女童多见，是一种累及锥体外系的风湿性神经系统疾病，表现为以四肢和面部肌肉为主的轻重程度不等的、不自主、不协调、无目的的快速运动，如伸舌歪嘴、挤眉弄眼、耸肩缩颈、语言障碍、书写困难、细微动作不协调等，在兴奋或注意力集中时加剧，入睡后消失。可单独存在或与其他症状同时并存，约40%伴心脏损害，伴关节炎者罕见。

5. 皮肤损害

（1）皮下结节：见于5%～10%的风湿热患儿，常伴有严重心脏炎，好发于肘、腕、膝、踝等关节伸侧的骨质隆起或肌腱附着处，呈圆形、质硬、无压痛、可活动、粟米或豌豆大小的硬结，常在起病数周后才出现，经2～4周自然消失。

（2）环形红斑：较少见，环形或半环形边界明显的淡红或暗红色斑，大小不等，边缘可轻度隆起，中心苍白，多分布于躯干及四肢屈侧，呈一过性，或时隐时现呈迁延性，可持续数周，不留痕迹。

（三）心理-社会状况

本病易复发，产生心脏损害，严重影响患儿生命质量。应评估家长有无焦虑、对该病的预后、疾病的护理方法、药物副作用、复发的预防等方面的认识程度。对年长儿还需注意评估有无因长期休学带来担忧，由于舞蹈病带来自卑等。了解患儿家庭环境及家庭经济情况。

（四）实验室及其他辅助检查

1. 血常规　常见轻度贫血，周围血白细胞总数和中性粒细胞增高，伴核左移现象。

2. 风湿热活动指标　血沉增快、C-反应蛋白（CRP）阳性、黏蛋白增高，此为风湿活动的重要标志，但对诊断本病无特异性。

3. 链球菌感染证据　咽拭子培养可发现A组乙型溶血链球菌，血清抗链球菌溶血素“O”（ASO）、抗链球菌激酶（ASK）和抗透明质酸酶（AH）增高，说明近期有过链球菌感染，提示风湿热可能。

4. 心电图检查 可出现P–R间期延长，伴有T波低平和ST段异常，或有心律失常等。

（五）治疗要点

本病主要是抗链球菌感染、抗风湿和支持对症治疗。抗链球菌感染多用大剂量青霉素静脉点滴，持续2～3周，青霉素过敏者可改用其他有效抗生素如红霉素等。抗风湿治疗主要选用水杨酸盐或肾上腺皮质激素。心脏炎时宜早期使用肾上腺皮质激素，常用泼尼松或地塞米松，重症可静脉滴注地塞米松，症状好转后逐渐减量至停药，总疗程8～12周。无心脏炎患儿可用阿司匹林口服，至体温恢复正常、关节肿痛消失和实验室活动性指标正常后，剂量减半，总疗程4～8周。

【附】风湿热的诊断

急性风湿热初次发作，大多在3个月内恢复，有严重的心脏炎者风湿活动可持续超过6个月。复发常在再次感染链球菌后出现，初次发病后复发率为75%。风湿热的预后主要取决于是否发展为慢性风湿性心瓣膜病，初发时心脏明显受损、多次复发及并发心力衰竭者常发展为慢性风湿性心瓣膜病，预后不良。而单纯性关节炎、舞蹈病者大多能自然痊愈。因此，风湿热的早期诊断、及时有效治疗与防止复发尤其重要。目前临床广泛采用Jones的诊断标准来诊断风湿热（表14–1）。

表14–1 Jones标准初发风湿热的诊断指标

主要表现	次要表现	前驱的链球菌感染证据
心脏炎	发热	咽拭子培养A组溶血性链球菌阳性
多发性关节炎	关节酸痛	快速链球菌抗原试验阳性
舞蹈病	血沉增快	ASO增高
环形红斑	CRP阳性	
皮下结节	P–R间期延长	

诊断时必需具备两项主要表现，或一项主要表现伴两项次要表现，同时具备近期有溶血性链球菌感染的证据：①血清抗链球菌溶血素“O”或快速链球菌抗原试验阳性；②咽拭子培养示A组溶血性链球菌或最近有猩红热病史。

有下列3种情况可不必严格执行该诊断标准：①舞蹈病；②隐匿发病或缓慢发展的心脏炎；③有风湿病史或现患风湿性心脏病，当再感染A组乙型溶血性链球菌时，只要有一项表现，如发热、关节痛或ESR增快、CRP增高，即提示风湿热复发。

【常见护理诊断/问题】

1. 心输出量减少 与心脏受损有关。

2. 疼痛 与关节受累有关。

3. 焦虑 与疾病的威胁有关。

4. 体温过高 与感染有关。

5. 潜在并发症 药物副作用。

【护理措施】

（一）防止发生严重的心功能损害

1. 观察病情　注意患儿面色、呼吸、心率、心律及心音的变化，如有烦躁不安、面色苍白、多汗、气急等心力衰竭的表现，及时处理。

2. 限制活动　根据病情限制活动量。急性期卧床休息2周，有心脏炎时轻者绝对卧床4周，重者6～12周，至急性症状完全消失，血沉接近正常时方可下床活动，伴心力衰竭者待心功能恢复后再卧床3～4周，活动量应据心率、心音、呼吸、有无疲劳而调节。一般恢复至正常活动量所需时间是：无心脏受累者1个月，轻度心脏受累者2～3个月，严重心脏炎伴心力衰竭者6个月。

3. 加强饮食管理　给予易消化、富于营养的食物，少量多餐，有心力衰竭者适当地限制盐和水，详细记录出入水量，并保持大便通畅。

4. 做好一切生活护理　保持病室空气新鲜、温度适宜。卧床期间帮助患儿洗漱进食、大小便及清洁卫生活动等。

5. 药物治疗　遵医嘱抗风湿治疗，有心力衰竭者加用洋地黄制剂，同时配合吸氧、利尿、维持水电解质平衡等治疗。

（二）减轻关节疼痛

关节疼痛时，让患儿保持舒适的体位，避免痛肢受压，移动肢体时动作轻柔，可用热水袋热敷局部关节以止痛。注意患肢保暖，避免寒冷潮湿，并作好皮肤护理。

（三）心理护理

关心爱护患儿，耐心解释各项检查、治疗、护理措施的意义，争取合作。及时解除患儿的各种不适感，如发热、出汗、疼痛等，增强其战胜疾病的信心。

（四）降低体温

密切观察体温变化，注意热型。高热时采用物理降温并遵医嘱使用药物治疗。

（五）用药护理

服药期间应注意观察药物副作用，如阿司匹林可引起胃肠道反应、肝功能损害和出血，可饭后服用或同服氢氧化铝减少对胃的刺激，并加用维生素K可防止出血；泼尼松可引起消化道溃疡、肾上腺皮质功能不全、精神症状、血压增高、电解质紊乱、抑制免疫等，应密切观察；心肌炎时对洋地黄敏感且易出现中毒，服药期间应注意有无恶心、呕吐、心律不齐、心动过缓、色障等副作用，并应注意补钾。

（六）健康教育

向患儿及家长讲解疾病的有关知识和护理要点，使家长学会病情观察、预防感染和防止复发的各种措施；合理安排患儿的日常生活，防止受凉，改善居住条件，避免寒冷潮湿，避免去公共场所，不参加剧烈的活动以免过劳，坚持定期门诊复查。让家长及患儿了解治疗计划，使用阿司匹林或泼尼松所必需的疗程和可能出现的不良反应，帮助他们树立信心，能够主动配合坚持治疗。强调预防复发的重要性，预防用药首选肌内注射长效青霉素120万单位，每3～4周一次，至少5年，最好坚持至25岁，有风湿性心脏病者宜终身药物预防。

第二节 过敏性紫癜患儿的护理

过敏性紫癜（anaphylactoid purpura），又称亨-舒综合征（Henoch-Schonlein syndrome，HSP）是以小血管炎为主要病变的系统性血管炎。临床特点为皮肤紫癜，常伴有关节肿痛、腹痛、便血和血尿等。主要见于学龄儿童，男孩多于女孩，四季均有发病，以春秋季多见。病程有时迁延反复，但预后多良好。

本病主要病理变化为广泛性的急性无菌性血管炎，以毛细血管炎为主，全身小动脉和小静脉均可受累。血管壁可见胶纤原纤维肿胀和坏死，中性粒细胞及嗜酸细胞浸润，周围散在核碎片。间质水肿，有浆液性和红细胞渗出。内皮细胞肿胀，可有血栓形成。病变累及皮肤、肾脏、关节和胃肠道，少数涉及心、肺等脏器。重者呈坏死性小动脉炎。

【护理评估】

（一）健康史

本病的病因尚未明确，目前认为与某种致敏因素引起的自身免疫反应有关。致敏原可为病原体（细菌、病毒或寄生虫等）、药物（抗生素、磺胺药、异烟肼、水杨酸类、苯巴比妥钠等）、食物（鱼、虾、蟹、蛋、牛奶等）及其他（花粉吸入、昆虫叮咬、疫苗接种等）。发病机制可能为：这些刺激因子，包括感染源和过敏源作用于具有遗传背景的个体，激发B细胞克隆扩增，导致IgA介导的系统性血管炎。

（二）临床表现

多为急性起病，病前1～3周常有上呼吸道感染史。约半数患儿出现不规则低热、乏力、精神委靡、食欲不振等全身症状。

1. 皮肤紫癜 常为首发症状，反复出现皮肤紫癜为本病的典型特征。常见于下肢和臀部，以伸侧为多，对称分布，分批出现，严重者累及上肢、躯干，面部少见。典型紫癜变化规律为初起出现紫红色斑丘疹及各型红斑，高出皮肤，压之不退色，可有轻度痒感，此后红斑中心发生点状出血，颜色加深呈暗紫红色，最终呈棕褐色而消退。少数重症患儿紫癜可大片融合成大疱伴出血性坏死。部分病例可有一过性荨麻疹和血管神经性水肿。皮肤紫癜一般在4～6周后消退，部分患儿间隔数周、数月后复发。

2. 消化道症状 约有2/3患儿可出现消化道症状，多出现在皮疹发生一周内，亦可发生于紫癜出现之前。一般以阵发性剧烈腹痛为主，常位于脐周或下腹部，伴恶心、呕吐或便血，是由于肠道病变引起肠蠕动增强或痉挛所致。偶尔发生肠套叠、肠梗阻、肠穿孔及出血坏死性小肠炎。此型临床称为“腹型”。

3. 关节症状 约1/3患儿出现关节肿痛，多累及膝、踝、肘、腕等大关节，可单发亦可多发，呈游走性，表现为关节肿胀、疼痛和活动受限，一般无红、热，关节腔有浆液性积液，常在数日内消失，不遗留关节畸形。偶尔关节炎出现在紫癜前1～2天。此型临床称“关节型”。

4. 肾脏症状 约半数患儿有肾脏损害的临床表现，尸检发现几乎百分之百患儿有不同程度肾病变。多发生于起病1个月内，亦可于其他症状消失后发生，症状轻重不一。多数患儿出现血尿、蛋白尿及管型，伴血压增高和水肿，称为紫癜性肾炎。少数呈肾病综合征表现。一般患儿肾损害较轻，虽然有些患儿的血尿、蛋白尿持续数月甚至数年，但大多数都能完全恢复。个别重症出现大量蛋白尿、氮质血症、高血压或高血压脑病，极少数因急性肾衰竭死于尿毒症。此型临床称为“肾型”。

5. 其他表现　中枢神经系统病变是本病潜在威胁之一，患儿偶可因颅内出血导致失语、瘫痪、昏迷、惊厥，以及肢体麻痹。个别患儿有鼻出血、牙龈出血、咯血等出血表现。

以上症状可单独出现，也可几种同时存在，同时存在几种临床表现时，称“混合型”。

（三）心理–社会状况

评估家长对本病有关知识的了解程度，特别是本病易反复发作和并发肾损害；对于年长儿要评估是否因疾病延误学业而出现焦虑心理；同时应了解患儿的饮食、家庭经济和环境状况。

（四）实验室及其他辅助检查

1. 血象　外周血白细胞数正常或轻度增高，中性和嗜酸性粒细胞可增高。血小板计数、出血和凝血时间、血块退缩试验均正常。部分患儿的毛细血管脆性试验阳性。

2. 尿常规　可有红细胞、蛋白、管型，重症有肉眼血尿。

3. 大便隐血试验　可呈阳性反应。

4. 其他　血沉轻度增快，血清IgA浓度往往增高，IgG、IgM水平正常或轻度升高。

（五）治疗要点

本病无特效疗法。主要采取支持和对症治疗。急性发作期应卧床休息，积极寻找和去除致病因素，如控制感染、补充维生素。有荨麻疹或血管神经性水肿时，可用抗组胺药和钙剂；腹痛时用解痉剂；消化道出血时禁食，静脉滴注西咪替丁。应用糖皮质激素缓解腹痛和关节疼痛，重症可加用免疫抑制剂。应用阿司匹林等抗凝。

【常见护理诊断/问题】

1. 皮肤完整性受损　与血管炎有关。

2. 疼痛　与关节和肠道变态反应性炎症有关。

3. 潜在并发症　消化道出血、紫癜性肾炎。

【护理措施】

（一）促进皮肤恢复正常功能

1. 观察皮疹的形态、颜色、数量、分布，是否反复出现，可绘成人体图形，每日详细记录皮疹变化情况。

2. 保持皮肤清洁，防止擦伤和小儿抓伤，如有破溃及时处理，防止出血和感染；衣着宽松、柔软，保持清洁、干燥。

3. 避免接触可能的各种致敏原，指导饮食，遵医嘱使用止血药、脱敏药等。

（二）减轻或消除关节肿痛与腹痛

对关节型病例应观察疼痛及肿胀情况，保持患肢功能位置，协助患儿选取舒适体位，膝下放一小平枕，使膝关节处于伸展位；根据病情使用热敷或冷敷，教会患儿利用放松、娱乐等方法减轻疼痛。患儿腹痛时应卧床休息，尽量守护在床边，做好日常生活护理。遵医嘱使用肾上腺皮质激素，以缓解关节痛和解除痉挛性腹痛。

（三）密切观察病情

1. 观察有无腹痛、便血等情况，同时注意腹部体征并及时报告和处理。有消化道出血时，应卧床休息，限制饮食，给予无渣流食，出血量多时要考虑输血并禁食，经静脉补充营养。

2. 观察尿色、尿量、尿液性状及尿比重的改变，定时做尿常规检查，若有血尿和蛋白尿，提示紫癜性肾炎，按肾炎护理。

（四）健康教育

过敏性紫癜可反复发作和并发肾损害，给患儿和家长带来不安和痛苦，故应针对具体情况予以解释和心理支持，帮助家长和患儿树立战胜疾病的信心。做好出院指导，有肾脏及消化道症状者宜在症状消失后3个月复学；同时教会患儿和家长继续观察病情，合理调配饮食；指导其尽量避免接触各种可能的过敏源；定期来院复查，及早发现肾脏并发症。

第三节 川崎病患儿的护理

川崎病（Kawasaki disease，KD）又称皮肤黏膜淋巴结综合征（mucocutaneous lymph node syndrome，MCLS），是一种以全身中、小血管炎为主要病变的急性发热出疹性疾病。临床特点为急性发热、皮肤黏膜病损和淋巴结肿大。本病以婴幼儿多见，男孩多于女孩，约15%～20%未经治疗的患儿可发生冠状动脉损害。本病呈散发或小流行，四季均可发病。我国近年来该病发病率明显增高，多数自然康复，心肌梗死是主要死因。

川崎病的基本病理改变是全身血管的变态反应性坏死性血管炎，不仅累及冠状动脉，而且全身器官的中小血管均可受累。受累的血管内皮细胞坏死，肌层及外膜有白细胞浸润，内膜层断裂，同时血管扩张、管壁内有血栓形成。由于内皮损伤及炎性细胞浸润引起动脉中层损害，可使动脉壁的完整性遭到破坏而形成动脉瘤和（或）内膜增生及纤维化而狭窄。除血管炎外病理还涉及多种脏器，尤其以间质性心肌炎、心包炎及心内膜炎最显著，并可波及传导系统。

【护理评估】

（一）健康史

本病病因尚不清楚，可能与EB病毒、反转录病毒、链球菌、短棒菌苗、立克次体、支原体等多种病原体感染有关，但均未得到证实；现有越来越多的研究发现是一定易患宿主对多种感染病原触发的一种免疫介导的全身性血管炎。

（二）临床表现

本病病程多为6～8周，有心血管症状时可持续数月至数年。

1. 主要表现

（1）发热：为最早出现的症状，体温达38～40℃，呈稽留热或弛张热型，持续1～2周，抗生素治疗无效。

（2）皮肤表现：常在第一周出现，呈向心性、多形性皮斑和猩红热样皮疹，无水疱或结痂。手足症状为本病特征，在发热早期，手足皮肤硬性水肿，指、趾关节呈梭形肿胀，并有疼痛和关节强直，继之掌跖弥漫性红斑，体温渐降时，手足皮疹和硬性水肿也消退，同时出现指、趾端膜状脱皮，重者指、趾甲亦可脱落。

（3）黏膜表现：于起病3～4天出现双眼球结膜充血，但无脓性分泌物或流泪。口腔及咽部黏膜弥漫性充血，舌乳头突起、充血呈杨梅舌。唇红、干燥、皲裂、出血或结痂。充血症状持续于整个发热期。

（4）颈淋巴结肿大：一般在发热同时或发热后3天出现，常位于单侧颈部，少数为双侧，质硬，轻压痛，局部皮肤不发红，无化脓，热退后消散。

2. 心血管症状　是川崎病最严重的表现。常于发病1～6周出现心包炎、心脏炎、心内膜炎、心律失常。冠状动脉损害多发生于病程2～4周，也可在亚急性期和恢复期，甚至数年后才发生。约半数患者的动脉瘤可在1年内消散。心肌梗死和冠状动脉瘤破裂可致心源性休克甚至猝死。

3. 其他伴随症状　可出现间质性肺炎、无菌性脑膜炎、消化系统症状（呕吐、腹痛、腹泻、肝大、轻度黄疸等），关节疼痛和肿胀。

（三）心理-社会状况

本病虽是自限性疾病，但病程长，少数可并发心脏损害，应注意评估家长对该病的了解程度，有无焦虑心理；评估患儿对住院及治疗有无恐惧感。

（四）实验室及其他辅助检查

1. 血液检查　外周血白细胞计数升高，以中性粒细胞增高为主，有核左移现象。血沉增快，C反应蛋白增高，免疫球蛋白增高，为炎症活动指标。

2. 免疫学检测　血清IgG、IgM、IgA、IgE和血循环免疫复合物均升高。

3. 心血管系统检查　心电图主要为ST段和T波改变、P-R间期和Q-T间期延长、低电压、心律失常等。二维超声心动图是诊断及随访冠状动脉病变的最佳方法，必要时行冠状动脉造影。

（五）治疗要点

除对症、支持疗法外，应尽早使用阿司匹林和丙种球蛋白，以控制炎症，预防或减轻冠状动脉病变；如有冠状动脉病变时，应延长用药时间，直至有冠状动脉恢复正常。病情严重者可加用糖皮质激素。血小板显著增多或冠状动脉病变、血栓形成患儿加用双嘧达莫。

【附】川崎病的诊断标准

发热5天以上，伴下列5项临床表现中4项者，排除其他疾病后，即可诊断：①四肢变化：急性期掌跖红斑，手足硬性水肿；恢复期指趾端膜状脱皮；②多形性红斑；③眼结合膜充血，非化脓性；④唇充血皲裂，口腔黏膜弥漫性充血，舌乳头呈草莓舌；⑤颈部淋巴结肿大。

注：如5项临床表现中不足4项者，但超声心动图有冠状动脉损害，亦可确诊为川崎病。

【常见护理诊断/问题】

1. 体温过高　与感染、免疫反应等因素有关。

2. 皮肤完整性受损　与小血管炎有关。

3. 口腔黏膜受损　与小血管炎有关。

4. 潜在并发症　心脏受损。

【护理措施】

（一）降低体温

1. 急性期患儿应绝对卧床休息。保证病室适当的温、湿度。监测体温变化、观察热型及伴随症状，以便及时采取必要的治疗护理措施，警惕高热惊厥的发生。

2. 评估患儿体液状态，给予清淡的高热量、高维生素、高蛋白质的流质或半流质饮食。鼓励患儿多饮水，必要时静脉补液。

3. 配合治疗 注意观察药物的疗效和副作用，注意阿司匹林的出血倾向和丙种球蛋白的过敏反应，一旦发生及时处理。

（二）促进皮肤恢复正常功能

保持皮肤清洁，衣被质地柔软而清洁，以减少对皮肤的刺激；每次便后清洗臀部；勤剪指甲，以免抓伤和擦伤；对半脱的痂皮应用干净剪刀剪除，切忌强行撕脱，防止出血和继发感染。

（三）促进黏膜恢复

评估患儿口腔卫生习惯及进食能力，观察口腔黏膜病损情况，每日口腔护理2～3次，晨起、睡前、餐前、餐后漱口，以保持口腔清洁，防止继发感染与增进食欲；口唇干裂时可涂护唇油；口腔溃疡涂碘甘油以消炎止痛。每日用生理盐水洗眼1～2次，也可涂眼膏，以保持眼的清洁，预防感染。

（四）观察病情

密切监测患儿有无心血管损害的症状，如面色、精神状态、心率、心律、心音、心电图改变等，如有以上变化立即进行心电监护，并及时报告医生处理。

（五）心理护理

家长因患儿心血管受损及可能猝死而产生不安心理，应及时向家长介绍病情，给予帮助和安慰；根据病情患儿需定期做心电图、超声心动图等，应结合患儿年龄与家庭经济状况进行解释，以取得配合；给患儿安排一些床上娱乐活动，制订合理的活动与休息计划，多给其精神安慰，减少各种不良刺激。

（六）健康教育

向家长介绍病情及预后，给予心理支持。指导家长观察病情，定期复查，对于无冠状动脉病变患儿，于出院后1个月、3 个月、6个月及1年进行一次全面检查，对所有残留有冠状动脉病变的患儿密切随访，每3～6个月做一次超声心动图检查。多发或较大冠状动脉瘤尚未闭塞者不宜参加体育活动。

（陆 莉）

思考题

1. 患儿，男，9岁，因持续发热10天，游走性关节肿痛3周入院。查体：神清，面色苍白，体温38℃，咽充血，扁桃体肿大，表面有少许渗出物，躯干和四肢可见环形红色斑疹，心界扩大，心尖部可闻及Ⅱ级收缩期杂音，肝脾肋下未触及。辅助检查：血沉56mm/h，抗“O”1500单位，C反应蛋白阳性，心电图示P-R间期延长，ST段下移。

（1）该患儿最可能的医疗诊断是什么？写出诊断依据。

（2）请列出该患儿目前存在的主要护理诊断，并制订出相应的护理措施。

（3）经治疗后，患儿康复出院，怎样进行健康指导？

2. 患儿，男，6岁，因反复皮肤紫癜6天、膝关节肿痛3天入院。起病前2周曾患上呼吸道感染，1年前曾有类似发病史1次。入院查体：双下肢及臀部皮肤可见紫红色斑疹，高出皮肤，呈对称分布，压之不褪色，两侧膝关节轻度肿胀，有压痛，脐周有压痛，无腹肌紧张和反跳痛，心肺（-）。辅助检查：血白细胞数、血小板计数、出凝血时间均正常，毛细血管脆性试验阳性，大便潜血试验阳性，尿蛋白（++），尿红细胞（+++）。

（1）该患儿最可能的医疗诊断是什么？写出诊断依据。

（2）请列出该患儿目前存在的主要护理诊断，并制订出相应的护理措施。

（3）当该患儿出院时，请对患儿及家长进行健康教育。

第十五章 遗传代谢性疾病患儿的护理

学习目标

1. 掌握21-三体综合征、苯丙酮尿症的临床表现、护理诊断和护理措施。
2. 熟悉21-三体综合征、苯丙酮尿症的病因。
3. 了解21-三体综合征、苯丙酮尿症的治疗要点。

第一节 21-三体综合征患儿的护理

21-三体综合征（21 trisomy syndrome）又称唐氏综合征（Down syndrome）或先天愚型，属常染色体畸变，是小儿染色体病中最常见的一种。主要临床特征为特殊面容、智力低下、发育迟缓，并常伴有先天性心脏病或其他畸形。一般发生率为1∶1000～1∶600。

【分型】

本病为常染色体畸变引起，第21号染色体呈三体型。其发生主要由于生殖细胞在减数分裂时或受精卵在有丝分裂时发生不分离，致使体细胞内存在一额外的21号染色体。根据染色体的核型，可分为三种类型：

1. 标准型 最常见，占全部患儿的95%。体细胞染色体总数为47条，核型为47，XY（或XX），+21，有一个额外的21号染色体。双亲外周血淋巴细胞核型都正常。其发生机制系因亲代的生殖细胞在减数分裂时染色体不分离所致。

2. 易位型 占2.5%～5%，染色体总数为46条，其中一条是易位染色体。最常见的是D/G易位，即G组中21号染色体与D组14号染色体发生着丝粒融合。另一种为G/G易位，是由于G组中两个21号染色体发生着丝粒融合。

3. 嵌合型 占2%～4%。患儿体内有两种以上细胞株（以两种为多见），一株正常，另一株为21-三体细胞，形成嵌合体。本型是受精卵在早期分裂过程中染色体不分裂所致，临床表现随正常细胞所占百分比而定。

【护理评估】

（一）健康史

1. 孕母年龄 孕母年龄愈大，子代发生染色体病的可能性愈大，可能与母体卵细胞老化有关。

2. 放射线接触　人类染色体对辐射很敏感，孕母接触放射线后，其子代发生染色体畸变的危险性增加。

3. 病毒感染　EB病毒、流行性腮腺炎病毒、风疹病毒和肝炎病毒等都可以引起染色体断裂，造成胎儿染色体畸变。

4. 化学因素　许多化学药物（抗代谢药物、抗癫痫药物等）和农药、毒物（苯、甲苯等）都能导致染色体畸变。

5. 遗传因素　父母染色体的异常可遗传给下一代。

（二）临床表现

1. 智力低下　这是本病最突出、最严重的临床表现，一般随年龄的增长日益明显，但嵌合体型患儿若正常细胞比例较大则智能障碍较轻。智商通常在25～50，抽象思维能力受损最大。

2. 特殊面容　出生时即有明显的特殊面容（图15–1），患儿表情呆滞，头小而圆，头发细软而较少，前囟大且关闭延迟，颈短而宽；眼距宽，眼裂小，内眦赘皮，双眼外眦上斜；鼻梁低平；外耳小；硬腭窄小，常张口伸舌，流涎多；常呈嗜睡状，伴喂养困难。

3. 体格发育迟缓　由于软骨发育不良，躯干发育迟缓，身材矮小，骨龄常落后于实际年龄，出牙延迟且常错位；四肢短，由于韧带松弛关节常过度弯曲；肌张力低下，腹膨隆，可伴有脐疝；手指粗短，小指向内弯曲，足短小，踇趾和第二趾间距宽，呈草鞋足。动作发育和性发育均延迟。

4. 皮纹特点　常有典型通贯掌皮纹特点，atd角增大，第4、5指桡箕增多，脚踇趾球胫侧弓形纹和第5指只有一条指褶纹等（图15–2）。

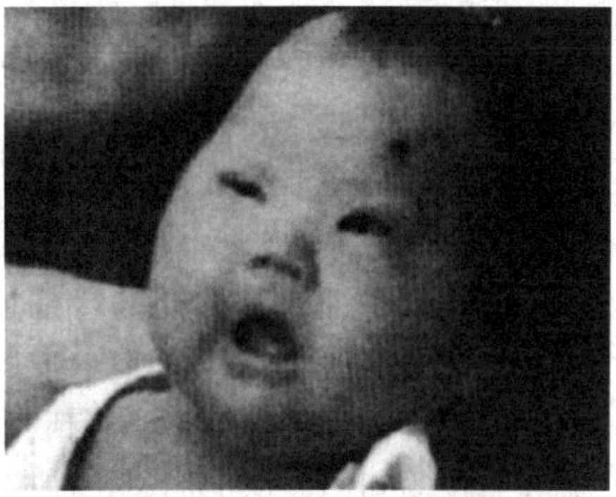

图15–1　21–三体综合征患儿的面容

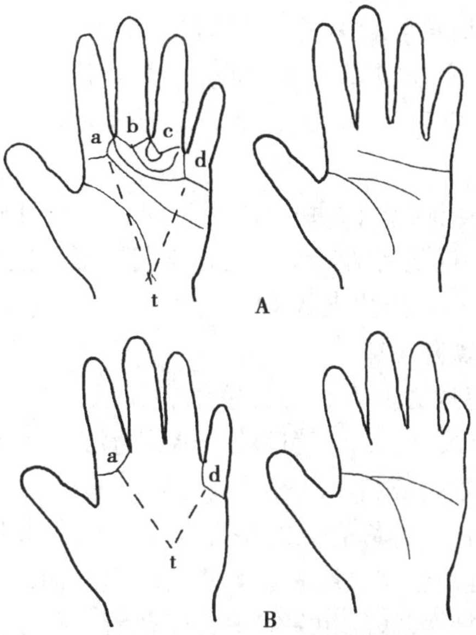

图15–2　正常人和21–三体综合征患儿的皮纹比较

5. 多发畸形　以先天性心脏病最为常见，其次是消化道畸形。先天性甲状腺功能减低症和急性淋巴细胞性白血病的发生率明显高于正常人群。免疫功能低下，易患各种感染。

外生殖器发育一般正常，但男孩可有隐睾、小阴茎，无生殖能力；女孩性发育延迟，少数可有生育能力。如成活至成人期，则常在30岁以后即出现老年性痴呆。

（三）心理–社会状况

本病是小儿先天性智力低下中最常见的遗传性疾病，目前尚无有效的治疗方法。应注意评估患儿及家长对本病的认识程度，是否掌握有关遗传病的知识；评估家长是否因担心患儿预后和担心下一个孩子是否正常，而产生沮丧、忧伤、自责等心理；评估家长训练患儿的能力。

（四）实验室及其他辅助检查

1. 染色体核型检查 这是临床确诊21–三体综合征的关键检测方法。外周血细胞或羊水细胞染色体核型检查可发现本病患儿第21号染色体比正常人多一条，即第21号染色体三体，细胞染色体总数为47条。

2. 其他 分子细胞遗传学检查、智商测定等。

（五）治疗要点

本病尚无有效治疗方法。注意预防感染；对轻型患儿可以进行长期教育训练以提高生活自理能力；可辅用γ–氨酪酸、谷氨酸、叶酸、维生素B_6等，以促进智能发育和改善体能；如伴有其他畸形，可考虑手术矫治。

【常见护理诊断/问题】

1. 自理缺陷 与智能低下有关。

2. 有感染的危险 与免疫功能低下有关。

3. 生长发育改变 与先天愚型有关。

4. 知识缺乏 与家长缺乏对疾病认识有关。

【护理措施】

（一）加强生活护理，培养自理能力

1. 帮助家长制订教育、训练方案，并进行示范以开发智力，使患儿通过训练能逐步生活自理，从事简单劳动。训练方法要因人而异，因地制宜，没有固定的模式，随时随地，持之以恒。

2. 细心照顾患儿，协助吃饭、穿衣，定期洗澡，并防止意外事故。

3. 保持皮肤清洁干燥，患儿长期流涎，应及时擦干，保持下颌及颈部清洁，用面油保持皮肤的润滑，防止皮肤糜烂。

（二）预防感染

患儿免疫力低下，易患感染，尤其是呼吸道感染。应保持空气清新，避免接触感染者，注意个人卫生，保持口腔、鼻腔清洁，勤洗手，呼吸道感染者接触患儿需戴口罩。

（三）家庭支持

由于21–三体综合征的特殊表现，通常患儿一出生就可确诊。当家长得知他们的孩子患有此病时，会难以接受事实并表现出忧伤、自责，护士应理解他们的心情并予以耐心开导，同时提供疾病的相关知识，以及有关孩子养育、家庭照顾的知识，使他们尽快适应疾病的影响。指导家长在教育与训练过程中做到尊重患儿与严格要求相结合，爱护和保护患儿的自尊心。

（四）健康教育

避免高龄妊娠，妊娠期间尤其早期应预防病毒感染、避免接受放射线和勿滥用药物。

35岁以上妇女，妊娠后应作羊水细胞或绒毛膜细胞染色体检查，有利于早期诊断；子代有21－三体综合征者，或姨表姐妹中有此患者，应及早检查子亲代染色体核型，及早发现易位染色体携带者，及早预防。提供遗传咨询，根据患儿及双亲核型分析再发风险率。标准型21－三体综合征的再发风险率为1%，母亲年龄越大，风险率越高。易位型患儿的双亲应进行核型分析，以便发现平衡易位携带者；如母方为D/G易位，则每一胎都有10%的风险率；如父方为D/G易位，则风险率为4%；绝大多数G/G易位病例为散发，父母亲核型大多正常，但亦有发现21/21易位携带者，其下一代100%患本病。

第二节　苯丙酮尿症患儿的护理

苯丙酮尿症（phenylketonuria，PKU）是由于苯丙氨酸代谢过程中酶缺陷导致苯丙氨酸及酮酸蓄积，并从尿液中大量排出而得名，属常染色体隐性遗传。未能及早治疗的患儿可发生不可逆的脑损伤而引起智力低下，甚至惊厥发作。其发病率随种族而异，我国发病率为1∶11 000。

苯丙氨酸是人体必需的氨基酸之一，正常小儿每日需要的摄入量约为200～500mg，其中1/3供合成蛋白，2/3则通过肝细胞中苯丙氨酸羟化酶的作用转化为酪氨酸，以合成甲状腺素、肾上腺素和黑色素等重要的生理活性物质。苯丙氨酸转化为酪氨酸的过程中，除需苯丙氨酸羟化酶外，还必须有四氢生物蝶呤作为辅酶参与。

【护理评估】

（一）健康史

1. 典型PKU　约占99%，是由于患儿染色体基因突变导致肝脏中苯丙氨酸羟化酶缺陷所致。苯丙氨酸不能转化为酪氨酸，从而引起苯丙氨酸在体内蓄积，大量苯丙氨酸在血液、脑脊液、各种组织和尿液中浓度极高，同时产生大量苯丙酮酸、苯乙酸、苯乳酸等旁路代谢产物并自尿中排出。高浓度的苯丙氨酸及其旁路代谢产物导致脑损伤。同时，由于酪氨酸生成减少，致使黑色素合成不足，患儿毛发、皮肤色素减少。

2. 非典型PKU　仅1%左右，是由于四氢生物蝶呤缺乏所致。四氢生物蝶呤的缺乏使苯丙氨酸不能氧化成酪氨酸，造成多巴胺、5－羟色胺等重要神经递质缺乏，加重神经系统的功能损害。

（二）临床表现

患儿出生时都正常，3～6个月时始出现症状，后逐渐加重，1岁时症状明显。

1. 神经系统表现　以智能发育落后为主，可有行为异常、肌痉挛或癫痫发作，少数呈肌张力增高和腱反射亢进，80%有脑电图异常。BH_4缺乏型PKU患儿的神经系统症状出现较早且较重，常见肌张力下降、嗜睡和惊厥，如不及时治疗，常在幼儿期死亡。

2. 外观　患儿在出生数月后因黑色素合成不足，毛发、皮肤和虹膜色泽变浅。皮肤干燥，常有湿疹。

3. 其他　可有呕吐、喂养困难，尿及汗液有鼠尿样臭味。

（三）心理－社会状况

应注意评估家长及患儿对本病的认识程度，患儿有无因智能发育落后而出现不同程度的认知能力下降；有无因多动、肌痉挛等造成的烦躁、哭闹不安等；父母角色是否称职，是否有焦虑心理。了解家庭经济和环境状况。

（四）实验室及其他辅助检查

1. 新生儿筛查 采用Guthrie细菌生长抑制试验可以半定量测定新生儿血液苯丙氨酸浓度，在开始喂奶3日后，采集婴儿足跟末梢血液一滴，吸在厚滤纸上，晾干后即可寄送至筛查试验室，当苯丙氨酸含量＞0.24mmol/L（4mg/dl），亦即两倍于正常参考值时，应复查或采静脉血进行苯丙氨酸和酪氨酸定量测定。

2. 尿三氯化铁试验和2，4-二硝基苯肼试验 用于较大婴儿和儿童的初筛。

3. 血游离氨基酸分析和尿液有机酸分析 可为本病提供生化诊断依据，同时也可鉴别其他的氨基酸、有机酸代谢病。

4. DNA分析 该技术近年来广泛用于PKU诊断、杂合子检出和产前诊断。

（五）治疗要点

本病是目前少数可治疗的遗传代谢病之一。应力求早期诊断、早期治疗，治疗年龄越小，效果越好。一经确诊，立即给予低苯丙氨酸饮食治疗，以避免神经系统的不可逆损害。对非典型病例除饮食控制外，应给予四氢生物蝶呤、5-羟色氨酸等药物治疗。

【常见护理诊断/问题】

1. 生长发育改变 与高浓度的苯丙氨酸导致脑细胞受损有关。

2. 有皮肤完整性受损的危险 与皮肤受异常分泌物刺激有关。

3. 焦虑（家长） 与患儿疾病有关。

【护理措施】

（一）控制饮食，促进生长

供给低苯丙氨酸饮食，原则是使摄入苯丙氨酸的量既能保证生长发育和体内代谢的最低需要，又能使血中苯丙氨酸浓度维持在0.12～0.61mmol/L。饮食治疗成功与否直接影响到患儿智力及体格发育，因此必须制订周密计划。应尽早在3个月以前开始治疗，如果超过1岁以后再治疗，虽可改善抽搐症状，但智力低下已不可逆转。对婴儿可喂给特制的低苯丙氨酸奶粉，对幼儿添加辅食时应以淀粉类、蔬菜和水果等低蛋白质食物为主，忌食肉、蛋、豆类等含蛋白质高的食物，常用食物的苯丙氨酸含量见表15-1。饮食控制期间应根据年龄定期随访血中苯丙氨酸浓度，同时注意生长发育情况。饮食控制应至少持续到青春期以后。

表15-1 常用食物的苯丙氨酸含量（每100g食物）

食物	蛋白质（g）	苯丙氨酸（mg）	食物	蛋白质（g）	苯丙氨酸（mg）
人奶	1.3	36	藕粉或麦淀粉	0.8	4
牛奶	2.9	113	北豆腐	10.2	507
籼米	7.0	352	南豆腐	5.5	266
小麦粉	10.9	514	豆腐干	15.8	691
小米	9.3	510	瘦猪肉	17.3	805
白薯	1.0	51	瘦牛肉	19.0	700
土豆	2.1	70	鸡蛋	14.7	715
胡萝卜	0.9	17	水果	1.0	—

（二）加强皮肤护理

勤换尿布，保持皮肤干燥，对皮肤皱褶处特别是腋下、腹股沟应保持清洁，有湿疹时应及时处理。

（三）健康教育

避免近亲结婚，对有本病家族史的夫妇采用DNA分析或羊水检测对胎儿进行产前诊断。向患儿家长强调饮食控制与患儿智力和体格发育的关系，协助制订饮食治疗方案。对于重度智力落后的患儿，训练的目的是培养基本生活能力，对于轻度智力落后的患儿在培养其生活能力的基础上，还应进行生存技能的训练。

（陆　莉）

思考题

患儿，男，1岁，因喂养困难，身材较同龄儿矮小，不能站立入院。患儿出生后反应差，母乳喂养，至今吃奶欠佳，现不能站立，平素易患肺炎。母初孕年龄36岁，孕早期接受X线透视多次。入院查体：发育营养欠佳，身材短小，毛发细软，眼距宽，双眼外眦上斜，鼻梁低平，舌常伸出口外，通贯掌，智力发育落后。初步诊断为“21-三体综合征”。

（1）该患儿目前需做哪些辅助检查？如何早期发现此病？

（2）请列出该患儿目前存在的主要护理诊断，并制订出相应的护理措施。

（3）你认为应如何培养患儿的自理能力？

第十六章　感染性疾病患儿的护理

学习目标

1. 掌握小儿麻疹、水痘、猩红热、流行性腮腺炎、百日咳、脊髓灰质炎、中毒性细菌性痢疾、流行性乙型脑炎、手足口病、结核病护理措施。

2. 熟悉各种感染性疾病的护理评估及护理诊断。

3. 了解各种感染性疾病的治疗原则。

第一节　传染病患儿的一般护理

小儿时期由于免疫功能低下，传染病发病率较成人高，且起病急，症状重，病情复杂多变，容易发生并发症。因此，护理人员必须熟悉传染病的有关理论知识，了解病情基本变化特点，以采取适当的预防措施加以控制。

（一）传染病的特点

1. 传染病的基本特征　①由特异性病原体所致；②具有一定的传染性；③流行病学特征包括流行性、季节性、地方性、周期性，按其强度和广度可分为散发、暴发、流行、大流行四种类型；④免疫性：患者在传染病痊愈后，大多数可获得对该病病原体的特异性体液免疫及细胞免疫。

2. 传染病的病程发展　多数传染病的病程发展具有阶段性，一般都要经过以下四个阶段：①潜伏期：指病原体侵入机体之后至出现临床症状之前的这一阶段，了解潜伏期最重要的临床意义是可以确定检疫期限，并有助于传染病的诊断和流行病学调查；②前驱期：指起病至开始出现该病明显症状为止；③症状明显期：出现该传染病所特有的症状、体征；④恢复期：患儿症状体征基本消失，如较长时间机体功能仍不能恢复正常则称为后遗症期。

3. 传染病的流行环节　传染病的流行就是传染病在人群中发生、发展和转归的过程。传染病在人群中的传播必须具备三个基本环节，即传染源、传播途径和人群易感性。切断任何一个环节都能阻止传染病的流行。

（二）传染病患儿的一般护理

1. 建立预诊制度　小儿时期传染病多，门诊的预诊制度能及早发现传染病患儿，避免和减少交叉感染的机会。

2. 严格执行消毒隔离制度　隔离与消毒是控制传染源，防止传染病播散和院内交叉感染的重要措施。应根据不同病原体的特征和各种传染病的传播途径采取相应的隔离消毒措施，控制传染源，切断传播途径，保护易感人群。患儿预诊后需按不同传染病的病种分别在指定的诊室进行诊治。诊室内应有洗手、空气消毒设备。传染病门诊应有单独的治疗室、药房、化验室、留观室、厕所等。患儿诊治完毕后，由指定出口离院或入院。

3. 及时报告疫情　护理人员是传染病的法定报告人之一。发现传染病后应及时填写“传染病疫情报告卡”并按国家规定的时间向防疫部门报告，采取相应的隔离措施。

4. 密切观察病情　急性传染病发病急、病情变化快、并发症多，护士应深入病房，密切观察病情变化。必要时专人守护，详细记录，并做好各种抢救的准备工作。

5. 促进休息与营养　保持病室清洁、安静、舒适，以利患儿休息。传染病的急性期应绝对卧床休息，症状减轻后方可逐渐起床活动。传染病患儿大多有高热、食欲不振，故应给予充足的水分、易消化、营养丰富的流质、半流质饮食，鼓励患儿多饮水，维持水、电解质平衡和促进体内毒素的排泄，必要时鼻饲或静脉补液。

6. 预防和控制院内感染　医院内感染是对住院患儿的一大威胁，护士在院内感染中起着非常重要的作用。护士和其他医务人员必须采取措施预防和保护自身免受感染。正确洗手和勤洗手是防止微生物传播和预防院内感染最重要的方法。当可能接触血液、体液、分泌物或排泄物时，应戴手套或其他防护用品以免受污染。如HIV和乙型肝炎。正确处理废弃物，污染物品要正确清洁与消毒。正确使用抗生素。

7. 加强心理护理　传染病患儿因单独隔离，易产生孤独、紧张、恐惧心理，如表现为大哭大闹、拒食、抗拒治疗及逃跑等，家长也会产生焦虑和内疚。护士应重视与患儿及家长的沟通，以取得他们的信任和配合，安排好教养活动，保持良好的情绪，促使疾病早日康复。

8. 健康指导　护理人员应根据不同病情选择不同方法宣教，有咨询、示教、交谈、墙报及宣传画等方式，向患儿及家长介绍传染病的有关知识，使他们能配合医院的消毒隔离及治疗护理措施，避免院内交叉感染。并对传染病发生的原因、治疗、护理措施、出院后注意事项进行指导。

第二节　麻疹患儿的护理

麻疹（measles）是麻疹病毒引起的一种急性出疹性呼吸道传染病。临床以发热、咳嗽、流涕、结膜炎、口腔麻疹黏膜斑（又称柯氏斑koplik's spots）及全身斑丘疹为主要特征。多见于6个月～5岁小儿。本病传染性强，传播方式主要为空气飞沫传播，易并发肺炎。病后免疫力持久，大多终身免疫。随着麻疹减毒活疫苗的普遍接种，麻疹的流行已得到控制，目前我国的总发病率低于0.1‰。

【护理评估】

（一）健康史

1. 病因　麻疹病毒是一种副黏液病毒，仅有一个血清型，抗原性稳定。病毒不耐热，加热55℃经15分钟即被破坏，在流通空气中或日光下20分钟即可失去致病力，在室内空气中保持传染性一般不超过2小时。但耐寒冷及干燥，于0℃可存活1个月，对一般消毒剂敏感，紫外线能杀灭之。

2. 流行病学 麻疹病毒侵入易感儿后出现两次病毒血症。麻疹病毒随飞沫侵入呼吸道黏膜、眼结合膜及局部淋巴结，在局部繁殖引起炎症反应，并与感染后2～3天有少量病毒释放入血，形成第一次病毒血症；此后病毒在全身单核-巨噬细胞系统内大量复制、繁殖，约在感染后5～7天，大量病毒释放入血，引起第二次病毒血症。此时病毒可播散到全身组织器官，以口、呼吸道、眼结合膜、皮肤及胃肠道等部位为主，此时传染性最强，为临床的前驱期，出现全身症状和皮疹等。

3. 传播途径 患者是最主要的传染源，无症状病毒携带者及隐性感染者传染性极低。麻疹患者自出疹前5天至出疹后5天，均有传染性，如合并肺炎，传染期可延长至出疹后10天。患儿口、鼻、咽、气管及眼部的分泌物中均含有麻疹病毒，在咳嗽、打喷嚏、说话时以飞沫形式传播。密切接触者亦可经污染病毒的手传播，而经被污染的衣物、食物及用具等间接传染的机会较少。本病传染性极强，流行期间易感儿接触患者后，几乎100%发病。麻疹一年四季均可发病，以冬春季多见。

（二）临床表现

典型麻疹临床经过可分为以下4期：

1. 潜伏期 一般为6～18天，平均为10天左右。在潜伏期末可有轻度发热、精神差、全身不适。

2. 前驱期（出疹前期） 从发热开始至出疹，一般为3～4天。主要为上呼吸道和眼结膜的表现。①发热：为首发症状，多为中度以上发热。②上呼吸道炎：在发热同时出现咳嗽、喷嚏、流涕、咽部充血等卡他症状，眼结合膜充血、流泪、畏光及眼睑水肿是本病特点。③麻疹黏膜斑（Koplik斑）：见于90%以上的患儿，为麻疹前驱期的特异性体征，有早期诊断价值。麻疹黏膜斑在发疹前24～48小时出现，在两侧下臼齿相对应的颊黏膜上，可见直径约1.0mm灰白色小点，周围有红晕，随后迅速增多并融合，可波及整个颊黏膜，甚至唇部黏膜，于出疹后1～2天迅速消失。④其他：部分病例可有一些非特异性症状，如全身不适、精神不振、食欲减退、呕吐、腹泻等。

3. 出疹期 一般为3～5天。多在发热后3～4天出疹，此时，发热、呼吸道症状达高峰。皮疹按一定顺序出现，先见于耳后、发际、颈部到颜面部，然后从上而下延至躯干、四肢，最后到手掌、足底，2～3天波及全身。初为淡红色斑丘疹，压之褪色，疹间有正常皮肤，继之皮疹转为暗红色，可融合成片。此期全身症状加重，体温升高、嗜睡或烦躁、厌食、呕吐、腹泻，肺部有少量啰音。易并发肺炎、喉炎等并发症。

4. 恢复期 一般为3～5天。皮疹出齐后开始消退，皮疹按出疹先后顺序逐渐隐退，可有糠麸样脱屑及淡褐色色素沉着，1～2周后完全消失。此期体温下降，症状逐渐好转。

5. 并发症 麻疹患儿可并发肺炎、中耳炎、喉炎、气管及支气管炎、心肌炎、脑炎、营养不良和维生素A缺乏等，并可使原有的结核病恶化。其中肺炎为麻疹的最常见并发症，多见于5岁以下小儿，是患儿死亡的主要原因。

（三）心理-社会状况

了解家庭及社区居民对该病的认识程度、防治态度及对该病的应对措施。因患儿上呼吸道感染症状常引起烦躁、哭闹不安，应评估患儿及其父母有无焦虑、抱怨等情绪，要及时和家长沟通消除其紧张心理。

（四）实验室及其他辅助检查

1. 一般检查　外周血白细胞总数减少，淋巴细胞相对增多。若白细胞总数增高，尤以中性粒细胞增多为主提示继发细菌感染。如淋巴细胞严重减少，常提示预后不良。

2. 病原学检查　从呼吸道分泌物中分离出麻疹病毒，或检测到麻疹病毒均可作出特异性诊断。

3. 血清学检查　皮疹出现1～2天内即可用酶免疫检测法从血中检出特异性IgM、IgG抗体，IgM抗体与病后5～20天最高，是诊断麻疹的标准方法。IgG抗体恢复期较早期高4倍以上也有意义。

（五）治疗原则

目前尚无抗麻疹病毒药物。主要治疗原则为加强护理，对症治疗，防止并发症的发生。

患儿应卧床休息，保持室内适宜的温湿度，避免强光刺激，给予营养丰富易于消化的食物。高热给予退热剂，烦躁不安或惊厥者给予镇静剂，咳嗽重者可服止咳剂。麻疹在中医理论中属于“温热病”范畴，前驱期治则以辛凉透表为主，出疹期以清热解毒透疹为主，恢复期则以养阴清余热、调理脾胃为主。有并发症者给予相应治疗。

【常见护理诊断/问题】

1. 体温过高　与病毒血症、继发感染有关。

2. 皮肤完整性受损　与皮疹有关。

3. 营养失调：低于机体需要量　与食欲下降、高热消耗增加有关。

4. 潜在并发症　肺炎、心肌炎、喉炎、脑炎。

5. 有传播感染的危险　与呼吸道排出病毒有关。

【护理措施】

（一）维持正常体温

卧床休息至皮疹消退、体温正常为止。保持室内空气新鲜，每日通风2次。室内温度维持在18～22℃，湿度50%～60%，避免直接吹风，防止受凉。监测体温变化，处理麻疹高热时需兼顾透疹，不宜用药物及物理方法强行降温，尤其禁用冷敷及酒精擦浴，因体温骤降可引起末梢循环障碍而使皮疹突然隐退。如体温升至40℃以上时，可用小剂量退热剂或温水擦浴，使体温稍降以免惊厥。

（二）保持皮肤的完整性

保持皮肤清洁，勤换内衣，勤剪指甲，避免患儿抓伤皮肤引起继发感染。在保温情况下，每日用温水擦浴更衣1次（忌用肥皂），促进血液循环，有利于透疹。保持口腔、眼、耳、鼻部的清洁。多喂白开水，常用生理盐水或2%硼酸溶液洗漱，保持口腔清洁、舒适，室内光线柔和，眼部因炎性分泌物多而形成眼痂者，用生理盐水清洗双眼，再滴入抗生素眼药水或眼膏，可加服维生素A预防眼干燥症。防止呕吐物或眼泪流入耳道，引起中耳炎；及时清除鼻痂，翻身拍背助痰排出，保持鼻腔通畅。

（三）保证营养的供给

饮食以清淡、易消化、营养丰富的流质、半流质为宜，少量多餐。鼓励多饮水，以利排毒、退热、透疹，必要时按医嘱静脉补液。恢复期应添加高蛋白、高能量及富含维生素的食物，无须忌口。

（四）观察病情

麻疹并发症多且重，为及早发现，应密切观察病情。出疹期间出现高热不退、咳嗽加剧、呼吸困难及肺部细湿啰音等为并发肺炎的表现，重症肺炎尚可致心力衰竭；患儿出现声嘶、气促、吸气性呼吸困难、三凹征等为并发喉炎的表现；患儿出现抽搐、嗜睡、脑膜刺激征等为脑炎的表现。如出现上述表现应予以相应处理。

（五）预防感染的传播

1. 控制传染源 隔离患儿至出疹后5天，并发肺炎者延长至出疹后10天。密切接触的易感儿，应隔离观察3周，若接触后接受过免疫制剂者则延至4周。

2. 切断传播途径 每天用紫外线消毒患儿房间或通风半小时，患儿衣物在阳光下暴晒。医护人员接触患儿前后应洗手、更换隔离衣或在空气流动处停留半小时。

3. 保护易感人群 流行期易感儿应尽量避免去公共场所。托幼机构应加强晨间检查。8个月以上未患过麻疹者均应接种麻疹减毒活疫苗，7岁时进行复种。流行期间可应急接种，以防止传染病扩散。体弱易感儿接触麻疹后，在5天内注射免疫血清球蛋白可预防发病，6天后注射可减轻症状，有效免疫期3～8周。

（六）健康教育

向家长介绍麻疹出疹各期的注意事项，强调预防的重要性及主要护理措施，随时观察家长及患儿出现的各种心理反应，及时给予安慰，消除对疾病可能产生的负面因素，积极配合治疗；指导家长做好消毒隔离、皮肤护理以及病情观察，防止继发感染，促使疾病及早康复。

第三节 水痘患儿的护理

水痘（varicella，chickenpox）由水痘–带状疱疹病毒（varicella–zoster virus，V–Z virus）引起的小儿常见的急性出疹性疾病，传染性极强，冬春季多见，临床特征为皮肤和黏膜相继出现并同时存在斑疹、丘疹、疱疹及结痂，全身症状轻微。患儿感染后可获得持久免疫，但以后可以发生带状疱疹。

【护理评估】

（一）健康史

1. 病因 水痘–带状疱疹病毒即人类疱疹病毒3型，病毒核心为双股DNA，仅一个血清型。病毒在外界生活能力弱，不耐高温，不耐酸，在痂皮中不能存活。在小儿时期，该病毒原发感染为水痘，恢复后病毒可长期潜伏在脊髓后根神经节或脑神经的感觉神经节内，少数人在青春期或成年后，病毒可以被激活，再次发病，表现为带状疱疹。人类是该病毒的唯一宿主。

2. 流行病学 本病一年四季均可发生，以冬春季高发。病毒经口、鼻进入人体，在呼吸道黏膜细胞内繁殖，2～3天后入血，产生病毒血症，并在单核–吞噬细胞系统内增殖后再次入血，引起第二次病毒血症而发病。病变主要损害皮肤，较少累及内脏。由于病毒侵入血液往往是间歇性的，故临床表现为皮疹分批出现。

3. 传播途径 水痘患者是唯一的传染源。病毒存在于患儿上呼吸道鼻咽分泌物及疱疹液中，经飞沫或直接接触传播。出疹前1～2天至疱疹结痂为止，均有很强的传染性。易感儿接触水痘患儿后几乎均可发病。

（二）临床表现

1. 典型水痘 潜伏期多为2周。前驱期仅1天左右，表现为低热、不适、厌食、流涕、咳嗽等。常在起病当天或次日出现皮疹。其特点为：①皮疹分批出现，开始为红色斑疹或斑丘疹，迅速发展为清亮、椭圆形小水疱，周围伴有红晕。疱液先透明而后混浊，且疱疹出现脐凹现象，易破溃，常伴瘙痒，2～3天开始干枯结痂。由于皮疹演变过程快慢不一，故同一时间内可见上述各种形态皮疹可同时存在，这是水痘皮疹的重要特征。皮疹脱痂后一般不留瘢痕。②皮疹呈向心性分布，躯干多，四肢少，这是水痘皮疹的又一特征。③黏膜疱疹可出现在口腔、咽、眼结膜、生殖器等处，易破溃形成溃疡，疼痛明显。④水痘多为自限性疾病，10天左右自愈。

2. 重型水痘 发生于肿瘤或免疫功能低下的患儿，患儿全身中毒症状较重，高热，皮疹分布广泛，可融合形成大疱型疱疹或出血性皮疹，可继发感染甚至引起败血症，病死率高。

3. 并发症 水痘的常见并发症为皮肤继发性细菌感染。少数病例可发生心肌炎、脑炎等。

（三）心理-社会状况

因水痘传染性较强，应注意观察家长对该病的了解程度、防治态度，有无紧张、恐惧心理，要适时给予安慰。

（四）实验室及其他辅助检查

1. 血常规 白细胞总数大多正常，继发细菌感染时可增高。

2. 疱疹刮片检查 刮取新鲜疱疹基底组织涂片，用瑞氏染色可见多核巨细胞，用苏木素-伊红染色查见核内包涵体，可供快速诊断。直接荧光抗体染色查病毒抗原也简捷有效。

3. 血清学检查 补体结合抗体高滴度或双份血清抗体滴度4倍以上升高可明确病原。

（五）治疗原则

主要是对症治疗，阿昔洛韦（acyclovir）为目前首选抗病毒药物，但须在水痘发病后24小时内应用效果更佳，此外，也可应用其他抗病毒药，酌情选用干扰素等。皮肤瘙痒时可局部应用炉甘石洗剂或口服抗组织胺药，高热时给予退热剂。有并发症时进行相应对症治疗。

【常见护理诊断/问题】

1. 皮肤完整性受损 与水痘病毒引起的皮疹及继发感染有关。

2. 体温过高 与病毒血症有关。

3. 潜在的并发症 肺炎、脑炎、心肌炎等。

4. 有传播感染的可能 与呼吸道分泌物及疱液排出有关。

【护理措施】

（一）减轻皮肤病损，恢复皮肤完整性

1. 保持适宜室温，被褥清洁，以免造成不适。勤换内衣，保持皮肤清洁、干燥。剪短指甲，小婴儿可戴连指手套，避免搔破皮疹，引起继发感染或留下瘢痕。

2. 减少皮疹瘙痒，温水洗浴，疱疹无破溃者，可局部涂抹炉甘石洗剂或5%碳酸氢钠溶液，也可遵医嘱口服抗组胺药物；疱疹破溃时涂1%的甲紫溶液，继发感染时，局部用百多邦、红霉素等抗生素软膏，或遵医嘱口服抗生素控制感染。皮疹瘙痒严重者可利用听音乐、讲故事等转移患儿注意力的方式以减轻其瘙痒的程度。

（二）维持正常体温

患儿多有中低度发热，不必用药物降温。如有高热，可用物理降温或适量退热剂，忌用阿司匹林，以免增加Reye综合征的危险。给富含营养的清淡饮食，多饮水，保证机体足够的营养。

（三）观察病情

水痘临床过程一般顺利，偶可发生播散性水痘，并发肺炎、心肌炎，应注意观察及早发现，并予以相应的治疗及护理。注意观察家长及患儿的心理及情绪变化，针对不同的问题给予心理疏导。

（四）预防感染传播

1. 管理传染源 大多数无并发症患儿多在家中隔离治疗，应隔离至疱疹全部结痂为止。易感儿接触后应隔离观察3周。

2. 保护易感儿 保持室内空气新鲜，托幼机构应做好晨间检查、空气消毒，防止扩散。对使用大剂量激素、体弱、免疫功能低下者，在接触水痘后72小时内肌内注射水痘-带状疱疹免疫球蛋白（varicella-Zoster immune globulin，VZIG），可起到预防或减轻症状的作用。国外已开始使用水痘减毒活疫苗，接触水痘后立即给予可预防发病，即使患病症状也很轻微。

（五）健康教育

向家长介绍水痘患儿隔离时间，使其有充分思想准备，以免引起焦虑；指导家长给予患儿足够的水分和营养；为家长示范皮肤护理方法，注意检查，防止继发感染；对社区人群进行预防水痘知识宣教，流行期间避免易感儿去公共场所。

第四节 猩红热患儿的护理

猩红热是（scarlet fever）由A组β型溶血性链球菌引起的急性呼吸道传染病。其临床特征是发热、咽峡炎、全身弥漫性鲜红色皮疹和疹后脱屑。

【护理评估】

（一）健康史

1. 病因 A组β型溶血性链球菌为革兰染色阳性。按其菌体细胞壁上所含多糖类抗原的不同，可分为19个组，A组是猩红热的主要病原体。A组又可依其表面蛋白抗原M分为80个血清型。M蛋白及链球菌产生的脂壁酸、红疹毒素和一些酶，在本病发病过程中起重要作用。A组β型溶血性链球菌对热及干燥的抵抗力较弱，加热到56℃ 30分钟及一般消毒剂均可将其杀灭，但在痰及脓液中可生存数周。病原体侵入人体后，主要产生3种病变，即化脓性、中毒性和变态反应性病变。

2. 流行病学 患者和带菌者是主要传染源，人群普遍易感，感染后人体可产生抗菌免疫和抗病毒免疫。本病全年均可发病，以温带、冬春季节发病较多，好发于5～15岁儿童。

3. 传播途径 猩红热主要经空气飞沫传播。

（二）临床表现

潜伏期通常2～3天。典型病例起病急骤并具有发热、咽峡炎，第2天出现典型的皮疹等，此为猩红热3大特征性表现。

1. 发热 多为持续性，可达39℃左右，伴有头痛、全身不适、食欲不振等一般中毒症状，同时伴咽痛、吞咽痛。

2. 咽峡炎 咽峡部充血并可覆有脓性渗出物，腭部可见有充血或出血性黏膜疹。发热后第2天开始出皮疹，始于耳后、颈及上胸部，24小时内迅速波及全身。

3. 皮疹 典型皮疹是在弥漫性充血的皮肤上出现分布均匀的针尖大小的丘疹，压之褪色，伴有痒感。在皮肤皱褶处，皮疹密集或因摩擦出血而呈紫红色线状，称为“线状疹”（亦称Pastia线）。颜面部仅有充血而无皮疹。口鼻周围充血较轻，与面部充血相比显得发白，称为“口周苍白圈”。皮疹多于48小时达高峰，继之依出疹顺序开始消退，2～3天内退尽，重者可持续1周。疹退后开始皮肤脱屑，轻者呈糠屑状，重者呈大片状脱皮。病初舌被白苔，红肿的舌乳头凸出覆以白苔的舌面，称为“草莓舌”。后期白苔脱落，舌面光滑呈绛红色，舌乳头凸起，称为“杨梅舌”。

猩红热患儿应注意与其他出疹性疾病相鉴别。小儿出疹性疾病的鉴别要点（表16–1）。

表16–1 小儿出疹性疾病的鉴别要点

病名	猩红热	麻疹	幼儿急疹	风疹
病原	乙型溶血性链球菌	麻疹病毒	人疱疹病毒6型	风疹病毒
全身症状及其他特征	全身中毒症状重，高热，杨梅舌、咽峡炎、扁桃体炎，环口苍白圈	呼吸道卡他性症状明显，结膜炎	一般情况好，高热时可有惊厥，耳后、枕部淋巴结可肿大	全身症状轻，低热，耳后、枕部淋巴结肿大并触痛
发热与皮疹关系	高热1～2天后全身出疹，出疹期热更高	发热第2～3天口腔麻疹黏膜斑，3～4天后出疹，热退疹减退	高热3～5天，热退疹出	发热后半天至1天出疹
皮疹特点	皮肤弥漫充血，上有密集针尖大小丘疹，疹间无正常皮肤。3～5天后退疹，全身有大片状脱皮	红色斑丘疹，先见于耳后、颈部、面部，而后达躯干及四肢，退后有糠麸脱屑及色素沉着	红色斑丘疹，颈及躯干多见，一日出齐，1～2天消退	淡红色斑丘疹，1日内遍及全身，2～3天消退，无色素沉着

4. 并发症 初期可发生化脓性和中毒性并发症，如化脓性淋巴结炎、中毒性心肌炎等。在病程2～3周内，主要有风湿病、肾小球肾炎和关节炎。

（三）心理–社会状况

了解患儿以前有无出疹性疾病，当地有无出疹性疾病的流行。因患儿出现皮疹伴痒感时患儿哭闹严重，会增加家长对疾病的担心和恐惧，要随时进行心理安慰，以消除焦虑情绪。

（四）实验室及其他辅助检查

1. 血常规 白细胞总数增高，中性粒细胞升高，严重时出现中毒性颗粒。

2. 细菌学检查 咽拭子或其他病灶分泌物培养可有β型溶血性链球菌生长。亦可用免疫荧光法检测咽拭子涂片进行快速诊断。

（五）治疗原则

早期病原治疗可缩短病程，减少并发症。首选青霉素，根据病情选择肌肉注射或静脉给药，疗程5～7天。对青霉素过敏者可选用红霉素，疗程同青霉素。中毒型或脓毒型猩红热中毒症状重或伴休克症状者，应给予相应处理，防治并发症。

【常见护理诊断/问题】

1. 体温过高 与感染、毒血症有关。

2. 皮肤黏膜完整性受损 与皮疹、脱皮有关。

3. 潜在并发症 风湿病、肾小球肾炎、关节炎等。

4. 有传播感染的危险 与病原体播散有关。

【护理措施】

（一）维持正常体温

1. 保持室内空气新鲜、流通。供给充足水分，以利散热及毒素的排泄。体温升高时给予物理降温或药物降温。

2. 急性期绝对卧床休息2～3周，给予易消化、富含维生素的流质或半流质饮食，恢复期给软食，鼓励并帮助患儿进食。

（二）皮肤黏膜的护理

保持皮肤清洁，衣被勤换洗。将患儿指甲剪短，劝告不要抓破皮肤。脱皮不完全时，可用消毒剪刀剪除，不可用手撕，以免撕破出血，引起感染。皮肤瘙痒严重者，用炉甘石洗剂涂搽局部。加强口腔护理，并用生理盐水漱口。

（三）病情观察

注意观察有无风湿病、肾小球肾炎和关节炎并发症的临床表现，如有变化及时告知医生。观察患儿和家长的情绪变化，适时给予心理安慰。按医嘱给予抗生素，观察疗效，有无过敏反应及不良反应。观察皮疹的变化情况，如有变化立即通知医生，给予相应的治疗和护理。

（四）预防感染的传播

对猩红热患儿应进行6天隔离治疗，对接触者观察7天，并可用苄星青霉素120万U肌肉注射1次预防；猩红热患儿使用抗生素尤其要强调足量、足疗程，使咽部的病原得到完全清除，避免并发症的发生。

（五）健康教育

向家长介绍猩红热的流行特点、病程、隔离时间、症状、并发症和预后，积极配合治疗；猩红热流行期间不要带儿童去公共场所，接触患者应戴口罩预防。

第五节 流行性腮腺炎患儿的护理

流行性腮腺炎（mumps，epidemic parotitis）是由腮腺炎病毒引起的小儿时期常见的急性呼吸道传染病。以腮腺非化脓性肿痛为特征，大多有发热，咀嚼受限，并可累及其他腺体或脏器。本病传染性仅次于麻疹、水痘。预后良好，感染后可获终生免疫。

【护理评估】

（一）健康史

1. 病因 腮腺炎病毒为RNA病毒，属副黏液病毒，病毒呈球形，直径约100～200nm，仅一个血清型，存在于患者唾液、血液、尿及脑脊液中。此病毒对理化因素敏感，加热至55～60℃、20分钟或0.2%甲醛、75%乙醇2～3分钟即可将其灭活，紫外线照射等很容易将其灭活，但耐低温，4℃可存活2个月以上。

腮腺炎病毒经口、鼻侵入人体，在局部黏膜上皮细胞中增殖，引起局部炎症和免疫反应。然后入血液产生病毒血症。病毒经血液至全身各器官，首先使腮腺、颌下腺、舌下腺、胰腺、性腺等发生炎性变，也可侵犯神经系统。在这些器官中病毒再度繁殖，并再次侵入血循环，散布至第一次未曾侵入的其他器官，引起炎症及损伤出现各种临床表现。

2. 流行病学 人是本病毒的唯一宿主。患者和隐性感染者为本病的传染源，自腮腺肿大前6天到消肿后9天均有传染性。在幼儿园中容易造成流行。

3. 传播途径 本病主要通过直接接触、飞沫传播，也可经唾液污染的食具、玩具等途径传播。一年四季均可发病，以冬春季为高峰。15岁以下儿童是主要的易感者。

（二）临床表现

典型病例临床上以腮腺炎为主要表现。潜伏期14～25天，平均18天。

1. 前驱期 本病前驱期很短，可有发热、头痛、乏力、肌痛、厌食等。

2. 腮腺肿大 常是本病的首发体征。通常先起于一侧，2～3天内波及对侧，也有两侧同时肿大或始终限于一侧者。肿胀以耳垂为中心，向前、后、下发展，局部不红，边缘不清，轻度压痛，咀嚼食物时疼痛加重。腮腺肿大3～5天达高峰，1周左右逐渐消退。

3. 并发症 腮腺炎病毒有嗜腺体和嗜神经性，故病毒常侵入中枢神经系统引起脑膜脑炎，侵入性腺可发生睾丸炎，是男孩最常见的并发症，多单侧受累，约半数病例可发生萎缩，双侧萎缩者可导致不育症。较少见有急性胰腺炎，可出现中上腹剧痛，有压痛和肌紧张，伴发热、寒战、呕吐、腹胀、腹泻或便秘等。也可并发心肌炎、肾炎、肝炎等。

（三）心理-社会状况

了解患儿预防接种史，病前2～3周有无流行性腮腺炎接触史，患儿最近进食情况，观察家长对本病了解程度和护理能力，针对具体情况做好家长的心理安慰。

（四）实验室及其他辅助检查

1. 血常规 白细胞总数正常或稍低，淋巴细胞相对增多。有并发症时白细胞总数及中性粒细胞可增高。

2. 血清、尿淀粉酶测定 其增高程度常与腮腺肿胀程度相平行，90%患儿发病早期血清及尿淀粉酶增高，有助于诊断。

3. 特异性抗体测定 血清特异性IgM抗体阳性提示近期感染。

4. 病毒分离 可从患儿唾液、脑脊液、尿或血中分离出病毒。

（五）治疗原则

主要为对症处理及支持治疗。急性期应避免刺激性食物，多饮水，保持口腔卫生。高热患儿可使用物理降温或使用退热剂，严重头痛和并发睾丸炎者可酌情应用止痛药。重症脑膜脑炎、睾丸炎或心肌炎者必要时可用中等量激素治疗3～7天。氦氖激光局部照射治疗腮腺炎，对止痛、消肿有一定疗效。也可采用中医中药内外兼治。

【常见护理诊断/问题】

1. 疼痛 与腮腺非化脓性炎症有关。

2. 体温过高 与病毒感染有关。

3. 潜在并发症 脑膜脑炎、睾丸炎、胰腺炎，与病毒侵入相关组织有关。

4. 有传播感染的可能 与病原体排出有关。

【护理措施】

（一）减轻疼痛

1. 保持口腔清洁，常用温盐水漱口，不会漱口的幼儿应帮助其多饮水，以减少口腔内残余食物，防止继发感染。

2. 给予富有营养、易消化的半流质或软食，忌酸、辣、干、硬食物，否则可引起唾液分泌物增多，排出受阻，使疼痛加剧。

3. 局部冷敷，使血管收缩，以减轻炎症充血及疼痛。亦可用中药湿敷。

（二）保持正常体温

随时监测体温变化，轻中度发热时鼓励患儿多饮水；高热者给予物理或药物降温。发热伴有并发症者应卧床休息至热退。

（三）观察病情变化

注意有无脑膜脑炎、睾丸炎、急性胰腺炎等临床症状，当患儿出现高热、剧烈头痛、呕吐、颈强直、嗜睡、烦躁或惊厥，可能并发脑膜炎，要及时报告医生给以相应的治疗和护理。发生睾丸炎时可用丁字带托起阴囊，局部间歇冷敷以减轻疼痛。观察家长及患儿的心理变化，及时给予心理疏导和安慰。

（四）预防感染传播

发现腮腺炎患儿后立即采取呼吸道隔离措施，直至腮腺肿大消退后3天。有接触史的易感儿应观察3周。流行期间应加强托幼机构的晨检。居室应空气流通，对患儿口、鼻分泌物及污染物应进行消毒。易感儿可接种减毒腮腺炎活疫苗，接种后90%可产生抗体。

（五）健康教育

无并发症的患儿一般在家中隔离治疗，指导家长做好隔离、饮食、用药等护理，学会病情观察，若有并发症应及时送医院就诊；向家长介绍减轻疼痛的方法，以配合治疗和护理。在病情恢复过程中如患儿体温再度升高或伴有并发症的表现时，应立即就诊。

第六节　百日咳患儿的护理

百日咳（whooping cough，pertussis）是由百日咳嗜血杆菌引起的急性呼吸道传染病，以阵发性痉挛性咳嗽及阵咳终末出现鸡鸣样吼声为特征。外周血象中淋巴细胞明显增多。重症或体弱者可并发肺炎、脑病等严重并发症。因咳嗽症状可持续2～3个月之久，故名“百日咳”。婴幼儿多发，幼婴咳嗽严重者可窒息死亡。

【护理评估】

（一）健康史

1. 病因　百日咳杆菌属博代菌属，革兰阴性染色，为两端着色较深的短杆菌，需氧，无鞭毛及芽孢，需要含有血液的培养基才能生长。该菌根据菌落形态、毒力、抗原性强弱及侵袭力不同分为四相：Ⅰ相，菌落光滑，能溶血，有荚膜，毒力强，抗原性强；Ⅳ相，菌落大而粗，没有荚膜，毒力和抗原性消失，没有致病力；Ⅱ、Ⅲ相为过渡型。本菌对外界抵抗力弱，离开人体后不易生存，56℃ 30分钟或干燥数小时、日光暴晒1小时即死亡，对一般消毒剂敏感。

百日咳杆菌侵入易感者呼吸道后，借其分泌的黏附素、丝状血凝素等黏附于呼吸道上皮细胞纤毛上，繁殖并产生毒素，外毒素、气管细胞毒素、表皮坏死因子等，使呼吸道上皮细胞纤毛麻痹和细胞坏死，呼吸道产生黏稠的分泌物并排出受阻，潴留的分泌物不断刺激呼吸道神经末梢，通过咳嗽中枢引起痉咳；痉咳时患儿处于呼气状态，同时声门痉挛，痉咳停止时吸入的大量气体快速通过痉挛的声门发出高调鸡鸣样吼声；长期痉咳使咳嗽中枢形成“优势兴奋灶”，致使患儿在受到其他刺激时，如咽部检查、进食等可引起痉咳，甚至病愈后一段时间亦可因上呼吸道感染而诱发痉咳。淋巴细胞促进因子将淋巴组织中的淋巴细胞动员到周围血液中，因而白细胞和淋巴细胞分类增高。

2. 流行病学　患者为传染源，传染期多在发病的1～3周，尤以第1周传染性最强。

3. 传播途径　本病通过飞沫传播，传播范围在患者周围2.5m之内，所以，只有在与患者密切接触时才会感染。人群普遍易感，婴幼儿易感性最高。由于母体缺乏足够的抗体传递给胎儿，所以6个月以下的婴儿发病率较高。冬秋季多见，但目前有春夏高发的现象。在应用疫苗后发病年龄有两极变化，周岁以内和成人患者增多。病后多可获持久免疫力。

（二）临床表现

潜伏期平均约7～10天。典型临床经过分3期，每期历时3周左右：

1. 前驱期（卡他期）　从起病至阵发性痉咳的出现，约7～10天。患儿出现咳嗽、流涕、打喷嚏、低热、乏力等上呼吸道感染症状，2～3天后热退，但咳嗽日益加重，尤以夜间为甚。

2. 痉咳期　患者出现典型痉咳状态为进入本期的标志，病期2～4周或更长。痉咳表现为突发几十声急促的咳嗽（处于连续地呼气状态），咳至终末方伴一口深长吸气及高音调鸡鸣样吼声，痉咳时患儿两眼圆睁、面红耳赤、口唇发绀、舌伸齿外、颈静脉怒张、弯腰曲背、缩成一团，痛苦万状。痉咳随黏液痰咳出或胃内容物呕出而告终。如此反复发作每日数次至数十次，日轻夜重。痉咳常因冷空气刺激、进食、烟熏或情绪波动而诱发。痉咳频繁者由于胸腔内压力增高，上腔静脉回流受阻，出现颜面水肿、球结膜下出血（或鼻出血）、面部瘀点或眼睑周围皮下出血等百日咳面容。甚至发生颅内出血。痉咳时舌向外伸与下切齿反复摩擦导致舌系带溃疡。无并发症时体温始终正常。

3. 恢复期　痉咳逐渐减轻至停止、咳嗽消失，此期约2～3周。有并发症者迁延数周。

4. 并发症　少数患儿可因继发其他细菌感染并发支气管肺炎，出现高热、呼吸困难、两肺中细湿啰音。黏稠的呼吸道分泌物可引起肺不张、肺气肿、皮下或纵隔气肿。亦可因严重痉咳，脑组织缺血、缺氧、出血或颅内高压而并发百日咳脑病，表现为反复抽搐、意识障碍或昏迷、脑膜刺激征及病理征阳性。

（三）心理-社会状况

了解患儿近期有无上呼吸道感染症状，咳嗽时的特殊表现，白天和夜间有无区别，评估家长对患儿的表现有无焦虑和恐惧，及时给予精神上的安慰。

（四）实验室及其他辅助检查

周围血白细胞数一般$20\sim40\times10^9/L$，淋巴细胞分类一般0.60以上，继发细菌感染者中性粒细胞数增高。血清学检测特异性抗体IgM有利于早期诊断。亦可用鼻咽吸出物或鼻咽拭子进行细菌学检查。

（五）治疗原则

卡他期应用抗生素可减轻或阻断痉咳，缩短病程，痉咳期使用只能缩短排菌期及预防继发感染。可选用红霉素、氨苄西林、复方磺胺甲基异噁唑，疗程14～21天。重症幼婴可加用泼尼松，以减轻症状，疗程3～5天，亦可用高价免疫球蛋白。同时配合对症治疗及并发症治疗。

【常见护理诊断/问题】

1. 清理呼吸道无效 与黏痰积聚、呼吸道上皮细胞纤毛麻痹和细胞坏死有关。

2. 潜在并发症 支气管肺炎、百日咳脑病。

3. 营养不良：低于机体需要量 与痉咳、害怕呕吐拒食有关。

4. 有感染的危险 与机体抵抗力下降有关。

【护理措施】

（一）保持呼吸道通畅

1. 保持室内空气新鲜，注意室内温度和湿度，避免各种诱发痉咳的刺激。白天多安排室内或户外活动，分散注意力，保持患儿心情舒畅。护理操作尽量集中进行，减少痉咳的发生。

2. 痉咳发作时，协助侧卧、坐起或抱起，轻拍背部，助痰排出，随时擦拭口鼻分泌物。痉咳频发伴窒息或抽搐的幼婴，应专人守护，适时采取吸痰、给氧、人工呼吸等抢救措施。

3. 保证休息，夜间痉咳影响睡眠可遵医嘱服用镇静剂。早期给予抗生素、止咳祛痰剂。痰稠频咳者用蒸气或雾化吸入，严重病例采用激素治疗。

（二）病情观察

病程中应密切观察病情变化，患儿出现持续高热、气促、肺部啰音而阵发性痉咳停止为并发肺炎的表现；出现意识障碍、反复惊厥、瞳孔和呼吸的改变，为并发百日咳脑病的表现，如不及时处理可危及生命，应协助医生给予相应的治疗及护理。

（三）保证营养的供应

痉咳常导致呕吐，患儿因害怕呕吐而拒食，长期如此，可引起营养不良。为保证小儿营养供应，须给予营养丰富、易消化、无刺激性、较黏稠的食物，如面条、米粥、蒸蛋等。食物品种要多样化，以增进食欲。进食宜采用少量多餐，痉咳后进食，喂食不能过急，食后少动，以免引起呕吐。呕吐后及时清洗口腔、耳道或颈部残留的呕吐物，稍等片刻后重喂，大多可不再呕吐。有舌系带溃疡者，局部涂甲紫。

（四）预防感染的传播

1. 管理传染源 无并发症者多在家进行治疗护理，除对家长进行上述护理指导外，还应指导家长对患儿实施呼吸道隔离至痉咳后3周。

2. 切断传播途径 加强室内通风换气，每天紫外线空气消毒1次，患儿的呼吸道分泌物、呕吐物及其污染的物品随时消毒，衣被暴晒。

3. 保护易感者 接触者医学观察21天，并口服红霉素预防，亦可肌内注射高价免疫球蛋白2～4ml，5天后重复1次。目前常用白、百、破三联制剂进行预防，婴儿分别于3、4、5个月时各接种1次，0.5ml皮下注射，流行季节可提前到出生后1个月接种。有效保护期为4年，需加强。国外研制的含有百日咳毒素、69kD外膜蛋白和丝状血凝素的无细胞菌苗，副作用低、安全有效。

（五）健康教育

避免各种诱发痉咳的因素，患儿痉咳时，指导家长拍背或转位，以助痰液排出，如有伴发症，及时进行抢救；指导家长耐心喂养患儿，以防长期喂养不当引起营养不良。

第七节　脊髓灰质炎患儿的护理

脊髓灰质炎（poliomyelitis）是由脊髓灰质炎病毒引起的急性传染病。临床特点为发热、咽痛、肢体疼痛，少数病例出现肢体弛缓性瘫痪。因本病多发于小儿，故又称“小儿麻痹症”。我国自广泛开展口服脊髓灰质炎减毒活疫苗以来，本病发病率已明显降低。

【护理评估】

（一）健康史

1. 病因　脊髓灰质炎病毒属肠道病毒，是一种微小核糖核酸病毒。按其抗原性不同分为Ⅰ、Ⅱ、Ⅲ三型，以Ⅰ型发病较多，且较易引起瘫痪，各型间很少交叉免疫。本病毒在外界生命力强，对低温稳定，对高温、干燥及氧化消毒剂敏感，在粪便中可存活半年，污水中存活3～4个月，奶制品或食品中存活2～3个月，煮沸立刻灭活，紫外线、2%碘及高锰酸钾均可使其灭活。

病毒侵入人体后，首先在鼻咽部淋巴组织及胃肠淋巴组织内增殖，若机体能及时将病毒清除，可不发病而呈隐性感染。若病毒进入血流，导致病毒血症，此时如果体内抗体能中和病毒，则不侵犯中枢神经系统，患者仅有上呼吸道和肠道症状，形成顿挫型。若病毒致病力强或体内抗体产生过迟或不足，病毒进一步侵犯中枢神经系统，引起无瘫痪型或瘫痪型。病变主要侵犯脑干及脊髓前角运动神经细胞，从而引起下运动神经元性的肌肉软瘫。腰、颈段脊髓前角细胞受损最重，细胞坏死，故四肢瘫多见。患病期间，一些因素如劳累、剧烈运动、肌内注射、手术等可促发瘫痪的发生。

2. 流行病学　传染源是患者和病毒携带者，整个病程均具传染性，潜伏期末和瘫痪前期传染性最大。患儿鼻咽部分泌物和粪便内都可排出病原体。

3. 传播途径　粪-口传播是本病主要传播途径，病初亦可通过飞沫传播。人群普遍易感，尤多见于5岁以内的儿童。感染后可获同型病毒持久的免疫力。该病终年可见，以夏秋季为多。

（二）临床表现

潜伏期一般5～14天。典型病例可分为以下5期:

1. 前驱期　常有发热、乏力、头痛、咽痛、流涕及咳嗽等上呼吸道症状，伴食欲不振、恶心、呕吐、腹泻等消化道症状。1～4天热退症状消失（顿挫型）。

2. 瘫痪前期　前驱期热退后1～6天，体温再次上升（呈本病典型的双峰热型），或由前驱期直接进入本期。主要表现为发热及中枢神经系统症状，但尚未出现瘫痪。主要表现为肢体和颈背部疼痛。小婴儿拒抱，较大患儿检查可见以下体征：①三脚架征（tripod sign），患儿坐起时两臂向后伸直以支撑身体；②吻膝试验（kiss-the-knee test）阳性，即坐位时不能自如地弯颈使下颌抵膝；③头下垂征（head drop sign），即将手置于患儿肩下抬起其躯干时，患儿头不能与正常小儿一样与躯干平行。此外，患儿可有面颊潮红、多汗、尿潴留等自主神经功能受累症状。如患儿经3～5天康复，称无瘫痪型。

3. 瘫痪期　多在起病后3～4天或第2次发热后1～2天发生瘫痪，并逐渐加重，至体温正常后瘫痪停止进展，不伴感觉障碍。根据瘫痪表现可分为4型。

①脊髓型：表现为分布不规则、不对称、弛缓性软瘫，腱反射消失，常见于四肢，尤以单侧下肢为多，不伴感觉障碍。颈背肌瘫痪致抬头、起坐困难和不能翻身；呼吸肌瘫痪

出现气促、咳嗽无力，吸气时上腹内凹的反常现象；腹肌、肠肌瘫痪出现顽固性便秘；膀胱肌瘫痪出现尿潴留或尿失禁。②延髓型：病毒主要侵犯延髓呼吸中枢、循环中枢和脑神经核。出现脑神经麻痹及呼吸、循环受损的表现，重者可因呼吸衰竭和循环衰竭而死亡。③脑型：较少见。表现与病毒性脑炎相似，可有发热、头痛、嗜睡、昏迷、惊厥和肢体强直性瘫痪。④混合型：如上述各型同时存在称混合型。常见于脊髓型与延髓型同时存在。

4. 恢复期 瘫痪后1～2周肢体功能逐渐恢复，从肢体远端小肌群开始，继之近端大肌群肌腱反射逐渐恢复。最初1～3个月恢复较快，尔后减慢。

5. 后遗症期 如瘫痪1～2年仍不恢复则为后遗症，可导致肌肉萎缩及畸形，使其不能站立行走或跛行。

6. 并发症 病程中可并发支气管炎、肺炎、尿路感染等。

（三）心理-社会状况

了解患儿家长服用麻痹糖丸的情况，评估家长对患儿的一些表现如有焦虑和恐惧心理，要适时给予心理安慰。

（四）实验室及其他辅助检查

1. 急性期血沉加快，发病后第1周脑脊液可异常，压力增高，白细胞数多在$50 \sim 500 \times 10^6 / L$，早期中性粒细胞增多，但蛋白质增加不明显，呈蛋白质-细胞分离现象。热退后白细胞迅速恢复正常，但蛋白质增高，且持续时间可长达4～10周，糖及氯化物正常。

2. 血清学检测特异性抗体，血及脑脊液中特异性IgM抗体第1～2周出现阳性，4周内阳性率约为93%，有利于早期诊断。疾病早期可从血、咽部分泌物及粪便中分离出病毒。

（五）治疗原则

本病尚无特效治疗，做好护理工作及病情监护很重要。瘫痪前期可试用丙种球蛋白和干扰素，症状严重者加用泼尼松或地塞米松。瘫痪期可用促神经肌肉传导和增强肌肉张力药物，如地巴唑、加兰他敏、新斯的明，适当使用维生素B_1、B_{12}、维生素C及能量合剂等促神经细胞代谢药物，积极对症治疗。恢复期及后遗症期采用针灸、按摩及理疗，必要时手术矫正畸形。

【常见护理诊断问题】

1. 体温过高 与病毒血症有关。

2. 清理呼吸道无效 与咽部肌肉及呼吸肌瘫痪、呼吸中枢受损有关。

3. 疼痛、躯体移动障碍 与病毒侵犯神经组织、脊髓受损有关。

4. 焦虑 与担心疾病预后差有关。

5. 有传播感染的危险 与病原体播散有关。

【护理措施】

（一）维持正常体温

监测体温，观察热型，绝对卧床休息直至热退、瘫痪停止进展为止。

（二）保持呼吸道通畅

注意有无咳嗽无力、痰液聚积、呼吸频率及节律改变；有无发绀、吸气时上腹内凹的反常现象；保持呼吸道通畅，翻身拍背促痰排出或抬高床脚及侧卧进行体位引流。指导患儿咳嗽排痰或用吸痰器清除呼吸道的分泌物，必要时吸氧，气管插管、气管切开、人工呼吸等。遵医嘱给予抗生素预防和治疗肺部感染；用呼吸兴奋剂治疗中枢性呼吸衰竭。

（三）止痛、保持关节功能位

1. 瘫痪前的护理 发生肢体瘫痪前常有感觉异常，受累肌肉明显疼痛。可用热敷法改善肌肉疼痛与痉挛，将拧干水的热棉垫敷于患处，外隔塑料单后加盖干毛巾保温或周围用热水袋维持温度（防止烫伤患儿），每日2～4次，每次20～30分钟。注意监测肌震颤、肌痉挛及肌张力情况。遵医嘱给予阿司匹林、吲哚美辛，亦可用泼尼松减轻神经细胞水肿或加用镇静剂。

2. 瘫痪发生时的护理 对已发生瘫痪的肢体，应避免刺激和受压，床平整但勿太软（褥下可垫木板），盖被轻暖，可用支架保持患肢于功能位，防止足下垂或足外翻。应用维生素B_1、维生素B_{12}、维生素C及能量合剂，改善神经代谢。

3. 瘫痪停止进展后的护理 可用加兰他敏、地巴唑促进神经传导。并立即开始肢体的主动或被动功能锻炼及针灸理疗，促进神经功能最大程度恢复，防止肌肉挛缩畸形。妥善安排好治疗护理，避免不必要的刺激，如注射、反复查体等，防止促发或加重瘫痪的发生。病情严重者遵医嘱给予地塞米松和维生素C，以减轻中毒症状，阻止瘫痪进展。

4. 日常生活护理 包括：①饮食护理，发热期间给予营养丰富的流质或半流质，热退后改用普食。耐心喂养，对有吞咽困难及食后呛咳者，采用拍背、体位引流法防止窒息。严重病例给予鼻饲，每周更换1次鼻饲管，还可静脉供给营养。待吞咽功能恢复时，先试喂少量开水，再慢慢增加食物数量及种类，以训练患儿的吞咽功能。②皮肤护理，患儿多汗长期卧床，须保持皮肤清洁，定时更换体位，动作轻柔以免加重疼痛。受压部位及骨突处应用50%酒精每日按摩2次，改善局部血循环，必要时用气圈或海绵垫，防止褥疮及坠积性肺炎。③排泄的护理，观察患儿大小便情况，有尿潴留时可定时压迫膀胱协助排尿。及时清理排出的大小便，保持臀部清洁干燥。

（四）心理护理

长期卧床丧失活动能力和身体的不适，对患儿情绪可造成很大影响。工作人员应以满腔的热情对待患儿，及时解除不适，尽量满足其日常生活需要，以鼓励患儿树立战胜疾病的信心。

（五）预防感染的传播

1. 管理传染源 对患儿采用消化道隔离，第1周还需呼吸道隔离，隔离至病后40天。

2. 切断传播途径 患儿的分泌物、排泄物用漂白粉消毒，用具及地面用次氯酸溶液消毒，被褥日光暴晒。

3. 保护易感者 密切接触者医学观察20天，或及时肌内注射丙种球蛋白，每次0.3～0.5ml/kg，每月1次连用2个月，可防止发病或减轻症状。普遍接种疫苗是降低发病率以至消灭本病的主要措施。我国现行口服疫苗接种程序为2、3、4个月龄各服1次三价疫苗，4岁时加服1次。当有病例发生或病例成批出现时，宜加服1次。疫苗强调冷藏保管，服用时嚼碎后冷开水送服。

（六）健康教育

对瘫痪肢体尚未完全恢复的患儿，应做好家庭护理指导，使家长有长久的思想准备，树立战胜疾病的信心，耐心指导家长协助患儿做瘫痪肢体的被动运动、推拿与按摩，有条件还可进行温水浴、蜡疗或针刺疗法；指导家长作好日常生活护理，注意安全，防跌伤。安排好患儿的文化知识学习，为将来就业作好准备；对后遗症患儿作好自我保健指导，坚持残肢的主动与被动锻炼，使其有健康的心理，做到人残志坚，注意安全，防止意外事故发生；坚持与社会的正常交往，以获得更广泛的支持与帮助。

第八节 中毒性细菌性痢疾患儿的护理

细菌性痢疾（bacillary dysentery）是由志贺菌属引起的肠道传染病，中毒性细菌性痢疾（bacillary dysentery， toxic type，简称毒痢）是急性细菌性痢疾的危重型，多见于2～7岁体质较好的患儿。起病急骤，临床以突发高热、嗜睡、反复惊厥、迅速发生休克和昏迷为特征。病死率高，必须积极抢救。

【护理评估】

（一）健康史

1. 病因 痢疾杆菌属志贺菌属，为革兰染色阴性杆菌，分A、B、C、D四群（痢疾志贺菌、福氏志贺菌、鲍氏志贺菌、宋氏志贺菌），我国以福氏志贺菌多见，其次为宋氏志贺菌。痢疾杆菌对外界抵抗力较强，在瓜果、蔬菜及污染物上可存活1～2周，耐寒、耐湿，但不耐热和阳光，一般消毒剂均可将其灭活。

发病机制尚未完全清楚，可能和机体对细菌毒素产生异常强烈的过敏反应有关。痢疾杆菌经口进入人体后，侵入结肠上皮细胞并生长繁殖，导致肠黏膜炎症、坏死及溃疡；细菌裂解后可释放大量内毒素进入血液循环，引起发热、毒血症及全身微血管障碍。内毒素作用于肾上腺髓质、交感神经系统和单核-巨噬细胞系统，使其释放各种血管活性物质，引起急性微循环衰竭、感染性休克、DIC及重要脏器功能衰竭。中毒性菌痢的上述病变在脑组织中最为显著，可发生脑水肿甚至脑疝，出现昏迷、抽搐及呼吸衰竭，是中毒性菌痢死亡的主要原因。

2. 流行病学 急性、慢性痢疾患者及带菌者是主要传染源。人群普遍易感，患病后免疫力短暂且不稳定。本病夏秋季多见，体格健壮的儿童发病率最高。

3. 传播途径 本病的传播方式是通过消化道传播，亦可通过苍蝇污染食物传播，流行季节可因饮用污染的水和食物引起暴发流行。

（二）临床表现

潜伏期大多为1～2天，短者数小时，长至8天。起病急骤，全身中毒症状严重，患儿突然高热，体温可达40℃以上。常在肠道症状出现前发生惊厥，短期内（一般在数小时内）即可出现中毒症状，肠道症状往往在数小时或十数小时后出现，症状多不明显甚至无腹痛、腹泻，常被误诊为其他热性疾病。

根据临床特点，可将本病分为以下类型。

1. 休克型（皮肤内脏微循环障碍型） 此型较常见。主要表现为感染性休克。早期患儿面色苍白、肢端厥冷、脉搏细速、呼吸增快、血压正常或偏低、脉压小；随着病情进展，微循环淤血、缺氧，面色青灰、肢端冷湿、皮肤花纹、血压明显降低或测不出、心音低钝、少尿或无尿；后期可伴心、肺、肾等多系统功能障碍。

2. 脑型（脑微循环障碍型） 以颅内压增高、脑水肿、脑疝和呼吸衰竭为主。此型大多数患儿无肠道症状而突然起病，早期即出现嗜睡、剧烈头痛、呕吐、血压增高，心率相对缓慢，肌张力增高。随病情进展很快出现昏迷、反复惊厥，继之出现瞳孔两侧大小不等，对光反应迟钝或消失，呼吸深浅不均，节律不齐，甚至呼吸停止。此型较重，病死率高。

3. 肺型（肺微循环障碍型）　主要表现为呼吸窘迫综合征。以肺微循环障碍为主，常由脑型或休克型基础上发展而来，病情危重，病死率高。

4. 混合型　同时或先后出现以上两型或三型的征象，极为凶险，病死率更高，预后差。

（三）心理-社会状况

评估患儿年龄及发病季节，平时健康状况；向家长了解有无不洁饮食史，痢疾患者接触史及腹泻史；因中毒性细菌性痢疾是小儿消化系统极为严重的传染病，治疗不及时可在短期内危及患儿生命，应注意评估家长对本病的了解程度，有无恐惧、焦虑等，多和家长交流，及时给予心理安慰及支持。

（四）实验室及其他辅助检查

1. 血常规　白细胞总数增高达（10～20）$\times 10^9$/L以上，中性粒细胞增高，当有DIC时，血小板减少。

2. 大便常规　有黏液脓血便的患儿，镜检可见大量脓细胞、红细胞和巨噬细胞。怀疑为中毒性痢疾而未排便者，可用冷盐水灌肠，必要时多次镜检大便。

3. 大便培养　可分离出志贺菌属痢疾杆菌。

4. 免疫学检查　可采用免疫荧光抗体等方法检测粪便的细菌抗原，有助于早期诊断，但易注意假阳性。

5. 特异性核酸检测　采用核酸杂交或聚合酶链反应可直接检测大便中的痢疾杆菌核酸，其灵敏性较高，特异性较强，快捷方便，是较有发展前途的检测方法。

（五）治疗原则

主要的治疗措施是降温、镇静止惊、防治脑水肿和呼吸衰竭、控制感染、抗休克。高热时采用物理降温、药物降温或亚冬眠疗法；持续惊厥患儿可用止惊药物，脑水肿严重者用脱水剂，若出现呼吸衰竭及早使用呼吸机治疗；抗感染选用对痢疾杆菌敏感的抗生素，抗休克主要是扩充血容量，纠正酸中毒，维持水、电解质平衡，改善微循环，适当应用血管活性药物，肾上腺皮质激素主张早期、大剂量、短程应用。

【常见护理诊断/问题】

1. 体温过高　与毒血症有关。

2. 组织灌注量不足　与机体的高敏状态和毒血症致微循环障碍有关。

3. 潜在并发症　脑水肿、呼吸衰竭。

4. 焦虑　与病情危重有关。

【护理措施】

（一）降低体温、控制惊厥

保持室内空气流通新鲜，温、湿度适宜。监测患儿体温变化。高热时给予物理降温或药物降温，对持续高热不退甚至惊厥不止者采用亚冬眠疗法，控制体温在37℃左右。保证营养供给　给予营养丰富、易消化的流质或半流质饮食，多饮水，促进毒素的排出。禁食易引起胀气、多渣等刺激性食物。

（二）维持有效循环

患儿取平卧位或休克体位，给氧，适当保暖以改善周围循环。迅速建立并维持静脉通道，保证输液通畅和药物输入。遵医嘱进行抗休克治疗。

（三）密切观察病情

1. 病情监测 专人监护，密切观察神态、面色、体温、脉搏、瞳孔、血压、尿量、呼吸节律变化和惊厥等情况，每15～20分钟监测生命体征一次，准确记录24小时出入量。

2. 观察患儿排便次数和大便性状 准确采集大便标本送检，应采取黏液脓血部分化验以提高阳性率。大便次数多或病初水样泻时应注意防止脱水的发生。遵医嘱给予抗生素。

3. 防治脑水肿及呼吸衰竭 遵医嘱使用镇静剂、脱水剂、利尿剂等，控制惊厥，降低颅内压。注意保持呼吸道通畅，做好人工呼吸、气管插管、气管切开的准备工作，必要时使用呼吸机治疗。观察药物副作用，防止水、电解质紊乱。

（四）心理护理

主动向患儿及家属解释病情，提供心理支持，减轻焦虑心情。

（五）预防感染的传播

对中毒型痢疾患儿进行隔离；饮食行业及托幼机构员工定期作大便培养，及早发现带菌者给予治疗。加强对饮食、饮水、粪便的管理及消灭苍蝇。在菌痢流行期间口服痢疾减毒活菌苗。有密切接触者应医学观察7天。

（六）健康教育

向患儿及家长讲解菌痢的传播方式和预防知识；嘱患儿注意饮食卫生，不吃生冷、不洁食物，养成饭前便后洗手的良好卫生习惯；说明本病隔离的重要性，患儿采取隔离至临床症状消失后1周或2次大便培养阴性为止。

第九节 流行性乙型脑炎患儿的护理

流行性乙型脑炎（epidemic encephalitis B）简称乙脑，是由乙型脑炎病毒引起，以脑实质炎症为主要病变的中枢神经系统急性传染病。经蚊传播，夏秋季流行。其临床特征为高热、惊厥、意识障碍、呼吸衰竭。重症患儿可留有后遗症。自乙脑疫苗使用以来，发病率明显降低。

【护理评估】

（一）健康史

1. 病因 乙型脑炎病毒（简称乙脑病毒）为嗜神经病毒，属被膜病毒科虫媒病毒属的一种RNA病毒，主要引起中枢神经系统感染。该病毒包膜为脂蛋白，抵抗力不强，加热至56℃、30分钟即可灭活，对常用消毒剂（如乙醚、酸、乙醇、甲醛）等均很敏感，但耐低温和干燥。

感染的蚊虫在叮咬人时，可将病毒传给人体，病毒先在单核-巨噬细胞内繁殖，继而进入血液循环引起病毒血症。如机体免疫功能正常，感染后病毒迅速被清除，不进入中枢神经系统，仅呈隐性感染或轻型感染；如机体免疫力低下、感染病毒量大、毒力强时，病毒可通过血-脑屏障进入中枢神经系统，在神经细胞内复制，引起脑炎。

2. 流行病学 乙脑是人畜共患的自然疫源疾病，人和动物（包括猪、牛、羊、马、鸡、鸭等）感染乙脑病毒后，可发生病毒血症，成为传染源。其中猪是乙脑的主要传染源及中间宿主。流行区的小儿为易感人群，非流行区任何人群均对本病易感，以隐性感染最为常见，感染后可获持久免疫力。

3. 传播途径　蚊虫是主要传播媒介。患者多为10岁以下儿童，尤以2～6岁发病率最高，约90%的病例集中在7、8、9三个月，与气温、雨量和蚊虫滋生密度高峰有关。

（二）临床表现

本病可分为5期，即潜伏期、前驱期、极期、恢复期和后遗症期。

1. 潜伏期　一般为10～14天。

2. 前驱期　一般1～3天，为病毒血症期。起病急骤，主要表现为发热和神志改变。体温在1～2天内高达39～40℃，伴头痛、恶心和呕吐，部分患儿有嗜睡及轻度颈项强直，检查可见病理反射阳性，婴儿有前囟饱满。

3. 极期　持续7天左右，主要表现为脑实质受损症状。

（1）高热：体温高达40℃以上，热程通常持续7～10天，体温越高，热程越长，病情越重。

（2）意识障碍：程度不等，包括嗜睡、谵妄、昏迷或定向力障碍等，常持续1周左右，重者可长达4周以上。昏迷发生愈早，程度愈深，持续时间愈长，病情愈严重。

（3）惊厥：可有局部小抽搐、肢体阵挛性抽搐、全身抽搐或强直性痉挛，持续数分钟至数十分钟不等，均伴有意识障碍。频繁抽搐可加重缺氧和脑实质损伤，导致中枢性呼吸衰竭。

（4）呼吸衰竭：多发生在重症病例，主要由于脑实质炎症、脑水肿、颅内压增高、脑疝和低血钠脑病所致。表现为呼吸节律不规则、暂停，抽泣样、双吸气或叹息样呼吸等，严重脑疝者，两侧瞳孔大小不等或散大，呼吸突然停止而死亡。

高热、惊厥及呼吸衰竭是乙脑极期的严重症状，三者相互影响，其中呼吸衰竭常为致死的主要原因。

（5）颅内压增高征：表现为剧烈头痛、喷射性呕吐、血压升高和脉搏变慢，脑膜刺激征阳性。婴幼儿常有前囟隆起。严重患者可发展为脑疝，常见有小脑幕切迹疝及枕骨大孔疝，可致两侧瞳孔不等大、对光反射消失、呼吸节律异常，最后呼吸、心跳停止死亡。

4. 恢复期　此期体温逐渐下降，神经、精神症状好转，一般于2周左右完全恢复。重症乙脑患儿需1～6个月逐渐恢复。

5. 后遗症期　少数症状超过6个月尚未恢复者。主要表现为意识障碍、痴呆、失语、肢体瘫痪、扭转痉挛以及精神障碍等。

（三）心理–社会状况

注意评估患儿的年龄及发病季节，了解患儿的乙脑接触史和预防接种史。因重型和暴发型病死率可高达20%～50%，应注意评估家长对本病情的了解程度，有无恐惧、焦虑等，及时给家长沟通以消除其负面情绪，促使疾病的康复。

（四）实验室及其他辅助检查

1. 血常规　外周血白细胞总数增高，常在（10～20）$\times 10^9$/L。病初中性粒细胞达0.80以上，随后淋巴细胞占优势，部分病例血象始终正常。

2. 脑脊液　压力增高，外观无色透明，白细胞计数在（50～100）$\times 10^6$/L，发病5日内以中性粒细胞为主，以后淋巴细胞增多。蛋白稍高，氯化物正常，糖正常或偏高。

3. 血清学检查　特异性IgM抗体在病后3～4天即可出现，2周达到高峰，有早期诊断价值。

4. 其他 脑CT检查可显示脑组织低密度区；MRI检查可显示丘脑和脑干部位异常信号。

（五）治疗原则

无特效抗病毒药物，主要对症治疗。处理好“三关”即高热、惊厥、呼吸衰竭是抢救乙脑患者的关键。

高热者采用物理和药物降温将肛温控制在38℃左右；惊厥可选用地西泮肌内注射或缓慢静注；脑水肿与颅内高压常用脱水剂；中枢性呼吸衰竭可用呼吸兴奋剂，必要时还可选用东莨菪碱改善微循环；恢复期和后遗症应加强营养，避免继发感染，逐渐进行功能训练；也可适当应用中医中药、针灸、按摩、体疗和高压氧治疗，促进患儿康复。

【常见护理诊断问题】

1. 体温过高 与病毒血症及脑部炎症有关。

2. 急性意识障碍 与中枢神经系统损害有关。

3. 潜在并发症 惊厥、呼吸衰竭。

4. 焦虑 与预后差有关。

【护理措施】

（一）维持正常体温

密切观察和记录患儿的体温，及时采取有效降温措施，将室温控制在25℃以下。高热患儿头部可放置冰帽、冰枕，颈部、腋下、腹股沟等大血管处放置冰袋或乙醇擦浴、冷盐水灌肠。亦可遵医嘱给予药物或采用亚冬眠疗法。降温过程中注意观察体温、脉搏、呼吸、血压等。

（二）促进意识恢复

有意识障碍者，应协助患儿翻身、拍背，以利分泌物排出。痰液黏稠者给予超声雾化吸入，必要时用吸引器吸痰。同时给氧，减轻脑损伤，以利于意识恢复；准备好气管插管、气管切开、人工呼吸器等物品以便急用。

（三）观察病情

密切观察患儿病情，记录体温、呼吸、脉搏、血压、意识、瞳孔等的变化。备好急救药品及抢救器械，随时准备抢救。如患儿出现烦躁不安、口角或指（趾）抽动、两眼凝视、肌张力增高等惊厥先兆，要及时报告医生。一旦出现惊厥或抽搐，应让患儿取仰卧位，头偏向一侧，松解衣服和领口，清除口鼻分泌物，用牙垫或开口器置于患儿上下臼齿之间，防止咬伤舌头，或用舌钳拉出舌头，以防止舌后坠阻塞呼吸道。遵医嘱使用止惊药物。

（四）心理护理

安慰患儿，抚摸患儿的身体，对其听、视觉及皮肤感觉予以良性刺激，以减轻恐惧感。主动向家长介绍病情及主要处理措施，提供各方面的心理支持，减轻焦虑和自责情绪。

（五）健康教育

开展卫生宣教工作，做好防蚊、灭蚊工作；加强家畜管理，一旦有可疑病例发生，立即就诊；加强乙脑疫苗接种工作的宣传，对10岁以下小儿和从非流行区进入流行区的人员进行乙脑疫苗接种，初次皮下注射2次，间隔7～10天，以后每年加强1次，连续3年可获得持久免疫力；对有后遗症的患儿，做好康复护理指导，并鼓励患儿坚持康复训练和治疗；

坚持用药，定期复诊。

第十节 手足口病患儿的护理

手足口病（hand foot and mouth disease）是由肠道病毒引起的传染性病毒性皮肤病，多发生于5岁以下儿童，可引起手、足、口腔等部位的疱疹，少数患儿可引起心肌炎、肺水肿、无菌性脑膜脑炎等并发症。个别重症患儿如果病情发展快，可导致死亡。

【护理评估】

（一）健康史

1. 病因 本病与柯萨奇病毒A5、A7、A9、A10、A16、B1、B2、B3、B5以及肠道病毒71型有关。其中以柯萨奇病毒A16型（Cox A16）和肠道病毒71型（EV 71）最为常见。上述病毒存在于人直肠、鼻咽部、手足破裂的水疱液中，可经鼻咽腔或呼吸道分泌物引发手足口病，由人传播到人引起小流行。

2. 流行病学 本病常见于夏秋季节，可在托儿所、幼儿园发生小流行。尤以1～2岁婴幼儿居多。潜伏期3～7天。患者、隐性感染者和无症状带毒者为该病流行的主要传染源。

3. 传播途径 主要是通过人群间的密切接触进行传播。患者咽喉分泌物及唾液中的病毒，可通过空气飞沫传播。也可通过被病毒污染的手、毛巾、口杯、玩具、食具、奶具以及床上用品、内衣或患者接触过的公共健身器械等接触传播，亦可经口传播。与患者同一室最易感染。门诊交叉感染和口腔器械消毒不严也可造成传播。易感人群对CoxAl6及EV71型肠道病毒普遍易感，感染后可获得免疫力。

（二）临床表现

患儿发病前可有不同程度的低热不适、头痛、乏力食欲不振、咽痛、咳嗽、鼻炎和腹痛等前驱症状。1～3天后手、足、口腔黏膜出现皮损，皮损特点为口腔黏膜出现小疱并绕以红晕，破裂后形成溃疡或糜烂，掌跖、指趾出现红色斑疹并很快发展为2～4 cm大小的水疱，疱壁薄，内清，周围绕以红晕，水疱破溃后可形成灰白色糜烂面或浅溃疡。急性起病者，发热，口腔黏膜出现散状疱疹，米粒大小，疼痛明显；手掌或脚掌部出现米粒大小疱疹，臀部或膝盖偶可受累。

本病病程1周左右，预后好，极少复发，偶有并发心肌炎、脑膜炎等重症。严重病例（尤其是小于3岁者）病情进展迅速，可并发脑膜炎、脑炎（以脑干脑炎最为凶险）、脑脊髓炎、肺水肿、循环障碍等，极少数病例病情危重，可致死亡，存活病例可留有后遗症。

（三）心理–社会状况

因本病传染性强，应评估家长对本病了解程度和护理能力，观察是否有恐惧心理，针对具体情况做好家长的心理安慰。

（四）实验室及其他辅助检查

血常规检查白细胞计数正常或偏低，中性粒细胞减少，淋巴细胞计数相对增高。病毒分离和血清反应可明确病原体，免疫荧光、酶联免疫等方法有利于病毒的早期诊断。

（五）治疗原则

抗病毒药物可选用利巴韦林、干扰素等，继发感染可选用抗生素如磺胺、红霉素等。

口腔用淡盐水或生理盐水漱口，外涂四环素甘油，口腔黏膜损害严重影响进食者，饭前用1%丁卡因、利多卡因、苯海拉明酯剂、盐酸达克罗宁等混合外用，局部外用炉甘石洗剂。

【常见护理诊断问题】

1. **体温过高** 与病毒感染有关。

2. **皮肤、口腔黏膜完整性受损** 与手足皮损及口腔黏膜受损有关。

3. **潜在并发症** 心肌炎、脑膜炎。

4. **焦虑** 与疾病愈后差有关。

5. **有传播感染的可能** 与疱疹的破溃有关。

【护理措施】

（一）维持正常的体温

手足口病儿应安排在同一病区内诊疗，重症患儿应单独隔离治疗。患儿应卧床休息1周，保持室内安静、空气清新，维持室温18～20℃，湿度50%～60%，定期空气消毒，以免病原体传播。体温在37.5～38.5℃的患儿，给予散热、多饮温水、洗温水浴等，高热者物理降温。因口腔疱疹，患儿胃口较差，应给予清淡、温热、可口、易消化的流质或半流质饮食，禁食冰冷、辛辣、咸等刺激性食物。

（二）皮肤黏膜的护理

患儿因口腔疼痛而拒食、流涎、哭闹不安等，要保持口腔清洁，饭前饭后用生理盐水漱口，对不会漱口者，可用棉棒蘸生理盐水轻轻地清洁口腔，或将维生素B_2粉剂或鱼肝油直接涂于口腔糜烂部位，以减轻疼痛，促使糜烂早日愈合，预防细菌继发感染。患儿衣服、被褥要清洁、舒适、柔软，经常更换。剪短患儿的指甲，必要时包裹其双手，防止抓破皮疹，臀部有皮疹者，要随时清理大小便，保持臀部清洁干燥。手足部皮疹初期可涂炉甘石洗剂，待有疱疹形成或疱疹破溃时可涂0.5%碘附。注意保持皮肤清洁，防止感染。

（三）观察病情

对严重病例，尤其是小于3岁的患儿，病情进展迅速，可并发脑膜炎、脑炎、脑脊髓炎、肺水肿、循环障碍等，应密切观察病情变化，及早发现报告医生给予治疗。

（四）心理护理

因近几年手足口病的患儿增多，家长对其病的知识了解不多，发病易产生恐惧和焦虑，应及时给予心理安慰，消除紧张情绪。

（五）预防感染的传播

及时发现患儿应隔离7～10天，至皮损消退为止，以控制流行；患儿呼吸道分泌物和粪便及其污染的食品、玩具、便器等物品要进行消毒处理；密切接触患者的婴幼儿可肌内注射丙种球蛋白1.5～3ml，以增强预防能力。

（六）健康教育

个人、家庭和托幼机构的卫生是预防本病传染的关键。注意保持家庭环境卫生，居室要经常通风，勤晒衣被；养成饭前便后、外出后洗手习惯，指导儿童进行正确的洗手；婴幼儿更换尿布要妥善处理污物，避免接触患儿；婴幼儿使用的奶瓶、奶嘴使用前后应充分清洗；本病流行期间不宜带儿童到人群聚集、空气流通差的公共场所，托幼机构的教室和宿舍等场所要保持良好通风；每日对玩具、餐具等物品进行清洗消毒；每日对门把手、楼梯扶手、桌面等物体表面进行擦拭消毒；每日进行晨检，发现可疑患儿要及时送诊。

第十一节 结核病患儿的护理

一、概 述

结核病（tuberculosis）是由结核杆菌引起的一种慢性传染性疾病，全身各个脏器均可受累，但以肺结核最常见，严重病例可引起血行播散发生粟粒型结核或结核性脑膜炎。近十多年来，由于人类免疫缺陷病毒（HIV）的流行和耐药结核菌株的产生，许多国家结核发病率有所回升，我国结核病疫情在全球属于WHO认定的22个结核病高发国家之一，目前约有5亿以上人口感染。据调查，0～14岁小儿结核平均感染率为9.6%，仍为儿童时期重要的传染病。

知识链接

“世界结核病防治日”是每年的3月24日，为纪念1882年德国微生物学家罗伯特·科霍向德国柏林医生发表他对结核病病原菌的发现而定。今年是第16个“世界防治结核病日”，我国结核病防治主题是：“遏制结核，健康和谐”。

（一）病因

结核杆菌属分支杆菌，具抗酸性，革兰染色阳性，抗酸染色呈红色，分为4型：人型、牛型、鸟型、鼠型。对人类致病的主要是人型和牛型，其中人型是人类结核病的主要病原体。结核杆菌含有类脂质、蛋白质和多糖体。蛋白质能使机体致敏，产生变态反应，引起疾病；类脂质对细菌有保护作用，使其对酸、碱和消毒剂的耐受力较强，但对湿热敏感，65℃30分钟即可灭活，干热100℃20分钟灭活。痰液中的结核杆菌用5%苯酚或20%漂白粉须经24小时处理才被杀灭。

小儿初次接触结核杆菌后是否发展为结核病，取决于细菌数量、毒力及机体免疫力，尤其是细胞免疫的强弱。机体感染结核菌后，在产生免疫力同时，也产生变态反应，均为致敏T细胞介导的，是同一细胞免疫过程的两种不同表现。

小儿对结核菌及其代谢产物具有较高的敏感性，结核杆菌初次侵入人体后，在肺泡内和无活性的巨噬细胞中短暂的生长繁殖，4～8周后产生细胞免疫，同时出现组织超敏反应，通过细胞免疫应答使T淋巴细胞致敏，此期如用结核菌素做皮试试验可出现阳性反应。若再次接触结核杆菌或其代谢产物时，致敏的淋巴细胞就释放一系列细胞因子，激活并汇集巨噬细胞于病灶处，产生足够的水解酶和杀菌素，吞噬和杀灭大部分结核杆菌。当细菌量少而组织敏感性高时，就形成由淋巴细胞、巨噬细胞和成纤维细胞组成的肉芽肿；当细菌量多、组织敏感性高时，则组织坏死不完全而产生干酪样物质；当细菌量多而组织敏感性低时，可引起感染播散和局部组织破坏。

（二）流行病学

开放性肺结核患者是结核病的主要传染源。30%～50%的患儿有与成人开放性肺结核患者的密切接触史。新生儿对结核菌非常敏感、小儿发病与否主要取决于：结核菌的毒力及数量；机体抵抗力的强弱；遗传因素与本病的发生亦有一定关系。近年由于卡介苗的广泛接种，大大降低了小儿结核的发病率和死亡率。

（三）传播途径

主要是通过呼吸道，通过消化道、皮肤或胎盘传染者少见。小儿结核病的感染率随着年龄增长而升高，年龄越小患病率越高。生活贫困、居住拥挤、营养不良、社会经济落后等是人群结核病高发的原因。

（四）实验室及其他辅助检查

1. 结核菌素试验 可测定受试者是否感染过结核杆菌。小儿受结核感染4～8周后，做结核菌素试验即呈阳性反应。其发生机制主要是由于致敏的淋巴细胞和巨噬细胞积聚在真皮的血管周围，诱发炎症反应，血管通透性增高，在注射局部形成硬结所致。

（1）试验方法：常用的结核菌素试验为皮内注射0.1ml含结核菌素5个单位的纯蛋白衍生物（protein purified derivative，PPD）。一般注入左前臂掌侧中下1/3交界处皮内，使之形成直径为6～10mm的皮丘。若患儿结核变态反应强烈如患疱疹性结膜炎、结节性红斑或一过性多发性结核过敏性关节炎等，宜用1个结核菌素单位的PPD试验，以防局部的过度反应及可能的病灶反应。

（2）结果判断：接种后48～72小时观察反应结果，一般以72小时为准。测定局部硬结的直径，取纵、横两径的平均值来判断其反应强度。如硬结平均直径＜5mm为阴性（－），5～9mm为阳性（+），10～19mm为中度阳性（++），≥20mm为强阳性（+++），局部除硬结外，还可见水疱、破溃、淋巴管炎及双圈反应等为极强阳性反应（++++）。

（3）临床意义：阳性反应见于：①接种卡介苗后。②年长儿无明显临床症状仅呈一般阳性反应，表示曾感染过结核杆菌。③3岁以下尤其是1岁以内未接种过卡介苗者，中度阳性反应多表示体内有新的结核病灶。年龄愈小，活动性结核的可能性愈大。④强阳性和极强阳性反应者，表示体内有活动性结核病。⑤由阴性反应转为阳性反应，或反应强度由原来小于10mm增至大于10mm，且增幅超过6mm时，表示新近有感染。

阴性反应见于：①未感染过结核。②初次感染后4～8周内。③假阴性反应，由于机体免疫功能低下或受抑制所致，如重症结核病；急性传染病如麻疹、水痘、风疹、百日咳等；体质极度衰弱者如重度营养不良、重度脱水、重度水肿等；原发或继发免疫缺陷病；应用糖皮质激素或其他免疫抑制剂治疗时等。④技术误差或结核菌素失效。

2. 结核杆菌检查 从患儿的痰液、胃液、脑脊液、浆膜腔液中找到结核菌即可确诊。采用厚涂片法或荧光染色法检查结核菌阳性率较高。

3. 免疫学诊断及分子生物学诊断 如用DNA探针、聚合酶链反应（PCR）来快速检测结核杆菌。用免疫荧光试验、酶联免疫电泳技术（ELIEP）、酶联免疫吸附试验（ELISA）来检测结核杆菌特异性抗体。

4. 血沉检查 血沉增快为结核病活动性指标之一，但无特异性。

5. 影像学诊断 胸部X线检查是筛查小儿结核病的重要手段之一，除前、后位胸片外，同时应拍侧位片。可检出病变部位、范围、性质、类型及发展情况，定期复查可观察治疗效果，必要时可作高分辨率CT扫描。CT扫描有利于发现隐蔽区结核病灶。目前磁共振影像（MRI）在结核病领域主要用作结核病与非结核病的鉴别诊断。

6. 其他辅助检查 纤维支气管镜检查，有助于支气管内膜结核及支气管淋巴结结核的诊断；周围淋巴结穿刺液涂片检查，可发现特异性结核改变，如结核结节或干酪性坏死，有助于结核病的诊断和鉴别诊断；肺穿刺活检或胸腔镜取肺活检对特殊疑难病例确诊有帮助。

（五）预防

1. 控制传染源　结核杆菌涂片阳性患者是小儿结核病的主要传染源，早期发现及合理治疗结核杆菌涂片阳性患者，是预防小儿结核病的根本措施。

2. 普及卡介苗接种　卡介苗接种是预防小儿结核病的有效措施。目前我国计划免疫接种对象为新生儿和结核菌素试验阴性的小儿。在下列情况禁止接种卡介苗：先天性胸腺发育不全或联合免疫缺陷病患者；急性传染病恢复期；注射局部有湿疹或患全身性皮肤病；结核菌素试验阳性。

3. 预防性化疗

（1）目的：预防小儿活动性肺结核、肺外结核病发生及防止青春期结核病复发。

（2）适应证：①密切接触家庭内开放性肺结核者；②新近结核菌素试验由阴性转为阳性者；③3岁以内婴幼儿未接种过卡介苗而结核菌素试验中度阳性以上者；④结核菌素试验为阳性并有早期结核中毒症状者；⑤结核菌素试验阳性，新近患麻疹、百日咳等急性传染病的小儿；⑥结核菌素试验阳性小儿，因其他疾病需较长期使用糖皮质激素或其他免疫抑制剂治疗者。

（3）方法：服用异烟肼，每日10mg/kg，疗程6～9个月。

（六）治疗原则

治疗原则：早期、适量、联合、规律、全程、分段治疗。

1. 目前常用的抗结核药物　杀菌药物如异烟肼（INH）和利福平（RFP）、链霉素（SM）和吡嗪酰胺（PZA）；抑菌药物常用者有乙胺丁醇（EMB）及乙硫异烟胺（ETH）；针对耐药菌株的几种新型抗结核药，如老药的复合剂型：Rifamate（内含INH150mg和RFP300mg）；Rifater（内含INH、RFP和PZA），老药的衍生物：如利福喷丁（Rifapentine），新的化学制剂，如力排肺疾（Dipasic），是一种合成的新抗结核药物，是耐受较好的INH类制品，可延迟INH的抗药性。

临床常用小儿抗结核药物（表16–2）。

表16–2　临床常用小儿抗结核药物

药物	剂量（mg/kg.d）	给药途径	主要不良反应
异烟肼	10（≤300mg/d）	口服（可肌内注射、静脉点滴）	肝毒性、末梢神经炎、皮疹和发热
利福平	10（≤450mg/d）	口服	肝毒性、消化道症状、过敏反应
链霉素	20～30（≤0.75g/d）	口服	第Ⅷ脑神经损害、肾毒性、过敏、皮疹和发热
吡嗪酰胺	20～30（≤0.75g/d）	口服	肝毒性、高尿酸血症、关节痛、过敏和发热
乙胺丁醇	15	口服	球后视神经炎、肝毒性和皮疹
乙硫异烟胺	10～15	口服	胃肠道反应、肝毒性、末梢神经炎、过敏、皮疹和发热

2. 化疗方案

（1）标准疗法：一般用于无明显自觉症状的原发型肺结核。每日服用INH，RFP和（或）EMB，疗程9～12个月。

（2）两阶段疗法：用于活动性原发型肺结核、急性粟粒性结核病及结核性脑膜炎。①强化治疗阶段：联用3～4种杀菌药物，迅速杀灭敏感菌、生长繁殖活跃的细菌和代谢低下的细菌，防止或减少耐药菌株的产生，为化疗的关键阶段。长程化疗时，此阶段一般需要3～4个月；短程疗法时一般为2个月。②巩固治疗阶段：联用2种抗结核药物，杀灭持续存在的细菌以巩固疗效，防止复发。长程化疗时，此阶段长达12～18个月；短程疗法时一般为4个月。

（3）短程疗法：为结核病现代疗法的重大进展，作用机制是快速杀灭机体内处于不同繁殖速度的细胞内、外结核菌群，使痰菌早期转阴并持久阴性，病变吸收消散快，远期复发少。6个月短程化疗方案可选用以下几种：①2HRZ/4HR；②2SHRZ/4HR；③2EHRZ/4HR。若无PZA则将疗程延长至9个月。（方案中数字为月数，H=INH、R=RFP、Z=PZA、S=SM、E=EMB）

二、原发型肺结核患儿的护理

原发型肺结核（primary pulmonary tuberculosis）是结核杆菌初次侵入人体后引起的原发感染，是小儿肺结核的主要类型，占儿童各型肺结核总数的85.3%。包括原发综合征（primary complex）和支气管淋巴结结核（tuberculosis of tracheobronchial lymph nodes），前者由肺原发病灶、局部淋巴结病变和两者相连的淋巴管炎组成，后者以胸腔内肿大淋巴结为主。两者除X线表现不同外，在临床上难以区别，故两者常并为一型，即原发型肺结核。一般预后良好，但也可以继续发展甚至恶化，导致干酪性肺炎、结核性胸膜炎等，或血行播散导致急性粟粒性结核或结核性脑膜炎。

【护理评估】

（一）健康史

1. 病因 结核杆菌由呼吸道进入肺，引起结核性细支气管炎，继而形成结核结节或结核性肺炎。肺部原发病灶多位于右侧肺上叶底部和下叶上部近胸膜处。基本病变为渗出、增殖、坏死。渗出性病变以炎性细胞、单核细胞和纤维蛋白为主要成分；增殖性改变以结核结节和结核性肉芽肿为主；坏死的特征性改变为干酪样病变，常出现于渗出性病变中。结核性炎症的主要特征是上皮样细胞结节和朗格汉斯细胞浸润。

2. 原发型肺结核的病理转归

（1）吸收好转：病变完全吸收，钙化或硬结（隐伏或痊愈）。此种转归最常见，出现钙化表示病变至少已有6～12个月。

（2）进展：①原发病灶扩大，产生空洞；②支气管淋巴结周围炎，形成淋巴结支气管瘘，导致支气管内膜结核或干酪性肺炎；③支气管淋巴结肿大，造成肺不张或阻塞性肺气肿；④结核性胸膜炎。

（3）恶化：血行播散而导致急性粟粒性肺结核病或全身性粟粒性结核病。

（二）临床表现

原发型肺结核症状轻重不一。轻者可无症状，仅在X线检查时被发现。一般起病缓慢，可有低热、盗汗、食欲不佳、疲劳等结核中毒症状，多见于年龄较大儿童。婴幼儿及症状较重者，可突起高热39～40℃，但一般情况尚好，与发热不相称，持续2～3周后转为低热，并伴有结核中毒症状，易被误诊为伤寒或肺炎。部分患儿可有疱疹性结膜炎、皮肤结节性红斑或多发性、一过性关节炎等结核变态反应表现。若胸内淋巴结高度肿大，可产生压迫症状，如压迫支气管分叉处出现类似百日咳样的痉挛性咳嗽；压迫支气管使其部分阻塞可引起喘鸣；压迫喉返神经可引起声嘶等；压迫静脉可致颈部一侧或双侧颈静脉怒张。

体检可见周围淋巴结有不同程度肿大，婴儿可伴肝脾肿大。肺部体征不明显，与肺内病变不一致。

（三）社会–心理状况

注意评估患儿对结核病病情、隔离方法、服药等知识的了解程度，评估患儿及家长的心理状态，家庭的经济承受能力及社会支持系统，及时给予心理安慰。

（四）实验室及其他辅助检查

1. 结核菌素试验　呈强阳性或由阴性转为阳性。

2. 胸部X片检查　原发综合征在X线胸片上呈现典型哑铃状双极影者已少见。因肺内原发病灶小或被纵隔掩盖，X线无法查出，或原发病灶已吸收，仅遗留局部肿大淋巴结，故临床诊断支气管淋巴结结核多见。X线表现为：①炎症型：肺门部肿大淋巴结阴影，边缘模糊。②结节型：肺门区域圆形或卵圆形致密阴影，边缘清楚，突向肺叶。③微小型：肺纹理紊乱，肺门形态异常，肺门周围呈小结节及小点片状模糊阴影，此型近年来渐被重视。

（五）治疗原则

无明显症状的原发性肺结核：选用标准疗法，每日服用INH、RFP和（或）EMB，疗程9～12个月。活动性原发型肺结核：宜采用短程化疗（DOTS）。强化治疗阶段联用3～4种杀菌药：INH、RFP、PZA或SM，2～3个月后以INH、RFP或EMB巩固维持治疗。

【常见护理诊断问题】

1. 营养失调：低于机体需要量　与食欲不振、疾病消耗过多有关。

2. 活动无耐力　与结核杆菌感染有关。

3. 潜在并发症　药物毒副反应有关。

4. 有传播感染的可能　与呼吸道排出病原体有关。

5. 焦虑　与病程长，需长期治疗、隔离有关。

【护理措施】

（一）饮食护理

患儿应给予高能量、高蛋白、高维生素、富含钙质和易消化食物。如牛奶、鸡蛋、瘦肉、鱼、豆腐、新鲜水果、蔬菜等以增强抵抗力，促进机体修复能力和病灶愈合。尽量提供患儿喜爱的食品，注意食物的色、香、味，以增加食欲。

（二）生活护理

建立合理的生活制度，保持居室空气流通，阳光充足。保证患儿有充足的睡眠时间，减少体力消耗，促进体力恢复。除严重的结核病应绝对卧床休息外，一般不过分强调绝对卧床。可作适当的室内、外活动。积极防治各种急性传染病，避免受凉引起上呼吸道感染。肺结核患儿出汗多，尤其是夜间，应及时更换衣服。

（三）合理用药

抗结核药物种类多，疗程长，治疗过程中会出现不同程度的毒副反应，需密切观察，及时发现，及时处理。有些药物对肝、肾有损伤，应定期检查尿常规、肝功能。使用链霉素的患儿，尤其要注意有无发呆、抓耳挠腮等听神经损害的现象，发现异常及时和医生联系，以决定是否停药。

（四）预防感染传播

结核病患儿活动期应实行呼吸道隔离措施，对患儿呼吸道分泌物、痰杯、餐具等进行消毒处理。

（五）心理护理

多与患儿及家长交流，了解心理状态，及时做好思想工作，介绍病情及用药情况，消除顾虑，树立战胜疾病的信心。

（六）健康教育

向家长和患儿介绍肺结核的病因、传播途径及消毒隔离措施。指导家长对居室、痰液、痰杯、食具、便盆等进行消毒处理；指导家长做好患儿的日常生活护理及饮食调整；全程正规化疗是治愈肺结核的关键，应坚持全程正规服药。注意定期复查，以了解治疗效果和药物使用情况，便于根据病情调整治疗方案；指导家长密切观察抗结核药物的副作用，特别是治疗时间较长的患儿，如发现变化应及时就诊；积极防治各种急性传染病、营养不良、佝偻病等，以免加重病情。

三、急性粟粒型肺结核患儿的护理

急性粟粒型肺结核（acute miliary tuberculosis of the lungs）或称急性血行播散性肺结核，是结核杆菌经血行播散而引起的肺结核，常是原发综合征发展的后果，多发于婴幼儿初次感染后6个月以内，病情危重，病死率高。年龄幼小，患麻疹、百日咳或营养不良、机体免疫力低下，特别是HIV感染，易诱发本病。婴幼儿和儿童常并发结核性脑膜炎。

【护理评估】

（一）健康史

由于婴幼儿机体免疫功能低下，当原发病灶或干酪样坏死发生破溃时，大量结核杆菌由此侵入血液而引起血行播散，若由肺动脉播散，则仅肺部受累，发展为急性粟粒性肺结核；如结核杆菌进入肺静脉，则通过体循环播散到全身各个脏器，如脑、脑膜、肝、脾、肾、肠、腹膜、骨髓等引起全身粟粒型结核病。播散到上述脏器中的结核菌在间质组织中形成细小结节。在肺部中的结核结节多分布于肺上部，为灰白色或淡黄色不透明的结节，如针尖或粟粒一般，1～2mm，大小一致，分布均匀。镜检示结核结节由类上皮细胞、淋巴细胞、朗格汉斯细胞和中心干酪样坏死性病灶组成。

（二）临床表现

大多为急性起病，婴幼儿多突然高热，体温达39～40℃，呈稽留热或弛张热，伴寒战、盗汗、食欲不振、咳嗽、面色苍白和发绀。肺部体征不明显，晚期可听到干湿性啰音而被误认为肺炎。有时患儿持续高热不退伴肝脾以及淋巴结肿大，临床上易与伤寒、败血症等混淆。部分婴幼儿主要表现一般中毒症状，如体温中度热，呈规则或不规则发热，食欲不振、消瘦和倦怠等而误认为营养不良，常持续数周或数月。约50%以上的患儿在起病时就出现脑膜炎征象。

6个月以下患儿的特点为发病急，症状重而不典型，累及器官多，特别是伴结核性脑膜炎者，病程进展快，病死率高。

（三）社会-心理状况

注意评估家长对患儿高热、寒战、盗汗、咳嗽、面色苍白、发绀等急性病表现的心理反应，观察患儿及家长有无恐惧心理，及时给予心理支持及安慰。

（四）实验室及其他辅助检查

1. 结核菌素试验　阳性。

2. 血常规检查　约1/3的患儿白细胞明显增高，或出现类白血病反应。

3. 胸部X片检查　急性粟粒型结核病患儿早期因粟粒小不易查出，起病2～3周后摄片可密布两侧肺野大小一致、分布均匀的粟粒阴影。

4. CT检查　肺部显示大小、密度、分布一致粟粒影，部分病灶融合。

5. 眼底检查　可发现脉络膜结核结节。

（五）治疗原则

宜采用短程化疗（DOTS）。强化治疗阶段联用3～4种杀菌药：INH、RFP、PZA或SM，2～3个月后以INH、RFP或EMB巩固维持治疗。有中毒症状及呼吸困难者，在应用足量抗结核药物的同时，可用泼尼松治疗1～2个月。

【常见护理诊断问题】

1. 营养失调：低于机体需要量　与疾病消耗过多有关。

2. 潜在并发症　结核性脑膜炎。

3. 有传播感染的可能　与呼吸道排出病原体有关。

4. 焦虑　与病情危重有关。

【护理措施】

（一）保证营养供应

患儿应给予营养丰富、易消化的饮食，保证足够能量以增强机体的抵抗力。对病情重不能进食者，可静脉补液维持水、电解质平衡。

（二）密切观察病情变化

1. 观察生命体征变化　密切观察患儿体温、呼吸、脉搏、神志、瞳孔和尿量，及早发现颅内高压，以便及时采取急救措施。

2. 保持呼吸道通畅　有呼吸功能障碍时，取侧卧位，给予吸氧，必要时进行人工辅助呼吸。

3. 遵医嘱给予药物治疗　注意液体的速度和药物的副作用，配合医生做好需要治疗和检查的穿刺手术，做好术后护理。

（三）消毒隔离

急性粟粒性肺结核患儿，应采取呼吸道隔离措施，对患儿呼吸道的分泌物、餐具、痰杯应及时进行消毒处理。

（四）心理护理

急性粟粒性肺结核患儿病情重，护理人员对患儿应和蔼可亲，关怀体贴，了解其心理需求，并予以安慰。加强与患儿家长的沟通，使其克服焦虑，配合治疗及护理。

（五）健康教育

向家长介绍急性粟粒性肺结核患儿需要坚持全程、合理使用抗结核药物，并作好病情及药物毒副作用的观察，定期门诊复查；要供给患儿充足的营养，保证休息及适当户外活动；避免继续与开放性结核患者接触，以防重复感染。

四、结核性脑膜炎

结核性脑膜炎（tuberculous meningitis）简称结脑，是结核菌侵犯脑膜所引起的炎症，是小儿结核病中最严重的类型。常在结核原发感染后1年内发生，尤其是初次感染结核3～6个月最易发生结脑。多见于3岁以内的婴幼儿，约占60%。是小儿结核病致死的主要原因。自普及卡介苗接种和有效抗结核药物应用以来，本病发病率较过去明显降低，预后有很大改进。

【护理评估】

（一）健康史

结核性脑膜炎常为全身粟粒性结核的一部分，通过血行播散而来。小儿神经系统发育不成熟，血-脑脊液屏障功能不完善，免疫功能低下与本病的发生密切相关。结核性脑膜炎也可由脑实质或脑膜的结核病灶破溃，结核菌进入蛛网膜下腔及脑脊液中所致。偶见脊柱、中耳或乳突结核病灶侵犯脑膜。

（二）临床表现

多缓慢起病，根据临床表现，大致可分为三期。

1. 早期（前驱期） 约1～2周。主要症状为小儿性格改变，如精神呆滞，对周围事物不感兴趣，少言、懒动、烦躁、易怒等，可有低热、厌食、盗汗、消瘦、便秘及不明原因的呕吐，年长儿可诉头痛。

2. 中期（脑膜刺激期） 约1～2周。由于颅内压逐步增高，患儿出现持续性头痛、喷射性呕吐、嗜睡或烦躁不安、惊厥等。脑膜刺激征明显（颈项强直、克尼格征和布鲁津斯基征阳性）。婴幼儿则表现为前囟隆起、颅缝裂开。此期可出现脑神经障碍，最常见为面神经瘫痪，其次为动眼神经和外展神经瘫痪。部分患儿出现脑炎体征。

3. 晚期（昏迷期） 约1～3周。上述症状逐渐加重，由意识蒙眬、半昏迷进入昏迷。阵挛性或强直性惊厥频繁发作。患儿极度消瘦，呈舟状腹。常出现水、电解质代谢紊乱。最终因颅内压急剧增高导致脑疝致使呼吸及心血管运动中枢麻痹而死亡。

（三）心理-社会状况

结核性脑膜炎的预后与治疗早晚、患儿年龄、病期和病型、结核杆菌耐药性、治疗方法等有关。应及时评估家长对疾病预后及治疗要求的了解程度，有无焦虑，应给予心理安慰。

（四）实验室及其他辅助检查

1. 脑脊液检查 脑脊液压力增高，外观透明或呈毛玻璃状；静置12～24小时后，可有网状薄膜生成，取之涂片可查到抗酸杆菌。白细胞数（50～500）$\times 10^6$/L，分类以淋巴细胞为主；蛋白定量增加；糖和氯化物均降低是结核性脑膜炎的典型改变。

2. 抗结核抗体测定 PPD-IgG、PPD-IgM抗体测定有助于早期诊断。

3. 胸部X线检查 约85%结脑患儿X线胸片有结核病改变，其中90%为活动性肺结核，胸片证实有血行播散性结核病对确诊结脑很有意义。

4. 结核菌素试验 阳性对诊断有帮助，但高达50%的患儿可呈阴性反应。

5. 眼底检查 可见脉络膜上有粟粒状结节病变。

（五）治疗原则

重点是抗结核治疗和降低颅内压。

抗结核药物宜联合应用易透过血–脑脊液屏障的抗结核杀菌药物，分阶段治疗。降低颅内压可用肾上腺皮质激素、脱水剂、利尿剂，视病情可考虑做侧脑室穿刺引流、腰穿减压、分流手术等。

【常见护理诊断问题】

1. **潜在并发症**　颅内高压症。

2. **营养失调：低于机体需要量**　与摄入不足及消耗增多有关。

3. **有皮肤完整性受损的危险**　与长期卧床、排泄物刺激有关。

4. **焦虑**　与患儿病程较长、疾病预后较差有关。

【护理措施】

（一）密切观察病情变化

1. **维持正常生命体征**　密切观察患儿体温、呼吸、脉搏、血压、神志、瞳孔大小和尿量，及早发现颅内高压或脑疝，以便及时采取急救措施。

2. 患儿应绝对卧床休息，保持室内安静，治疗、护理操作尽量集中完成，减少对患儿的刺激。

3. 保证患儿安全，惊厥发作时，松解衣扣，应在上下齿之间安置牙垫，防止舌咬伤；有呼吸功能障碍时，保持呼吸道通畅，取侧卧位，给予吸氧，必要时进行人工辅助呼吸。

4. 遵医嘱给予脱水剂、利尿剂、肾上腺皮质激素、抗结核药物等，注意液体的速度和药物的副作用；配合做好腰穿术、侧脑室引流术，以减低颅内压。做好术后护理。腰穿后去枕平卧4～6小时，以防脑疝发生。

（二）改善营养状况

患儿应给予营养丰富、易消化的饮食，保证足够能量以增强机体的抵抗力。对昏迷、不能吞咽者，可鼻饲和静脉补液维持水、电解质平衡。鼻饲时压力不可过大，以免呕吐，病情好转能自行吞咽时，及时停止鼻饲。

（三）维持皮肤、黏膜的完整性

1. 对昏迷及瘫痪患儿，每2小时翻身、拍背一次，以防止褥疮和坠积性肺炎。保持床铺清洁、平整，骨突处垫气垫或软垫。及时清除呕吐物和大小便，保持皮肤清洁、干燥。每日清洁口腔2～3次，以免因呕吐致口腔不洁细菌繁殖或并发吸入性肺炎。对昏迷眼不能闭合者，可涂眼膏并用纱布覆盖，保护角膜。

2. **消毒隔离**　大部分结脑患儿伴有肺部结核病灶，应采取呼吸道隔离措施。对患儿呼吸道的分泌物、餐具、痰杯应进行消毒处理。

（四）心理护理

结脑病情重、病程长，护理人员对患儿应和蔼可亲，关怀体贴，了解其心理需求，并予以照顾。加强与患儿家长的沟通，使其克服焦虑，配合治疗及护理。

（五）健康教育

向家长说明要做好长期治疗的思想准备，坚持全程、合理用药，并作好病情及药物毒副作用的观察，定期门诊复查；制订良好的生活制度，供给充足的营养，保证休息时间，适当地进行户外活动；避免继续与开放性结核患者接触，以防重复感染；对留有后遗症如肢体瘫痪者，指导家长对瘫痪肢体进行被动活动等功能锻炼，帮助肢体功能恢复，防止肌挛缩；对失语和智力低下者，进行语言训练和适当教育。

（袁爱梅）

思考题

1. 患儿两岁半，4天前发热、流涕、咳嗽，今晨发现前额及耳后部有浅红色斑丘疹，眼结膜充血、流泪，口腔两颊黏膜明显充血。体温39.5℃，精神不振，心肺无异常。

问题：（1）患儿初步临床诊断是何病？

（2）主要护理诊断及护理措施是什么？

2. 患儿1岁2个月，3天前发热、体温37.8℃，伴头痛、流涕、咳嗽，食欲差、乏力，精神不振。昨晚发现患儿手掌及口腔黏膜出现米粒大小的小疱，周围绕以红晕，其他未见异常。

问题：（1）患儿初步考虑何病？

（2）常见护理诊断及护理措施是什么？

第十七章　寄生虫病患儿的护理

学习目标

1. 掌握蛔虫病、蛲虫病的身体状况和护理措施。
2. 熟悉蛔虫病、蛲虫病的健康史和治疗要点。
3. 了解蛔虫病、蛲虫病的常见护理诊断（问题），实验室及其他辅助检查。

寄生虫病（parasitic disease）是小儿时期的常见病。由于寄生虫对人体的机械性、化学损害和夺取营养，对儿童的健康危害较大，轻者出现消化不良、营养不良，重者可致生长发育不良，甚至致残或致死。因此应重视寄生虫病的防治。

第一节　蛔虫病患儿的护理

蛔虫病（ascariasis）是儿童最常见的寄生虫之一。是由蛔虫寄生于人体内引起的疾病。轻者可无明显症状，易位寄生虫可导致胆道蛔虫病、肠梗阻等严重并发症，严重者可危及生命。

【护理评估】

（一）健康史

蛔虫是寄生人体肠道内最大的线虫，雌雄异体，形似蚯蚓。成虫寄生于人体小肠，以肠内容物为食，雌虫每天产卵可多达20万个。蛔虫卵随粪便排出体外，在适宜的温度和湿度下5~10天发育成具有感染性的虫卵，被人吞食后，虫卵→幼虫，穿入肠壁→门静脉→肝→右心→肺泡→支气管→气管→咽部→小肠，逐渐发育为成虫。自人体感染到雌虫产卵约需60～75天，雌虫寿命为1~2年。

蛔虫卵对外界抵抗力较强，可在泥土、水中生存数月，在5～10℃可生存2年仍具感染力，但不耐高温、日晒和干燥，在65℃水中5分钟即被杀死，日光直晒亦很快死亡。

蛔虫病患者是主要的传染源，主要的感染途径为粪-口传播，即食入被污染感染性虫卵的食物、水，或用感染的手取食物，或虫卵随飞扬的尘土入侵口内咽下等。人蛔虫病农村的发病率高于城市，小儿高于成人。

（二）身体状况

1. 幼虫移动引起的症状

（1）幼虫移行到肺：可引起蛔幼性肺炎或蛔虫性嗜酸性粒细胞性肺炎，表现为咳喘、血丝痰、胸闷、发热等症状，肺部体征常不明显。血嗜酸性粒细胞增多，X线检查肺野可见点、片状阴影。

（2）幼虫移行至脑、肝、肾和眼等器官，产生相应的临床表现，如头痛、癫痫、右上腹痛、肝大、肝功能异常、尿的异常、眼睑肿胀等症状。

2. 成虫引起的症状 临床表现与蛔虫的数量、寄生的部位有关。轻者可无症状，大量感染可引起食欲不佳、多食易饥、异食癖等。常有脐周腹痛，不剧烈，喜揉按。部分患儿或有磨牙、烦躁、易惊或委靡等。

3. 并发症

（1）胆道蛔虫症（biliary ascariasis）：是最常见的并发症，典型表现为阵发性右上腹剧烈绞痛，屈体弯腰、哭叫翻滚、面色苍白，常伴呕吐，可吐出胆汁或蛔虫。腹部检查无明显阳性体征，或仅有右上腹局限性压痛。部分患儿可发生胆道感染，出现发热、外周血白细胞数增高，甚至黄疸。

（2）蛔虫性肠梗阻：10岁以下小儿多见，2岁以下发病率最高，因大量蛔虫在肠内扭结成团，部分或完全阻塞肠腔，多为不完全性肠梗阻。表现为起病急骤、脐周或右下腹阵发性剧痛，伴呕吐、腹胀，肠鸣音亢进。腹部可见肠型和蠕动波，可扪及条索状包块，其形状和部位经常变化，重者可发生肠穿孔和腹膜炎。

（三）实验室及其他辅助检查

粪便检查可找到蛔虫卵。也可酌情检查血象、胸部或腹部X线片等

（四）治疗要点

1. 驱虫治疗 可选用甲苯达唑（为首选药之一）、阿苯达唑、噻嘧啶、枸橼酸哌嗪、左旋咪唑等驱虫药。

2. 并发症治疗 ①蛔虫性肠梗阻，不完全性肠梗阻可采用禁食、胃肠减压、输液、解痉止痛，腹痛缓解后可驱虫治疗。完全性肠梗阻、蛔虫性阑尾炎、肠穿孔、腹膜炎应及时手术治疗。②胆道蛔虫症的治疗原则为解痉止痛、驱虫、控制感染，若内科治疗持久不能缓解者，或蛔虫性肝脓肿时可考虑外科手术治疗。

【常见护理诊断/问题】

1. 疼痛 与蛔虫寄生于人体肠内引起肠痉挛有关。

2. 营养失调：低于机体需要量 与蛔虫所致营养消耗增加及吸收障碍有关。

3. 潜在并发症 蛔虫性肠梗阻、胆道蛔虫症、肠穿孔、腹膜炎等。

4. 知识缺乏 与个人卫生和饮食卫生的知识缺乏有关。

【护理措施】

（一）减轻疼痛

1. 密观病情 注意观察患儿腹痛的发作时间、性质、程度、部位及伴随症状，腹部有无压痛、腹肌紧张及肠型等。确定没有急腹症表现时，可局部热敷、轻轻按揉或用软枕压腹部。

2. 按医嘱用药 给予解痉镇痛药和驱虫药，并观察疗效及副作用、注意大便有无虫体排出。

（二）保证营养

给予高热量、高蛋白、高维生素、易消化的饮食。并注意变换食物种类，注意色、香、味的调配，以增进小儿食欲。

（三）密观病情，及时处理并发症

1. 如患儿突然发生阵发性右上腹剧烈绞痛，屈体弯腰、哭叫翻滚、面色苍白，呕吐，吐出胆汁或蛔虫等提示并发胆道蛔虫症，应及时报告并配合医生给予解痉止痛、驱虫、控制感染、纠正酸中毒和水电解质紊乱，同时做好手术准备。

2. 如患儿突然出现脐周或右下腹阵发性剧痛，呕吐、腹胀，肠鸣音亢进。腹部可见肠型和蠕动波，可扪及条索状包块，应及时报告并按医嘱给以禁食、胃肠减压，输液、解痉、止痛等处理，病情缓解后再予以驱虫治疗。

（四）健康教育

1. 向患儿及家长介绍病因，指导家长观察病情、正确护理患儿的方法，患儿腹痛时，要及时就诊，不可擅自给患儿服用止痛药。

2. 宣传防治知识　向患儿及家长讲解蛔虫病主要经粪-口传播：①要搞好饮食卫生和环境卫生，培养小儿养成良好的个人卫生习惯，不随地大小便，饭前便后洗手，不吮手指头，不食未洗净的瓜果、生菜，不饮生水；②做好粪便管理，人的粪便必须经过无害化处理后再当肥料使用，要消灭苍蝇，减少感染机会。

第二节　蛲虫病患儿的护理

蛲虫病（enterobiasis）是由蛲虫寄生于人体所引起的一种常见寄生虫，以幼儿多见。临床表现上以夜间会阴部和肛门周围瘙痒为主要特征。

【护理评估】

（一）健康史

蛲虫的成虫为细小乳白色线状，寄生于人体的盲肠、结肠及小肠下段。在人体内存活一般不超过2个月。雌雄异体，交配后雄虫很快死亡，雌虫向肠腔下段移行，入睡时肛门括约肌松弛，雌虫移行至肛周大量排卵，然后多数死亡，少数雌虫可再次进入肛门、阴道、尿道，引起异位损害。虫卵在肛周6小时左右发育成感染性卵，抵抗性较强，在室内可存活3周。煮沸、5%苯酚、10%来苏儿溶液可杀死虫卵。

蛲虫患者是唯一的传染源，传播方式为肛门-手-口直接传播，虫卵可散落在衣裤、被褥、或玩具上，经手到口吞入，或食入被污染的食物，或虫卵随空气被小儿吸入，即形成自身感染和他人感染。蛲虫病常常在集体儿童机构和家庭中传播。呈世界性分布，城市高于农村，儿童高于成人。

（二）身体状况

蛲虫感染可引起局部和全身症状：①最常见于肛周和会阴部强烈瘙痒，尤以夜间为甚，并导致睡眠不安，为雌虫移行至肛周排卵引起易位损害所致；②局部皮肤可因瘙痒而致皮炎和继发感染；③全身症状可出现恶心、呕吐、腹痛、腹泻、食欲不振等，为虫体对肠胃的机械性刺激所致。

此外患儿还可出现烦躁、夜惊、遗尿、注意力不集中等。

偶有蛲虫钻入邻近器官而发生阑尾炎，阴道炎、盆腔炎、腹膜炎等。

（三）实验室及其他辅助检查

血象见嗜酸性粒细胞增多。

（四）治疗要点

驱虫治疗可选用阿苯达唑（首选药）、噻嘧啶、甲苯达唑等；局部用药可涂蛲虫软膏（百部浸膏30%、甲紫0.2%）或用噻嘧啶栓剂塞肛，也可用2%氧化氨基汞软膏杀虫止痒。

【常见护理诊断问题】

1. 舒适的改变 与瘙痒有关。

2. 知识缺乏 与缺乏蛲虫病的防治知识有关。

【护理措施】

（一）减轻或消除局部瘙痒 每晚睡前用温水先清洗会阴部，再清洁肛周，然后涂抹蛲虫软膏或噻嘧啶栓剂塞肛；也可用2%氧化氨基汞软膏，连用3~5天。

（二）健康教育

1. 清除虫卵 指导家长在夜间患儿入睡后1~3小时，观察肛周、会阴部皮肤皱褶处有无乳白色小线虫，可用胶布、透明胶纸或用生理盐水棉球获取虫卵。

2. 消灭虫卵 教育家长让患儿睡觉穿睡裤、戴手套。床单、被褥和内裤要经常日晒、煮沸消毒；患儿的玩具、用品、图书等也要注意清洁消毒。居室内地面要经常清洁。

3. 预防为主 教育家长培养患儿良好的卫生习惯，如饭前便后洗手，纠正吮手指习惯，勤剪指甲等；幼儿尽量不穿开裆裤。

（王 冰）

思考题

患儿男，2岁，近期常有脐周腹痛，医生诊断为蛔虫病，今日患儿突然出现阵发性哭闹，手捂腹部，仔细询问发现其脐周及右下腹阵发性剧痛，伴有呕吐，体检：腹胀、肠鸣音亢进，腹部可见肠型和蠕动波，可扪及条索状包块。

1. 你认为患儿可能并发了

   A. 急性胃炎　B. 肠梗阻　C. 急性阑尾炎　D. 胆道蛔虫病

   E. 急性胰腺炎

2. 目前对该患儿处理下列哪项不正确

   A. 可采用禁食　B. 胃肠减压　C. 输液　D. 解痉止痛　E. 驱虫治疗

第十八章　常见急症患儿的护理

学习目标

1. 掌握小儿惊厥、充血性心力衰竭、急性呼吸衰竭、急性颅内压增高的护理诊断/问题、护理措施、心肺复苏方法。

2. 熟悉小儿惊厥、充血性心力衰竭、急性呼吸衰竭、急性颅内压增高的临床表现。

3. 了解小儿惊厥、充血性心力衰竭、急性呼吸衰竭、急性颅内压增高的健康史。

第一节　惊厥患儿的护理

惊厥（convulsion）是指由于神经细胞异常放电引起全身或局部肌群突然发生不自主的收缩，常伴有意识障碍的一种神经系统功能暂时紊乱的状态。是儿科常见的急症，多见于婴幼儿。

由于小儿大脑皮层发育尚未完善，神经髓鞘未完全形成，因此较弱的刺激也能在大脑皮层形成强烈兴奋灶并迅速泛化，导致神经细胞突然大量、异常、反复放电。

【护理评估】

（一）健康史

小儿惊厥可由感染性疾病和非感染性疾病所致，感染性疾病可分颅内感染（各种病原体引起的脑膜炎、脑炎及脑脓肿等）和颅外感染（各种感染引起的高热惊厥、中毒性脑病等），以热性惊厥最常见；非感染性疾病可分颅内疾病（原发性癫痫、颅内占位性病变、颅脑损伤、脑畸形等）和颅外疾病（代谢性疾病如低血钙和低血糖等、缺氧缺血性脑病、各种中毒、心、肾衰竭、Reye综合征等）。

应注意询问患儿出生史、喂养史、感染及传染病史、中毒史、既往发作史。高热惊厥和癫痫既往可有类似的发作病史。

（二）临床表现

1. 抽搐

（1）典型表现：发作时患儿突然意识丧失，全身肌群不自主、阵挛性或强直性收缩，头向后仰，两眼凝视，牙关紧闭，影响呼吸时面色发绀。或为不同肌群交替收缩，肢体有节律的抽动。口吐白沫、尿失禁常见于癫痫大发作。

（2）局限性抽搐：新生儿及小婴儿惊厥发作多不典型，如表现为面部、肢体局灶或多灶性抽动，或表现为突发瞪眼、咀嚼、流涎、青紫、呼吸暂停。

惊厥发作时间不等，可持续数秒至数分钟或更长。

2. 惊厥持续状态 指惊厥发作持续30分钟以上或反复惊厥发作间歇期意识不能完全恢复者称惊厥持续状态。惊厥持续发作导致体内耗氧过多，可引起缺氧性脑水肿、脑损伤甚至死亡。

3. 热性惊厥 为小儿最常见的急性惊厥，发生在热性疾病初期体温骤然升高（大多39℃）时，多见于上呼吸道感染。首次发作年龄多在6个月至3岁小儿，男孩多见于女孩，常有热性惊厥家族史。可分为：

（1）单纯性热性惊厥：多呈全身性强直-阵挛性发作，持续数秒至10分钟，发作后可伴有短暂嗜睡；发作后患儿除原发疾病表现外，一切恢复如常，无神经系统异常体征；在一次热性疾病中，大多发作一次，个别有两次发作；约50%的患儿在以后的热性疾病中再次或多次发生。

（2）复杂性热性惊厥：惊厥呈局灶性发作，持续15分钟以上；在24小时内反复发作＞2次；反复频繁的发作，累计发作总数5次以上。

单纯性热性惊厥与复杂性热性惊厥鉴别见表18-1。

表18-1 单纯性热性惊厥与复杂性热性惊厥鉴别要点

鉴别要点	单纯性热性惊厥	复杂性热性惊厥
发生率	在热性惊厥中约占80%	在热性惊厥中约占20%
发作形式	全身性发作	局灶性发作
持续时间	10分钟以内	15分钟以上
发作次数	1次热性疾病中发作多为1次	24小时反复多次发作
复发总次数	≤4次	≥5次

绝大多数热性惊厥患儿5岁以后不再发作，约2%～7%可转变为癫痫。

4. 其他状况 患儿发作时可造成机体受伤，如抽搐时双手握拳指甲可将手心皮肤损伤；已出牙的患儿可因咀嚼肌痉挛抽搐而发生舌体咬伤；肢体抽动摩擦可造成腋下等处皮肤擦伤；也可因意识丧失而发生摔伤、烧伤、溺水，或抽搐时肢体约束不当造成骨折或脱臼等；发作时由于神经系统功能紊乱可出现大、小便失禁等；部分患儿可出现呼吸肌、喉肌痉挛而致窒息。

（三）心理-社会状况

由于患儿家长相关知识缺乏，面对抽搐的患儿多表现为惊慌、不知所措，往往采取紧抱、大声喊叫、用力摇晃患儿等错误的处置方式。同时担心惊厥对患儿脑发育的影响，而焦虑、盲目求医。年长的癫痫患儿在醒来时可产生自卑、恐惧、失控感等心理；年幼患儿心理改变不明显。

（四）实验室及其他辅助检查

根据病情选择性做血、尿、粪常规检查、血生化检查（血糖、血钙、血钠、血尿素氮等）、脑脊液检查、眼底检查、其他检查（如脑电图、颅脑B型超声波检查、颅脑CT检查、磁共振成像等），以明确诊断。

（五）治疗要点

惊厥发作时首要处理是迅速控制惊厥，保持呼吸道通畅，防止因缺氧引发脑水肿。缺乏急救药物时可针刺人中、百会、十宣、合谷等穴止惊，有条件时选用止惊药（如地西泮、苯巴比妥、10%的水合氯醛、苯妥英钠等），首选地西泮，新生儿首选苯巴比妥。祛除病因是控制惊厥的根本措施。

【常见护理诊断/问题】

1. **有窒息的危险**　与惊厥发作、意识障碍、呕吐物误吸入气道等有关。
2. **有受伤的危险**　与抽搐、意识障碍有关。
3. **体温过高**　与感染或惊厥持续状态有关。
4. **潜在并发症**　脑水肿。
5. **焦虑**　与患儿病重及家长缺乏惊厥的相关知识有关。

【护理措施】

（一）预防窒息的护理

1. **就地抢救**　患儿惊厥发作时，要立即就地抢救，不要搬运，保持安静，尽量减少一切刺激，切勿大声喊叫或摇晃患儿，因为此时患儿机体处于高度兴奋状态，轻微刺激即可加重惊厥或延长抽搐时间。缺乏急救药物时可针刺人中、十宣穴止惊。

2. **保持呼吸道通畅**　立即松解开患儿领口、衣服，以防衣服对颈、胸部的束缚影响呼吸；让患儿去枕仰卧位，头偏向一侧，以防呕吐物误吸发生窒息；及时清除呼吸道分泌物及口腔呕吐物，保持呼吸道通畅；患儿喉痉挛时将其舌轻轻向外牵拉，防止舌后坠阻塞呼吸道引起呼吸不畅；备好急救物品，如开口器、吸痰器、气管插管用品等。

3. **按医嘱应用止惊药物**　如地西泮、苯巴比妥、10%水合氯醛等，以解除肌肉痉挛，并观察患儿用药后的表现，详细记录。

（二）防止受伤

惊厥发作时应在患儿的手中或腋下放上纱布，防止皮肤摩擦受损；对已出牙的患儿应用牙垫或纱布包裹压舌板置于患儿上下磨牙之间，防止舌咬伤；牙关紧闭时，不要用力撬开，以免损伤牙齿；儿童床要拉上床栏，以免坠床，并在栏杆处放置棉垫，同时将床上的一切硬物移开，防止患儿抽搐时撞伤；切勿强行牵拉或用力按压患儿肢体，以免骨折或脱臼。

（三）维持体温正常

卧床休息，保持室内温、湿度适宜，通风良好，衣被不可太厚，多饮水；每4小时测量一次体温，如为超高热或有高热惊厥史者1～2小时测量一次；体温超过38.5℃时，按医嘱给以物理降温或药物降温，退热处理1小时后复测体温。

（四）防治脑水肿

保持安静，避免对患儿的一切刺激如声、光及触动等，以免加重或诱发惊厥；惊厥较重或持续时间较长者，可导致脑缺氧而引起脑水肿、脑损伤，应及时吸氧；按医嘱立即给予止惊药，并密切观察患儿治疗前后的呼吸、脉搏、血压、意识及瞳孔等变化，发现异常及时报告医生，并按医嘱给予脱水剂等，同时做好详细记录。

（五）心理护理

对患儿及其家长首先表示同情、理解和关爱，经常与患儿及其家长进行交流，用通俗的语言向他们介绍患儿的病情、病因、诱因和对患儿积极治疗的主要措施等，解除其焦虑烦躁的心理；对年长患儿，尽量将其安置在单人房间，发作缓解醒来后会感觉到隐私被保留，避免出现自卑心理或失控感；告诫患儿避免激动，保持心情舒畅，鼓励患儿与正常小儿接触，更好地与医护人员配合救治。

（六）健康教育

指导家长对患儿急救的处理、预防再发、避免受伤和后遗症的观察。惊厥发作时不要抱着患儿往医院跑，以免加重惊厥或造成机体损伤，应就地急救，发作缓解后应迅速将患儿送往医院。告知家长高热惊厥患儿在以后发热时还可能出现惊厥，控制体温是预防惊厥的关键，指导家长应采取的降温方法。对癫痫患儿，嘱咐其家长遵医嘱按时给患儿服药，不能随便停药，以免诱发惊厥，并嘱咐患儿避免到一些危险的地方，以免惊厥发作时不能自救而受到伤害。对惊厥频繁发作或持续时间较长的患儿，指导其家长在日后生活中注意观察患儿有无耳聋、肢体活动障碍、智力低下等，如有异常应及时到相关医疗机构进行康复锻炼。

第二节　充血性心力衰竭患儿的护理

充血性心力衰竭（congestive heart failure）简称心衰，是指心脏工作能力（心肌收缩或舒张功能）下降，心排血量不能满足机体代谢的需要，导致组织、器官血液灌注不足，肺循环和（或）体循环淤血为主要特征的一种的综合征。心力衰竭是小儿危重症之一。

【护理评估】

（一）健康史

婴儿时期心力衰竭发病率最高，其中以先天性心脏病最为常见；儿童时期以风湿性心脏病和急性肾炎所致的心力衰竭最为多见；支气管肺炎也是引起小儿心力衰竭常见的原因。另外贫血、营养不良、电解质紊乱、严重感染、情绪激动、心律失常和心脏负担过重（如输液、输血过多、过快）等都是小儿心力衰竭发生的诱因。

（二）临床表现

年长儿心衰表现与成人相似：①心排血量不足：乏力、多汗、食欲减退、心率增快、呼吸浅促；②左心衰竭主要表现为肺循环淤血：呼吸困难、气促、咳吐粉红色泡沫痰、端坐呼吸、肺底部闻及湿啰音、心脏听诊可闻及第一心音减低和奔马律；③右心衰竭主要表现为体循环淤血：颈静脉怒张，肝大、压痛，肝颈静脉回流征阳性，尿少和水肿。

婴幼儿心衰不典型，常表现为呼吸浅快，喂养困难，烦躁多汗，哭声低微，肝脏进行性肿大，肺部湿啰音、颈静脉怒张不明显。

心力衰竭临床诊断依据：①安静时心率增快，婴儿＞180次/分钟，幼儿＞160次/分钟，不能用发热或缺氧解释者。②呼吸困难，发绀突然加重，安静时呼吸＞60次/分钟。③肝肋下3cm以上，或在密切观察下短时间较前明显增大，而不能以横膈下移等原因解释者。

④心音明显低钝，或出现奔马律。⑤突然烦躁不安，面色苍白或发灰，而不能用原有疾病解释。⑥尿少、下肢水肿，排除营养不良、肾炎、维生素B_1缺乏等原因所致者。

上述前四项为临床诊断的主要依据，也可结合其他表现和1～2项辅助检查进行综合分析。

（三）心理–社会状况

患儿因疾病所致身体明显不适而产生烦躁、恐惧。家长因患儿呼吸困难及发绀等严重表现及相关知识缺乏，出现焦躁、歉疚、恐惧和不信任等，对医务人员的言行极为敏感，渴望接受健康指导和心理支持。

（四）实验室及其他辅助检查

1. 胸部X线检查 心影多呈普遍性扩大，肺纹理增强，肺部淤血。

2. 心电图检查 有助于病因诊断及指导洋地黄的应用。

3. 超声心动图 可见心室心房腔扩大。

（五）治疗要点

祛除病因及诱因，改善心功能，消除水、钠潴留，降低氧的消耗和纠正代谢紊乱。患儿要卧床休息；限制钠和水的入量；对呼吸困难、发绀的患儿及时给予吸氧；烦躁、哭闹者酌情给予镇静剂；应用洋地黄制剂如地高辛（小儿最常用）、毛花苷丙等以增加心肌收缩力，减慢心率，改善心肌功能；应用利尿剂如呋塞米、血管扩张剂如卡托普利、硝普钠、酚妥拉明等以减轻心脏负荷。

【常见护理诊断/问题】

1. 心输出量减少 与心肌收缩力降低有关。

2. 活动无耐力 与组织灌注不足和循环淤血致缺氧有关。

3. 体液过多 与心功能下降致水钠潴留、体循环淤血有关。

4. 潜在并发症 药物的副作用及毒性反应。

5. 焦虑 与疾病所致的痛苦、病情危重及知识缺乏有关。

【护理措施】

（一）减轻心脏负担，增加心排血量

1. 减轻心脏负担 患儿应卧床休息，宜半卧位，以减少回心血量，减轻心脏负荷，并有利于呼吸；病室应安静、温馨，避免刺激，避免患儿哭闹，必要时按医嘱应用镇静药物；限制钠、水的入量，给予易消化、营养丰富的食物，少量多餐；婴儿奶瓶的乳头孔宜稍大，以免吸吮费力，但须注意防止呛咳；喂养困难者可用滴管喂，必要时鼻饲；喂哺中间可适当休息；输液时速度宜慢，一般每小时不超过5ml/kg；尽量避免患儿用力，如帮助患儿翻身等；保持大便通畅，鼓励患儿多吃蔬菜、水果，必要时给予开塞露通便。

2. 增加心排血量 按医嘱应用洋地黄制剂以增加心肌收缩力、增加心排血量；给予血管扩张剂及利尿药物以减轻心脏负担，并密切观察患儿的心率、心律、呼吸、尿量、肢体温度及精神状态等变化，及时评估用药效果，并详细记录。

（二）提高活动耐力

1. 评估患儿的活动耐力，根据其活动耐力制订合理的生活制度。

2. 患儿呼吸困难或发绀时应及时给予吸氧，有急性肺水肿时，用20%～30%乙醇湿化的氧气吸入，可使肺泡表面张力降低使之破裂，增加气体与肺泡壁的接触面积，改善气体交换以缓解缺氧，提高活动耐力。

（三）减轻或消除水肿

1. 卧床休息，限制水钠的摄入，可减少耗氧、减轻水肿。

2. 评估水肿变化：观察并记录患儿的水肿和体重的变化、24小时液体的出入量。

3. 按医嘱给予洋地黄制剂、利尿剂。

（四）按医嘱正确用药，并做好相应护理

1. 正确应用洋地黄制剂 此类药物治疗量和中毒量较接近，易发生中毒，故要严格注意药量、给药方法、有无中毒反应。

（1）给药前：严格按剂量服药；若静脉注射，要用1ml注射器抽取药液，以保证药量的精确性；每次应用洋地黄前须先测量患儿脉搏（数满1分钟），必要时听心率，若发现婴儿脉率＜90次/分钟、年长儿＜70次/分钟或脉律不齐时，应立即暂停给药并报告医生，按医嘱执行。

（2）给药时：静脉推注要缓慢，洋地黄制剂不能与其他药液混合注射，以免发生药物的相互作用而引起中毒；口服给药也要与其他药物分开服用。

（3）用药期间：多给患儿进食富含钾的食物如香蕉、橘子、奶、菠菜等。因患儿在呕吐、腹泻及使用利尿剂时可引起钾的丢失，低钾血症可促使洋地黄中毒；暂停进食高钙食物和钙剂，因钙剂与洋地黄有协同作用，易引起中毒反应。

（4）给药后：用药后1～2小时要监测患儿心率和心律，注意心力衰竭表现是否改善、有无洋地黄中毒表现，及时报告医生以配合调整用药计划。

（5）洋地黄毒性反应：小儿洋地黄中毒最常见的表现为心律失常（如房室传导阻滞、室性期前收缩和阵发性心动过速）；其次为恶心、呕吐等胃肠道症状；神经系统症状如嗜睡、头昏、色视等较少见。一旦出现中毒表现应立即停用洋地黄制剂，并报告医生，同时备好钾盐、利多卡因等药物，按医嘱及时采取有效救治措施。

2. 正确应用利尿剂 根据利尿剂作用时间安排用药，尽量在清晨或上午给予，以免夜间多次排尿影响睡眠。用药期间应鼓励患儿进食富含钾的食物以免出现低钾血症。用氢氯噻嗪要注意餐后服药，以减轻胃肠道刺激；用呋塞米等利尿剂后应观察利尿效果，并注意有无水电解质紊乱。

3. 正确应用血管扩张剂 密切监测心率和血压变化，根据血压及医嘱调整滴速，避免血压过度下降，避免药液漏到血管外，以防局部的组织坏死。硝普钠遇光可降解，故使用时整个输液系统须遮光；药液要现配现用，放置4小时后不能再用。

（五）心理护理

要为患儿营造温馨的环境，尽量满足其提出的要求，让父母多陪伴患儿；多与家长沟通，帮助家长调整好心理，要注意表情放松，避免在患儿面前表现出焦躁不安，以免加重患儿的恐惧心理；要用通俗的语言向家长说明患儿的病情及抢救的主要措施，让其感受到医护人员对患儿的关爱和重视，增强患儿家长的信任感，更好地与医护人员配合。

（六）健康教育

指导家长对患儿日常生活的护理，要卧床休息、避免劳累，特别强调不能让患儿用力，要保持大便通畅，避免过度兴奋或不良刺激，以免加重心脏负担；要低盐饮食，给予营养丰富、易消化食物，少食多餐；病情好转后指导患儿酌情增加活动量，年长患儿学会自己检测脉搏的方法，不能过度劳累；指导家长做好心力衰竭的预防，强调感染、劳累及情绪激动等均是重要的诱发因素，除积极治疗原发病外，还要避免诱因的作用。

第三节 急性呼吸衰竭患儿的护理

急性呼吸衰竭（acute respiratory failure，ARF）是指各种原因导致的中枢或（和）外周性的呼吸功能障碍，使肺不能满足气体交换需要，导致低氧血症、或伴有高碳酸血症，并由此引起一系列生理功能和代谢紊乱的临床综合征。是儿童常见的危重病，死亡率较高。

【护理评估】

（一）健康史

急性呼吸衰竭可分为：外周性呼吸衰竭和中枢性呼吸衰竭，外周性呼吸衰竭是由呼吸器官本身的疾病引起，如支气管肺炎、毛细支气管炎、呼吸窘迫综合征、哮喘持续状态、喉炎、肺不张、肺水肿、支气管异物、呼吸肌麻痹、气胸及胸腔积液等所致的呼吸衰竭；中枢性呼吸衰竭：是由呼吸的驱动障碍所致的呼吸衰竭，如颅内感染、颅内出血、脑损伤、窒息及中毒等引起的呼吸衰竭。

（二）临床表现

除有原发病的表现外，主要是呼吸系统表现、缺氧和二氧化碳潴留引起的多脏器功能紊乱。预后差，死亡率高。

1. 原发疾病的临床表现 如肺炎、脑炎等相应的症状和体征。

2. 呼吸衰竭的临床表现

（1）中枢性急性呼吸衰竭：主要表现为呼吸节律不齐，早期多为潮式呼吸、晚期出现抽吸样呼吸、叹息样呼吸、呼吸暂停和下颌式呼吸。

（2）外周性呼吸衰竭：主要表现呼吸困难，呼吸增快（婴儿呼吸衰竭最早的表现）、鼻翼扇动、三凹征。早期呼吸多浅速，但节律齐，之后出现呼吸无力及缓慢，若呼吸至8～10次/分钟提示病情极其严重，一旦减至5～6次/分钟，则数分钟内呼吸即可停止。

呼气性呻吟也是小儿呼吸衰竭的一种表现。

上呼吸道梗阻可导致吸气性呼吸困难；下呼吸道梗阻可致呼气性呼吸困难；重症肺脏病变可引起混合性呼吸困难。

3. 低氧血症的临床表现

（1）发绀：为缺氧的典型表现，以唇、口周及甲床等处明显。一般动脉血氧饱和度（SaO_2）低于80%时出现发绀。但严重贫血、血红蛋白低于50g/L时，可不出现发绀。

（2）神经系统：早期烦躁、易激惹，继之神志淡漠、嗜睡、意识模糊等，严重者可有惊厥、昏迷等表现。

（3）心血管系统：早期心率增快，以后减慢；血压先高后低；心排血量开始增加，严重时减少，严重缺氧可致心律失常、心力衰竭。

（4）消化系统：重症可有消化道出血、肝功能受损。

（5）肾脏：可出现尿少或无尿，尿中可有蛋白、白细胞及管型，严重缺氧可出现肾衰竭。

4. 高碳酸血症的临床表现 轻度者患儿出现头痛、烦躁不安、多汗、皮肤温暖潮红、瞳孔缩小、脉速、血压升高，严重者惊厥、昏迷、视乳头水肿等。

（三）心理-社会状况

由于疾病所致的严重不适和家长的不安表情，使患儿产生焦虑和恐惧。家长可因患儿病情危重和相关知识的缺乏，而产生焦虑、恐惧和不信任等心理反应，常表现焦躁不安，对医务人员的言行、态度极为敏感。个别家长可因患儿病重、预后差和高昂的医疗费，放弃治疗甚至遗弃患儿，由此可带来社会问题。

（四）实验室及其他检查

血气分析测定：

Ⅰ型呼吸衰竭，即低氧血症型呼吸衰竭：动脉血氧分压（PaO_2）$<50mmHg$（6.5kPa），二氧化碳分压（$PaCO_2$）正常或降低。

Ⅱ型呼吸衰竭，即高碳酸低氧血症型呼吸衰竭：$PaO_2<50mmHg$，$PaCO_2>50mmHg$（6.5kPa）。

（五）治疗要点

治疗的关键在于呼吸支持，以改善呼吸功能，合理用氧，维持血气正常或接近正常，维持脑、心、肾等重要脏器功能及预防感染，争取时间使患儿渡过危险期，同时积极治疗原发病。

【常见护理诊断/问题】

1. **气体交换受损** 与呼吸中枢或呼吸器官功能障碍有关。
2. **清理呼吸道无效** 与呼吸道分泌物黏稠、咳痰无力等有关。
3. **有感染的危险** 与使用呼吸机等有关。
4. **潜在并发症** 心力衰竭、颅内压增高等。
5. **恐惧** 与病情危重及缺乏相关知识有关。

【护理措施】

（一）保持呼吸道通畅

1. 立即将患儿送入重症监护室，卧床休息，取舒适的体位，宜半卧位或坐位，以利于膈肌活动，使肺活量增加。保持室内适宜温度和湿度。患儿衣服应宽松，被褥要松软、轻、暖，以免对呼吸运动的限制。

2. **保持呼吸道通畅** ①协助排痰：患儿多饮水，以有利于痰液的排出；鼓励并指导清醒患儿用力咳嗽，对咳嗽无力或不会咳嗽的年幼患儿，可帮助患儿定时翻身，2小时一次，并轻拍胸、背部，使分泌物易于排出。②按医嘱给予超声雾化吸入，并遵医嘱在雾化器内加入解痉、化痰和抗感染等药物，以利于排痰和通气，每日3次，每次15分钟。③吸痰：无力咳嗽、昏迷、气管插管或切开的患儿应及时吸痰，吸痰前要充分给氧、湿化，吸痰时动作轻柔，负压不宜过大，以免损伤呼吸道黏膜；吸痰不可过频、过慢，一般每2小时1次，每次吸痰时间不宜超过10～15秒；吸痰后要立即吸氧，并进行肺部听诊，以观察吸痰效果。④按医嘱使用支气管扩张剂和地塞米松，以缓解支气管痉挛和气管黏膜水肿。

（二）改善呼吸功能，纠正缺氧和二氧化碳潴留

1. 合理用氧

（1）酌情选择吸氧方式：一般选择鼻导管、面罩或头罩法给氧，新生儿或鼻腔分泌物多者，可用面罩、鼻塞、头罩或氧帐给氧，若需要长期吸氧者最好选用面罩或头罩法，这些方式对患儿刺激小，不易出现黏膜损伤，且患儿无明显不适。

（2）氧流量及氧浓度：一般鼻导管法吸氧，氧流量为每分钟0.5～1L，氧浓度不超过40%；面罩给氧者，氧流量为每分钟2～4L，氧浓度为50%～60%；急性呼吸衰竭紧急抢救时，如供给60%的氧仍不能改善发绀，可用100%的纯氧，但吸入的时间不宜超过4～6小时，以免氧中毒。

（3）监测血气分析：氧疗期间应定期检查血气分析，氧分压一般应维持在65～85mmHg（8.67～11.33kPa）为宜。

（4）给氧注意事项：吸氧前应先清除鼻内分泌物；吸氧过程中应经常检查导管是否通畅；应每日更换鼻导管1次，两侧鼻孔宜交替使用，以免一侧长时间吸氧，使鼻黏膜干燥出血；湿化瓶内蒸馏水应每日更换1次，湿化液应加温至37℃以使氧气加温、加湿；氧浓度不宜过高，持续时间不宜过长，以免发生晶体后纤维增生造成失明。

2. 按医嘱用呼吸中枢兴奋药物　呼吸道通畅但呼吸不规则或浅表者可按医嘱用尼可刹米、洛贝林等药物，因该药安全范围小，过量易致惊厥，故用药后应观察患儿有无烦躁不安、局部肌肉抽搐等表现，如发现异常，及时报告医生并协助处理。

3. 应用人工辅助呼吸，维持有效通气　对上述处理后仍无有效呼吸者，应立即进行人工辅助呼吸，或持续正压给氧维持有效通气。

（1）口对口人工呼吸：在不具备抢救条件时，应立即进行胸外按压或口对口人工呼吸（在呼吸道保持通畅的前提下），频率为：儿童18～20次/分钟，婴儿可稍加快。

（2）复苏囊的应用：婴幼儿可用气囊面罩进行有效的通气。

（3）协助气管插管并做好插管护理：当需要持久通气时，或面罩吸氧不能提供足够通气时，就需要用气管内插管代替面罩吸氧。小于8岁的患儿用不带囊气管内插管，大于8岁的患儿用带囊插管。插管后可继续进行皮囊加压通气，或连接人工呼吸机进行机械通气。

插管前：先准备好全套插管用具，根据患儿年龄选择适宜的插管，插管内径（mm）=（16+患儿年龄）/4；操作前要将胃内容物抽出，以免操作时患儿呕吐；并要充分吸氧，因插管操作时可影响患儿呼吸；操作时，密切监测患儿呼吸、循环等情况。插管后:按医嘱给氧，并注意氧气加温及湿化，密切观察患儿呼吸情况并记录；必须定时吸痰，吸痰前先滴入气管3～5ml生理盐水，并轻拍胸、背部，使盐水与黏痰混合，易于吸出；一般经鼻腔插管不超过2～5天；经口腔插管不宜超过48小时，以免引起喉头水肿。

（4）做好人工辅助呼吸机的护理：①要明确使用机械通气的指征，并做好与患儿和家长的沟通工作；②要专人监护，使用呼吸机的过程中应经常检查各项参数是否符合要求，并按医嘱调整，同时做好记录；③注意观察患儿的胸廓起伏、面色、周围循环等，防止通气不足或通气过度，防止导管脱落、堵塞；若患儿有自主呼吸，应观察是否与呼吸机同步，否则应进行调整；④防止继发感染；⑤保持呼吸道通畅；⑥撤离呼吸机指征：患儿病情改善，呼吸循环系统功能稳定；能够维持自主呼吸2～3小时以上无异常改变；吸入50%氧时，$PaO_2 > 50mmHg$（6.5kPa），$PaCO_2 < 50mmHg$；在间接指令通气等辅助通气条件下，能以较低的通气条件维持血气正常。停用呼吸机后密切观察患儿呼吸、循环等生命体征。

（三）防止继发感染

限制探视人员；做好病室空气和地面的清洁消毒，有条件的可设置空气净化装置；护士接触患儿前后应洗手；气管插管要严格无菌操作，定期清洁、消毒、更换气管内套管、呼吸管道、湿化器，每天更换加温湿化器滤纸，雾化液要新鲜配制，以防污染；做好患儿口腔和鼻腔的护理；按医嘱正确使用抗生素。

（四）密切观察病情

注意患儿呼吸频率、节律、幅度；心率、心律、血压、神志、小便及血气分析；注意患儿皮肤及口唇颜色、末梢循环、肢体温度变化；准确记录出入液量。发现异常立即报告医生并协助及时处理。

（五）心理护理

以通俗易懂的语言向家长介绍患儿的病情、预后估计及主要处理措施，让其感受到医护人员为抢救患儿一直在不懈的努力，缓解其恐惧及焦虑的心理，增强信任感，并指导家长配合医护人员对患儿的护理，以减轻自责和焦虑。要让患儿最亲近的人陪伴，不要流露出恐惧不安的神情，可根据患儿年龄对其抚摸、安慰，以减轻恐惧感。

（六）健康教育

指导家长对患儿日常生活的护理，如卧床休息，舒适体位，保持安静，尽量满足患儿情感需要等。呼吸衰竭缓解后指导家长做好预防，积极治疗原发病，并针对不同的原发病进行相应的健康指导。

你会使用复苏囊吗？

将连接于复苏囊的面罩从鼻梁到下颏之间盖住口鼻，保证面罩与面部紧密接触，使空气密闭在面部，要露出眼睛。患儿的头稍向后仰或下颌向上稍翘起，以保证气道通畅。婴幼儿最好保持在中间的吸气位置，而不要过度伸展头部，以免产生气道压迫梗阻。

第四节 急性颅内压增高患儿的护理

急性颅内压增高（acute intracranial hypertension）是指各种原因引起脑组织和（或）颅内液体量增加所导致的一种临床综合征。当脑脊液压力超过180mmH_2O（1.76kPa），即为颅内高压。重症可引起脑疝而危及生命。

【护理评估】

（一）健康史

急性感染（各种脑炎、脑膜炎、重症肺炎、中毒性菌痢等）、颅内占位性病变（颅内出血、脑肿瘤等）、脑缺氧缺血（窒息、呼吸衰竭、心搏骤停、休克、CO中毒、癫痫持续状态等）、水电解质紊乱（低钠、水中毒、高碳酸血症等）、高血压脑病、瑞氏综合征等均可引起颅内压增高。

（二）临床表现

与病因、病变部位、发展速度有密切关系。

1. 头痛 一般都有头痛，常为弥漫性、持续性，晨起较重，可因咳嗽、低头或用力、大量输液而加重。婴幼儿不会诉说头痛，常表现为烦躁不安、尖声哭叫，有时拍打头部。

2. 呕吐 多呈喷射性，与进食无关，常不伴恶心。多在剧烈头痛时发生，呕吐后头痛可减轻。

3. 头颅改变 婴儿前囟隆起是颅内高压的早期表现；晚期可出现骨缝裂开、头颅增大、浅表静脉怒张。

4. 血压增高　为颅内压增高代偿反应。

5. 眼部表现　严重颅内压增高可有眼球突出、球结膜水肿、复视或斜视、眼球运动障碍、双颞侧偏盲、一过性视物模糊等。重症脑积水患儿可出现“落日眼”。

6. 其他常见症状　重症患儿可出现意识障碍、肌张力改变、体温调节障碍、呼吸障碍及惊厥等。

7. 脑疝　颅内压严重增高时可引起小脑幕切迹疝或枕骨大孔疝。患儿由安静转为躁动或由兴奋躁动突然转为安静，可能预示脑疝即将发生。

小脑幕切迹疝：小儿患侧瞳孔先缩小后扩大，对光反应迟钝或消失，眼睑下垂；由于脑干受压，可出现中枢性呼吸衰竭、意识障碍加重，继而血压、心率不稳定。

枕骨大孔疝：因延髓受压，患儿昏迷迅速加深、双瞳孔散大，光反应消失，眼球固定，常因呼吸衰竭而死亡。

8. 原发病表现　如各种脑膜炎、脑炎、重症肺炎、中毒性菌痢等疾病相应表现。

（三）心理–社会状况

年长儿可有不同程度的恐惧；家长因为患儿意识障碍或抽搐会产生恐惧、焦虑、抱怨及对医护人员不信任的心理。

（四）实验室及其他检查

血、尿、粪常规、血液生化及脑脊液检查可帮助判断病因；颅脑B型超声波检查可发现脑室扩大、血管畸形及占位性病变等；颅脑CT、磁共振成像、脑血管造影等检查可查出颅内占位性病变。

（五）治疗要点

重点是降低颅内压，防止发生脑疝。首选快速静脉注入20%甘露醇；重症者可合并使用利尿剂，首选呋塞米，静脉注射；肾上腺皮质激素如地塞米松可改善血–脑脊液屏障通透性以减轻脑水肿；同时积极治疗原发病及对症处理。

【常见的护理诊断/问题】

1. 头痛　与颅内压增高有关。

2. 潜在并发症　脑疝。

3. 恐惧　与病情危重有关。

【护理措施】

（一）避免加重颅内压增高

1. 绝对卧床休息，抬高床头25°～30°左右，使头偏向一侧、头正中位，以利于血液回流、减轻颅内压、减轻头痛；疑有脑疝时宜平卧位，但要保证呼吸道通畅，防止窒息。

2. 保持患儿绝对安静，避免一切刺激，如搬动、声音及不必要的一般护理等，必需的检查、护理最好集中进行，操作动作要轻柔。患儿躁动或惊厥者，应按医嘱给予止痉剂。

（二）降低颅内压、预防脑疝

1. 按医嘱正确应用脱水剂、利尿剂　输液速度要正确，按医嘱适时调整，应用甘露醇时应注意：①注射时避免漏出血管外导致局部组织坏死。一旦药物漏出血管，须尽快用25%～50%硫酸镁局部湿敷并抬高患肢。②输入速度要适中，应在30分钟内静脉推注或快速滴入，才能达到高渗利尿作用，过快可引起头痛，过慢达不到有效利尿效果。③如果是寒冷季节室内温度低，甘露醇可出现结晶，使用时应加温使结晶溶解后再使用，静脉滴注时最好使用带过滤网的输液器，以防甘露醇结晶进入血管内。

2. 保持呼吸道通畅、吸氧　及时清理呼吸道分泌物，保持呼吸道通畅，根据病情选择恰当的给氧方式。

3. 密切观察病情　有条件者应用颅内压监护仪，严密监测颅内压变化；监测患儿生命体征、瞳孔变化及眼球运动等，并做好记录。若发现两侧瞳孔不等大，对光反射减弱或消失，心率减慢，疑为脑疝，应立即报告医生，并做好抢救准备。

（三）心理护理

多与患儿和家长交流，让患儿感到亲人一直陪伴在身边，多给以安抚和关爱，在其面前不要流露出恐惧不安的表现，通过患儿喜爱的故事、玩具来分散其注意力，以减轻患儿的疼痛和恐惧感。向家长详细介绍患儿的病情及主要的处理措施，让其感受到医护人员正在全力以赴救治患儿，提高对医护人员的信任感，更好地与医护人员配合。

（四）健康教育

1. 指导家长对患儿的护理，应保持安静、避免各种刺激、取头肩抬高、头侧位等，避免患儿用力等；指导家长观察患儿呼吸、脉搏、神志、瞳孔及肌张力等的变化，发现异常立即报告医生。

2. 指导家长对出院后的患儿，观察有无并发症及后遗症，注意患儿的反应和肢体活动情况：头围大小、听力、智力障碍、肢体瘫痪等，以便及时发现、及时就诊；指导家长对恢复期患儿进行功能训练，以减少后遗症发生。

第五节　小儿心肺复苏

心跳呼吸骤停（cardiopulmonary arrest）是指患儿突然呼吸及循环功能停止。如得不到及时、有效的抢救，患儿将由临床死亡转为生物学死亡。心肺复苏（cardiopulmonary resuscitation，CPR）可使心跳呼吸骤停，患儿迅速恢复呼吸、循环功能、使生命得以维持。

【护理评估】

（一）健康史

由各种原因所致的窒息，是小儿心跳呼吸骤停的主要直接原因，其次是电解质紊乱、酸碱平衡失调、严重心脏病、严重肺炎及呼吸衰竭、药物中毒、麻醉意外、迷走神经张力过高等引起，另外中枢神经系统疾病、意外伤害如溺水、电击、外伤等均可引起心跳呼吸骤停。

（二）临床表现

1. 突然昏迷，部分有一过性抽搐。

2. 呼吸停止，听诊呼吸音消失，面色灰暗或发绀。

3. 瞳孔散大、对光反射消失。

4. 大动脉搏动消失　颈、股动脉搏动消失。

5. 听诊心音消失。

（三）实验室及其他辅助检查

心电图检查：可见等电位线、心脏电机械分离或心室颤动。

【心肺复苏】

心跳呼吸骤停，应立即现场心肺复苏，复苏开始时间越早抢救成功率越高。要争分夺秒，应在5～15秒内确定患儿是否心跳呼吸停止，一般在患儿突然昏迷及大血管搏动消失即可诊断，而不必反复触摸脉搏或听心音，以免延误抢救时机。单人抢救者可原地呼叫他人以寻求帮助，决不可离开患儿。

心肺复苏　以保持呼吸道通畅、建立呼吸及人工循环的顺序进行，以保证心、脑等重要脏器血液灌注及氧的供应。心肺复苏的程序常推荐用：A–B–C–D–E方法，即（airway A）气道、（breathing B）呼吸、（circulation C）循环、（drugs D）药物、（electricity E）电击除颤复律。

（一）保持呼吸道通畅（airway A）

建立和维持气道的开放和保持足够的通气是基本生命支持最重要的内容。

1. 就地抢救　迅速使患儿就地仰卧在坚固的平面上，需翻转身体时必须将患儿的头、肩、躯干作为一个整体同时翻转，避免扭曲。

2. 畅通气道

（1）首先清除口咽、呼吸道的分泌物、呕吐物或异物，异物吸入是儿童常见的气道阻塞原因，应尽快清除。口内液体物质可用纱布擦去；固体异物可用手指钩出；气道有异物阻塞者可采用腹部冲击法（即以一手掌根抵住患儿腹部正中线脐与剑突之间，另一只手直接放在该手上，快速向内上方冲击腹腔）；小于1岁的患儿采用拍击背部手法，酌情重复6～8次。

（2）开放气道：患儿仰卧，一只手置于患儿前额，使头向后仰并处于正中位，颈部稍微伸展，另一手的示指与中指置于下颌骨的颏下（托颌），将颏部向上提起（提颏）。注意不要让嘴闭上或推颌下的软组织，以免阻塞气道。当颈椎损伤完全不能运动时，不能使头后仰，以免加重颈椎损伤，可通过提下颌来开通气道（图18–1）。

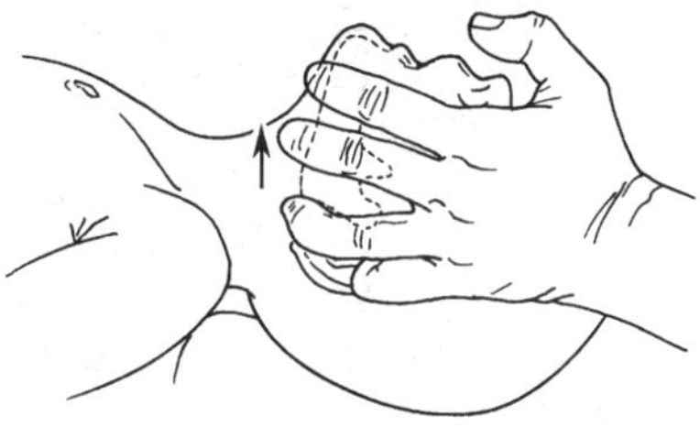

图18–1　通过提下颌来开通气道

3. 判断呼吸情况：开放气道后，应在10秒钟内判断患儿有无呼吸，一看：眼睛观察患儿胸腹部有无起伏；二听：将耳贴近患儿口鼻听有无气流通过的声音；三感觉：用面部感觉患者的呼吸道有无气体吹拂感。如无上述体征，可确定患儿无自主呼吸，须立即采用人工辅助通气，以维持气体交换。

（二）建立呼吸（breathing B）

1. 口对口人工呼吸　适于现场急救，操作者先深吸一口气对于1岁以上的患儿，用口将患儿口封住，拇指和示指紧捏住患儿的鼻子，保持头稍后仰，将气吹入，同时可见患儿的胸抬起。停止吹气后，放开鼻孔，使患儿自然呼气，排除肺内气体。重复上述操作，儿童18～20次/分钟，婴儿可稍加快。对于婴儿可将嘴覆盖患儿的口和鼻吹气；对于牙关紧闭患儿宜采用口对鼻吹气。

2. 复苏囊的应用　口对口呼吸，吸入的氧浓度较低，操作时间长，术者极易疲劳，也有感染的危险，有条件时婴幼儿可采用气囊面罩进行有效的通气。

3. 气管内插管人工呼吸　若需要持久通气，或面罩吸氧不能提供足够通气时，就需要用气管内插管代替面罩吸氧。小于8岁的患儿用不带囊气管内插管，大于8岁的患儿用带囊插管。插管内径大小可用公式进行估算：内径（mm）=（14+患儿年龄）/4。

在气道通畅并建立有效的通气后，立即检查脉搏，婴儿一般检查肱动脉（上臂内侧、肩肘之间），儿童可触摸颈动脉（用示指先触及气管正中的喉结，然后向旁滑动2cm左右，在气管旁软组织处），应在10秒钟内完成。如果触摸不到动脉搏动；或新生儿心率＜60次/分钟；或婴儿、儿童心率小于60次/分钟伴有组织灌注不良症状，立即胸外按压，建立人工循环。

（三）人工循环（circulation C）

胸外按压的方法：对于新生儿或小婴儿，可采用双指按压法（图18–2）。

按压时用一手托住患儿背部，另一手的两手指置于乳头连线中点下一指处进行按压；

或采用双手拇指按压法（图18-3）。

两手掌及四指托住患儿两侧背部，双手大拇指按压。对于1～8岁的儿童，可采用单手掌按压法（图18-4）。

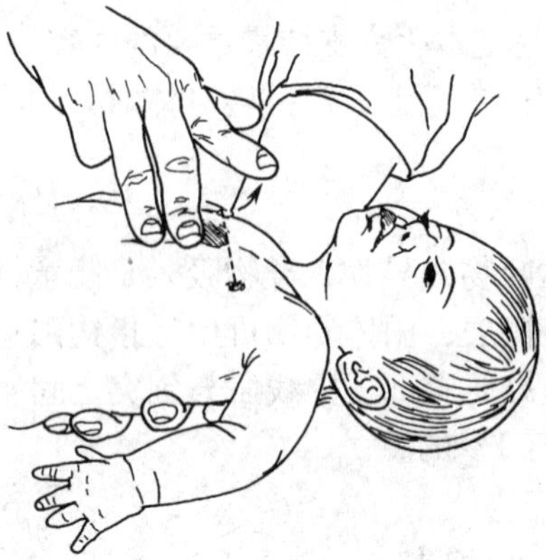

图18-2 双指按压法
（用于新生儿和小婴儿）

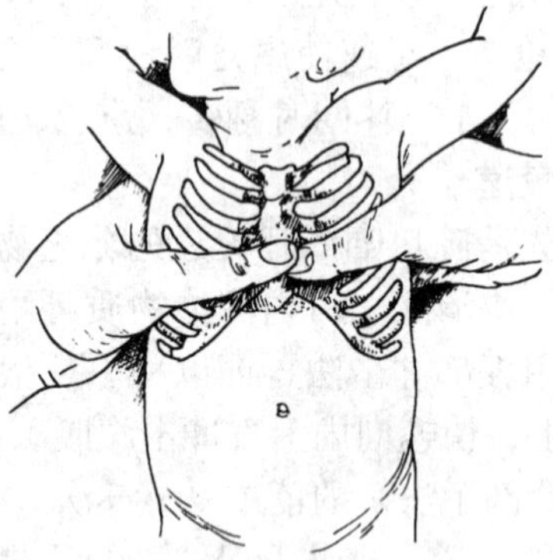

图18-3 双手拇指按压法
（用于新生儿和小婴儿）

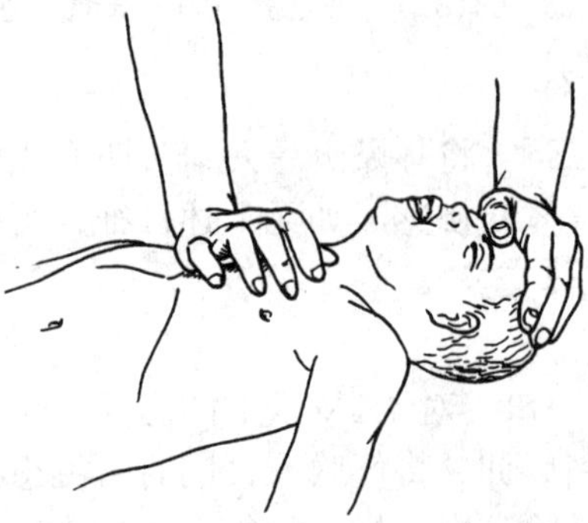

图18-4 对于1～8岁的儿童进行心脏按压

用一只手固定患儿头部稍向后仰，以便通气，另一手的掌根部置于胸骨下半部（避开剑突和肋骨），手掌根的长轴与胸骨一致。8岁以上年长儿，胸外按压方法与成人相同，用双手掌按压法：将患儿置于硬板上，将一手掌根部交叉放在另一手背上，垂直按压胸骨下半部。按压的部位、频率与通气比等见表18-2。按压每2分钟（约5个循环）后要重新评估，判断有无改善。

心脏按压时，应注意防止用力过猛或部位不正确而发生肋骨骨折或内脏损伤，同时应注意防止胃内容物反流造成窒息。

表18-2 不同年龄小儿胸外心脏按压法

	新生儿与小婴儿	1～8岁	＞8岁
按压部位	乳头连线中点下一指处	胸骨下1/2	胸骨下1/2
按压手法	双指按压法 双手拇指按压法	单手掌按压法	双手掌按压法
按压深度	胸部厚度1/3～1/2	胸部厚度1/3～1/2	胸部厚度1/3～1/2
按压/放松	1∶1	1∶1	1∶1
按压频率	100次/分钟	100次/分钟	100次/分钟
按压/通气比	3∶1	15∶2（双人） 30∶2（单人）	30∶2

心肺复苏有效的指征：可触及颈动脉或股动脉搏动；扩大的瞳孔缩小，对光反射恢

复；口唇、甲床颜色好转；出现自主呼吸；肌张力增强或有不自主运动。

（四）药物复苏（drugs D）

大多数患儿，尤其是新生儿在呼吸道通畅，呼吸建立后心跳可恢复。如胸外按压仍无效，可试用药物：①最好静脉内用药，中心静脉最佳；②气管内给药：静脉通路未建立前、气管已插管时，有些药物可注入气管，如肾上腺素（最常用）、利多卡因、阿托品等，多稀释至3～5ml后，通过插入气管的吸痰管注入，注入药后立即用气囊加压通气，以助药物向细支气管及肺泡扩散；③骨髓腔给药：复苏时静脉穿刺3次失败或时间超过90秒，即有建立骨髓通路指征；④心内穿刺：应尽量避免，仅用于以上方法无效时。

（五）电击除颤复律（electricity E）

在复苏过程中，应进行心电监护，如患儿出现心室颤动、室性心动过速和室上性心动过速时，可尽快使用电击除颤复律。

（六）其他治疗

经过上述心肺复苏后，患儿仍面临着由于心跳呼吸骤停后因缺氧造成的脑、心、肺、肾等重要脏器的损伤，应密切监护，给以积极防治和护理。

停止心肺复苏的指征：经正规心肺复苏且三轮用药后（心肺复苏后25～30分钟），仍有以下临床表现：①无自主呼吸、发绀；②深昏迷，对疼痛刺激无任何反应；③瞳孔散大、固定；④无心跳；⑤心电监测示等电位。

（王　冰）

思考题

患儿男，10个月，凌晨3时，出现发热、咳嗽，体温37.8 ℃，给予维生素C、利巴韦林，嘱休息、多饮水，中午12时余，患儿仍咳嗽、流涕，食欲差，并出现哭闹，继而突然出现意识丧失、两眼凝视、面肌和四肢抽动，持续2～3分钟后自行缓解，继而入睡很快醒来，体检：精神稍差，体温39.5℃，脉搏130次/分钟，呼吸35次/分钟，心肺未见异常，神经系统无阳性体征。

1. 患儿惊厥的病因可能是

A. 癫痫　B. 中毒性脑病　C. 低钙惊厥　D. 高热惊厥　E. 低血糖

2. 目前患儿主要护理问题是

A. 潜在并发症：惊厥　B. 体温过高　C. 清理呼吸道无效

D. 营养失调　E. 体液不足

3. 目前患儿首要护理措施是

A. 控制惊厥　B. 降温　C. 给予抗生素　D. 保持呼吸道通畅

E. 卧床休息

儿科护理学教学大纲（参考）

（供五年制高职使用，72学时）

一、课程性质和任务

五年制高等护理职业教育是培养具有高等应用性护理专业技术人才。儿科护理学是护理专业的一门重要的临床课程。是研究促进小儿生长发育、身心健康以及对患儿进行整体护理的一门专科护理技术。它的任务是：使学生具有良好的职业素质及专业知识与技能，能运用护理程序对患儿进行整体护理，能对个体、家庭及社会进行健康指导与卫生宣教，帮助与促进小儿身心健康成长。

二、教学内容和要求

第一章　绪论：了解儿科护理学的范围，儿科护理学的发展与展望。熟悉儿科护理学的特点，儿科护士的角色与素质要求。

第二章　生长发育：了解小儿心理发展过程和特征，青春发育及健康问题。熟悉小儿生长发育的规律和影响因素，神经心理发育及评价。掌握小儿年龄分期及各期特点，掌握体格发育及评价。能正确运用所学知识对小儿生长发育与健康做出评估。

第三章　小儿的一般护理：了解小儿预防接种的几种主要生物制品的特点。熟悉不同年龄阶段小儿的护理，散居和群居儿童的护理管理，小儿体格锻炼与游戏，预防接种中的计划免疫、获得性免疫及预防接种的注意事项。

第四章　住院患儿的护理：了解与小儿沟通的技巧。熟悉儿科医疗机构的设施及护理管理，小儿用药特点，儿科常见症状的护理。掌握儿科健康评估的特点，儿科基础护理及儿科护理与操作。能正确运用所学知识实施儿科护理与操作，与小儿进行有效的沟通。

第五章　营养与营养紊乱患儿的护理：了解营养不良患儿的病因、临床表现和治疗原则，肥胖症患儿的护理，锌缺乏症患儿的护理。熟悉能量与营养素的需要，小儿喂养与膳食安排。掌握营养不良患儿的护理，维生素D缺乏病患儿的护理。能正确运用所学知识对小儿进行营养与喂养的指导。

第六章　新生儿与新生儿疾病患儿的护理：了解新生儿寒冷损伤综合征、新生儿呼吸窘迫综合征患儿的护理。熟悉正常足月新生儿和早产儿的特点，新生儿窒息、新生儿缺氧缺血性脑病、新生儿颅内出血、新生儿黄疸及新生儿破伤风患儿的护理。掌握正常足月新生儿和早产儿的护理，新生儿肺炎、新生儿败血症患儿的护理。能正确运用所学知识护理新生儿患儿。

第七章　消化系统疾病患儿的护理：了解小儿消化系统解剖生理特点。熟悉急性出血性小肠炎患儿的护理。掌握口炎的护理，腹泻病患儿的护理，液体疗法及护理。能正确运用所学知识对腹泻病患儿进行护理。

第八章　呼吸系统疾病患儿的护理：了解小儿呼吸系统解剖生理特点。肺炎患儿的病因与发病机制。掌握急性上呼吸道感染患儿的护理，急性支气管炎患儿的护理，肺炎患儿的护理。能正确运用所学知识对小儿呼吸系统疾病进行护理。

第九章　循环系统疾病患儿的护理：了解小儿循环系统解剖生理特点。熟悉先天性心脏病的概述。掌握常见的几种先天性心脏病护理，病毒性心肌炎患儿的护理。能正确运用所学知识对先天性心脏病患儿进行护理。

第十章　泌尿系统疾病患儿的护理：了解泌尿系统解剖生理特点，急性肾小球肾炎的病因与发病机制，肾病综合征的病理与发病机制。熟悉尿路感染的病因及治疗原则。掌握急性肾小球肾炎、肾病综合征、尿路感染患儿的护理。能正确运用所学知识对急性肾小球肾炎、肾病综合征、尿路感染患儿进行护理。

第十一章　造血系统疾病患儿的护理：了解小儿造血和血液特点，其他常见的贫血性疾病患儿的护理。熟悉小儿贫血的概述。掌握营养性缺铁性贫血患儿的护理，营养性巨幼红细胞性贫血患儿的护理。能正确运用所学知识对营养性缺铁性贫血、营养性巨幼红细胞性贫血患儿进行护理。

第十二章　神经系统疾病患儿的护理：了解小儿神经系统常用检查方法，病毒性脑膜炎、脑炎的病因、临床表现和治疗原则，注意力缺陷多动症患儿的护理。掌握化脓性脑膜炎和病毒性脑膜炎、脑炎患儿的护理。

第十三章　内分泌系统疾病患儿的护理：了解先天性甲状腺功能减低症、儿童糖尿病、生长激素缺乏症的辅助检查和治疗要点。熟悉先天性甲状腺功能减低症、儿童糖尿病、生长激素缺乏症的病因。掌握先天性甲状腺功能减低症、儿童糖尿病、生长激素缺乏症的临床表现、护理诊断、护理措施及健康指导。

第十四章　免疫性疾病患儿的护理：了解过敏性紫癜、皮肤黏膜淋巴结综合征患儿的护理。熟悉风湿热患儿的护理。

第十五章　遗传代谢性疾病患儿的护理：了解21-三体综合征、苯丙酮尿症的治疗要点，熟悉21-三体综合征、苯丙酮尿症的病因，掌握21-三体综合征、苯丙酮尿症的临床表现、护理诊断和护理措施。

第十六章　感染性疾病患儿的护理：了解各种感染性疾病的治疗原则。熟悉各种感染性疾病的护理评估及护理诊断。掌握小儿麻疹、水痘、猩红热、流行性腮腺炎、百日咳、脊髓灰质炎、中毒性细菌性痢疾、流行性乙型脑炎、手足口病、结核病护理措施。

第十七章　寄生虫病患儿的护理：了解蛔虫、蛲虫的生活习性。熟悉蛔虫病、蛲虫病的流行病学特点。掌握蛔虫病的主要护理评估和护理措施。

第十八章　常见急症患儿的护理：掌握惊厥、充血性心力衰竭、急性呼吸衰竭、急性颅内压增高患儿的护理。能正确运用所学知识对惊厥、心力衰竭、呼吸衰竭患儿进行护理。

三、课时安排

序号	课时内容	学时		
		理论	实践	合计
1	第一章　绪论	2		2
2	第二章　生长发育	4		4
3	第三章　健康小儿的一般护理	2	2	4
4	第四章　住院患儿的护理	2	4	6
5	第五章　营养与营养紊乱患儿的护理	3		3
6	第六章　新生儿与新生儿疾病患儿的护理	6	2	8
7	第七章　消化系统疾病患儿的护理	6		6
8	第八章　呼吸系统疾病患儿的护理	4	2	6
9	第九章　循环系统疾病患儿的护理	3		3
10	第十章　泌尿系统疾病患儿的护理	3		3
11	第十一章　造血系统疾病患儿的护理	3	2	5
12	第十二章　神经系统疾病患儿的护理	2		2
13	第十三章　内分泌系统疾病患儿的护理	2		2
14	第十四章　免疫性疾病患儿的护理	2		2
15	第十五章　遗传代谢性疾病患儿的护理	2	1	3
16	第十六章　感染性疾病患儿的护理	4	1	5
17	第十七章　寄生虫病患儿的护理	2		2
18	第十八章　常见急症患儿的护理	4	2	6
	总时数	56	16	72

四、说　明

1. 本大纲将认知部分教学要求分为了解、熟悉、掌握三个层次。了解：能对基本知识、基本理论有一定的认识。熟悉：指对基本知识、基本理论有比较清楚的认识。掌握：指对基本知识、基本理论以及基本技能的相关知识有较深刻的认识，并能综合、灵活地运用所学知识解决问题。

2. 对能力要求分为学会、掌握、熟练运用三个层次。学会：在教师的指导下，能够正确进行儿科护理技能操作。掌握：能对儿童进行健康评估，对患儿进行整体护理及儿科护理基本的操作技能。熟练运用：能较好地对儿童进行健康评估，对患儿进行整体护理，对个体、家庭、社区进行健康指导和有效的人际沟通，能独立完成儿科护理技能操作。

中英文名词对照索引

21-三体综合征（21 trisomy syndrome） 226

B

白血病（leukemia） 195
百日咳（whooping cough，pertussis） 242
被动免疫（passive immunization） 41
苯丙酮尿症（phenylketonuria，PKU） 229
病毒性脑膜炎（viral meningitis） 205
病毒性脑炎（viral encephalitis） 205
病毒性心肌炎（viral myocarditis） 162

C

充血性心力衰竭（congestive heart failure） 272
川崎病（Kawasaki disease，KD） 222
垂体性侏儒症（pituitary dwarfism） 213
纯蛋白衍生物 （protein purified derivative，PPD） 256

D

胆道蛔虫症（biliary ascariasis） 266
蛋白质-能量营养不良（protein-malnutrition，PEM） 87
动脉导管未闭（patent ductus arteriosus，PDA） 158

E

鹅口疮（thrush，oral candidiasis） 126

F

法洛四联症（tetralogy of Fallot，TOF） 158
房间隔缺损（atrial septal defect，ASD） 157
肥胖症（obesity） 89
腓神经征（Peroneal reflex） 97
肺表面活性物质（pulmonary surfactant，PS） 122
肺炎（pneumonia） 148
肺炎支原体（mycoplasmal pneumoniae） 150
分离性焦虑（separation anxiety） 55
风湿热（rheumatic fever） 216
腹泻病（diarrheal diseases） 128

G

高危儿（high risk infant） 100
过敏性紫癜（anaphylactoid purpura） 220

H

亨-舒综合征（Henoch-Schonlein syndrome，HSP） 220
呼吸道合胞病毒（respiratory syncytial virus） 149
呼吸窘迫综合征（respiratory distress syndrome，RDS） 121
化脓性脑膜炎（purulent meningitis） 202
蛔虫病（ascariasis） 265

J

急性感染性喉炎（acute infectious laryngitis） 145
急性呼吸衰竭（acute respiratory failure， ARF） 275
急性颅内压增高（acute intracranial hypertension） 278
急性气管支气管炎（acute tracheobronchitis） 146
急性上呼吸道感染（acute upper respiratory infection） 143
急性肾小球肾炎（acute glomerulonephritis，AGN） 166
急性粟粒型肺结核（acute miliary tuberculosis of the lungs） 260

急性支气管炎（acute bronchitis） 146
脊髓灰质炎（poliomyelitis） 245
计划免疫（planned immunization） 40
寄生虫病（parasitic disease） 265
结核病（tuberculosis） 255
结核性脑膜炎（tuberculous meningitis） 262
金黄色葡萄球菌（staphylococcal aureus） 150
惊厥（convulsion） 269

K

柯氏斑 koplik's spots 233
口炎（stomatitis） 126

L

利福喷丁（Rifapentine） 257
流行性腮腺炎（mumps，epidemic parotitis） 240
流行性乙型脑炎（epidemic encephalitis B） 250

M

麻疹（measles） 233
泌尿道感染（urinary tract infections，UTI） 176
面神经征（Chvostek sign） 96

N

蛲虫病（enterobiasis） 267

P

疱疹性口炎（herpetic stomatitis） 126
皮肤黏膜淋巴结综合征（mucocutaneous lymph node syndrome，MCLS） 222
贫血（anemia） 182

Q

缺氧缺血性脑病（hypoxic-ischemic encephalopathy，HIE） 108

S

三脚架征（tripod sign） 245
肾病综合征（nephrotic syndrome，NS） 171
生长激素缺乏症（growth hormone deficiency，GHD） 213
室间隔缺损（ventricular septal defect，VSD） 157
手足口病（hand foot and mouth disease） 253
水痘（varicella，chickenpox） 236
水痘-带状疱疹病毒（varicella-zoster virus） 236
水痘-带状疱疹免疫球蛋白（varicella-Zoster immune globulin） 238

T

唐氏综合征（Down syndrome） 226
糖尿病（diabetes mellitus，DM） 211
陶瑟征（Trousseau sign） 96
特发性血小板减少性紫癜（idiopathic thrombocytopenic purpura，ITP） 192
头下垂征（head drop sign） 245

W

围生期（perinatal period） 99
维生素D缺乏性佝偻病（rickets of vitamin D deficiency） 91
维生素D缺乏性手足搐搦症（tetany of vitamin D deficiency） 95
吻膝试验（kiss-the-knee test） 245

X

细菌性痢疾（bacillary dysentery） 248
先天性甲状腺功能减低症（congenital hypothyroidism） 208
先天性心脏病（congenital heart disease，CHD） 156
腺病毒（adenovirus） 149
小儿腹泻（infantile diarrhea） 128
心肺复苏（cardiopulmonary resuscitation，CPR） 280
心跳呼吸骤停（cardiopulmonary arrest） 280
新生儿（newborn） 99
新生儿败血症（neonatal septicemia） 115
新生儿寒冷损伤综合征（neonatal cold injure syndrome） 113
新生儿黄疸（neonatal jaundice） 117
新生儿颅内出血（intracranial hemorrhage of the newborn，ICHN） 109
新生儿溶血病（hemolytic disease of the newborn） 120

新生儿窒息（asphyxia of newborn） 105
猩红热（scarlet fever） 238
血友病（hemophilia） 193

Y

营养性巨幼红细胞性贫血（nutritional megaloblastic anemia，NMA） 188
营养性缺铁性贫血（nutritional iron deficiency anemia，NIDA） 183
预防接种（preventive vaccination） 40
原发型肺结核 （primary pulmonary tuberculosis） 258
原发综合征 （primary complex） 258

Z

早产儿（per–term infant） 103
正常足月儿（normal full–term infant） 100
支气管淋巴结结核 （tuberculosis of tracheobronchial lymph nodes） 258
中毒性细菌性痢疾（bacillary dysentery，toxic type） 248
主动免疫（active immunization） 41

参 考 文 献

1. 崔焱. 儿科护理学. 第4版. 北京：人民卫生出版社，2006
2. 黄力毅. 儿科护理学. 北京：人民卫生出版社，2004
3. 洪黛玲，张玉兰. 儿科护理学. 第2版. 北京：北京大学医学出版社，2007
4. 沈晓明，王卫平. 儿科学. 第7版. 北京：人民卫生出版社，2008
5. 崔焱. 儿科护理学. 第2版. 北京：人民卫生出版社，2006
6. 于海红. 儿科护理. 北京：人民卫生出版社，2008
7. 于海红. 母婴及儿童护理. 北京：高等教育出版社，2005
8. Adele Pillitteri， Child health nursing. philadelphia：Lippincott，1999
9. Marllyn J. Hockenberry. Wong's Nursing Care of Infants and Children. Seventh Edetion. philadelphia：Mosby，2003
10. 全国护士执业资格考试用书编写专家委员会.2011年全国护士执业资格考试指导. 北京：人民卫生出版社，2011
11. 杨锡强，易著文. 儿科学. 第6版. 北京：人民卫生出版社，2003
12. 冯学斌. 儿科学. 北京：科学出版社，2006
13. 王野坪. 儿童护理. 第2版. 北京：高等教育出版社，2009
14. 王朝晖. 儿童护理. 北京：高等教育出版社，2010
15. 叶春香. 儿科护理. 北京：人民卫生出版社，2007
16. 汪萍. 儿科护理学. 北京：人民军医出版社，2007
17. 袁爱梅. 儿科护理. 北京：高等教育出版社，2011
18. 袁爱梅. 儿科护理学. 郑州：河南科学技术出版社，2006
19. 周莉莉. 儿科护理学. 第2版. 北京：高等教育出版社，2007
20. 张学军. 皮肤性病学. 第7版. 北京：人民卫生出版社，2008